JN321264

【現代語訳】

呉秀三・樫田五郎

精神病者私宅監置の実況

訳・解説＝金川英雄

医学書院

現代語訳者によるまえがき

九十年前の私宅監置、座敷牢の調査報告書を読み通し、感動したと言ったら変だろうか。お堂の奥の部屋で、鍵も掛けずにひっそりと横たわる男性がいる。時折裸で監置室を出て、村人の好意で食料を分け与えてもらう人がいる。市から一日十銭を支給され草鞋《わらじ》や草履《ぞうり》を作って生活している親子がいる。兄嫁、長男の嫁が病者を抱え、大家族を切り盛りしている。福祉という考え方はまだ発達していなかったが、救療、慈悲の心で皆が寄り添い助け合っていた姿も見える。

座敷牢にいた被監置者の中には、精神科病院に入院していた例も多い。そこで改善の見込みはないと告げられ、金銭的負担に耐え切れずに家で引き取ったのだ。家族はあきらめ切れずに神社仏閣に月参り、行者を呼んで憑き物落としと神頼みをするが、それもかなわず無気力になっていく。医療の限界は現代にも通じる問題だ。

他にも当時の加持祈祷《かじきとう》の実際を記録した調査者もいて、関東ではどのお山に人気があったのかがわかる。当時の東京高尾山、千葉正中山法華経寺の救療の姿も描かれている。監置室の中には椀、水盆、藺草《いぐさ》等の生活用品や『日本外史』『女学世界』が置かれていることも記載されており、医療ばかりでなく、民俗学的、社会学的な一次資料になっている。

本書は呉秀三・樫田五郎著による『精神病者私宅監置ノ実況』を現代語訳したものである。この書物は、基本的には日本の特定地域の私宅監置室、精神病者民間施設、同公的施設、未監置精神病者の家庭、という四つのフィールドにおける視察調査、分析の記録だ。

交通の便も発達していない時代に、精神科医は現地で雇った写真屋を同行させ、山奥まで徒歩、人力車、馬車で分け入った。そこで見た光景に、東京から来た視察者はショックを受けたようだ。監置室の状態に驚きながらも、「七十歳の患者の老母が一人で面倒をみているので、注意取り扱いは行き届かない」と感想が書いてあるものもある。

私が医学部の学生だった頃の一九七〇年代に、アジアの無医村医療奉仕に何度か参加したことがある。会場となった小学校に、山を越え周囲から泊りがけで集まるたくさんの人々を見た。天井に頭をぶつけそうなマイクロバスの中で、村役場の職員は説明した。この道ができて町まで船で行かなくて済むようになりました、と。どこの無医村にも、穏やかな人々の営みがあった。その風景が私には、本報告にある村々と重なる。

背景を説明する。原本は、一九一〇年（明治四十三年）から調査が始まり一九一八年（大正七年）にまとめられた私宅監置、通称座敷牢と呼ばれる施設の調査報告書である。大きく分けると二つの版が存在する。

①『東京医学会雑誌』に四回にわたって連載されたもの。題名は「精神病者私宅監置ノ実況及ビ其統計的観察」。第三十二巻第十号から十三号（一九一八年［大正七年］の五月二十日、六月五日、六月二十日、七月五日）に掲載（以下、本書ではこれを「雑誌版」と呼ぶ）。

②呉が一九一八年（大正七年）にまとめた冊子。呉が作成したものの他に、内務省が百部を買い上げ配布したものがあるが、現存が確認できているのは後者のみ。その表紙の題名は『精神病者私宅監置ノ実況』。だが、頁をめくると、内務省衛生局の保健衛生調査室による「但し書き」があり、その後「自序」と「目次」があり、始まる本文の題名は「精神病者私宅監置ノ実況及ビ其統計的観察」と記してある（以下、本書ではこれを「冊子版」と呼ぶ）。

おそらく①②の作成は同時進行であったと考えられる。その根拠を挙げる。

②に加えられた「自序」の日付は大正七年六月二十五日で、雑誌版連載終了前であること。雑誌版の症例番号七の地名が冊子版では消されていたり、冊子版の症例番号五十四が五十五になっている誤植が雑誌版で直っていたりする。それらを照らし合わせると、雑誌版の連載が終わってから本にしたのではなく、雑誌版と冊子版の作成は同時進行であり、それぞれの作成時に気付いた誤植等を修正していったと考えるほうが自然

だからだ。

そしてその後、②を基にした復刻版が二回出ている。一回目は、呉秀三・樫田五郎『精神病者私宅監置ノ実況及ビ其統計的観察』(創造出版、一九七三年)。だが、内務省の但し書きはない。二回目は、呉秀三・樫田五郎『精神病者私宅監置ノ実況及ビ其統計的観察』(創造出版、二〇〇〇年)。これには秋元波留夫の解説が付いている。やはり内務省の但し書きはない。

今回筆者がこの本を著すに当たっては、創造出版による復刻版を基にしつつ、②をデジタル化した資料である『精神病者私宅監置ノ実況』(近代デジタルライブラリー所収)と雑誌版を適宜参照しながら作業を進めた。


さて、内務省とは聞き慣れない言葉だが、一九四七年に解体されるまで大きな権限を持つ役所だった。幕末の大久保利通が一八七三年に創設し、その根幹を築いた。製糸業、農業等の産業奨励や警察部門を持っていたため、犯罪捜査の他に思想弾圧をしたことでも知られている。伝染病対策や精神病者対策等も担っていた。厚生省が内務省から独立したのは、一九三八年のことである(その後、二〇〇一年になって労働省と統合されて厚生労働省となった)。

そのため精神病院を監督指導するのは、長らく警察だった。有効な治療方法のない時代、国内で伝染病患者を探し出し、隔離するのが内務省管轄の警察官の重要な任務だった。そのような背景により、私宅監置も、警察が指示を出し監督していた。だからこの調査は、内務省組織に直接は組み込まれていなかった医療職の呉らが、東京帝国大学医科大学精神病学教室を使って行ったからこそ実現できたものといえる。

調査を命じられた者はまず地元警察に行く。警察には備え付けの「監置精神病者台帳」があった。中身は警察官の聞き取り記録の他に、家族からの監置申請の書類や、監置室の詳細な仕様書、図面があり、それらを写し取った。細かい調査をせずに、視察した感想だけを書いた者もいた。

最後に現代語訳に当たり、付記すべき点を挙げる。

一．原本はほとんど改行をされず、古い文書によく見られる文が連なる形をしている。本書はなるべく原本の形を生かすことを意図したが、特に読み進めるのに苦労を伴うような部分に関しては、文意の区切れと思われる箇所で改行をすることにした。また、原文は旧字体の漢字とカタカナで書かれているが、旧字体は新字体に、カタカナはひらがなに書き換えた。

二．原文における尺貫法は、現代の私たちには馴染みがないため、原文表記の下にカッコ書きでメートル法を併記することにした。

三．私宅監置は当時の法律「精神病者監護法」の下にある。読者の理解を助けるであろうと考え、巻末にそれを収載した。呉らのはたらきにより成立した「精神病院法」も併せて収載した。

四．本文で伏せ字になっている地名等で、推量できるものについては、慎重に考慮しつつ注に記すことにした。他の古文書とつながり、新たな研究が進むかもしれないと考えたからだ。実際、場所が特定できたことにより、二つの全く異なる資料が同一人物を指しているとわかった事例もある。

五．原文には差別的用語あるいは表現が出てくる。これらは現代社会においては当然使用されるべきものではない。しかし本書は、民俗学的、社会学的な一次資料でもあることを考え、変更せずに当時の用語をそのまま使用することにした。本書の性格に鑑み、読者の理解を得たい。

六．本書を発行するに当たり、岡田靖雄、小峯和茂、橋本明氏らによる『精神障害者問題資料集成』（六花出版、二〇一一年）をはじめ、諸資料を参考にさせていただいた。そのような先人の功績の上に今回の現代語訳もあることを明記する。

また蔵書を寄贈してくださった浜田晋氏、協力していただいた人たち、そして見えない手で背中を押してくれた父に感謝します。

精神病者私宅監置の実況

内務省衛生局

本篇は東京帝国大学医科大学教授医学博士、呉秀三氏が「精神病者私宅監置ノ実況及ビ其統計的観察」と題し、最近発表されたものだが、精神病者私宅監置の実情を知る資料として極めて有益と認められるので、請うて印刷することとした。

大正七年七月
保健衛生調査室

自序[1]

精神病者は自分でもわからない、自分ではどうにもできない疾患にかかり、その境遇において最も憐れむべきものである。その一方で、社会の秩序を危うくして、人々の安寧を破る危険な症状を呈するものでもある。それゆえ、それらの人々を救済し、かつ保護するのは我々の責任であり、我々の義務である。しかも、その病は決して不治のものではない。これらの人々をふさわしい時機に入院させて、適切な治療を加えるならば、治癒するものが少なくないことは他の疾患に比べても何ら違いはない。欧米の文明諸国では、国家または公共団体として、こうした人々に対する制度・施設を整え、多数の病者を収容して十分な看護と救療を与え、博愛と慈恵の道を尽くすとともに、社会の秩序を保ち、人々の安寧をはかるために心力を傾注している。

我が国においては既に精神病者監護法が施行され、病者の法律的地位は擁護されているが、実学的見地[2]に立って病者の実際の救治法を観察してみると、非常に遺憾な点が多々あるのを認める。思うに、現

1 自序は雑誌版にはなく、冊子版だけに書き加えられた。第一章の「諸論」と趣旨が重なる部分が多くみられる。その他にも確認できる雑誌版と冊子版との違いを挙げると、雑誌版には冒頭に「内容抄録」があるが、冊子版にはない。雑誌版には巻末にドイツ語抄録があるが、冊子版にはない。その他、細かな句読点の違い等を挙げていけば、雑誌版と冊子版では違いが二百六十五カ所前後ある。

2 実学的見地…臨床現場という意味。「精神病者監護法は悪くないが、臨床現場から見てみると、病者の治療法に遺憾な点がある」というような書き方をして、内務省批判にならないよう、非常に注意深く書かれている。

在我が国に存在する精神病者の数は、およそ十四、五万人の多数に及んでいるが、この人々の治療、保護に当たるべき官公立の精神病院は誠に少なく、その収容する患者数は全体に比べると、実に九牛の一毛[3]の観がある。それに加えて、これに代わり補いつつある私立精神病院の収容率もまたごくわずかで、官公私三者を合計してもなお、ようやく約五千人を収容できるに過ぎない。

その結果、その残りの約十三、四万人の多数の病者は、監護法の定めるところによって私宅監置室に監置され、あるいは神社仏閣で祈祷《きとう》、禁厭《きんえん》[4]、灌瀧《かんろう》[5]等により、あるいは民間に流布する療法により、処置されている。

私は東京帝国大学医科大学精神病学教室主任として、これらの病院以外における処置治療が果たしてよく病者の保護の方法となっているかどうか、医学的な療養の目的を達しているかどうかを知ろうとして、明治四十三年から大正五年[6]までの間、暑中休暇のたびに教室勤務の助手、副手（十五人）を一府十四県に派遣し、その実地状況、ことに私宅監置の実況について調査をさせてきた。

本書はすなわちその報告を総括して記述したものであり、冊子中の多数の実例に添付した多くの写真と図は、惨憺たる監置室の光景、不完全な民間療法の実景を偽りなく語っており、その実態は読者の想像を超えるであろう。病院以外における処置のはなはだしく悲惨で、読む者が耐え難いほど心を痛めるであろう点は、一つは病者の保護、治療に関する法律、並びに施設の大きな欠陥に起因するもので、博愛、慈善を旨とする人道上から見ても、まさにまた、公安維持の点から論じても、これらの制度を改善し、設備を整えるのは、目下の緊急の重要な責務と言うべきである。

まして我が国の精神病者の数が年を追って増加してやまないことは、諸統計に照らして明白な事実なのであるからなおさらではないか。またこの冊子中に掲げた統計表が指し示すように、私宅被監置者の多数は「罪もなく窮状に陥り、医療が与えられていない者」なのだから、一層そうであろう。

幸い最近の国情は、この問題の解決に向かって端緒を開き始めたようで、政府当局者も既に精神病者の保護、救済の改善に関し検討しつつあると聞いている。これは我々が久しく心から待ち望み、その具体的な実現を期待していたものである。我々は政府が速やかに率先して国立精神病院を建設し、かつ全国に向かって公私立精神病院の設立を奨励し、さらに精神病者監護法の改正を行うことを希望してやまない。

しかし一方で、精神病者の保護、救療は、その関係する範囲が広く、社会の各方面にわたる一大問題なので、ただ官庁の力に期待するだけでなく、この病と直接、間接にかかわりのある事業に従う人々の熱心な一致協力にも頼らないわけにはいかない。このようにして初めて、これらをよく成し遂げることができるものと信じる。我々はここにこの著述を公にして、ほとんど見るに堪えないほど悲惨な光景をも写し出して、各位の優れた見識の下にご披露するのも、[7]またこの意にほかならない。我々は博愛なる各位から人生における最も不幸な病者のためにご同情いただき、制度、施設の改善、速成に対してご尽力いただくことを切望してやまない。これを序文とする。

大正七年六月二十五日　医学博士　呉秀三　記す

3 九牛の一毛…非常にわずか。
4 禁厭…まじない。日本在来の呪術。
5 灌瀧…瀧の水に頭部、特に後頭部を打たせること。
6 しかし本書第四章第二節で下田光造が定義温泉を調査したのは「大正六年」と記してある。
7 このあたりは官僚、政治家、警察幹部を読者対象に想定していることを表している。

【読者へ】　目次中、「＊」印がついた項目および細ゴシック体の症例数等は、目次としての使いやすさを考えて、現代語訳者の判断で加えたものである。また、原書には目次と本文中の見出しとに不一致があったが、この現代語訳の目次は基本的に本文の見出しにそろえることにした。

現代語訳者が挿入したコラムと付録

コラム

付録

精神病者私宅監置の実況及びその統計的観察[1]

付　民間療法の実況等（写真八十五枚、[2]付図七十二個、統計十五表）

東京帝国大学医科大学[3]精神病学教室

医学博士　呉　秀三

医学士　樫田五郎

1 冊子版は、表紙には「精神病者私宅監置ノ実況」と記されているが、目次の後に始まる本文の冒頭には「精神病者私宅監置ノ実況及ビ其統計的観察」と書かれている。

2 ただし冊子版にある写真(絵も含む)を数えると、実際は八十六枚ある。また、合計数には影響がないが、五十一、七十七という写真番号がなく、五十八、七十六という写真番号が二回出てくる。

3 医科大学…医学部の意味。

第一章

緒論

精神病者の処置は洋の東西を問わず、大昔から近代に至るまで冷酷で、ことに西洋においてはそれがはなはだしかった。西洋においても、かつては精神病を悪業の報いや妖魔のしわざと考え、このような迷信のために精神病者は社会からひどい虐待を受けた。政府役人もこれに惑わされて、病者を罪人同様に監獄に入れた。この不幸なひどい境遇のために暗い窓の下で苦しみの声をあげさせて数百年。一七九二年、フランスのピネル氏[4]がビセートル病院[5]で鉄鎖の撤廃に着手し、次いで一八三九年イギリスのコノリー氏[6]がハンウェル病院[7]において強制器具の使用を禁止して以来、不拘束主義（Non-Restraint-System）は次第に広まり、ついに完全なる発達を遂げ、現在、欧米諸国においては多数の完備した公私精神病院があり、無隔離療法、村落療法、家族療法[8]等を実施するに至っている。

我が国においては、古くから精神病を一つの疾病としてみなしていたので、精神病者に対する処置も欧米で行われていたような残忍な暴虐はなかったけれども、非常に冷淡だったことは否めない。古来我が国には精神病者を収容すべき公共施設は備わっておらず、病者の治療看護は皆、私人が望む方法に従って行っており、医師の治療、僧侶神官の祈祷禁厭《きとうきんえん》、水治療、民間に流布する療法その他、各個人が任意で行う処置等があった。静かで穏やかな患者は放置して、時には看護監督等をしない例もあった。躁暴な患者、または自他に対し危険な症状を呈している患者は、手かせ足かせや錠[9]と鍵によって強制された。

徳川時代に至っては、寛政以降、永井[10]、武田[11]、石丸[12]、本多[13]、奈良林[14]等の医家が、病院ないしそれに類似の施設を造り、患者の治療救済に努めたと言えるが、世間の大勢はなお古来のやり方を固く守って満足しているかのようであった。

明治時代に入っても、患者への待遇は非常に粗雑で、明治十二年に今の東京府巣鴨病院の前身である東京府癲狂《てんきょう》院[15]の創立当時ですら、治療看護上の処置ははなはだ不完全であった。患者に三食を支給することがその主たる任務のごとく、患者を力で押さえつけ、手かせ足かせを施し、極端に言えば動物の飼育にも似たものがあったという。その後、中井[16]院長の代となるに及んで、明治十四年頃には不拘束療法を開始した形跡が見られた。明治二十年、榊《さかき》[17]教授が東京府巣鴨病院医長になるに及んで、患者の待遇は治療法の変化とともに大いに開放病棟的になったが、それでも今日の見地からすればなお多少拘束的な面があった。

これをまとめてみると、明治二十年前後における精神病者に対する処置は、公立病院及び私立病院においても、明治初年に比べて大いに改良し、発達したが、民間における処置は依然として頑陋酷薄《がんろうこくはく》[18]な旧

4 フィリップ・ピネル（*Philippe Pinel* 一七四五年四月二十日～一八二六年十月二十五日）…フランスの精神科医。

5 ビセートル病院…ピネルが閉鎖病棟の改革を行った精神科病院。

6 ジョン・コノリー（*John Conolly* 一七九四年五月二十七日～一八六六年三月五日）…イギリスの精神科医で、患者の拘束具を外す無拘束運動の指導者。

7 ハンウェル病院…ロンドン郊外にあり、コノリーが活躍した州立精神病院。

8 村落療法、家族療法…病院ではない民家のような場所で、家庭的な看護をして精神病者を看ようという考え方。例えば松沢病院の敷地内に長屋風の建物を造り、退院に向けてそこに患者と看護者を一緒に住まわせることが試みられた。また松沢病院周辺の民家に患者を下宿させることも考えたが、実現には至らなかった。これを行ったのが、日本では京都の岩倉、海外ではベルギーのゲールだった。

9 手かせ足かせ…原文は、「桎梏（しっこく）」。桎が足かせ、梏が手かせの意味。

10 永井慈現が一七九六年に越後（新潟県加茂市）に鵜森狂疾院を設立。後に永井精神病院となり一九一八年廃院。

11 武田一逕が一八〇八年に安芸の竜口山神福寺で、漢方による施療を開始する。後に武田精神病院となる。

12 石丸周吾が一八一八年に漢方薬で治療を開始、後に石丸病院となるが廃院。

13 本多左内が一五九九年に泉州の浄見寺に爽神堂を開基する。現在の七山病院。

14 奈良林一徳が徳川幕府時代に小菅県葛西領小松川村に精神病者治療所を造る。明治時代になって継続発展し、加命堂病院となった。亀戸村の田畑に創設したので加命堂という病院名にしたと思われる。

15 癲狂院…明治前半、精神病院は癲狂院と呼ばれていた。森鷗外の『舞姫』にも「ダルドルフの癲狂院に入れむ」という一節がある。

16 中井…中井常次郎。

17 榊…榊俶。

態を脱していないだけでなく、家庭における軋轢、紛争の際、どうかすると精神病の名を利用して不法監禁を行い、被監禁者の権利を蹂躙し、あるいは資産を盗み取る場合も少なくなかったようである。かの明治二十五年における相馬事件[19]のごときはその不法監禁をめぐる疑獄の最も有名なものである。確かに当時まで、精神病者保護に関する行政庁からの命令は、東京府においては明治十一年以降数回公布、通達され、他府県でも同様であったと思われるが、これに関する一定の法律はまだ存在していなかった。相馬事件以来、精神病者保護に関する法律制定の必要性がしばしば官民の間で唱えられ、ついに明治三十三年三月九日、法律第三十八号をもって精神病者監護法の発布をみるに至った。この法律は同年七月一日より施行されることになった。

今、この法律の内容の要点を抜き出してみよう。精神病者の監護は患者の後見人、配偶者または義務者、親族または戸主にその義務を負わせ、それらの人は行政庁の許可を得て精神病者を監置することができるが、これ以外の者は監置することができないと定めている（費用は被監護者またはその扶養義務者の負担とする）。義務者がなく、または義務者があってもその義務を履行できない場合は、患者の住所地または所在地の市区町村長に監護の義務を負わせると定めている（費用の支払い、または追訟[20]は、行旅病人及び行旅死亡人取扱法[21]を準用する）。また行政庁は、監置を許可し、監護義務者を交代させ、また監護の方法及び場所の変更を命ずることができると規定している。なお、これらに関し不法不正の行為があった時は、それに対する罰則を規定している。

また、この法律は、私宅監置室、公私立精神病院及び公私立の精神病室[22]は、行政庁の許可を受けなければ使用できないことを規定し、その病室の構造設備及び管理法に関しては別にこれを定めている。次いで同三十三年六月二十九日勅令第二百八十三号をもって、市区町村長が精神病者を監置する場合の規定を公布し、この場合、地方長官の認可を受けるべきこと（緊急の場合にはその認可がなくても警察官署の同意を得れば三十日間、その同意がなくても七日以内は仮に監置ができること）等を規定している（この条項は同三十四年三月、東京府においては、警視庁訓令によって、警視総監の認可を受けなくてもよいこととなった）。

なお、同三十三年六月二十八日には内務省の省令をもって精神病者監護法の施行規則を発布し、監護に関する種々の手続を規定したが、その第八条には私宅監置室に関する規則を挙げ、精神病者の資産または扶養義務者の程度に応じて相応の構造設備を造り、管理をしなければならないと規定している。

本論文の主題である私宅監置という名称も、前述のごとくこの法律の条項中に現れているものである。監置という語への疑義に関しては後に（第六章第二節で）論じたいと思うが、これを一言で言えば、私宅監置とは精神病者監護法に基づき、私人が行政庁の許可を得て、私宅に一室を設け、精神病者を監禁することをいうのである。

この法律により、精神病者の法律上の保護は初めて確立し、私宅における精神病者の待遇も、以前の全く放任されていた時代に比べれば大いに面目を改めたと言うべきで、我が国の精神病者の保護はこれによって一大進歩を遂げたと言わざるを得ない[23]。しかしこれを他の面から見てみると、同法の主旨が精神病者の法律上の保護、殊に不法な監禁を禁じることに偏っており、さらに精神病者の待遇を衛生上または社会上の方面から見てみると、彼らを擁護しようという趣意をないがしろにした点は、遺憾と言うべきである。

我が国における精神病者に対する処置は幾多の変遷を経て、目下の状況に至っている。最近の一般的

18 頑陋酷薄…かたくなで、愚かで、残酷で、薄情。
19 相馬事件…二八頁コラム参照。
20 追訟…精神病者監護法第十条の該当する部分は「追徴」。おそらく誤植かと思われる。
21 行旅病人及び行旅死亡人取扱法…行旅人が病気や死亡、いわゆる「行き倒れ」をした場合の取り扱いに関する法律。
22 精神病室…現在でいうところの保護室を、一つもしくは複数連ねた建物を指したようだ。
23 精神病者監護法に一応の評価を与えている。

な状況を、とりわけ病者の数、病院の設備、病者の処置等についてこれを観察すると、病者の数は年を追って順次増加する傾向にある。明治三十八年から大正四年の統計を見ると、道府県の精神病者の総数は、明治三十八年には二万三千九百三十一人だったのが、同四十三年には二万八千二百八十五人となり（一・一八倍）、大正四年には四万千九百二十人（一・七五倍）になった。これはすなわち十二年間に一倍半以上の増加率である。

　この間の精神病者と人口との百分比率を見ると、〇・〇五〇パーセント（明治三十八年）から〇・〇七五パーセント（大正四年）に上昇している。我々がこれを欧米その他各国の諸統計に照らしてみると、その平均は〇・二五三四パーセント（人口三百九十五人に対し精神病者一人の割合）[24]、あるいは人口三百人から五百人に対し一人の精神病者がいるというのに比較すると、我が国は誠に少数であると言わざるを得ない。これはおそらく一つには、我が国の統計が粗く漏れが多いためで、実際の数は我々の統計から概算すると、道府県のみでも少なくとも十四、五万人を超えないわけがない。既に大正六年、内務省保健衛生調査会は道府県について、精神病者及びその疑いのある者を調査したところ、第一回の統計において六万四千九百四十一人（同年六月三十日現在）を挙げることができた。今この数をもって大正四年の統計の示す数値と比較すると、実に二万三千八十人、すなわちその半数以上の増加をみている。これによっても、調査が精密になるに従い、ますます多数の病者を発見することがわかった[25]。

　ひるがえって、我が国における精神病院あるいは精神病室の設備の状況を見てみると、誠にその数が少なく、明け方に残るまばらな星のような観がなくはない。今この設備に目を向けてみると、公私立精神病院、官公立病院の精神病室、公立精神病者収容所、及び私立精神病院の四者が挙げられるが、その病床数はいずれもごく少数である。

　以下で少しこの点を述べれば、公立精神病院として本当に精神病者だけを収容するやや規模の大きい施設はわずかに一つ、東京府巣鴨病院[26]があるのみであり、その病床数は自費公費分を合計して四百四十六床である。区立函館精神病舎ももっぱら精神病者を収容するが、三十四床を持つに過ぎない。

次に官公立病院の精神病室を挙げてみると、帝国大学医科大学、府立医科大学、医学専門学校の付属病院の精神病室、県・区・町立病院の精神病室及び植民地である朝鮮総督府医院[27]の精神病室、以上合計十八カ所の病床数はわずか四百床未満である。この他、監獄及び陸海軍所属の病院に精神病室がある所があるが、その患者収容能力は実に微弱なものである。

次に公立精神病者収容所として挙げられるものの大部分は、行路病者収容所内の精神病室であって、道府県に約十五カ所を数え、さらに植民地では大邱《てぐ》[28]（朝鮮）、大連《だいれん》[29]の慈恵医院を挙げることができる。なお十二の県においては伝染病隔離病舎内に精神病者が収容されている所もある。[30]これらの病床数は約二百床である。

24 「〇・二五三四パーセント」とあるが、「人口三百九十五人に対し精神病者一人の割合」を実際に計算してみると、〇・二五三一六≒〇・二五三二となるので、計算間違いかと思われる。

25 呉は病者の現状把握ができていないことを嘆いている。例えば内務省は一九一七年六月三十日、海軍における精神病調査を要請したが、一部の海軍病院等を除き、軍艦の艦長は当方にはそのような者はいないとすぐに報告を返してきたという記録が残っている。樫田五郎は呉とこの報告書をまとめた後、内務省に入り調査統計業務に専念することになった。

26 後に松沢村に移り、現在の都立松沢病院となる。これを含み、以下に固有名詞で書かれた精神病室は、呉が関与したものと思われる。

27 朝鮮総督府は、一九一一年に京城（ソウル）に孤児、視力障害児の教育および精神病者救療目的のための済生院を創設した。済生院は李菘和の京城孤児院を総督府が買収したもので、一九一二年に精神病者救療事業を朝鮮総督府医院構内で開始した。これが一九一三年四月十一日朝鮮総督府医院に帰属され、総督府医院の精神病科が独立科となった。水津信治は一九〇九年の龍爪山視察の翌年、朝鮮半島に派遣され、総督府医院科長となる。総督府医院に三十五人収容目的の二十室とオンドル、床暖房付きの保護室を備えた精神科病棟を創設した。

28 大邱…大韓民国南部の都市。大邱慈恵医院が発展して道立（日本でいう県立）病院となる。その当時の建物は現存し、「慶北大学病院」として発展している。旧館は玄関として保存（二〇一二年三月現在）されている。

29 大連…中華人民共和国東北部の港町。

すなわち、現時点で我が国において精神病者を収容することのできる公共機関の総病床数はわずかに約千床に過ぎないことを知るのである。そして、この官公立施設の不備を、目下の状況においてはかろうじて私立精神病院が補い、精神病学上の治療を営んでいるのである。

今、私立精神病院の数を全国で数えてみると、およそ三十七院あり、その病床数は約四千床である。すなわち、官公私三者の施設が有する総病床数は合計約五千床であり、しかもこれは自費患者分の病床の多数を加えた数である。仮に無料で治療されている患者のみに着目してその数を計算すると、この少数の官公私立病院または病室に収容された無料患者の他に、市区町村長が監護義務者となって公私病院に委託したいわゆる委託患者、及び同じく長が監護扶養している私宅監置患者を合計しても、なお全国で約二千床を数えるのみである。このように見ると全国十四、五万の精神病者に対して我々の有する収容機関の収容率は約三・六パーセントないし三・三パーセントであって、その施設は実にはなはだしく不備と言わざるを得ない。

このように、我が国における最大多数の精神病者十三万から十四万五千人は、公私の精神病院に収容されることなしに、果たしていかなる処置をもって処遇されているのか。これを見てみると、その処置は大別して三種類である。第一種は私宅または一般病院で医療を受けている者、第二種は私宅監置室にいる者、及び私宅で寝起きしているが監置されておらず、しかも医療を加えられていない者、第三種は神社仏閣において祈祷、禁厭水治療等の民間療法を受けている者である。

このうち第一種は、富裕者か一定の財産のある者で、国民の少数に見られる例である。第二種、第三種は民間で最も多く見られる例で、資産が中等以下の者に多く、私宅監置と民間療法の二つは、実に我が国の精神病者に対する現代の代表的な処置と言うことができる。

思うに、国民は国家の基礎である。国家はすべからく民の心が向かうところを知り、欠点のあるところを察し、このために法律を立て、またこのために備えを施すべきである。国家の精神病に対する立法、施設もまたしかるべきではなかろうか。我々としてはすべからく精神病者に対する国内の実情を知り、その現況を正すために詳しく調べ、法律の適否、施設の完全、不完全を省察し、時代の歩みとともにその改善を促し、進歩をはかるべきである。このことを将来計画するに当たっては、必ずその基礎を現代の実情に求めざるを得ない。我が国の精神病者の処置は、公私病院では医師の治療と行政庁の監督によって少々その端緒が開かれつつあるといえるが、私宅監置室及び民間療法のほうは果たして十分にその目的に適した方法で指導されているだろうか、この点で十分に手立てを尽くしているだろうか、国家行政庁の監督も十分にゆきわたっているだろうか。

これを調査することが当面の急務と確信し、私（呉）は東京帝国大学医科大学精神病学教室主任として、明治四十三年以降、夏期休暇のたび[31]に教室勤務の助手、副手一名ないし数名を各府県に出張させて、私宅監置の実地調査の傍ら、民間療法及び未監置精神病者についてその状況を視察させた。そして、大正五年までに一府十四県の視察調査を成し遂げた。その実況のわずかな部分に関しては、既に東京医学会創立二十五年祝賀論文第二集、『我邦ニ於ケル精神病ニ関スル最近ノ施設』[32]中に記載したところもあるが、今ここにその全部を一括して報告したいと思う。

30 第百一例がそうである。精神病者も伝染病の隔離も内務省、つまり警察官が行ったのでこのようなことが起きた。呉がわざわざこれを書いて不快感を示したのは、急性伝染病者が収容されると精神病者が感染してしまうおそれが大きかったためだ。伝染病隔離施設は、当時「避病院」といわれ全国にあった。警察官が強制的に対象者を隔離拘束したり、感染地域を封鎖することができた。

31 実際は当時真夏に旅行するのは大変だったようで、すべてが夏の調査ではなかったようだ。後にコラムに示すように、この調査にかかわったうちの数人の「視察報告書」や雑誌の寄稿文が残っている。それらを読むと、たとえば第九例の担当者、齋藤玉男が群馬を視察したのは十一月だ。

32 『我邦ニ於ケル精神病ニ関スル最近ノ施設』の発表は一九一二年（明治四十五年）。呉が述べるように、その論文とこの冊子版では、使われている症例や写真も含め、内容がだぶっているところがある。

❖コラム……相馬事件とは

相馬事件は明治時代に起きた、旧相馬中村藩（現在の福島県浜通り北部）をめぐるお家騒動である。これがきっかけで精神病者監護法ができた。

旧藩主、相馬誠胤《ともたね》が精神疾患にかかったとして、一八七九年（明治十二年）に家族が宮内省に自宅監禁を申し入れ、後に癲狂院に入院となった。一八八三年（明治十六年）、旧藩士の錦《にし》織《ごり》剛清《たけきよ》が主君の病状に疑いを持ち、これはお家騒動で不法監禁であると、家令・志賀直道ら関係者を告発したことから事件は始まった。『萬朝報《よろずちょうほう》』という新聞が、煽り立てる報道をして発行部数を伸ばした。相馬は周期的に病状が変化したせいか、精神病ではないと診断した医者もいたため事態はさらに混乱した。

一八八七年（明治二十年）、錦織は職員を買収し、東京府癲狂院に侵入、相馬を離院させる事件まで起こした。一週間ほどで錦織は逮捕、家宅侵入罪に問われ禁錮処分を受けた。一八九二年（明治二十五年）、誠胤が病死し、錦織はこれを毒殺によるものとして再び関係者らを告訴した。遺体を発掘して毒殺を裏付けようとしたが、死因は毒殺と断定できず、一八九五年（明治二十八年）、錦織が誣告《ぶこく》罪（虚偽告訴罪）で訴えられ、後に有罪が確定した。錦織は精神病院も不法監禁を行ったと訴えたことから、精神病者監護法では私宅監置ばかりでなく、病院で隔離拘束する際にも警察に届けなければならないと定められた。

第二章

精神病者私宅監置の実況

第一節——総説

東京帝国大学医科大学精神病学教室が、私宅監置について実地調査を行った年次、府県名、監置室数及びその視察者は左記の通りである。

視察を行った年は明治四十三年から大正五年で、大正四年を除く六年間である。視察の時期は毎年七月、八月の盛夏の候に当たり、視察の日数は数日から十数日である。視察者は延べ人数十五名で、視察した府県数は一府十四県、すなわち全国道府県の約三分の一に該当する。視察した私宅監置室の総数は三百六十四室で、そのうち十四室（埼玉県一室、千葉県一室、茨城県一室、群馬県一室、静岡県一室、山梨県四室、富山県五室）は公立（市立または町立）で、その他の三百五十室はすべて私人の建築したものであった。そして、視察した監置患者の総数は三百六十一人であった（室数と人数が一致しない理由は第五章第一節で述べる）。

この他、未監置患者十五人（埼玉県九人、静岡県一人、山梨県一人、富山県四人）を観察した。

視察の方法形式に関しては、私（呉）は特定の調査事項を命じるとともに、監置室の構造、家族の被監置者に対する待遇を主として調査することを命じ、その他の観察事項については視察者の観察に任せ、時間に余裕がある場合は、民間療法等の調査を命じた。しかし、視察者の提出した視察復命報告書の書式、あるいは観察の仕方は各視察者の意見のあり方に応じて一様でないことはやむを得なかった。

次に諸報告書中から、主として私宅監置の実況記事に写真及び図が添付してあるものを選んで、実例百五例[1]を左記の五段階に分類して順次これを掲載する。

甲　良いもの　八例　　乙　普通なもの　二十七例　　丙　不良なもの　三十三例

丁　はなはだ不良なもの　二十四例　　戊　市区町村長の監護扶養または補助を受けるもの　十二例[2]

年次	府県名	視察監置室数	視察者	
明治四十三年	東京府	一五	医学博士	石川貞吉
同年	群馬県	一〇	医学士	齋藤玉男
同年	神奈川県	一四	同	橋　健行
同年	広島県[3]	一〇	同	杉江　董
明治四十四年	山梨県[4]	一三	同	齋藤玉男
同年	長野県	二六	同	氏家　信
同年	静岡県	一六	同	水津信治
同年	埼玉県	一五	医学博士	木村男也
明治四十五年	福島県	二七	医学士	黒澤良臣
同年	岐阜県	二〇	同	杉江　董
大正二年	茨城県	八一	同	杉江　董
同年	千葉県	二二	文[5]、医学士	中村隆治
大正三年	青森県	二〇	医学士	下田光造
同年	富山県	三一	同	樫田五郎
大正五年	三重県	四四	同	谷口本事
合計六カ年	一府十四県	三六四室		十五人

1　雑誌版には「百四例」と書いてある。

2　戊は第九十三例から百五例なので、正しくは十三例。

3　氏家信の調査報告書「精神病側面史・十七回」（三三頁コラム参照）によると、杉江董は公費の調査費用を使って郷里の広島に帰ったことが知られて問題になりかかった、とある。杉江が広島県、岐阜県、茨城県という最多三県を回ったのは、汚名回復のためだったのかもしれない。

4　一九一一年（明治四十四年）五月一日、中央本線が名古屋まで全通した。調査県に山梨、長野が加わったのはその影響かもしれない。当時、東京の始発駅は昌平橋駅。翌年、万世橋駅そして東京駅になった。

5　中村隆治の「文学士」は、雑誌版には入っていないが冊子版には入っている。

❖コラム……調査をした人々と各人の視察報告6

◆**石川貞吉**　山形県鶴岡市出身。巣鴨脳病院（東京府北豊島郡巣鴨町巣鴨）を一九一三年二月十三日に開設。百一床、敷地千四百二十坪、建坪三百七十五坪だった。一九四五年戦災により焼失、廃院。

◆**齋藤玉男**　群馬県出身、一八八〇年四月十四日生まれ。日本医科大学教授、東京大井町にゼームス坂病院開設（高村光太郎の妻、智恵子が入院した）。一九四四年九月三十日に閉院。

◆**橋　健行**　齋藤茂吉と中学校の同窓だが、二年早く精神科医局に入局。三島由紀夫の母親の異母兄で、三島の伯父に当たる。

◆**杉江　董**　犯罪関係の本と論文を多数書いている。

◆**氏家　信**《まこと》　一九一二年、呉秀三が経営していた小石川の音羽養生所の院長となる。護国寺のそばで今は静かな住宅街だ。後に小金井に移転し、小金井養生院と名を改めた。呉秀三の死去で、氏家がそこを受け継いだ。

◆**水津**《すいつ》**信治**　出身は島根県日原町。一九〇八年に京都帝国大学を卒業し外科医となる。この頃呉秀三の盟友、山根正次の娘と結婚したらしい。一九〇九年東京帝国大学の精神科へと移り、後に韓国精神科医の祖といわれる沈浩《しむほ》燮《そぷ》を育て、京城医学専門学校精神病学教授となる。一九三六年十月二十八日、山口県で防府病院を創設する。

◆**木村男也**《おなり》　一八八三年生まれ、一九五四年六月二十九日没。呉秀三の次女かつと結婚し、病理学の部門に進み成果を上げる。

◆**黒澤良臣**《よしたみ》　一八八二年五月十四日生まれ、一九六六年九月十日没。山形県出身。東京府立松沢病院医長を務めた後、一九二六年、熊本医大教授。一九三七年に同大学長となる。戦後は国立国府台病院院長、国立精神衛生研究所所長を歴任。

◆**中村隆治**　一九〇七年に東京帝国大学文科卒業。一九一一年、同医学部卒業後医局に入る。中村は視察の翌年、一九一六年に新潟大学医学部精神病学講座の初代教授に就任する。

◆**下田光造**　一八八五年三月十四日生まれ、一九七八年八月二十五日没。一九二一年、慶應義塾大学医学部教授就任。一九二五年から一九四五年まで九州大学医学部教授。その後米子医科大学初代教授となる。

◆**樫田五郎**　細かい実務に長けていたようで、後に内務省に進み、行政関係で実績を残す。この本の他にも呉との共著があり、女房役が適していたようだ。兄の樫田亀一郎は明治天皇の侍医。

◆谷口本事　新潟脳病院の院長を、一九一八年二月から一九一九年五月まで務める。私宅監置調査時はまだ学士。

呉が『精神病者私宅監置の実況』を著す前に、視察した各人がそれぞれ自分の視察内容を報告書にまとめたり、その報告が当時の雑誌に掲載されたりしており、それらが冊子版、雑誌版を読み解く重要な資料となっている。今後新たに発見されれば、さらに研究は進むだろう。全員が報告書を出したとは思われない。視察の翌年に地方大学に呼ばれたり、朝鮮半島に渡った者もいるからだ。

筆者が原文確認したものを紹介する。

齋藤玉男は、当時の東京帝国大学濱尾総長に提出した『山梨県管下精神病者私宅監置状況視察報告』『群馬県管下精神病者私宅監置状況視察報告』が現存する（記述はカタカナ文）。

三宅鑛一（大正十四年東京帝国大学教授、東京府立松沢病院院長）は、『神経学雑誌』[7]の雑録欄に「中山の法華経寺及び原木の妙行寺視察記」を載せている（記述はひらがな文）。三宅鑛一は冊子版、雑誌版で、第四章第二節の（二）正中山法華経寺と（三）原木山妙行寺を視察報告しているが、この『神経学雑誌』が原文になったと思われる。ひらがな文で書いてある。

樫田五郎は一九一四年十月十二日の「精神病科談話会例会」で、「富山県下に於ける精神病状況視察報告」という題で視察内容を報告した。その簡単な抄録を『神経学雑誌』[8]に載せている。

下田光造は定義温泉の視察を「理想的民間水治療法地」として、やはり『神経学雑誌』[9]の雑録欄に載せている。

貴重な情報を提供しているのは、一九四二年に書かれた氏家信の「精神病側面史・十七回」[10]である。長野を調べた様子を随筆風に、裏話を交え書いてある。よく読むと警察署に行き監置精神病者台帳を見たり、写真屋を雇ったり等の貴重な情報が多数記載されている。橋が水害で落ちて渡し船に乗ったが、その後馬車に乗れず川中島を歩いた等の苦労話がある。症例も見たままが生き生きと描写され、当時を知る貴重な一次資料となっている。氏家のこの報告は、冊子版、雑誌版で「○○市○町」のように伏せ字になっていた場所の特定にも大いに役立った。

呉はどうやら助手らに監置精神病者台帳の正確な引き写しを希望したようだ。しかしそれを忠実に実行した人としなかった人がいた。人力車、馬車、徒歩で調査しながら、現地で監置室をいちいち測る余裕は到底ない。部屋の大きさ、木材の寸法等が細かく記載されているのは台帳から転写したからだ。それに加えて自分の目で見た印象を書き加えた人もいれば、家族から加持祈祷の様子等を聞き取って記入した人もいて、まちまちだ。そのため呉も大幅な加筆訂正は差し控えたのだろう。日本語を整え、校正するにとどめたようだ。

もう一つ重要なことは、警察の台帳の題目や書き方が、地方によって微妙に異なったことだ。それに加えてその視察者の興味の対象や書き方の癖がある。これらを合わせると、すべてではないが、症例が誰が視察したどの県かが特定できるのだ。

齋藤玉男の山梨と群馬の報告書に重要な相違点がある。平民等の身分が書かれているのが山梨県、書かれていないのが群馬県だ。このことだけを見ても、江戸時代の身分制度のなごりが強く残っていた県がわかる。社会学的に貴重な資料だ。また視察年がわかると、一部、監置されている人の年齢を推定できる。

齋藤玉男の一九一〇年の群馬県視察の記述の順番が視察順だと仮定すると、この本の症例の視察順は次のようになる。第四十九例→第五十例→第九例→第五十一例→第五十二例→第五十三例→第九十九例→第十例→第十一例→第五十四例。ただし、住所、伏せ字から、第九例と第五十四例は同地域と考えることも可能で、断定はできない。

全体の流れを見ると齋藤は群馬県でまず前橋市に行き、市の周囲を回ったようだ。水害で遠くまで行けず、視察数は少ない。水害とあるのは、秋の台風のことだ。第九例からも、齋藤は実は十一月に回ったことがわかる。

同様に齋藤玉男の一九一一年の山梨県視察とこの本の症例を対応させると、山梨県においては、第九十三例→第九十四例→第九十五例→第九十六例→第九十七例→第九十八例→第五十六例→第六例→（不掲載になった症例＝被監置者が甲府市外の農事試験場を荒らした等の記載があるためか?）→第十九例→（視察時には監置が終了していたため不掲載になった症例）→（視察時には監置が終了していたため不掲載になった症例）→（何らかの理由で不掲載になった症例）→第八十一例という視察順だったことがわかる。

第六例が七保村・現大月市、第十九例が大鎌田村・現甲府市なので、齋藤はまず甲府に行き、市のはずれの行旅病者の施設に行き、そこを見学し周囲を回ったようだ。実際現地調査をすると、甲府駅から行旅病者の施設までは一本道だ。

この本における県と視察者の特定は、このような作業により行った。雑誌版のほうが伏せ字の数が少なく、ヒントが多い。当時の県の中の村や町の名前をしらみつぶしにチェックして場所を特定した。だが、町名、村名の変遷は思ったより複雑で、わからない場合も多かった。後世に判断を委ねるとともに今後の研究に期待したい。

6　視察報告者については、岡田靖雄、小峯和茂、吉岡真二による「論文「精神病者私宅監置ノ実況及ビ其統計的観察」の成立事情」（『臨床精神医学』第十三巻第十一号、一四五七〜一四六九頁、一九八四年）に詳しい。

7　『神経学雑誌』第十六巻第十二号、七九七〜八〇〇頁、一九一七年十二月五日発行。

8　『神経学雑誌』第十四巻第六号、二四四〜二四五頁、一九一五年六月五日発行。

9　『神経学雑誌』第十六巻第七号、四八五〜四八六頁、一九一七年七月五日発行。

10　『精神と科学』第十六巻八号、一三〜一八頁、一九四二年。

第二節———精神病者私宅監置の実例（百五例、写真六十六枚[1]、付図七十個[2]）

甲〈良いもの〉

第一例[3]

〇〇県〇〇郡〇宮〇村三〇十〇番地。
平民[4]、戸主、農業、平〇〇重。慶応三年一月生まれ（四十五歳）。

【監護義務者】妻、平〇し〇。**【資産及び生活程度】**富裕な資産を有する。**【監置の日時】**明治四十三年一月。**【監置の理由】**明治四十一年十二月に発病し、やたらに酒を飲んでは戸外を徘徊し、しばしば外泊し、気に入らないことがあると怒って器物を投げ捨てたために監置した。**【監置の場所】**本宅客間の隣、北座敷八畳間に、広さ一坪（三・三㎡）、高さ六尺（一・八ｍ）の監置室を造った。**【監置室】**西、すなわち床の間に面した側を板囲いし、他の三方を二寸（六㎝）角材で木柵にし、柵の上部と下部に鉄棒を横に通したすこぶる堅固なものだ。本宅は南北両側に開いていて縁側があるので、採光、換気とも良く、室内も清潔である。寒さ暑さと風雨に対する設備も十分だ。便所の設備はなく、便器を与えている。洗面所の設備はない。**【家族の待遇】**妻子が看護の労を取り、毎朝洗面させ、室内を掃除し、膳立てで食事をさせ、三日から四日ごとに入浴させ、二日ごとに散歩をさせている。衣服も清潔である。**【病状】**栄養状態は良い。**【医薬】**

医師○○○○が毎月一回来診する。服薬はない。**【警察官の視察】**巡査は月二回巡視している。

構造、設備と採光、換気等も良く、待遇も十分である。観察例中、最も良いものである。[5]

1　氏家信の「精神病側面史・十七回」には、「教室でも写真の撮れる人は中村譲学士一人ぐらい」とある。当時、写真を撮るには技術が必要だった。写真が掲載されている例は、視察者が、現地で雇った写真屋と先導役の巡査とを連れて向かったものだ。氏家は「妻女山」の下に写真屋があったと記載している。中村譲は視察者リストにはない。戦前、長く台湾の精神医療に貢献し、台湾最初の近代精神科医と言われている。

2　雑誌版では「百四例、写真六十六枚、付図六十九個」。しかし雑誌版も冊子版もどちらも正しいわけではなく、もし厳密に数えるならば、「百五例、写真六十七枚、付図七十個」になるようだ。なお、全体の症例の総数を挙げるのであれば、第三章と第四章第二節にも十四の症例が載っているので、百十九例になる。

3　［視察場所］長野県［被監置者］男性、一八六七年生まれ［視察者］氏家信［視察年］一九一一年（明治四十四年）――第一、第二、二十、二十一、二十二、二十三例他には特徴がある。身分を書いた後で、多くの場合、年齢が書いてある。医薬、警察官の視察の書き方も類似性がある。二十一例には「長野赤十字病院に入院」、二十二例には「蚕の買い付け」、二十三例には「木材切り出し」とあるので、長野県を回った氏家信の症例と考えられる。「精神病側面史・十七回」との記述との関連、伏せ字に該当する地名も長野県だときれいに埋まる。全体を読み通すと、甲、乙、丙、丁、戊の分類の中では、同一視察者の症例がまとまって記してある。伏せ字の○の数も合っていて、まとめ役の樫田がきちょうめんな性格だったことがわかる。長野県で「宮」が付く村は、諏訪郡宮川村・現茅野市と上伊那郡宮田村があるが、後者は郡の名前が三文字である。

第一例　附圖（第一號）

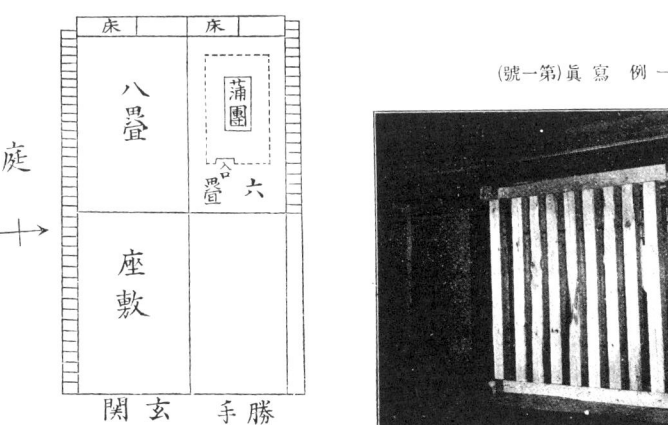

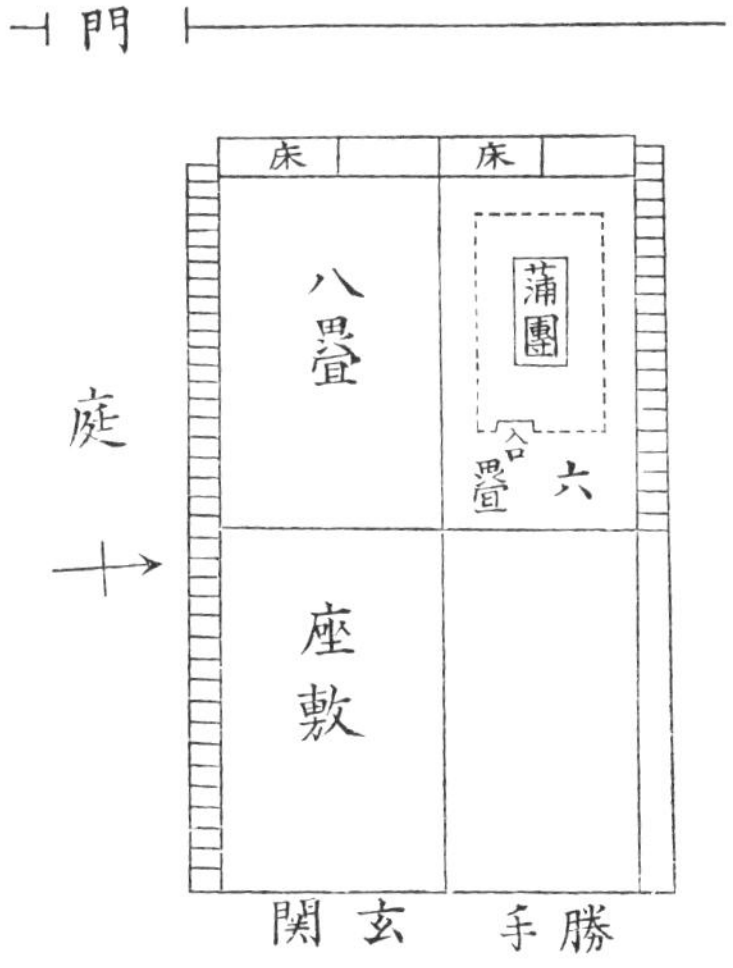

第一例　寫眞（第一號）

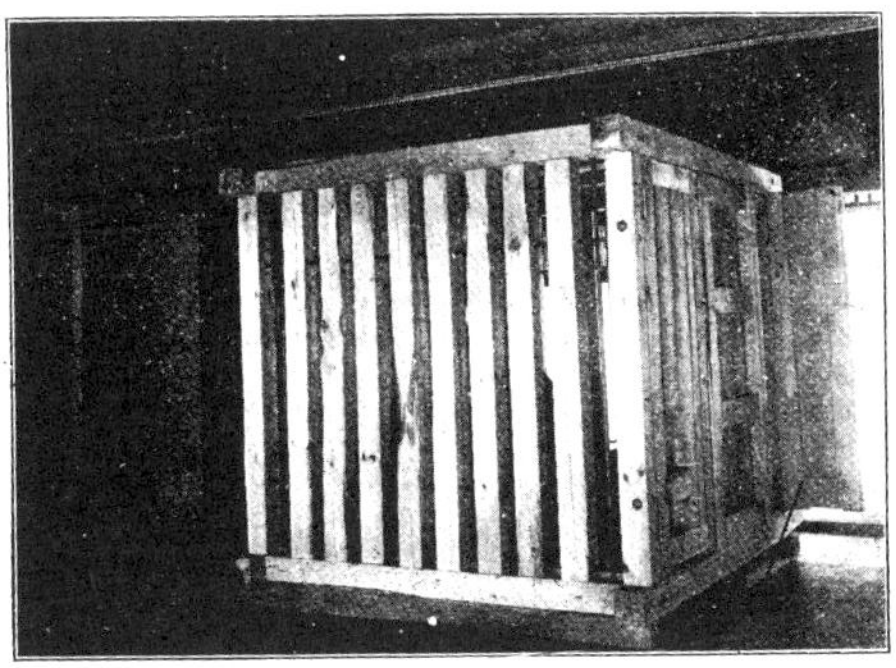

第二例[6]

○○県○○郡宮○村乙四百○十○番地。平民、助○母、農業、○池○と。六十九歳。

【監護義務者】 子、○池○七○。**【資産及び生活程度】** 田畑を有し、普通の生活を営む。**【監置の日時】** 明治三十九年二月。**【監置の理由】** 明治三十八年頃から近村を徘徊し、あるいは○○市まで徒歩旅行をしようとし、途中無銭宿泊をしたことがあった。また、神になったと言って村内の家々を訪問したこともあったため監置した。**【監置の場所】** 本宅の北端に近接した土蔵を利用したもの。**【監置室】** 土蔵内にあり、間口一間（一・八m）、奥行一間半（二・七m）、高さ約九尺（二・七m）で、床下の高さは一尺（三〇cm）余り。土蔵内には畳を敷き、蒲団が置いてある。入口は、土蔵の入口そのままで、高さ一間（一・八m）、幅三尺（九〇cm）で、下半分は板張りだが上半分が金網張りである。土蔵は南向きで、入口と東側に半間（九〇cm）四方の窓を造って採光、換気用にしてある。このため室内は比較的明るく、風通しも良い。便所は東南隅にあり、洗面所の設備はない。**【家族の待遇】** 患者は毎日は洗面しないが、時々水を要求して洗うことがある。食事は毎日四回で、膳立てで出している。みだりに近所を訪問する心配があるので、運動に出すことはない。入浴は患者が拒むのでしないが、月一回くらいお湯で拭く。室内の掃除は毎日は行わないが、患者自身も家族も掃除する。室内は比較的清潔である。**【病状】** 患者の栄養状態は良い。**【医薬】** 主治医はなく、服薬もしていない。**【警察官の視察】** 受け持ち巡査は毎月二回巡視する。

土蔵をそのまま利用した監置室なので堅牢である。南向きなのと東側に窓を設けたことにより、採光、換気が比較的良く、風雨に対する設備もある。家族の待遇もまた、普通である。

第二例　附圖(第二號)

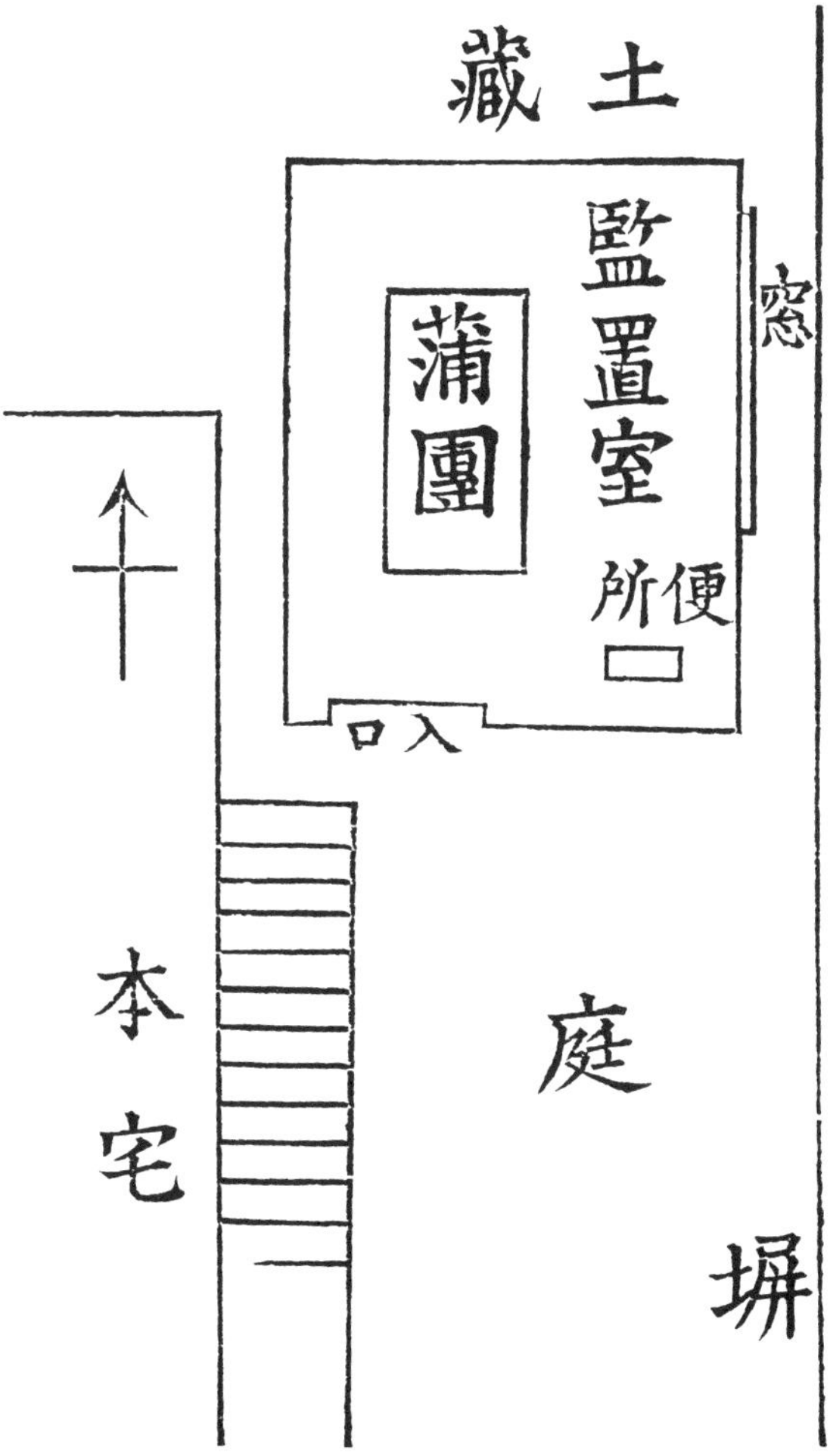

4 「平民」と身分が書いてある例がある。明治政府は地元対策として士族を大量に警察官として雇った。そのため身分制度の名残が強い地域があった。

5 『我邦ニ於ケル精神病ニ関スル最近ノ施設』（一九一二年）に同じ写真がある。氏家信の「精神病側面史・十七回」によると、居間の中に私宅監置室を設けた点を高く評価している。

6 ［視察場所］長野県［被監置者］女性、一八四二年生まれ［視察者］氏家信［視察年］一九一一年（明治四十四年）。

第三例[7]

○○県○○郡○○町○字○原宿。宿屋業、西○稲○助。二十歳。

【監置室】別に一つ小屋を新築したもので、理想に近い。ただ土地が湿潤なことと床が低いのが欠点である。天井は高く、換気、採光は割合良く、室内も広い。**【病状】**緊張病[8]で糞便をもてあそんで不潔行為がはなはだしく、室内も汚れ果てている。衣服、寝具、蚊帳等は、いくら与えても裂いたり壊したりしてしまう。**【家族の待遇】**生母が自ら看護に従事し、夏には監置室の窓をすべて蚊帳布で外から覆い、虫等の侵入を防いでいる。また患者がこれを破壊しないよう、昼間は巻き上げて、夕方に下ろすようにしている。食物も過不足ないように注意し、患者の好物を与えるよう努力しているようだ。**【医薬】**入院して医療を受けさせたことがある。その他、[9](イ)○○にある○田の瀧[10]という場所に行って水行をさせたことがあるが、患者は看護人の目をかすめて逃走し、行方不明になったことがある。(ロ)御嶽山の道者を連れてきて家に泊まらせて祈祷《きとう》させたり、また、御嶽神社の信者の先達《せんだつ》[11]に頼んで寄台《よりだい》を置いて祈り、これに病状の原因、治療法を問いただした[12]ことがある。(ハ)一家をあげて日蓮宗を信仰する。(ニ)ホオズキの根と柘榴《ざくろ》の皮を煎じて飲ませたことがある。(ホ)鳶《とび》の黒焼き[13]を服用させたことがある。

視察例中、温情により最も手厚く看護されていた例の一つだ。

第四例[14]

○○県○○郡金○村。農業、○田○次○。四十一年。[15]

【監護義務者】養父、○五○。**【資産】**地租[16]を十三円ほど納めている中流以上の農家である。患者は七、八年前から発病し、四年前には七カ月ほど東京府下の保養院[17]と称する精神病院に入院したことがある。**【監置の日時】**大正元年四月、妻が病死して以来、養父母に対し危険な言動があるので、同月監置した。**【監置室】**住宅の南端、四畳半の小座敷をこれに充てていて、西南側の西北寄りに、床よりおよそ一尺五寸（四五cm）

7 ［視察場所］埼玉県［被監置者］男性、一八九一年生まれ［視察者］木村男也［視察年］一九一一年（明治四十四年）。

8 緊張病…統合失調症は三型に分かれるがそのうちの一つ。他に破瓜（思春期の意味）型、妄想型がある。

9 祈祷や迷信等を書くのが木村男也の特徴。彼は警察の監置精神病者台帳を丸写ししたのではなく、実際の見聞を自分の言葉で書き留めている。祈祷等を家族から聞いたのは木村男也だけだ。

10 呉秀三の『我邦ニ於ケル精神病ニ関スル最近ノ施設』（一九一二年）の一二二頁に「室田の瀧」が出てくる。天台宗の大福寺瀧不動尊（群馬郡室田町大字上室田村地内小字森、烏川畔）にあった。二〇〇六年六月十日の筆者（金川）の調査時には、打たせ湯のような細い瀧が寺内にあった。患者を椅子に座らせ固定し、竹のレールで瀧下まで水を滑らせ患者を打たせた。

11 先達…修験道等における指導者。

12 先達が寄台（祈祷する台）を作り、山から連れてきた道者に御嶽山の神をのり移らせる。道者の口を借りて、御嶽神社の神様から家族が本人の治療法を聞いた。

13 落語に「黒焼き屋」という商売が出てくるほど、いろいろな動植物の黒焼きがあった。木炭を作るのと同じ原理で、酸素を与えずに加熱すると姿かたちが残る。

14 ［視察場所］千葉県（君津郡金谷村・現富津市）か（君津郡金田村・現木更津市）［被監置者］男性、一八六二年生まれ、四十一歳［視察者］中村隆治［視察年］一九一三年（大正二年）。

15 このように被監置者の年齢を「○歳」ではなく「○年」と書くのが、千葉県を視察した中村隆治の特徴。第四十七例に「六十二年」と書いてあるが、明治も大正も六十二年はないので、この数字が年号ではなく、年齢だとわかる。

16 土地への税金。

17 一九〇一年（明治三十四年）十一月五日開院、東京の山手線、巣鴨駅近くの中山道沿い、府立巣鴨病院そばにあった。

の高さから天井に達する六尺（一・八ｍ）幅の窓がある。これに、三寸（九cm）角の木材を三寸（九cm）間隔で打ち付け、中央に幅三寸（九cm）の横貫を入れてある。窓の外には雨戸がある。室の他の三面の内側を板張りとし、西北側に板戸を備えた入口があり、他の座敷と通行することができる。床は板張りの上に薄縁《うすべり》[18]を敷いて、南隅に排便口を備えている。室内は全般に清潔な上、寝具、蚊帳も清潔である。換気、採光は十分で、西日が強い時は日よけの簾《すだれ》を垂らす設備がある。[19]**【家族の待遇】**患者に極めて懇切丁寧にしている。患者が家族に敵意があるので、入浴等の際には、そのつど親戚の手を煩わせてこれを行う。**【病状】**栄養状態は良く、理髪も整っている。患者と対話を試みたが、話すことの多くは錯乱性である。

第四例　寫眞(第二號)

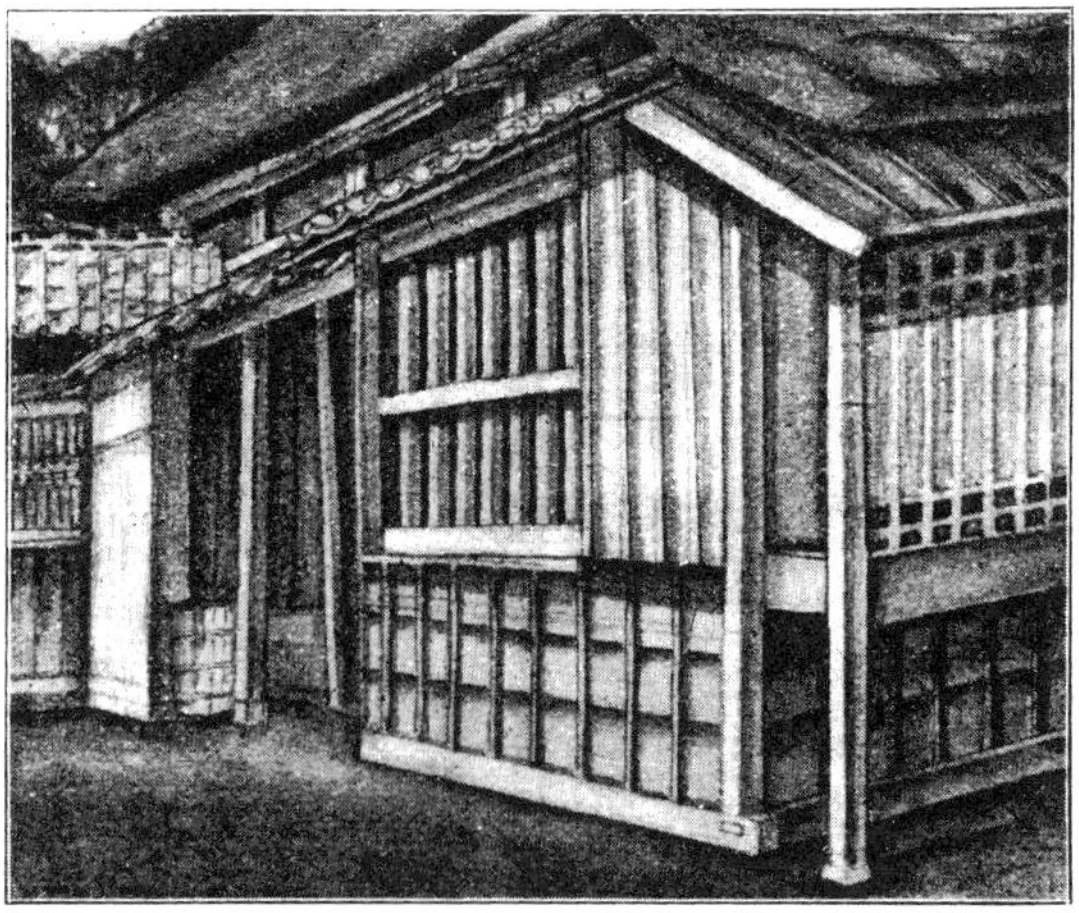

第四例　附圖(第三號)

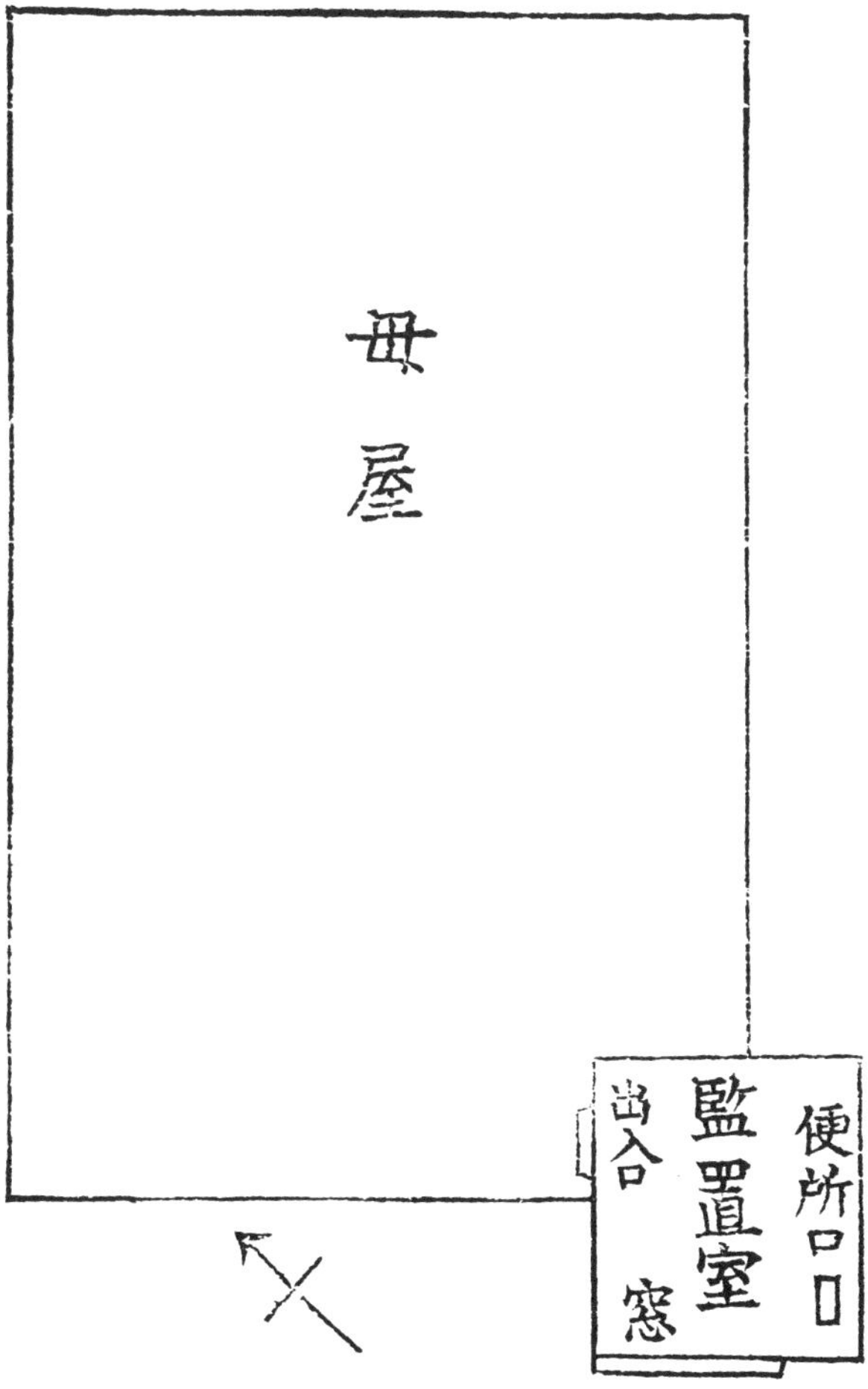

18 薄縁…落蘭草で織った筵に布の縁を付けた敷物。実例部分には敷物の種類が多数出てくるが、監置室内に敷物を設置する義務があり、その種類の記載が台帳に義務付けられていたからのようだ。

19 第一例の監置室は写真だったが、第四例以降は絵で表されたものが出てくる。これはおそらく写真を撮ってみたものの、天候が悪かったり写真屋の腕が悪かったりして、使えなかったのだろう。写りの悪い写真から絵を描き起こしたものと思われる。

第五例[20]

○○県○○郡安○村字安○三八番地。無職、和○よ○。安政六年二月生まれ。

【監護義務者】和○栄○。**【資産及び生活程度】**資産として記すべきものはないが、役人で、中等の生活である。**【監置の日時及び経過】**明治三十三年十月二日以来、約十年十カ月がたっている。[21]**【監置の理由】**時々発作性に妄覚があり、家族に暴行を加えることがあった（和○栄○の言）。**【監置室】**本宅内の一室を改造したもので、間口一間半（二・七m）、奥行き一間（一・八m）、床の高さ三尺（九〇cm）、天井は高く敷居の上から九尺（二・七m）の所にある。室の東西両側に一辺四尺（一・二m）の鉄窓がある。北向きの天井に近い部分に、幅一間半（二・七m）、高さ二尺（六〇cm）の通風窓がある。南側の居室に接する所が入口であり、幅三尺（九〇cm）の扉がある。その下部三分の一（二尺〔六〇cm〕くらい）は鉄「ボート」[22]格子で、上部三分の二は板から成る。東側に、半坪（一・八㎡）ほどの普通の便所を備え、板の扉で境を設けている。**【室内の模様】**採光ははなはだ良好だ。壁の上の所々に、鉛筆や墨で無意味な落書きがある。室の一隅に蒲団二枚、キリスト教の聖書、新聞、女学世界、[23]硯《すずり》、鏡等が皆整然と置いてある。洗面所はないが、毎朝室内で洗面する。**【家族の待遇】**患者は現在は平静だが、憤怒しやすいため、屋外運動、入浴等は不十分である。衣服は清潔。家族は患者に対し同情を持ち、深い好意をもって処遇している。私宅監置室としてははなはだ完全なもので、視察中まれに見る状態だ。**【病状】**患者は、視察時にはひざまずいて座って独語を発していたが、言語は錯乱していた。被害妄想と拒絶症がある。**【医薬】**医療は受けていない。**【警察官の視察】**管轄の駐在所巡査が新しく赴任した際に訪れるだけである。

第五例　附圖（第四號）

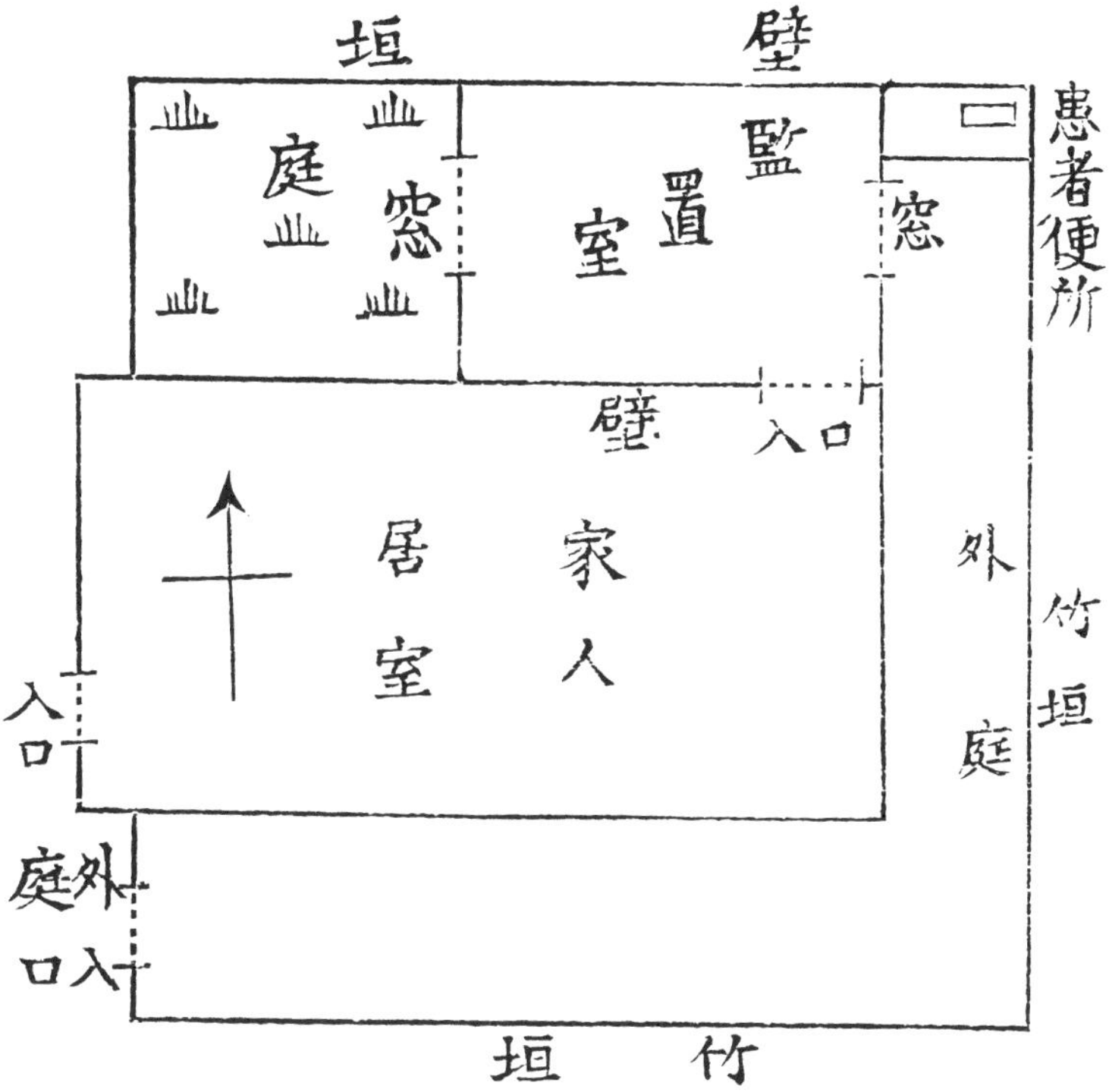

20 ［視察場所］静岡県安倍郡安東村・現静岡市［被監置者］女性、一八五九年生まれ、五十二歳［視察者］水津信治［視察年］一九一一年（明治四十四年）。

21 監置の日時と現在までの経過年数を書いてあるのが、水津信治の大きな特徴である。

22 ボート…棒の意味。

23 女学世界…一九〇一年（明治三十四年）一月に博文館より出版が開始された女性向け総合教養雑誌。

第六例[24]

○○県○○郡七○村○百六○七番戸。

平民、農業、（発病時は○○○大学学生[25]）、菊○惠○郎。明治六年十月三日生まれ。

【監置の理由】 明治三十一年十月に発病し、戸外徘徊、破衣、不潔行為があった。刺激性で、時々火をもてあそぶため、明治三十三年九月十三日に監置した。**【監置室】** 居宅の後ろに別棟として建てた。間口は三間（五・四m）、奥行は一間半（二・七m）で、瓦葺《ぶ》きの平屋。床の高さは一尺五寸（四五cm）ある。西側（正しくは西北側）は土壁で、南寄りに三尺（九〇cm）幅の入口がある。ここから入ると、三尺（九〇cm）四方の土間がある。北側はすべて土壁で、竹垣を隔てて街道に面している。東側の北寄り一間（一・八m）は、四尺（一二cm）角の木材を用いた五寸（一五cm）間隔の格子造りで、両端の角柱は五寸（一五cm）角材である。これに幅四寸（一二cm）、厚さ六分（一・八cm）の横貫六本を施す。その外側に敷居があり、板戸二枚を備えている。南寄りの三尺（九〇cm）部分は、東へ三尺（九〇cm）張り出していて、土壁で囲んでいる。その中央に幅四寸五分（一三・五cm）、長さ一尺二寸（三六cm）の排便口がある。南側の、上記の張り出し部分は一尺五寸（四五cm）の高さまで糞便汲取口であり、竹簀子《すのこ》で覆いをしている。東寄り一間（一・八m）は、上記と同じ格子造りで、その西寄りに、床から一尺（三〇cm）の高さに、高さ七寸（二一cm）、幅一尺五寸（四五cm）の食物差し入れ口がある。外側には同じく敷居があって、冬季や夜間は、家族その他が板戸を持ってきて覆ってやっているという。西寄り一間（一・八m）は土壁で、そのうち西寄り四尺（一・二m）の高さに、幅二尺（六〇cm）、高さ一尺（三〇cm）の細い格子の窓がある。

全建坪四坪五勺（約一三・四㎡）のうち、東寄り三坪の床と天井は、厚さ一寸（三cm）の板張りである。床には凹字形に古畳三枚を敷く。その西側南寄り五尺（一・五m）は壁で区切って、北寄り四尺（一・二m）には二寸（六cm）角の木材で、二寸（六cm）間隔の格子で造った扉がある。幅二寸（六cm）、厚さ三分（九mm）の横貫六本を備え、その中央部に、幅一尺（三〇cm）、高さ五寸（一五cm）の食物差し入れ口がある。南側に板戸が当ててある時には、ここから食物を与える。上から二段目の横貫には壁の後ろから回した鎖を巻き付け、南京錠一個を掛けている。最下段の横棒にも同じように鎖が巻いてあるが、これには錠を掛けていない。第四段の横貫のやや下方に、三寸（九cm）角、長さ七尺（二・一m）の閂《かんぬき》を通し、両端を角金《かどがね》[26]で固定している他、閂の扉寄り、壁に移る部分にも鎖を巻いている。監置室の採光、換気は良い。室内には蒲団二枚、枕一個、箸一膳と、前記の畳三枚がある。**【病状】**栄養状態は普通。室に近づく者を叱責するので、入浴、運動を勧めることができない。**【家族の待遇】**大きく不可とする点はないようだ。四日から十日に一度は身体を拭いている。洗面は一カ月数回。冬季の暖房には、家族が特に苦心しているという。**【医薬】**視察時にはなかった。**【警察官の視察】**一カ月に三回くらい。

24 ［視察場所］山梨県都留郡七保村・現大月市［被監置者］男性、一八七三年生まれ、三十八歳［視察者］齋藤玉男［視察年］一九一一年（明治四十四年）、『山梨県管下精神病者私宅監置状況視察報告』の第八例――山梨県に二文字の郡はない。これも正確にいうと北都留郡だ。郡は人口が増えていくに従い、「北」と「南」や「上」と「下」が頭に付いて分割された。そのため通称として元の二文字の郡名を使う場合があったのかもしれない。

25 齋藤玉男の『山梨県管下精神病者私宅監置状況視察報告』には都内の私立大学名が明記されているが、雑誌版、冊子版では伏せ字になっている。

26 角金…壁や柱等の出隅部を保護するための棒状の角金具。

第六例　附圖（第五號）

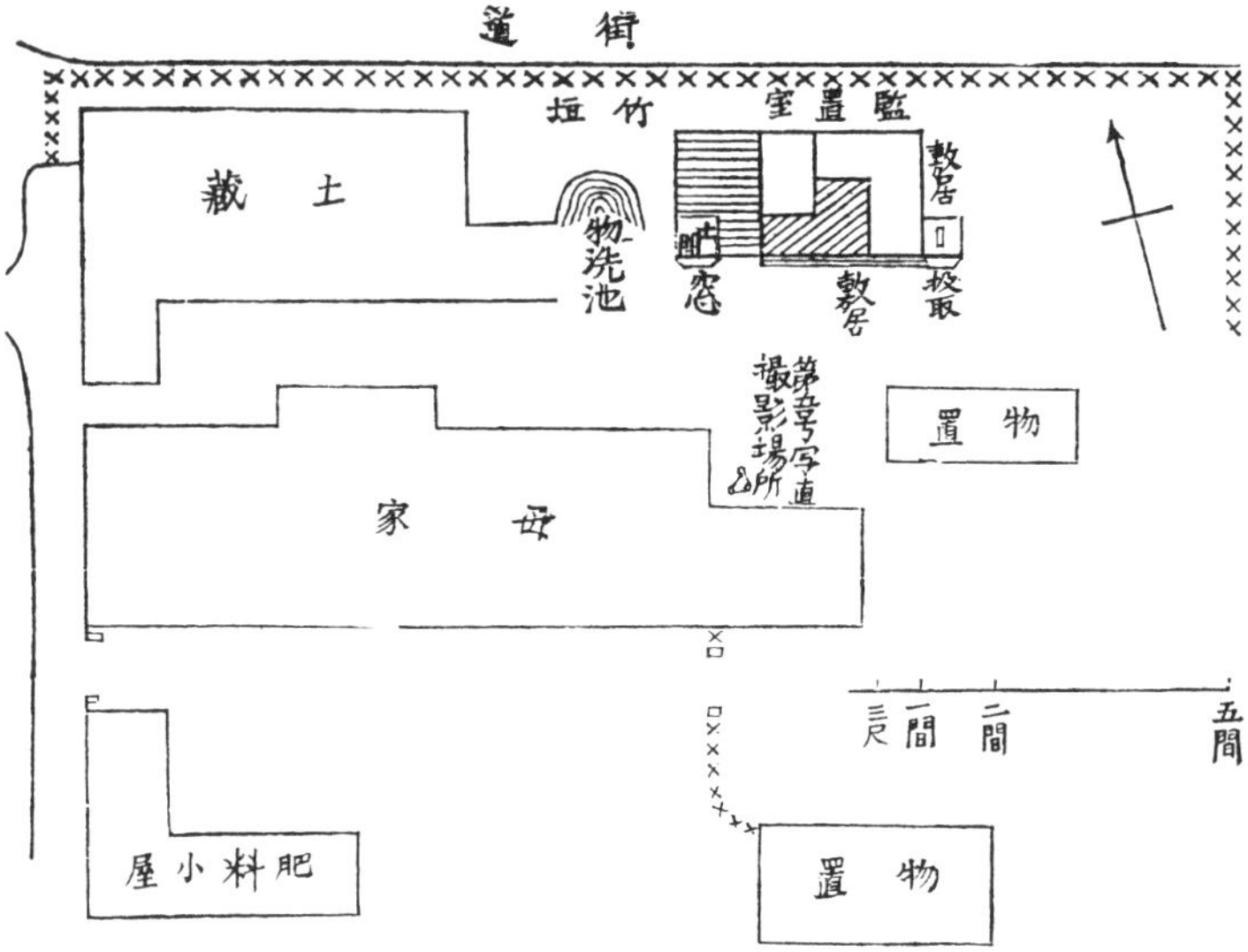

第六例　寫眞（第三號）

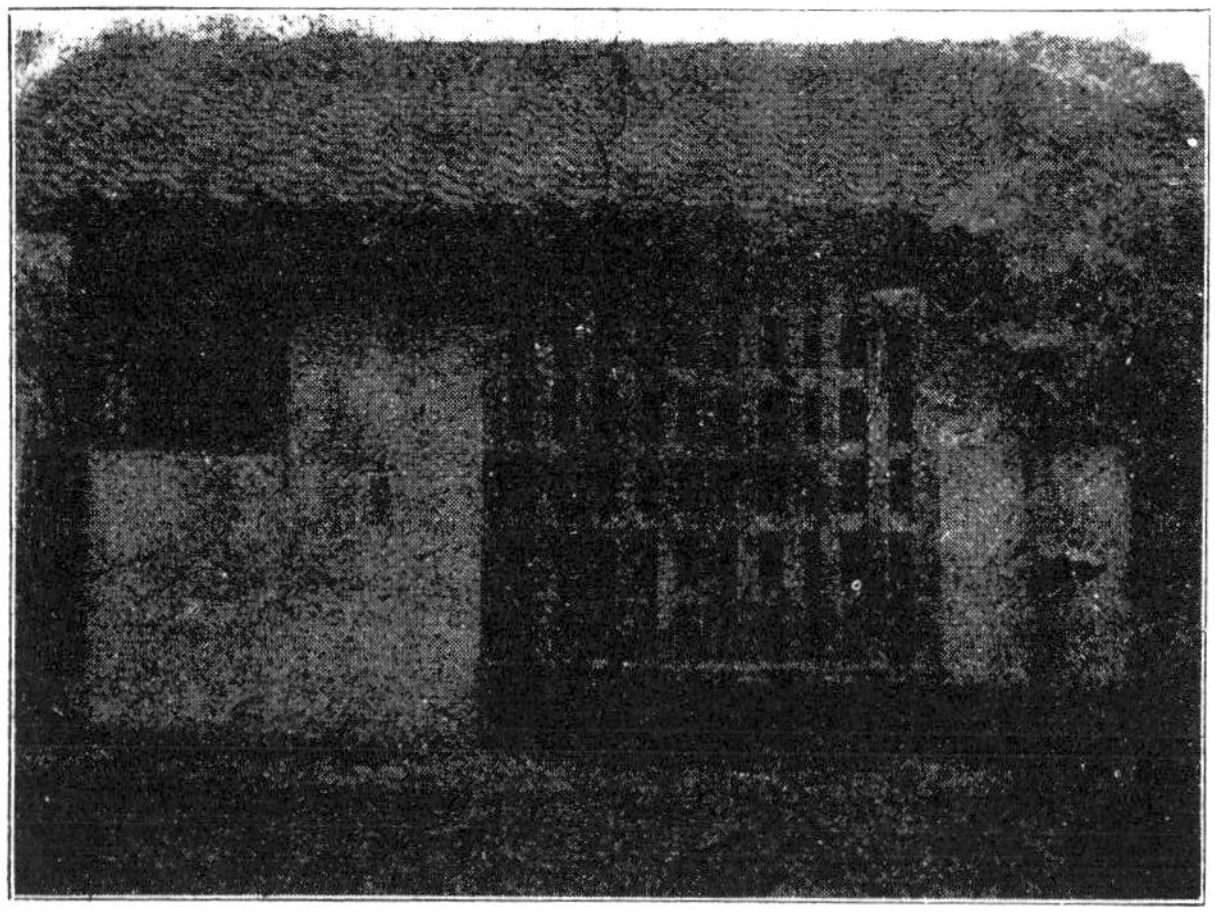

第七例[27]

○○県○○郡○○村[28]○字松○○原十○番地。
戸主、農業、國○○。[29]明治十二年三月二日生まれ。

【監護義務者】実母、國○し○。**【監置の日時】**明治三十七年七月三十日。**【監置の理由】**躁暴、他人への傷害。**【監置室】**二間（三・六m）に二間半（四・六m）の広さの居間の中に設けられている。監置室の大きさは一坪半（五㎡）、高さは一間（一・八m）である。直径二寸五分（七・五cm）ぐらいの丸太をよく削り、五寸（一五cm）間隔ぐらいの格子造りにし、三方を囲む。一方は板張りとする。中の一坪（三・三㎡）に畳を敷く。前面中央に食物差し入れ口がある。右側面に三尺（九〇cm）四方の出入口を付け、後面左隅にも出入口を付け（写真の左隅に障子が見える）、ここから張り出して設けられた便所に通じている。**【資産】**上流の農家に属す。患者は発病当時（明治三十四・三十五年頃）、○○○○[30]に行き医療を受けたが治癒に至らなかった。**【病状】**目下

27 ［視察場所］福島県（河沼郡睦合（むつあい）村・現耶麻郡西会津町）か（伊達郡睦合（むつあい）村・現桑折町）［被監置者］一八七九年生まれ、三十三歳［視察者］黒澤良臣［視察年］一九一二年（明治四十五年）――第七、二十四、二十五、五十七～六十、八十六～八十九例は年齢の書き方等にばらつきがあるが、監置開始日時をきちんと書いたり「躁暴」という言葉を多用しているという共通性がある。資産の書き方にも特徴がある。なお、第五章第八節の第七表「監置経過年別」で、仮監置例は群馬県と福島県にしかない。本書では第二十四例と第五十五例の二例だが、齋藤の下書きから第五十五例は群馬県だとわかる。つまり第二十四例は福島県になり、第七例を含む共通グループの視察者は黒澤良臣だとわかる。

28 雑誌版に「睦○村」と記載があり、福島県内に「睦」が付いた村は二つだけなので特定できる。「睦」は「親しくする」という意味で、今は使われていないが「睦（むつ）み合（あ）う」からきて「仲良くし合う」という意味。そのため当時、村同士の合併によく使われ、「睦合村」は日本全国にあった。

29 雑誌版には氏名として「國○昇」と書いてある。

は比較的平静で、栄養状態は普通。著しい興奮はないという。【医薬】視察時は診察治療を受けていなかった。病室内の換気、採光もほぼ良い。**【家族の待遇】**掃除も行き届き、二カ月に三回くらい患者を入浴させ、その他全体に看護に手を尽くしているようだ。

第七例　寫眞（第四號）

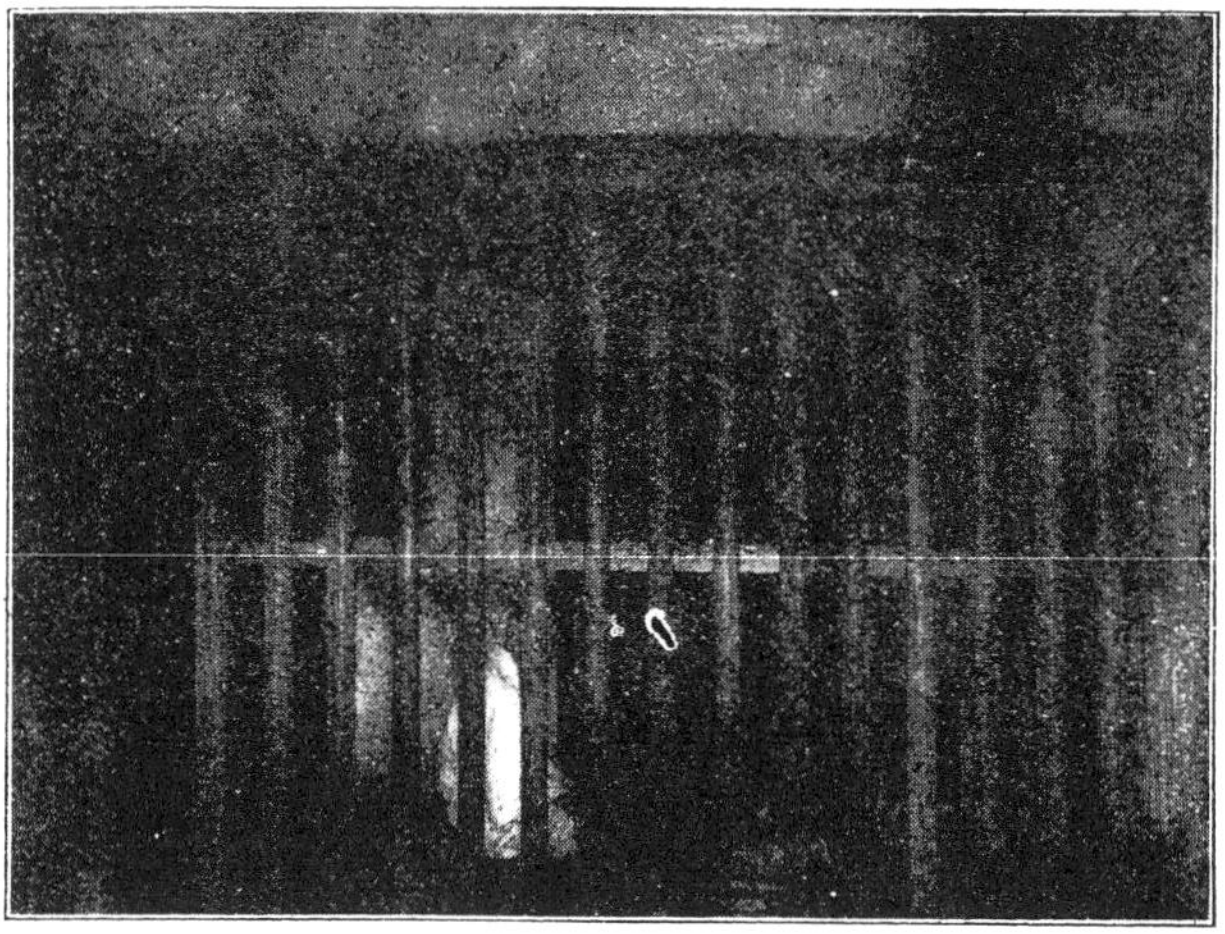

第七例　附圖（第六號）

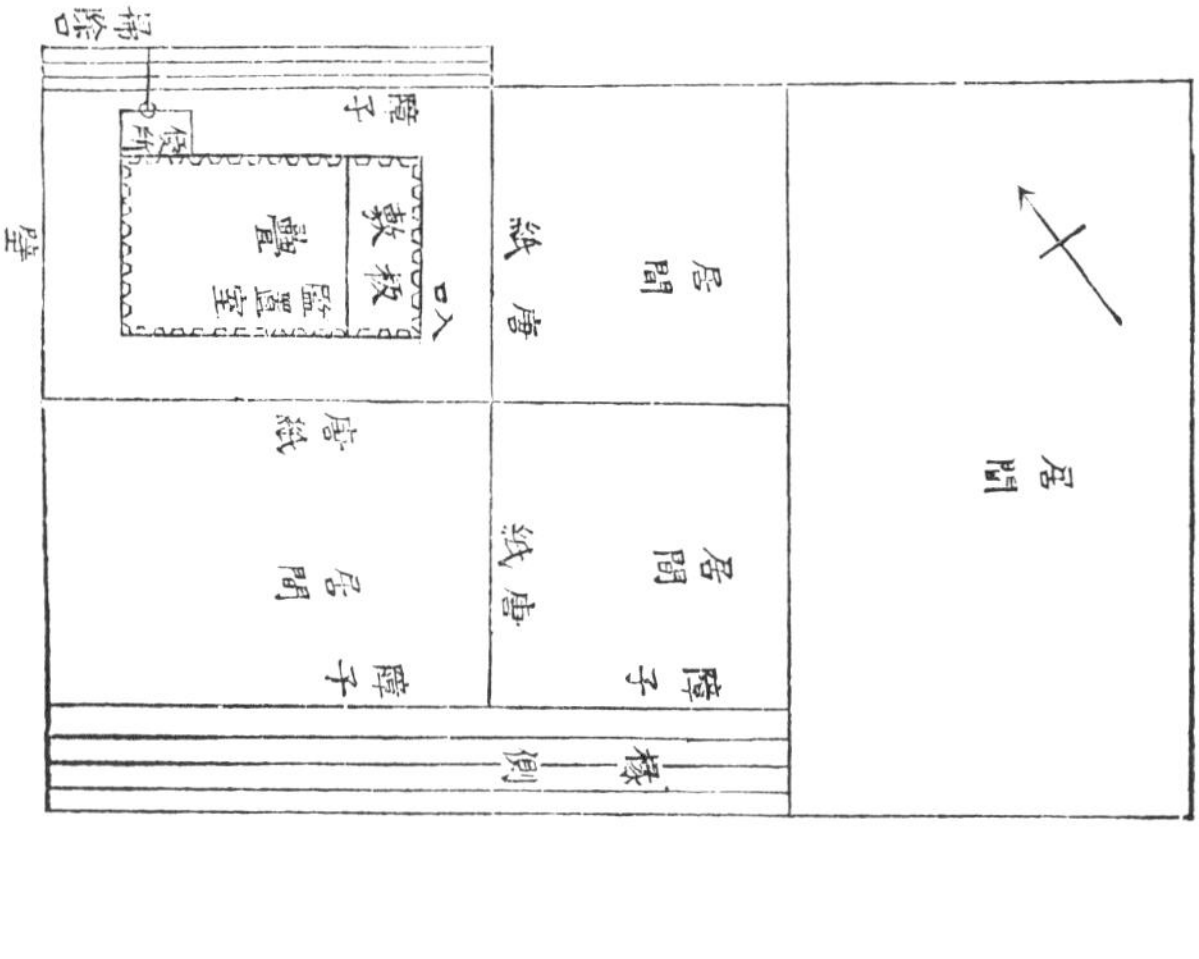

第八例[31]

○○県○○市○水町五十○番地。

戸主、僧侶、眞宗大○派○○寺住職、志○義○。明治十二年一月二十七日生まれ。

【資産】中等。【監護義務者】実母、志○み○の。【発病】明治三十二年中。【診断】早発性痴呆。[32]【監置の日時】明治四十五年三月二十二日。【監置の理由】戸外を徘徊して、凶器で家族を脅迫したため。【遺伝歴[33]】直接の遺伝がある。【既往歴[34]】幼児期から神経質で、学業に励んで過度に勉強し、明治三十二年頃から人を畏怖し、被害妄想があった。たびたび戸外を徘徊し、また、凶器を母親の体にさし当てて迫ったことがある。【監置室】本堂の奥にある四畳半の座敷である。一間半（二・七m）四方の広さで、敷居から天井までの高さが九尺（二・七m）あり、床下は三尺（九〇cm）ある。板で四壁を覆い、これに一間（一・八m）四方と、三尺（九〇cm）に二尺（六〇cm）の二つの窓を設けている。採光、換気は十分で、室内も清潔である。室の一隅に流し場を特設し洗面の設備を備えている。便所は室の一隅に、三尺（九〇cm）四方の広さで造り、外側には

30　雑誌版には「越後高田」と記載されている。明治三十四、五年頃はまだ精神の医療施設は大変少ない。緒論に出てくる永井病院のことか。

31　「視察場所」富山県（富山市清水町）か（高岡市清水町）「被監置者」男性、一八七九年生まれ、三十五歳「視察者」樫田五郎「視察年」一九一四年（大正三年）――第五章第十三節「精神病の種類」において表に挙がっているのは富山県のみ。そこから、症例中に病名が書いてあるものは、樫田五郎が視察した富山県だとわかる。

32　統合失調症は当時、早発性痴呆と呼ばれていた。

33　遺伝歴…原文は「遺伝記」。

34　既往歴…原文は「既往證」。

35　鍵を掛けずに監置していた例。第九十一例等、何例か同じように鍵を掛けないで監置していた例が出てくる。

第八例　附圖（第七號）

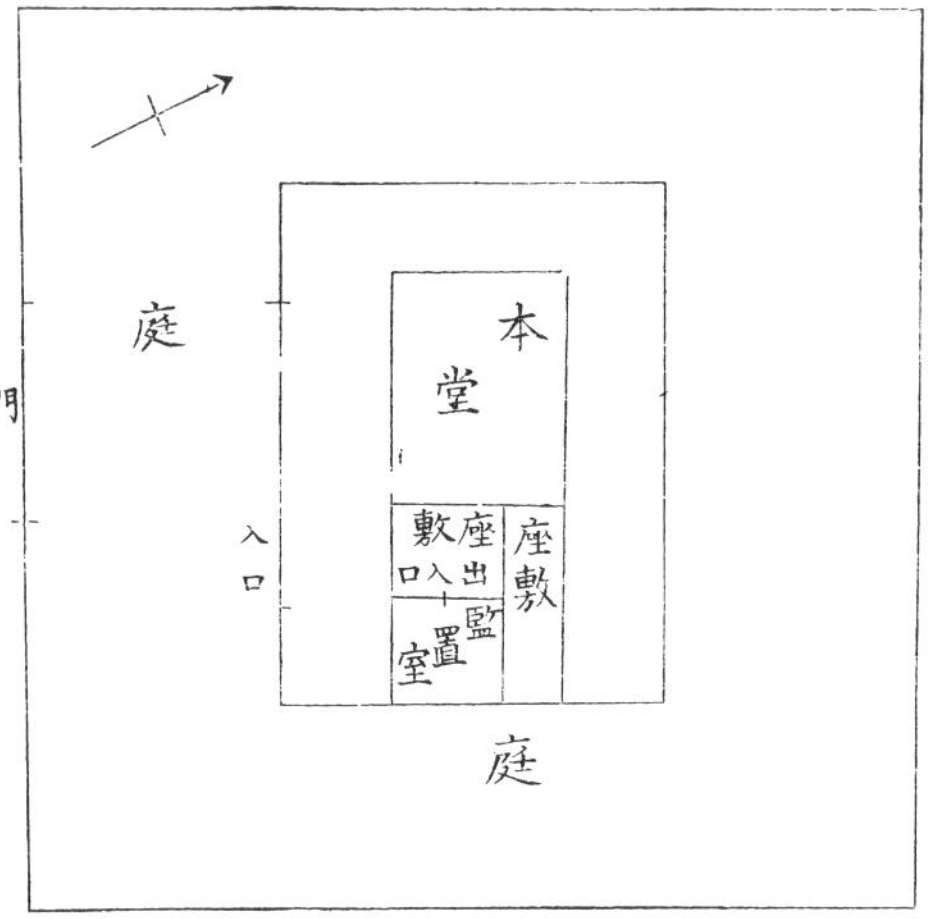

第八例　寫眞（第五號）

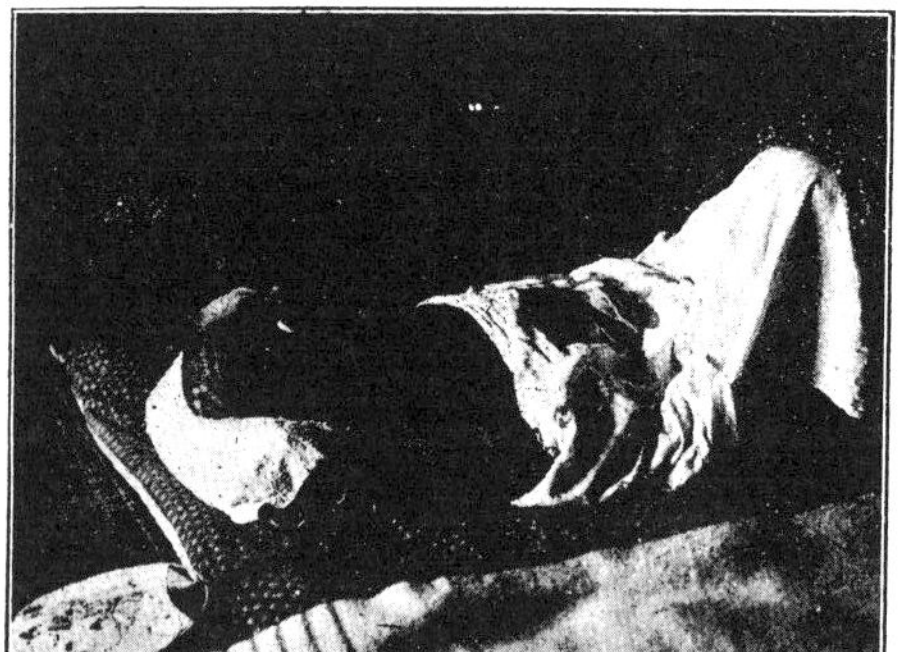

簾《すだれ》を垂れてこれを覆っている。出入口は三尺（九〇㎝）の襖《ふすま》で、家族の居室に続いていて、あえて厳重な鎖、鍵はしていない。[35]【病状】栄養状態は中等。立ち居振る舞いは静穏で、清潔な蒲団の上に楽な姿勢で横たわっている。その状態で談話を交えようとしたが、押し黙ったまま答えなかった。【家族の待遇】父も真宗の僧侶で、妻とともに監置室の隣室で寝起きしている。宗教家を父母とする患者の処置は、現在の私宅監置の一般的な状況を標準とすると、行き届いたものと言わざるを得ない。室内には清潔な蒲団、蚊帳がある。毛布、団扇《うちわ》、茶器等を置き、沐浴、洗濯等も頻繁に行い、食事、器具に対する家族の注意も周到である。【医薬】かつて、○○から○○博士を呼んで診察を受けたことがある。現在も主治医がいて、時々診察を受けている。【警察官の視察】月に数度である。

乙〈普通なもの〉

第九例[1]

○○県○○郡宮○村字○ノ宮○十五番地。農業、柴○太○。三十八歳。

【監置の場所】前記の自宅内。**【監護義務者】**同番地同業の実父○二郎である。**【資産】**資産は住んでいる家屋、宅地のみ。生活程度は農民の中の下級に属する。**【監置の理由と日時及び経過】**患者は好んで外出徘徊し、飲食店に入り、他人の注文した酒や料理を食べ、これを止めようとすると家族、警官に反抗し暴行するので、明治四十三年七月二十六日、監置の許可を得たという。監置以来四カ月が経過している。視察日の前々日に監置室の天井を破って逃走し、約八里（三二km）離れた同郡○町[2]に行き、裸で歩いていたところを発見され、連れ戻されたという。**【監置室】**本宅の東南隅にある。東西北の三面は杉と竹の混じったまばらな林に囲まれ、南は、十五坪（四九・五㎡）余りの庭を隔てて桑畑[3]に面している。間口、奥行、高さともに六尺（一・八m）で、四壁は、直径が四寸（一二cm）から七寸（二一cm）、間隔は五寸（一五cm）から六寸（一八cm）の堅固な松の丸太の格子から成り、扉は北側にあり、幅二尺（六〇cm）、高さ三尺（九〇cm）の堅固な板張りで、蝶番《ちょうつがい》で固定し、海老錠[4]一個と三寸（九cm）角の閂《かんぬき》一個が備わっている。丸太の格子には、上下二カ所に、幅四寸（一二cm）、厚さ四分（一・二cm）の横貫が貫いている。天井並びに床は厚さ一寸（三cm）の松板を張り、その上にさらに厚さ三分（九mm）の松板を張る。床から土間までの距離はわずか五寸（一五cm）である。室内には、団扇《うちわ》一個、椀一個、煙草入れ一個、枕一個、古靴一足が認められた。他に、少しば

第九例寫眞(第六號)

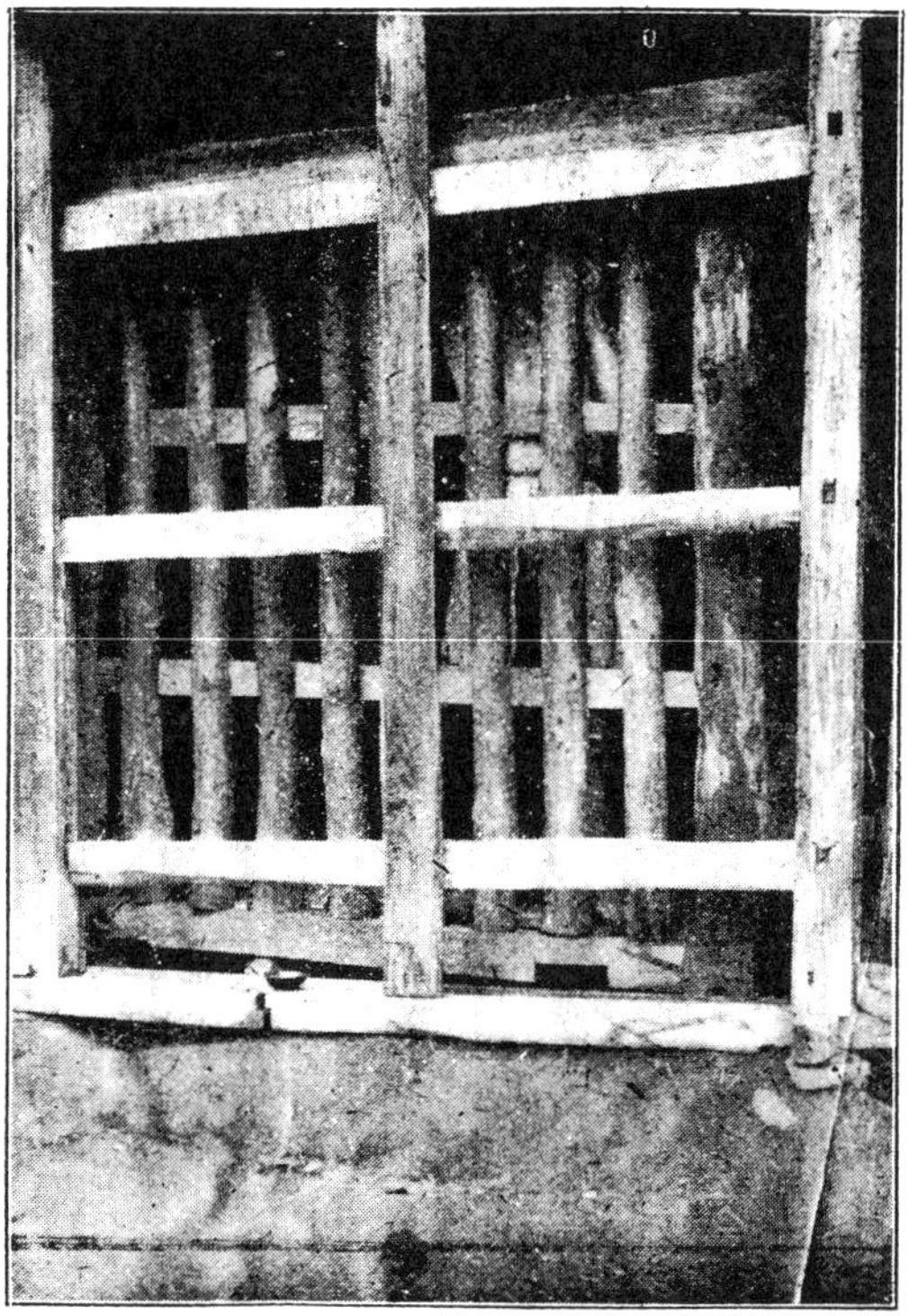

かりの打藁《うちわら》[5]があり、これは、患者が作業中の、縄を作る材料である。**【病状】**患者は、床に皆川蓆《みながわむしろ》[6]二枚を敷き、その上に南京米の古袋[7]を広げ、長い半纏《はんてん》を羽織ってあぐらをかき、煙草を吸っていた。監置から日が浅いせいか、栄養状態は良く、立ち居振る舞いも活発だった。**【家族の待遇】**喫煙の際は、患者の妻が傍らに来ていちいち火をつけてやる。身体を拭くのは、患者が必ず毎日自分でするという。戸外運動は症状がそれを許さないので行わない。尿は、格子の間から、東側の庇《ひさし》下の土間に放下している。大便は、格子から患者の手が届く東の框《かまち》[8]の上に古鍋を備え置き、ここに用便をさせ、そのたびに家族が掃除するという。室内の掃除も患者が自分でする。特に都合がいいのは、監置室が危険ではない程度に囲炉裏に接しているので、冬期には格好の暖房法になっていることだ。洗濯を行うのはまれだが、家族の居室も衣服も不潔であるから、特に患者だけが不潔なわけではない。**【医療】**主治医は村に住んでいるが、ここ五カ月来診はない。**【警察官の視察】**一カ月に一回。通気と採光は良好で、いくらかの物品を室内に置いているが、それが妨げにはなっていないようだ。本例で喜ぶべきは、作業療法が行われていることだ。たとえ偶然とはいえ、

暖房の設備があることはとても良い。これに加えて、排泄物の処理と清潔さと医療を改善すれば、本例程度の生活を営む者の私宅治療法としては、他に多くを望むことはできないだろう。

1　［視察場所］群馬県勢多郡宮城村・現前橋市［被監置者］男性、一八七二年生まれ［視察者］齋藤玉男［視察年］一九一〇年（明治四十三年）、『群馬県管下精神病者私宅監置状況視察報告』の第三例——資料によると齋藤玉男は勢多郡大胡署に行った。大胡町は現前橋市。大胡署管内に、宮城村があった。

2　当時勢多郡に町は「大胡町」しかなかった。

3　桑…葉が蚕のえさになる。

4　海老錠…中国から伝わり、棒上の鍵を使う細工物の鍵。一時広く使われた。

5　打藁…打って柔らかくした藁。生活用品にするために藁を編むには、一度柔らかくする必要があった。

6　皆川蓆…養蚕に使う大形の荒蓆。

7　南京米の古袋…南京米とは東南アジア、中国からの輸入米の俗称。それを入れた袋が丈夫なので、蓆代わりに使われた。

8　框…床の端に取り付ける化粧の横木。

第九例附圖（第八號）

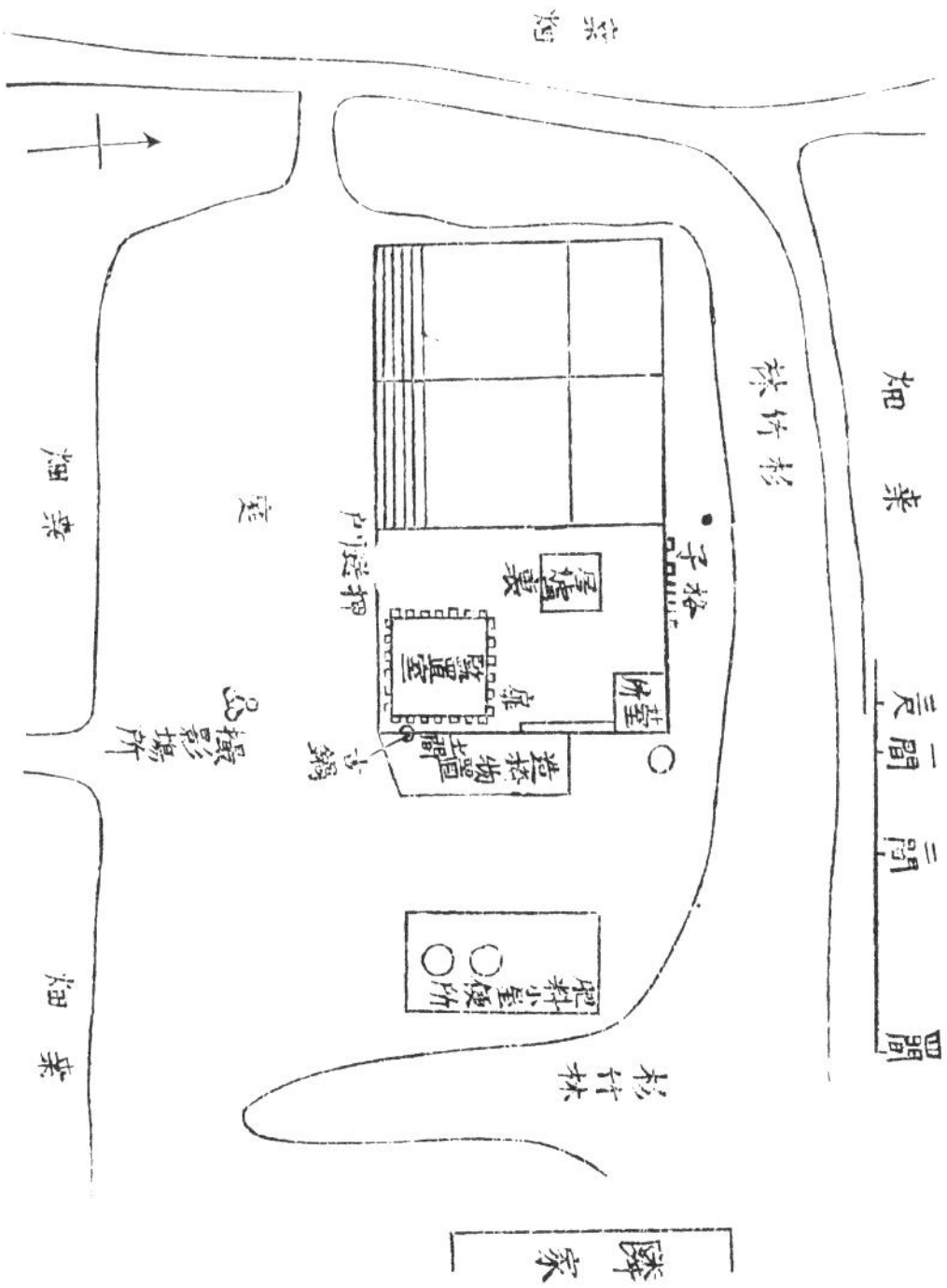

第十例[9]

○○県○○郡○町○字○野○十四番地。農業、立○與○太。四十七歳。

【監護義務者】妻、農業、立○よ○。**【監置の場所】**前記の住所。**【監置の理由及び日時】**患者は、明治三十八年中に○○地方裁判所で私印盗用、私書偽造、詐欺取財未遂犯人として有罪の宣告を受けたのを不服として控訴したが、明治三十九年三月中、東京控訴院で重禁固四カ月、監視六カ月の刑を受け、同四十年一月二十九日、○○区裁判所で禁治産宣告を受けた。それ以来官公庁の役人を敵視し、外出徘徊してたびたび警察署等に乱入することがあり、同四十年三月監置の許可を受け、視察時までの監置は満三年に及んでいた。**【資産】**患者が多年にわたり訴訟に奔走したため、昔のようではないがなお相当の資産があり、中流以上の生活をしている。本家は間口十間（一八m）、奥行六間（一〇・九m）、二階建て東向きの大きな建物である。**【監置室】**本家の西南隅の土間にある。間口、奥行各九尺（二・七m）、高さ六尺（一・八m）、床下は五寸（一五cm）ある。四壁すべて、末口《すえくち》[10]のほうが三寸（九cm）の松丸太の格子から成り、格子の間隔は平均四寸（一二cm）で、直径二寸（六cm）の丸太の横貫が四本備わっている。天井は厚さ三分（九mm）、幅三寸五分（一〇・五cm）。空いている二階の板床を応用している。床は厚さ二寸（六cm）の板張りで、西南隅に、幅五寸（一五cm）、長さ一尺二寸（三六cm）の排便口がある。下に桶を埋めている。床の上には寝茣蓙《ござ》を敷き、薄縁《うすべり》畳を重ねて、蒲団を広げ、蚊帳、掛け蒲団、寝巻き、枕がある。扉は北側の西寄りにあり、幅二尺（六〇cm）、高さ三尺五寸（一・〇五m）で、同様の木格子で横貫二本を有し、金具で固定され、海老錠一個、輪鍵[11]二個で閉ざしている。ただし輪鍵は常に使っているわけではない。通風、換気は普通程度と認めら

第十例 附圖（第九號）

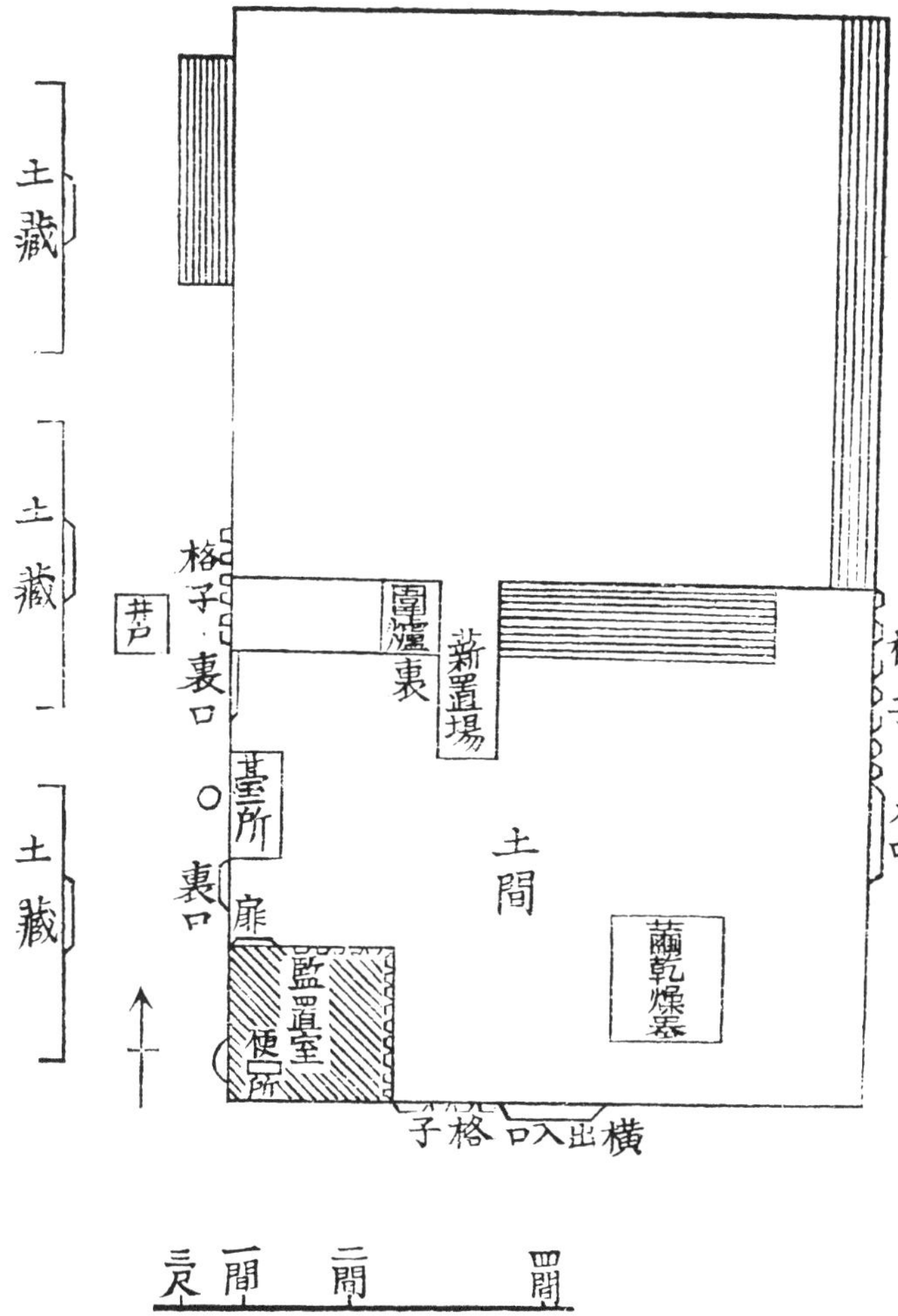

9 ［視察場所］群馬県（多野郡新町・現高崎市）か（佐波郡境町・現伊勢崎市）［被監置者］男性、一八六三年生まれ［視察者］齋藤玉男［視察年］一九一〇年（明治四十三年）、『群馬県管下精神病者私宅監置状況視察報告』の第八例——当時群馬県で一文字の町は二つのみ。

10 末口…丸太、材木の（上方）細いほうの断面。

れた。**【病状】**栄養状態は比較的衰耗していない。患者は日常的に新聞紙等を読んでいる。**【家族の待遇】**入浴は一カ月に八、九回。洗濯は一カ月に四、五回である。時々家族の監視の下、邸内で運動する。**【医薬】**受けていない。**【警察官の視察】**一カ月に二回から三回。

第十一例[12]

○○県○○郡○社町○字○社十七番地。農業、根○駒○。四十四歳。

【監護義務者】妻、農業、根○の○。**【監置の場所】**前記の場所の自宅。**【監置の理由及び日時】**患者は時々精神がもうろうとなり、しきりに外出徘徊し、かつ時々発作性に刺激性となり、家族へ暴力を振るうという理由で、明治四十二年八月九日監置の許可を得た。視察時までに一年二カ月が経過していた。**【資産】**中規模の農業を営む農家で、不動産を有し、生活は中級程度。本宅は間口三間（五・四ｍ）、奥行九間（一六・二八ｍ）の西向きの平屋である。**【監置室】**本宅の東北隅の一室を仕切って造っている。幅一間（一・八ｍ）、奥行一間半（二・七ｍ）、高さは七尺（二・一ｍ）ある。北側は板張りで、東側の北寄り三尺（九〇cm）は開いていて後述の便所に通じ、次の三尺（九〇cm）は板張りだが、残りと南側と西側のすべては、幅四寸（一二cm）、厚さ四寸（一二cm）、間隔五寸（一五cm）の木格子である。これを厚さ三分（九mm）、幅五寸（一五cm）の横貫が貫いている。扉は南側の東寄りにあり、幅三尺（九〇cm）、高さ七尺（二・一ｍ）で、金具で固定し、巾著錠《きんちゃくじょう》[13]一個が付いている他、上下二カ所を麻縄できつく縛ってある。なお、扉の上部中央に輪鍵一個、下部の中央に輪鍵の止輪だけが一個ある。天井は、本宅の板張り天井を用い、床は六分（一・八㎝）板の板張りで、古畳二枚の上に畳表二枚が敷かれている。北側の板壁には、「南無妙法蓮華経」と記された紙が

第十一例　附圖（第十號）

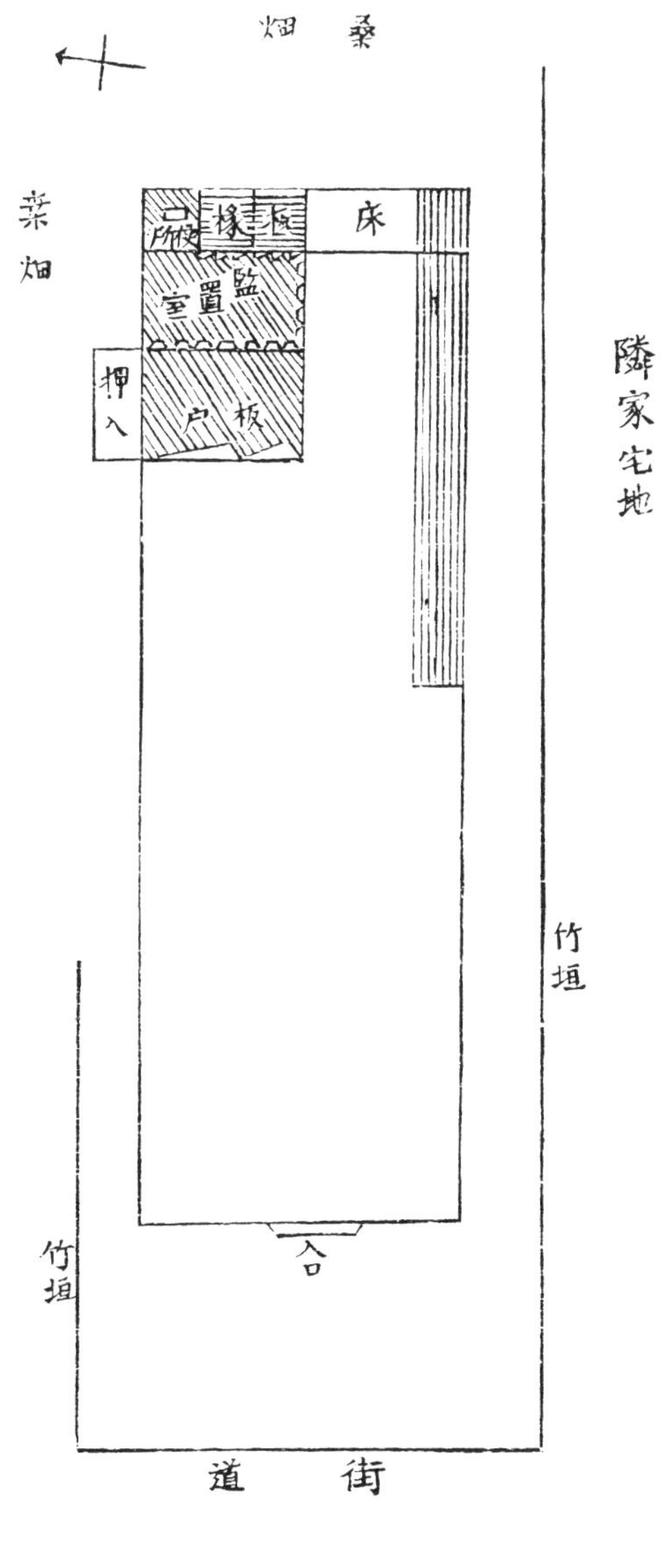

11 輪鍵…輪になっている掛けがね。

12 「視察場所」群馬県群馬郡総社町〇字総社十七番地・現前橋市「被監置者」男性、一八六六年生まれ「視察者」齋藤玉男「視察年」一九一〇年（明治四十三年）、『群馬県管下精神病者私宅監置状況視察報告』の第九例――総社町は一九五四年四月一日、周辺六村とともに合併し、前橋市となった。

13 巾着錠…巾着の形をした錠前。南京錠ともいう。

貼ってある。室内には蒲団、蚊帳、半纏《はんてん》各一個、手拭い一枚、箒《ほうき》一本、草履《ぞうり》一足、数珠一連、小学校教科書を取り交ぜた二十部ばかりの本の他、マッチ箱と豆ランプがある。便所は東側北寄り三尺（九〇cm）の部分から東に張り出し、広さは三尺（九〇cm）四方である。四方はすべて板壁で、排便口は幅七寸（二一cm）、長さ一尺五寸（四五cm）ある。**【病状】**栄養状態は普通。**【家族の待遇】**発作以外の日は平静なので、一カ月十回ぐらい入浴させている。一カ月四回ぐらいは家族が付き添って、郊外で運動させる。洗濯は一カ月四、五回の割合である。採光、換気の度合は普通である。室内のランプやマッチは、病状増悪時には注意して与えないというが、危険がないとはいえない。教科書を与えるのは喜ぶべきことである。**【医薬】**視察時はなかった。**【警察官の視察】**一カ月に二回から三回。

第十二例[14]

〇〇県〇〇郡〇原町。農業、浅〇博。明治十四年九月生まれ。

【監護義務者】父、浅〇巖〇。**【資産】**その地方第一の資産家。**【監置の理由及び日時】**十年前に発病し、病勢が次第に増悪し、一時は東京の精神病院に入院させたことがあったが、その後退院した。帰宅後は火をもてあそんだり凶器を所持して徘徊する等、はなはだ危険な行為があったため、明治四十一年十二月、許可を得て監置するに至った。**【監置室】**邸内母屋の背後、二十間（三六m）ほど隔てた畑の中の丘に特別に建築した一棟で、一辺が二間（三・六m）ある。監置室の東、北、西の三面は厚い板張りで、北面の中央上部に二尺（六〇cm）の窓が開く。南面はすべてガラス戸で囲んでいる。そこから三尺（九〇cm）の土間を隔てて、三寸（九cm）の角材を二寸（六cm）間隔で立て、三カ所に横貫を入れ、幅三尺（九〇cm）の入口がある。同様の構造の格子戸でこれを閉ざしている。室の東側の幅三尺（九〇cm）は板張りで区切り、二尺（六〇cm）の通路を南端に残し、北端に排便口を開け便所の設備としている。床は二尺（六〇cm）の高さがあり、二重の板張りとし、床上から天井までは七尺（二・一m）ある。なお、監置室の東には、二畳敷きと半坪（一・六㎡）の板敷きの副室があり、監置の任に当たる者の居室としている。**【被監置者の病状】**患者は、室内に行儀悪く寝ている。不潔行為があるので、室内には敷物を置かないで、ただ寝具だけがある。患者の現在の症状は、拒絶症状がはなはだしく、沐浴も容易には行えないので、身体は不潔である。栄養は著しく悪いわけではないが、顔面は蒼白だ。換気、採光等に対する設備は十分だが、直接患者の身体にかかわる衛生行為は全く行われていない。これは一つには病状のせいではあるが、専門的知識のある看護人がいないことにも起因する。

14 ［視察場所］千葉県（長生郡茂原町・現茂原市）か（香取郡佐原町・現香取市）［被監置者］男性、一八八一年生まれ、三十二歳［視察者］中村隆治［視察年］一九一三年（大正二年）――第十二、四十五、四十八、七十一例の書き方に共通性があり、同じ形式の監置精神病者台帳を引き写した可能性がある。第十二、四十八例は東京の精神病院に入院とある。関東の県と考えられ、順次記すが、他県を確定し消去法でいくと茨城県も考えられるが地名が一致せず、四十五例、四十八例には「千〇」とある。またきちょうめんな樫田は同一県を並べてあり、第四十五、四十八例に挟まれた第四十六、四十七例は千葉県である。特に第四十六例は年齢の関係から、千葉県と断定できるが、年号で記載されている。第十二例に続く第十三、十四例も、第七十一例の次の第七十二例も千葉県である。「その地方第一の資産家」が第五章第四節の資産の表とも一致するので、第十二、四十五、四十八、七十一例は千葉県と考えた。この四例は患者の顔面の病状を表すのに「蒼白」と表現する特徴がある。他にも第十四例の台帳の形式があったようだ。千葉県は一八七一年八月の廃藩置県が実施されると、瞬間的には二十六県が並立した。その後、合併と分割を繰り返したので、警察の台帳に県内でも違いがあり、中村隆治がそれを丁寧に書き写したため、この本にも千葉県の記録には二種類の形式があると考えた。

第十二例　附圖（第十一號）

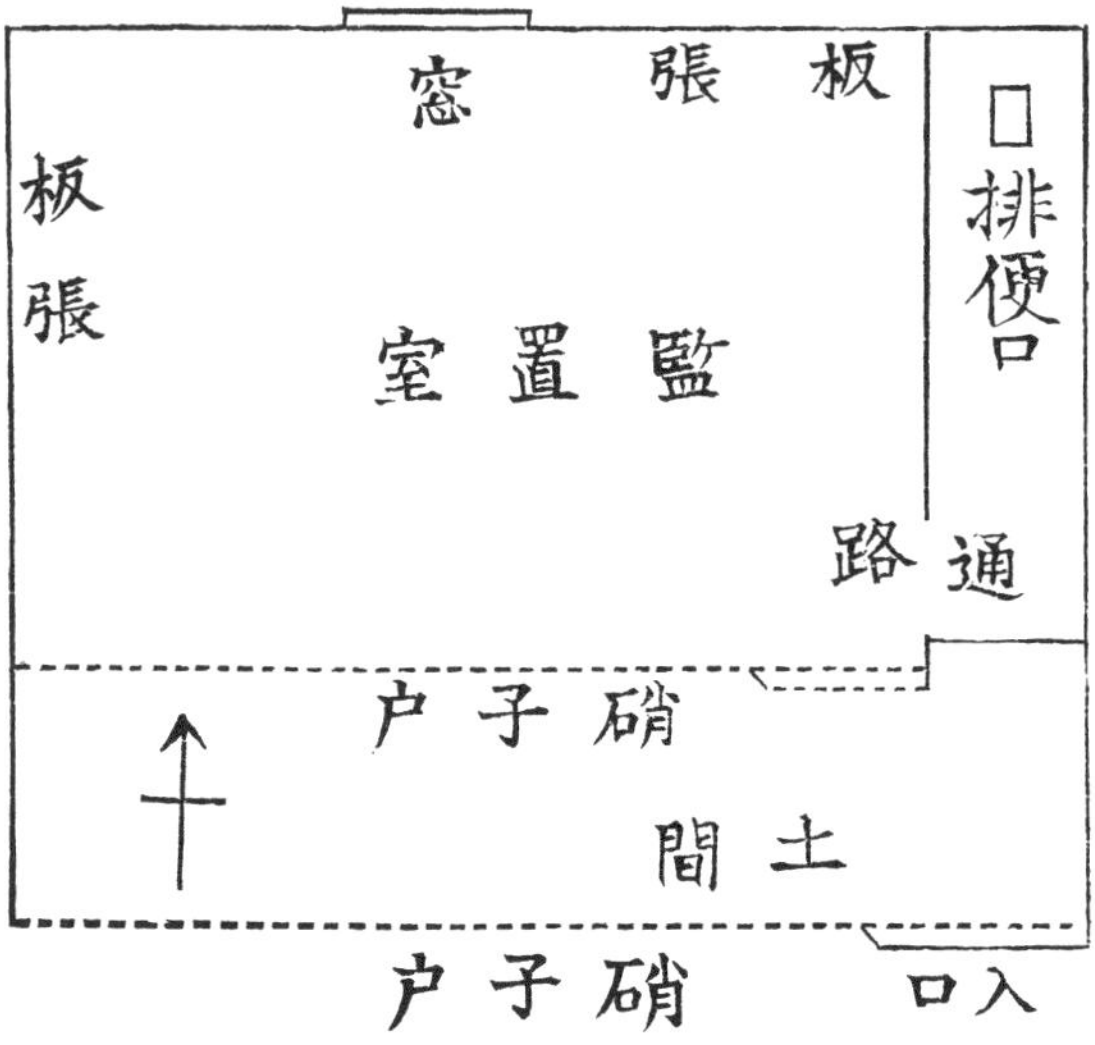

第十二例　寫眞（第七號）

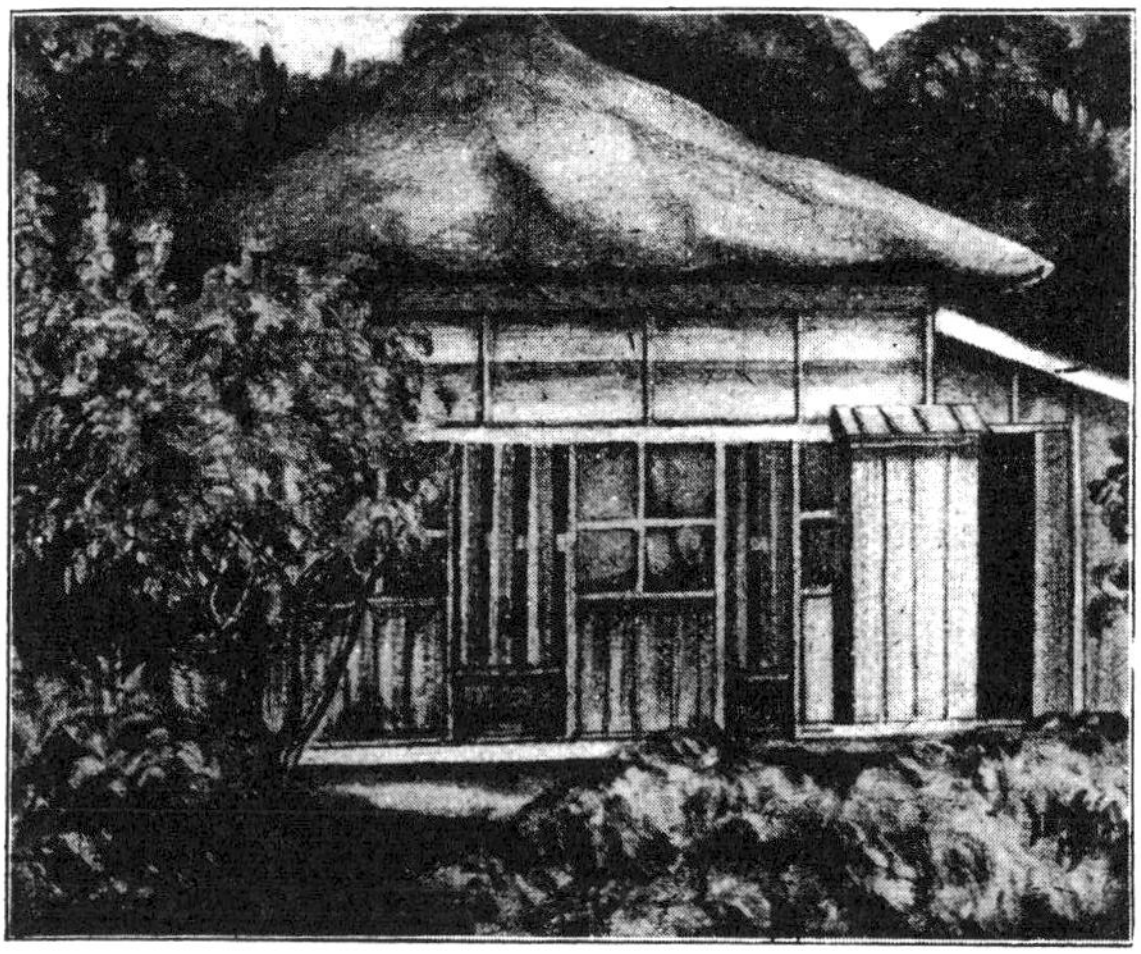

第十三例[15]

○○県○○郡波○村○字○久○。農業、○岡え○。二十三年。

第十三例　寫眞(第八號)

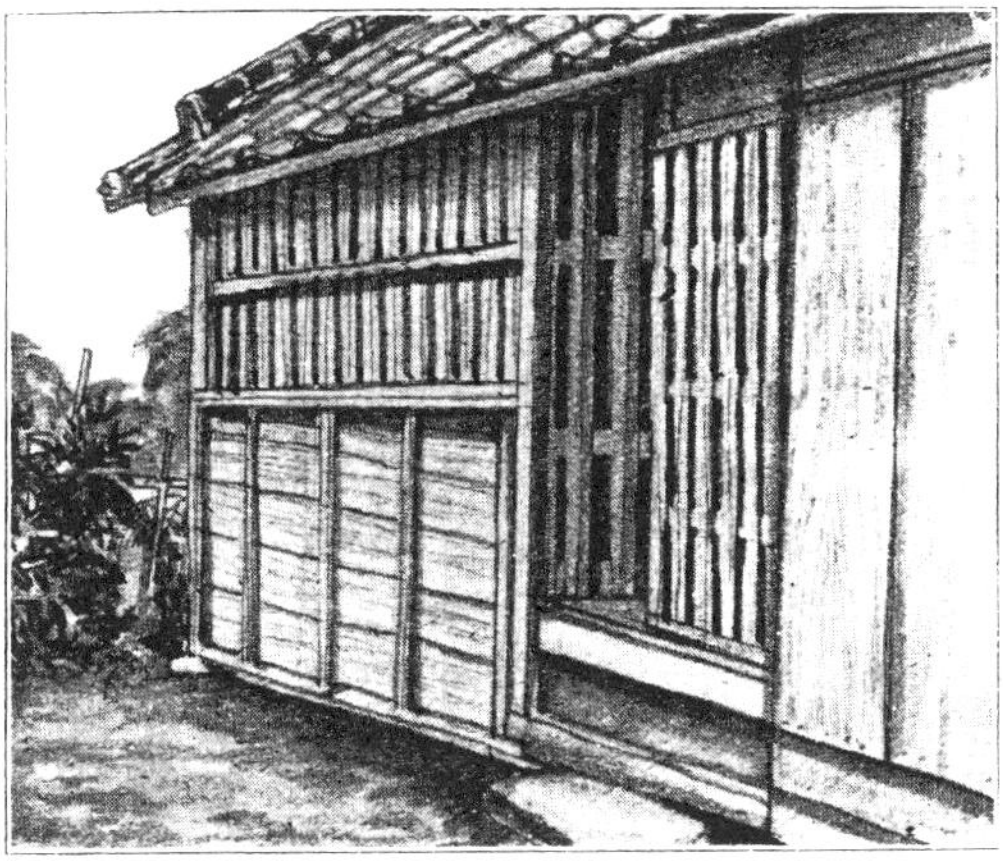

【監護義務者】父、○三郎。**【資産】**中流の農家。**【監置の理由及び日時】**八年前に発病し、所々を徘徊して不都合な行為が多かったため、大正元年秋より監置した。**【監置の場所】**居宅の一部にあり、監置室の規定に適合するように、少しだけ工事したものである。室は幅六尺（一・八m）、長さ二間（三・六m）で、南面の西寄り一間（一・八m）の下部は板張りである。その上部三尺（九〇cm）は、一寸（三cm）角材で二寸（六cm）間隔の格子窓を備え、東には幅三尺（九〇cm）の格子戸（一寸［三cm］角材を二寸［六cm］間隔で並べ、横に三分板［九mm］の幅二寸［六cm］のものを、一寸［三cm］間隔で付けたもの）がある。その外に、さらに板戸がある。その東三尺（九〇cm）と東一間（一・八m）は板張りである。北面と西面は塗り壁の内面に板を張ったもので、北面の中央部に幅三尺

15 ［視察場所］千葉県君津郡波岡村・現木更津市［被監置者］一八九〇年生まれ、二十三歳［視察者］中村隆治［視察年］一九一三年（大正二年）。

第十三例　附圖(第十二號)

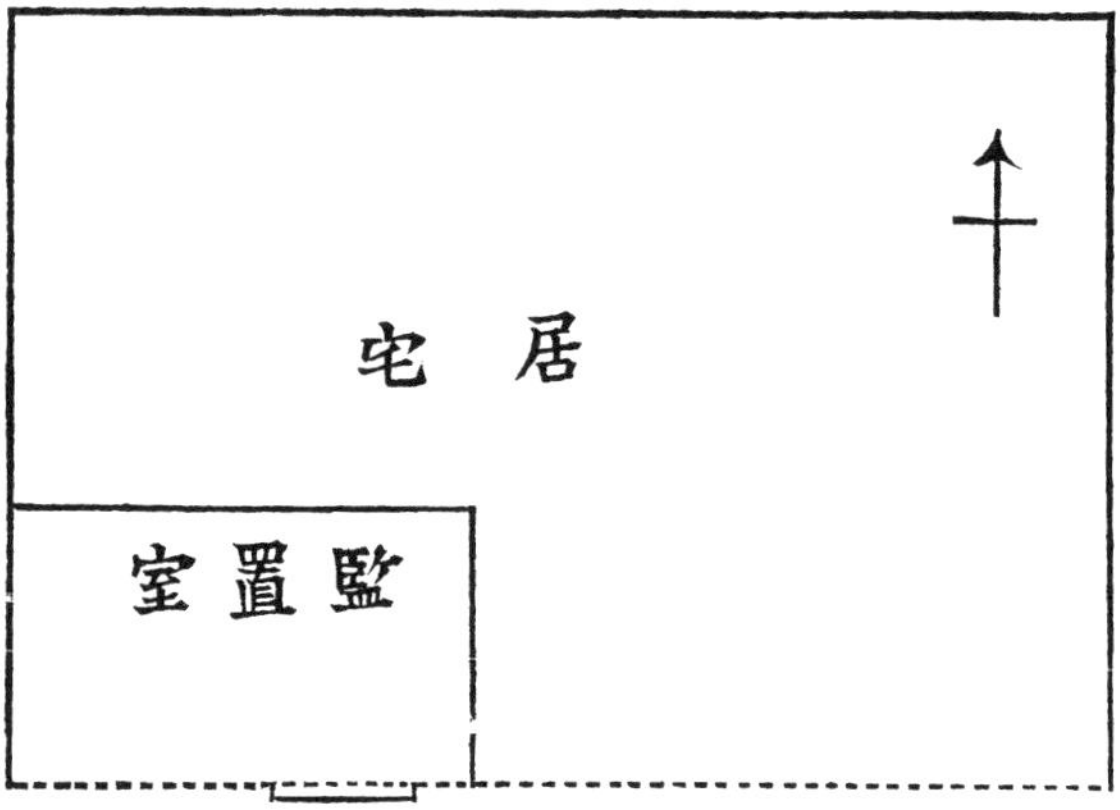

（九〇cm）の板戸があって、居宅との行き来用としている。床下は二尺（六〇cm）あり、床には板張りの上に薄縁《うすべり》を敷いている。室内は全般に清潔で、採光、換気も十分である。**【病状】**栄養は良く、穏やかに室内で寝起きしている。**【家族の待遇】**入浴は常に家族と行い、一見精神病として特殊な取り扱いを受けている者とは思われないほどだ。これは病状のせいもあろうが、家族の待遇が適切なことにもよるだろう。

第十四例[16]

○○県○○○郡鴨○町○字○原。原○傳○。二十三年。

【監護義務者】父、○松。**【資産】**千円ほどの資産がある。**【監置の理由及び日時】**患者は東京で職工だったが、大正二年一月東京で発病し、暴行をはたらいたため、郷里に送られ、同年二月から監置されたという。**【監置室】**居宅の一隅にあり、南側九尺（二・七m）は、三寸（九㎝）角材を三寸（九㎝）間隔に立てて区切り、西寄り幅三尺（九〇㎝）、床より高さ四尺（一・二m）を入口とする。そこに同じ構造の扉を設け、西側は板張りとし、北端の上部に幅二尺五寸（七五㎝）、高さ三尺（九〇㎝）の窓を開け、南側と同じ構造の格子を備えている。北側と東側は全部板張りである。床と天井も板張りで、床には薄縁を敷く。採光、換気は比較的十分である。**【病状】**監置当時は興奮して破衣がはなはだしかったが、目下は大変静かで、時々室内で沐浴し、栄養状態も良い。**【医薬】**ない。

第十四例　附圖（第十三號）

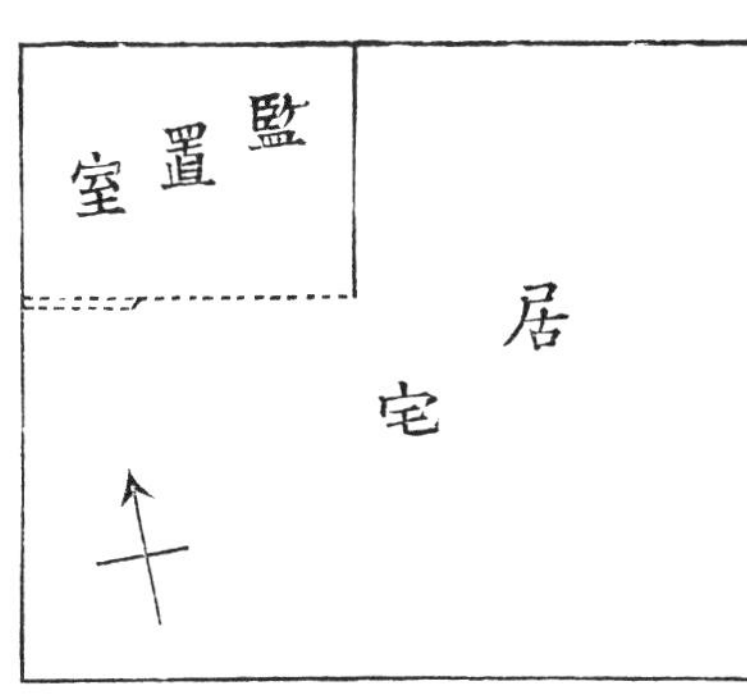

16［視察場所］千葉県安房郡鴨川町・現鴨川市［被監置者］男性、一八九〇年生まれ、二十三歳［視察者］中村隆治［視察年］一九一三年（大正二年）――鴨川は日蓮の生家を記念して建てられた誕生寺、日蓮が出家得度、立教開宗した清澄寺があるので交通の便が意外と良い。一九六五年頃、筆者（金川）は内房総の保田から行ったが、バスが通っていた。波岡村は一九四二年十一月三日、木更津町、巌根村、清川村と合併して木更津市となった。住所名前の下に「年数」を表示するのが中村隆治の一つの特徴なので、それらの症例を集めて視察場所特定の理由を述べる。第四例では東京の保養院に入院とあるので、東京から近い県であると推測できる。第十三例は住所に「波○村」と波の字があるので海に関連する県だと推測できる。第十四例の住所は「鴨○町」で、大正二年発病、被監置者が東京で職工をしていたとある。第七十二例は、住所が「字○渚」で、漁業をしており、監置室は海岸に建てた物置であるとの記載がある。第七十三例には、東京府巣鴨病院に入院歴がある。情報を総合すると、保養院と巣鴨病院に入院しているので、東京近郊で海がある県で大正二年以後の視察だ。消去法で他に茨城県が候補に挙がるが、そこに鴨○町という場所はなく、千葉県だと他の例も伏せ字がきれいに埋まっていく。従って「年数表示」グループは、大正二年に中村が千葉県を回った時の症例だと考えた。第百例も同様な記載だが、市の監置室である。当時千葉県に市はなく、これだけが矛盾している。

第十四例　寫眞(第九號)

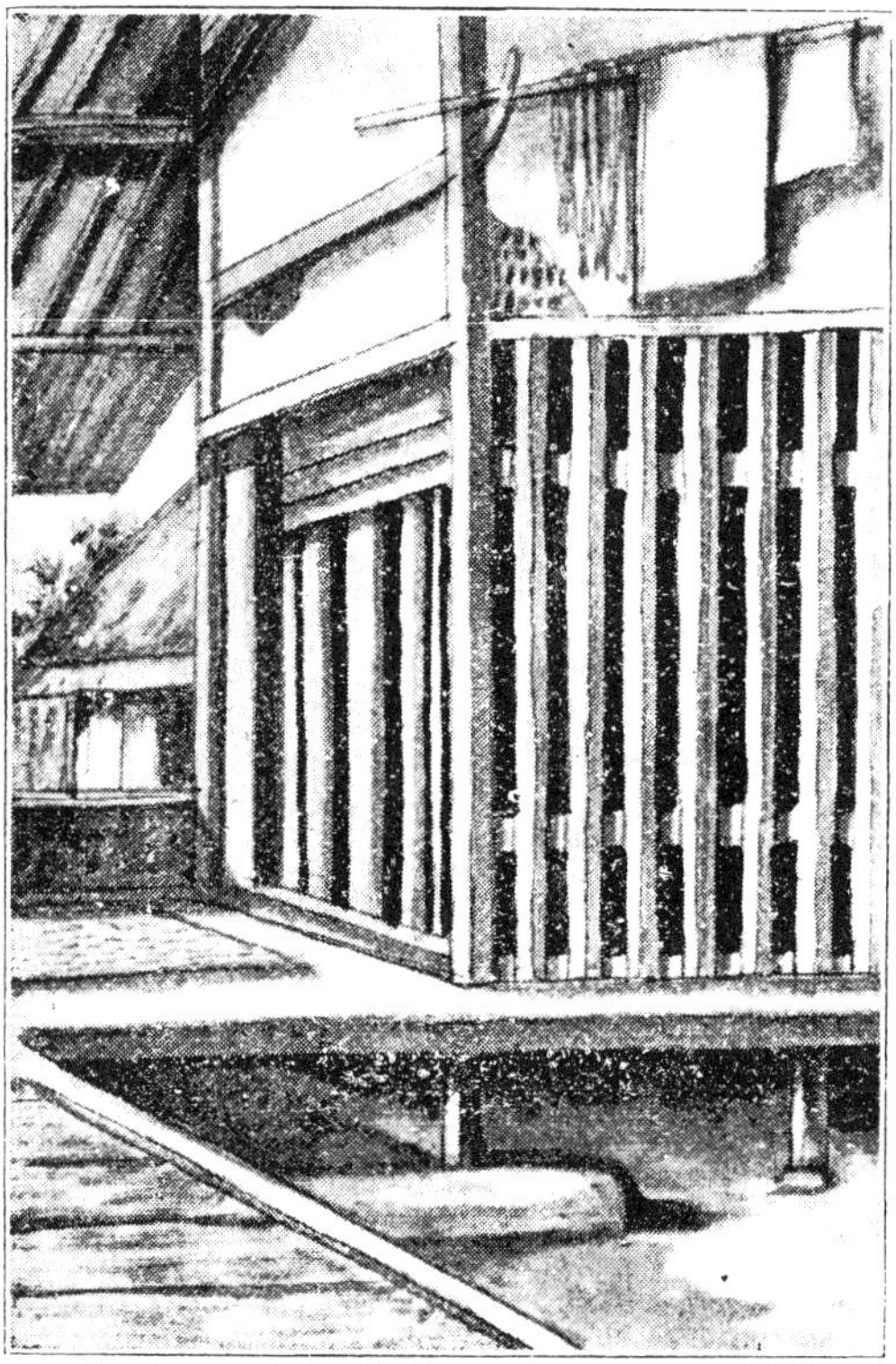

第十五例[17]

○○県○○郡大○村字西○○八番地。農業、龜○昌○郎。文久三年七月十三日生まれ。

【監護義務者】妻、龜○け○。**【資産及び生活程度】**地価数万円の不動産を有し、同村第一の資産家[18]である。**【監置の日時及び経過】**明治三十三年十月二十二日以来、十年十カ月。**【監置の理由】**家族と他人に難題を吹っかけ、さらに破壊、暴行の挙動があったためである（義務者の陳述）。**【監置の場所】**庭園で本宅から隔てられた別の建物で、間口一間半（二・七m）、奥行二間（三・六m）の瓦屋根、天井は高さ九尺（二・七m）で、床は二尺（六〇cm）の高さがある。室の南北の壁は板張りで、西方の幅一間（一・八m）、高さ四尺（一・二m）の窓は、二寸五分（七・五cm）の角材の格子である。前方は前庭に開放されていて、障子が備わるのみである。室には四畳の畳を敷く。ただ入口の一畳敷きの部分は、一尺（三〇cm）ほど低い板の間だ。そして、前方北壁近くに穴を開けて便所に充てている。洗面の設備はない。室内には煙草入れと火鉢があるのみ。東西に窓があるので、採光は良好である。**【家族の待遇】**患者は痴呆状態で何も言わず押し黙っている。栄養状態は良く、寝食は普通である。発病前の患者は性質が温厚篤実で、比較的学識もあった。かつて村

17 ［視察場所］静岡県駿東郡（大岡村か大平村・現沼津市）西○十八番地［被監置者］男性、一八六三年生まれ、四十八歳［視察者］水津信治［視察年］一九一一年（明治四十四年）――静岡県で「大」が付く村は二つしかないので特定できる。雑誌版には「西○十○番地」とある。同じ住所と思われる第十六例には雑誌版で「西○十八」とあるので、二つを照らし合わせると「西○十八番地」とわかる。

18 資産家とあるので、第五章第四節「資産」の表の「上等の上」を見ると、千葉県の一例と静岡県にある二例のみだ。これは親子二例なので第十五、十六例が静岡県だと考えられ、一九一一年（明治四十四年）に水津信治が視察したものだとわかる。

長だったこともあり、村民は敬慕している。発病後でも家族はもちろん、近隣の者も患者に同情を寄せている。**【拘束】**[19] 患者が時々暴行するため、家族は仕方なく患者の左足関節部に手指頭の太さで、長さ三尺（九〇cm）の鉄の鎖を付けている。一端を北壁下の床に固定しているその様は動物園の象のようである。視察者が異様に感じたので、なぜそんなことをしなければならないのかと家族を非難すると、暴動発作の際には他に方法がない、と弁解した。発病初期にはこのような鎖も時として必要だったかもしれないが、既に痴呆になった視察時の状態ではほとんど必要性を見ないので、視察者は解除すべきだと忠告した。看護義務者[20]も、夫に対し悪意によってこれを行ったわけではないのだが、一度暴行に懲りた結果、これを解く勇気がなく、患者も長い年月の間に痴呆と感情鈍麻が進むに従って、ついにこれに慣れてしまったのだろう。**【医薬】** なし。**【警察官の視察】** 管轄の駐在巡査は、たいてい一年に一、二度、新しく就任した際に来るだけだ。その他にも随時来ては視察することもあるが、頻度は定まっていない。

第十六例[21]

〇〇県〇〇郡大〇村字西〇〇八番地。亀〇信〇。明治十九年四月二十三日生まれ。

【職業】 学生。**【監護義務者】** 実兄、亀〇致。**【監置の日時及び経過】** 明治四十三年六月十四日以来、一年二カ月。**【監置の理由】** 発病当時は一室に閉じこもり、読書にふけり、沈鬱状態だったが、明治四十三年六月以降、放尿脱糞するたびに衣服や室内に塗り付け、あるいは大声で放歌するため、監置した（監護義務者の陳述による）。**【監置の場所】**第十五例に記した監置所の西南に位置し、南面する瓦葺《ぶ》き木造の別建物である。間口は二間（三・六ｍ）、奥行も二間（三・六ｍ）で、天井は九尺（二・七ｍ）の高さで、床は二尺（六〇㎝）の高さがある。室の前面と左側には、すべて直径四寸（一二㎝）材の格子を備え、その外には障子と雨戸の設備がある。監置室の総坪数は四坪（一三・二㎡）、うち二坪（六・六㎡）は畳敷きだが、他は一坪（三・三㎡）ほどの板間と土間となっている。室の入口奥に便所がある。洗面所はない。このような建物なので、通風、採光は大変良い。**【病状】**栄養状態は普通である。**【医薬】**なし。**【拘束】**上述のように監置室の様子を見ると、家族は資産に応じた程度に患者を処遇している、だが患者が刺激性で怒りやすかったり、大便を食べたり、拒絶症があるために、入浴、屋外運動が全く行われていないだけでなく、その父と同様、鉄の鎖による束縛を加えるのはやむを得ないのだと言う。目下の興奮状態では、この束縛は父への場合に比べれば理由がないとはいえないが、絶対的に必要とはいえない。加えて、この患者のような比較的病初期の者は、私宅監置に任せるよりは、速やかに専門病院に委ねて加療するのが最も適当だ。ゆえに視察者は再びこれに注意を与え、かつ処方箋を与えて辞去した。**【警察官の視察】**前例に同じ。**【家族】**同家には、その他に三人の精神病者がいたが皆死亡し、さらに一女は聾唖者である。実に悲惨な運命にあるといえる。

19 拘束…原文のこの部分は「桎梏（しっこく）」を「桎梧」と誤植している。

20 看護義務者…監護義務者の誤りか。だが当時の文献では、時折「監護」と「看護」をあいまいに使っている場合がある。

21 ［視察場所］静岡県駿東郡（大岡村か大平村・現沼津市）西〇十八番地［被監置者］男性、一八八六年生まれ、二十五歳［視察者］水津信治［視察年］一九一一年（明治四十四年）――第十五例の息子。

第十六例　寫眞其一（第十號）

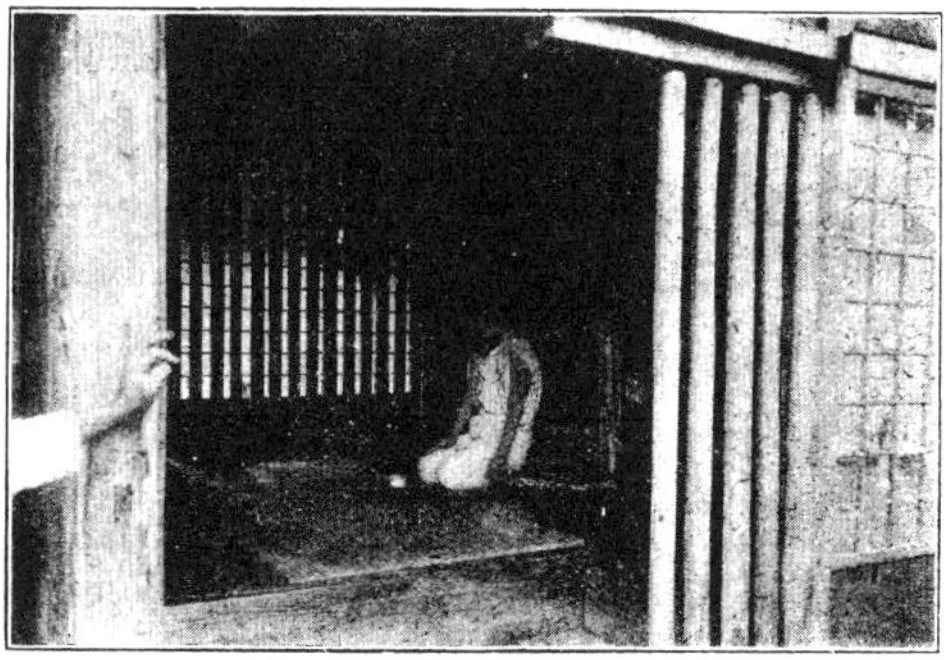

第十六例　寫眞其二（第十一號）

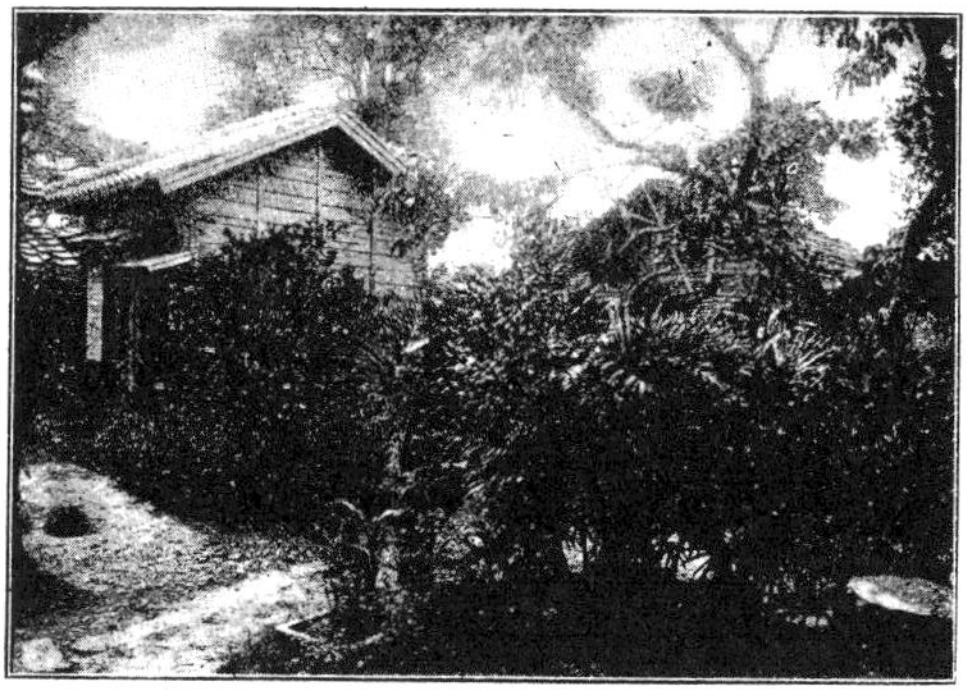

第十六例　寫眞其三（第十二號）

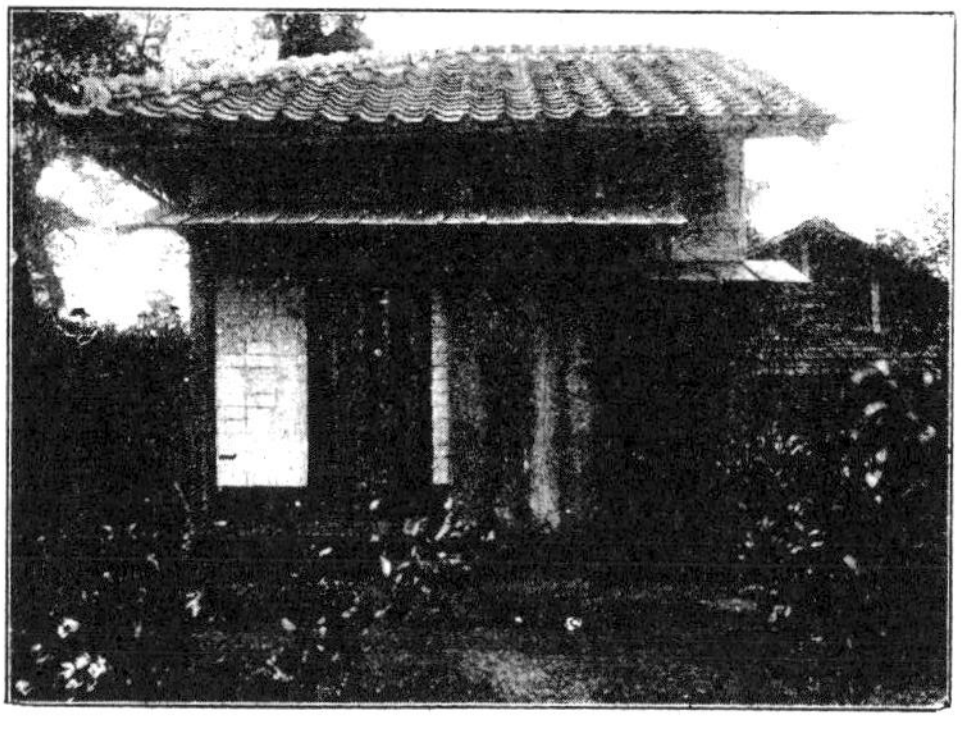

乙

第十七例[22]

○○県○○市○町○丁目十○番地。

影○○み。慶応元年九月四日生まれ。発病当時は女学生であった。

【監護義務者】父、影○○一郎（宣教師）。**【資産及び生活程度】**中等、不動産はない。**【監置の日時及び経過】**明治三十九年六月七日に監置[23]されて以来、視察時に至るまで五年が経過している。**【監置の理由】**気に入らないことがあると家族に器物を投げ付け、時々外出徘徊したり、あるいは他家の物品を盗んで来るためである（実母の陳述）。**【監置の場所】**居宅の前庭右側に、居宅と接して造った別建物で、前方十数坪の空地を隔て、教会堂に接している。間口二間（三・六m）、奥行一間半（二・七m）、天井の高さ九尺（二・七m）、床の高さは地上から約二尺（六〇cm）。瓦葺《ぶ》きの木造建てで、前側一間（一・八m）は鉄格子だが、他の三面、天井、床はともに、内面はすべて薄鉄板張りとなっている。向かって右の壁に、高さ四尺（一・二m）、幅三尺（九〇cm）の扉（内面鉄板張り）[24]があり、これを出入口としていて、錠前が付いている。天井の左の隅に、直径八寸（二四cm）くらいの通風窓がある。**【室内の模様】**器具としては、古い椀一個がある。患者は一隅に着衣を無造作に脱ぎ捨て、裸のままうずくまっている。室の左後隅の床に穴を開け、直下に樽を置き、

22 ［視察場所］静岡県静岡市本町五丁目十○番地［被監置者］女性、一八六五年生まれ、四十六歳［視察者］水津信治［視察年］一九一一年（明治四十四年）——雑誌版には「○○市本○五○目十○番地」とあるので、二つを合わせると「本町五丁目」と考えられる。静岡市清水区本町という地名が現存するが、以前は静岡市清水本町だった。二〇〇三年四月一日静岡市と清水市が合併し、新市制としての静岡市が誕生した。

23 発病は女学生の時だが、監置開始は四十一歳だった。

これを排便に使用している。洗面等の特別な設備はない。ただ、家族が水盤《すいばん》[25]を室内に入れ、与えると、時に洗面することがあるという。採光、換気は、室の前面に鉄窓があるが、窓の前に高さ八尺（二・四m）の板塀が接近しているので、室内は陰うつな感じを免れない。**【病状】**被監置患者は、栄養状態は中等。痴呆状態で、裸のままうずくまっており、注意力を欠き、ただ茫然と低い声で独語するのみである。**【家族の待遇】**同情心が深く、好意をもって処遇している。三食は椀に盛って与え、食欲は良好。排便は、時々室内にすることがあるが、たいていは患者自ら便所でするので、室内は比較的清潔に保たれている。沐浴は月に一、二回ほど、室内に湯を持ち運んでさせる。ただ、屋外運動は逃走を恐れて全く行っていない。**【医薬】**発病当時は種々手を尽くしたが、その後患者は受診を拒み、家族も切迫した必要を認めなかったので、最近は全く受けていないという。**【警察官の視察】**一カ月に一、二度である。

第十七例　寫眞(第十三號)

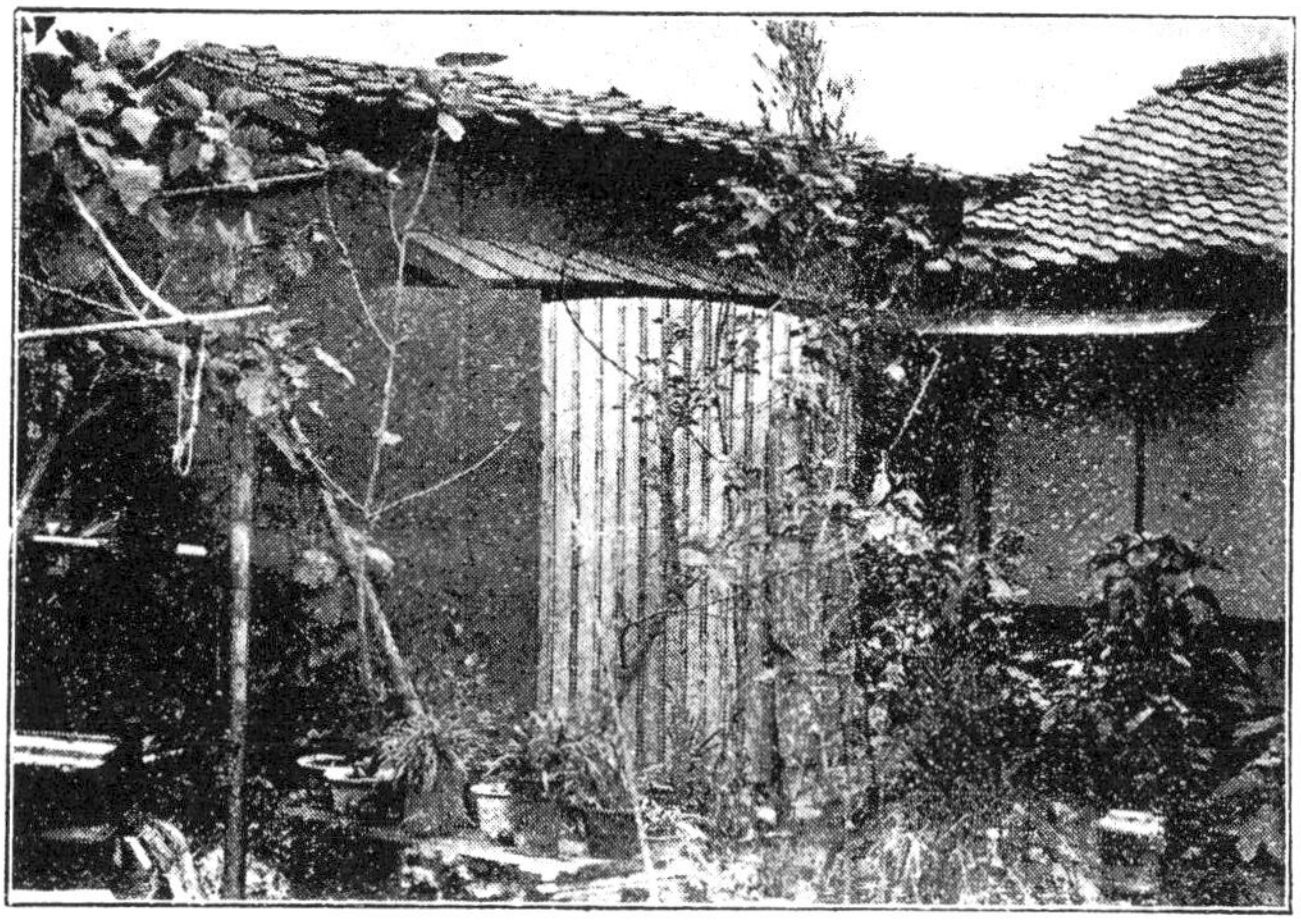

乙

第十八例[26]

○○県○○市上○町○十二番地。魚商、○村○吉。明治二年三月生まれ。

【監護義務者】 母、○村ゑ○。**【資産及び生活程度】** 中等、不動産はない。**【監置の日時及び経過】** 明治四十年六月。監置以来、視察時までは四年二カ月。**【監置の理由】** 患者は二十歳頃から、月に二、三回の癲癇《てんかん》様痙《けい》攣《れん》発作がある。大酒飲みで、一回の酒量は約一升に及び、酩酊の結果、時々暴行、放歌がはなはだしく、

第十八例　寫眞（第十四號）

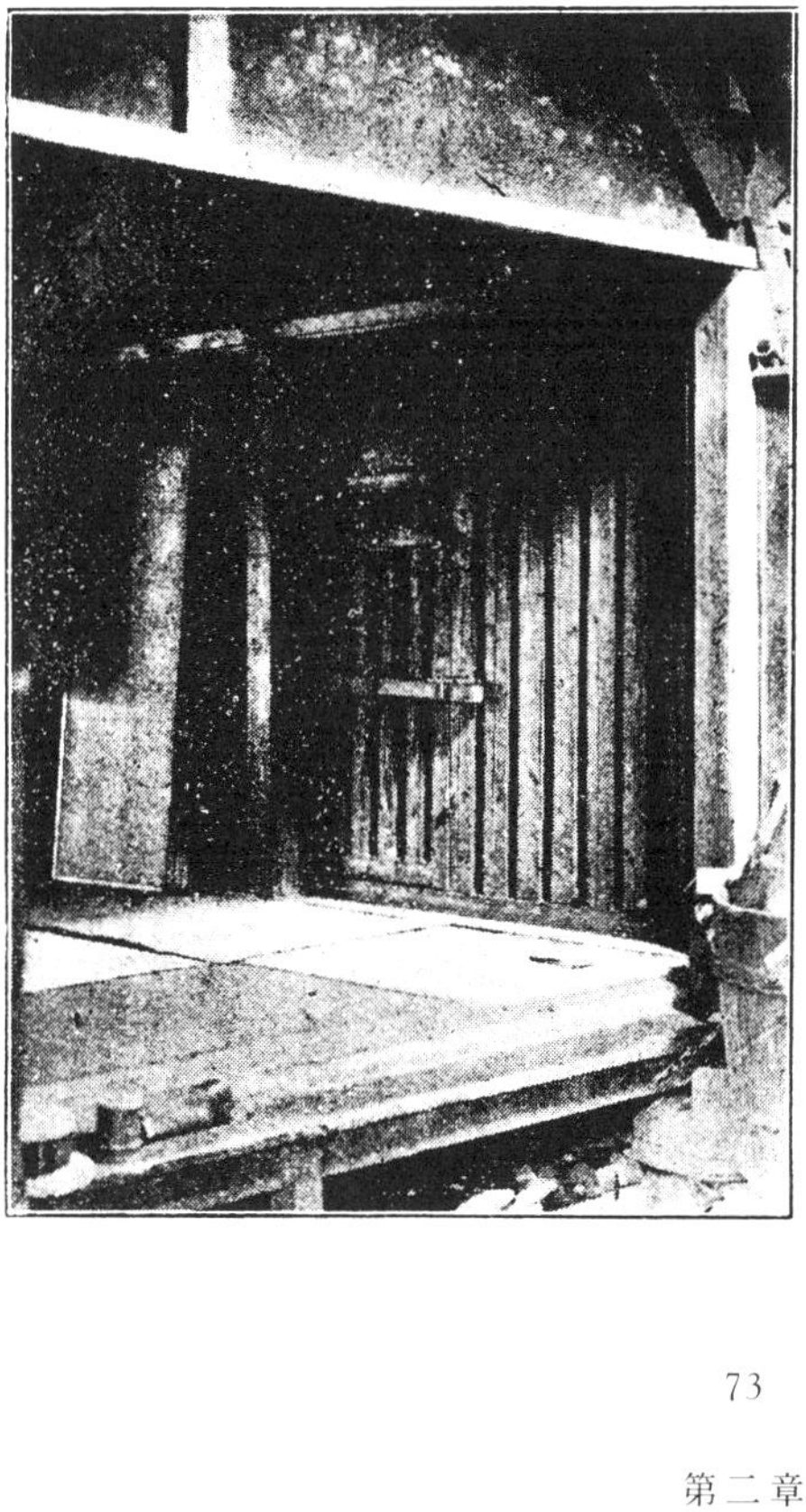

24　この本で唯一の、内面鉄板張り。
25　水盤…水等を入れる陶器、または金属製の皿。
26　［視察場所］静岡県静岡市上土（あげつち）町○十二番地［被監置者］男性、一八六九年生まれ、四十二歳［視察者］水津信治［視察年］一九一一年（明治四十四年）。

あるいは戸外徘徊が数日にわたることがあるという。病状がこのようなのでいつも監置する必要はなく、平静な時は、本人の希望で監置所から出しても何の危険もないという（被監置者の妻の陳述による）。**【監置室】**住宅の一部の納屋の一隅を改造したもので、間口二間（三・六m）、奥行一間（一・八m）、高さ一間（一・八m）に過ぎない。天井は素板で張り、四壁は三寸（九cm）角材の格子で囲み、その一面は家族の居室に面している。床上に三畳の畳を敷き、その上に蒲団がある。残りの一畳ほどは畳がなく、その一隅に長さ二尺（六〇cm）、幅約一尺（三〇cm）ばかりの穴があり、排便口にしている。採光は極めて不良で、内部の視察には都合が悪い。**【病状】**患者の栄養状態は中等。平静で、注意力もあり、視察者が来たのを見てすぐに誰かと問いただし、来意を告げると、快く自ら監置室から出て診察を求めた。話すことの多くは的はずれではない。居室、服は比較的清潔で、月に一、二回は好んで沐浴する。**【家族の待遇】**家族は厚意により患者に接し、患者もこれを快く受け止め、発作時以外は暴行したことはないという。**【医薬】**監置以来、医療を受けたことはない。**【警察官の視察】**一カ月に一回くらい。

第十九例[27]

○○県○○○郡大○田村○里○千○百○九番戸。

平民[28]、農業、河○も○。明治三年八月二十三日生まれ。

【生活程度】中の上くらいである。**【監置義務者】**甥、○西○廣。**【監置の理由及び日時】**明治三十九年中に発病し、外出徘徊して他家に立ち入ったり、不潔、強情で、時々家族に抵抗するため、同年五月二十三日監置許可。**【監置室】**[29]居宅と土蔵とをつなげる奥座敷の一部で、四坪（一三・二㎡）の広さがある。北側は土蔵の壁に接し、南側は戸袋[30]の裏に当たり、壁で分けられている。東側には幅一尺五寸（四五cm）、厚さ一寸（三cm）、間隔一寸五分（四・五cm）で、幅一寸（三cm）、厚さ三分（九mm）の横貫五本を持つ格子戸が三本ある。そのうち北寄りの二本は同じ敷居の溝に立て付けてあるが、南寄りの一本は、隣の溝にはめてあって開閉できる。[31]第一段の横貫と、それに接する柱にはそれぞれ輪釘があり、細い麻縄で結んである。中央の格子戸の北寄り三尺（九〇cm）の高さに、五寸（一五cm）に七寸（二一cm）の食物差し入れ口がある。鴨居は幅三寸（九cm）、高さ五寸（一五cm）で、奥座敷の天井は、土蔵の屋根に差し掛けて造ってあるので傾斜している。天井と鴨居との間隔は、広い所で一尺五寸（四五cm）ある。西側の北寄り一間（一・八m）は壁だが、南寄り一間（一・八m）には一寸五分（四・五cm）の角材を間隔二寸（六cm）で組み、幅一寸五分（四・五cm）、厚さ三分（九mm）の横貫四本がある格子戸がはめこんである。格子戸の内側に障子二枚があり、さらに内側

27 ［視察場所］山梨県中巨摩（なかこま）郡大鎌田村・現甲府市［被監置者］一八七〇年生まれ、四十一歳［視察者］齋藤玉男［視察年］一九一一年（明治四十四年）、『山梨県管下精神病者私宅監置状況視察報告』の第十例――報告書と雑誌版では、「中〇〇郡」となっているので「中巨摩郡」だと特定できる。

28 齋藤玉男は群馬の視察報告では身分を書いていないが、山梨県の視察報告には被監置者のみならず、監護義務者の身分まで書いている。山梨県は天領、江戸幕府の直轄領で甲府勤番という江戸幕府の役職もあり、旗本、御家人が任じられていた。身分制度の名残が強く、台帳に身分が書かれていたのだろう。これは珍しいことではなく、東京高尾山の精神病者がよく泊まる旅館の宿帳には病名の他、身分の欄があった（詳しくは金川英雄『精神病院の社会史』青弓社、二〇〇九年を参照されたい）。

29 齋藤玉男の『山梨県管下精神病者私宅監置状況視察報告』には、写真の撮影地点と方向が矢印で記されていたが、雑誌版、冊子版では消されている。

30 戸袋…開けた雨戸を引き入れるために、敷居の端に設けられた収納部分。建築費を節約するためだろう、監置室は既存の壁をうまく利用して作った。

31 写真の右に立て掛けてある障子は、撮影のために引き出されたようだ。

に板戸を引き出す溝がある。室の西南隅に、幅二尺（六〇cm）、長さ四尺（一・二m）の板張りがあって、その中央に幅七寸（二一cm）、長さ一尺二寸（三六cm）の排便口がある。床下には瓶を埋め置いて、時々掃除する。採光、換気は不良[32]である。室内には、畳三枚と、一畳の四分の一程度の小畳一枚を敷き、蒲団、敷布各一枚、枕一個が入れてある。入浴は四日に一回、掃除は週一回、洗濯は一カ月に四回。運動はない。

【病状】栄養状態は中等。既に高度の痴呆のようで[33]、無頓着に仰向けに寝て、絶えず空笑する。**【医薬】**数年来、試していない。**【警察官の視察】**一カ月に三回。**【家族の待遇】**普通である。

第十九例寫眞其二

(第十六號)

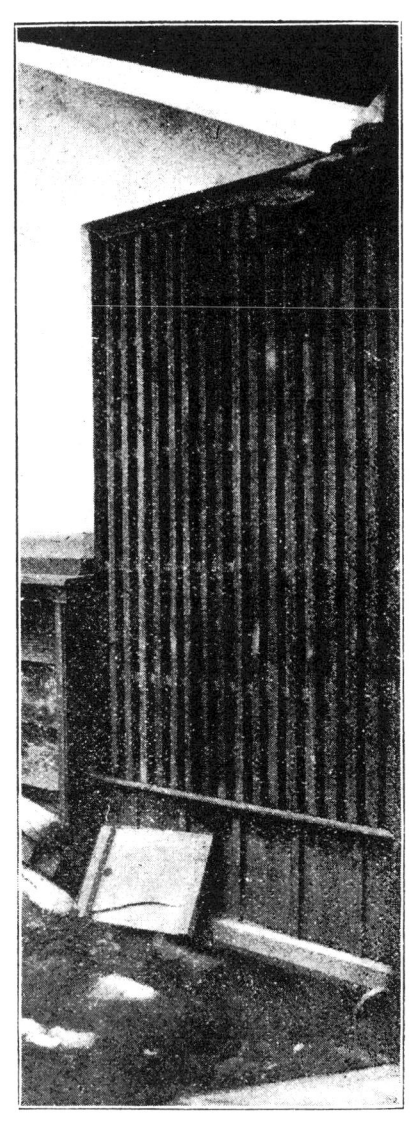

第十九例　寫眞其一（第十五號）

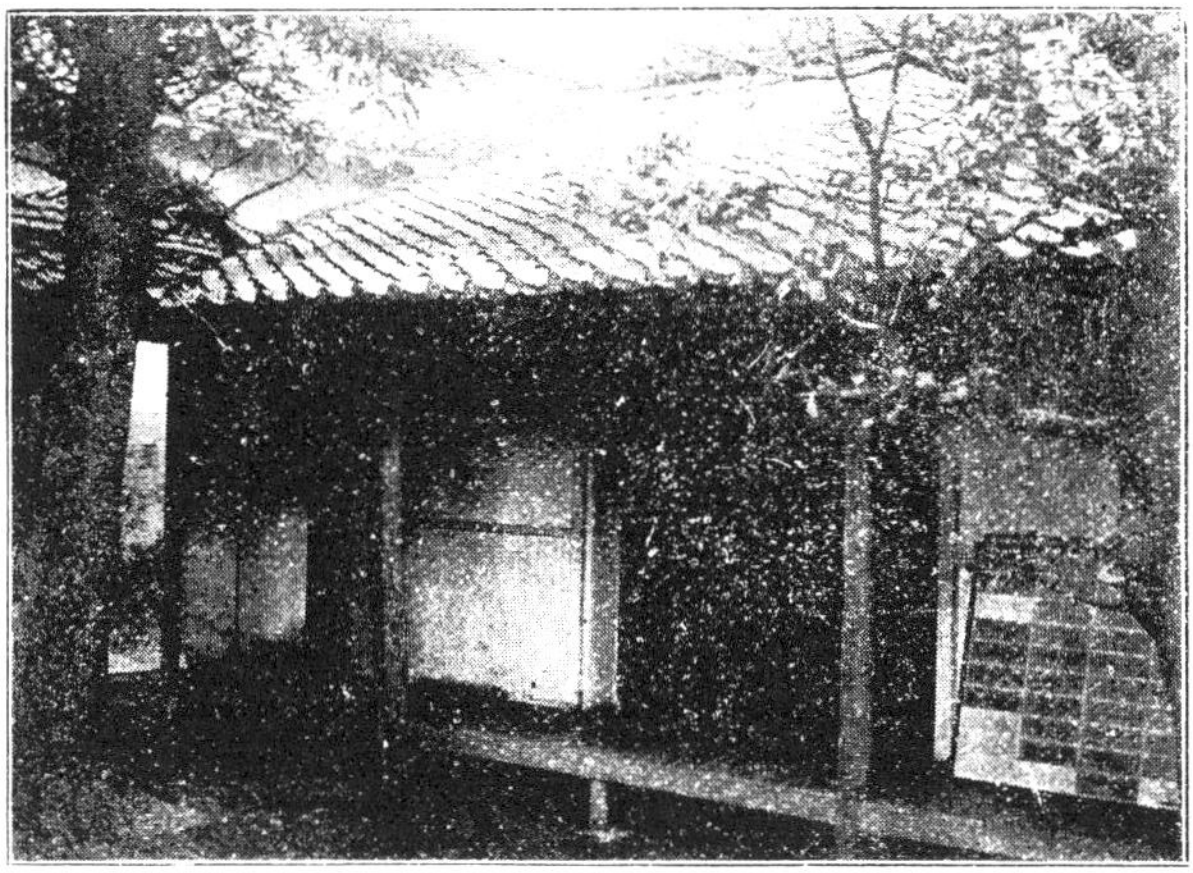

第十九例　附圖（第十四號）

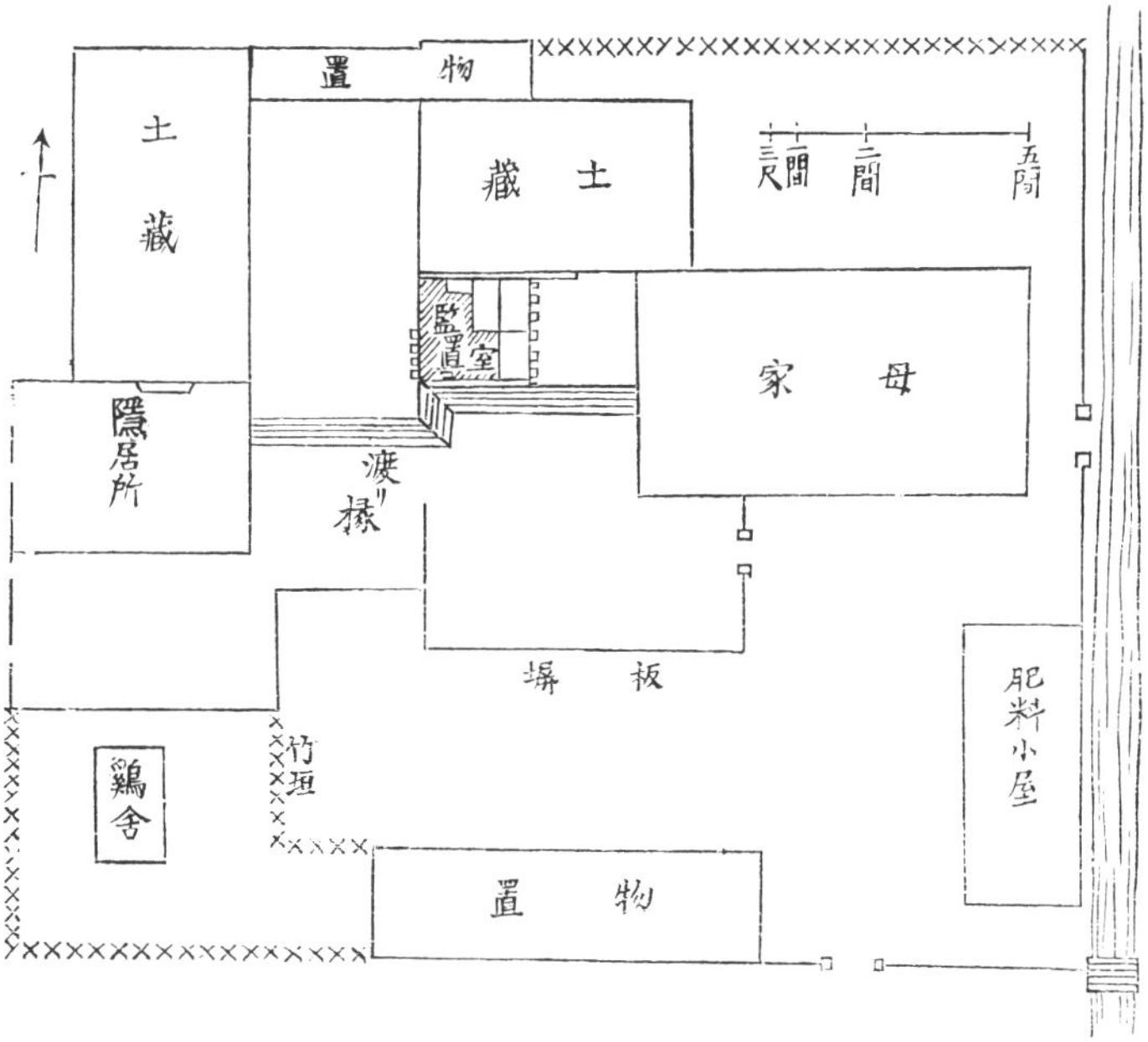

32　障子や畳があったので、採光や換気が悪くても印象が良く、「普通なもの」の部類に入ったのかもしれない。
33　本人の年齢は四十一歳なので、高齢者の認知症とは違う。薬のない時代の統合失調症の精神の荒廃状態を指す。

第二十例[34]

○○県○○郡松○町。

平民、か○長男、農業、立○義太○。明治八年五月十五日生まれ。

【監護義務者】母、立○か○。**【資産及び生活程度】**相当の資産があり、中流の生活をする。**【監置開始の日時】**明治三十六年七月。**【監置の理由】**明治二十五年発病。外出排徊がはなはだしく、時に山中を徘徊する[35]等の行為があったため監置した。**【監置の場所】**本宅より五、六間（約一〇m）離れた物置内にある。**【監置室】**広さ一坪（三・三㎡）、高さ一間（一・八m）。周囲を丸太の木柵で囲み、天井と床は板張りで、蒲団も畳もない。患者に不潔症があるため、室の周囲は不潔だ。しかし掃除は行き届いているようで、物置内は清潔である。物置には、北に半間（九〇cm）の高窓があり、南に一間（一・八m）（高さ二尺［六〇cm］ほど）の窓がある。窓の傍らは一間（一・八m）の出入口なので、採光、換気は比較的十分である。寒気風雨に際しては、出入口と窓を閉鎖してこれらを防ぐ。便所は東側北寄りに造ってあり、抽《ひ》き出し式にしている。洗面所はない。監置室の構造としては、普通である。**【家族の待遇】**主に実母が看護している。その待遇は十分親切を尽くしている。**【病状】**沈静している時は顔を洗うが、そうでない時は洗面をしない。食事は普通のように膳立てで与え、母が付き添って食事をさせる。しかししばしば膳を投げることがある。入浴は月二回くらい、天気の良い日に本宅に連れ出すことがあるが、毎日の運動はない。**【医薬】**医師某が時々来診する。服薬は拒んでいる。**【警察官の視察】**毎月二回。

第二十例　寫眞（第十七號）

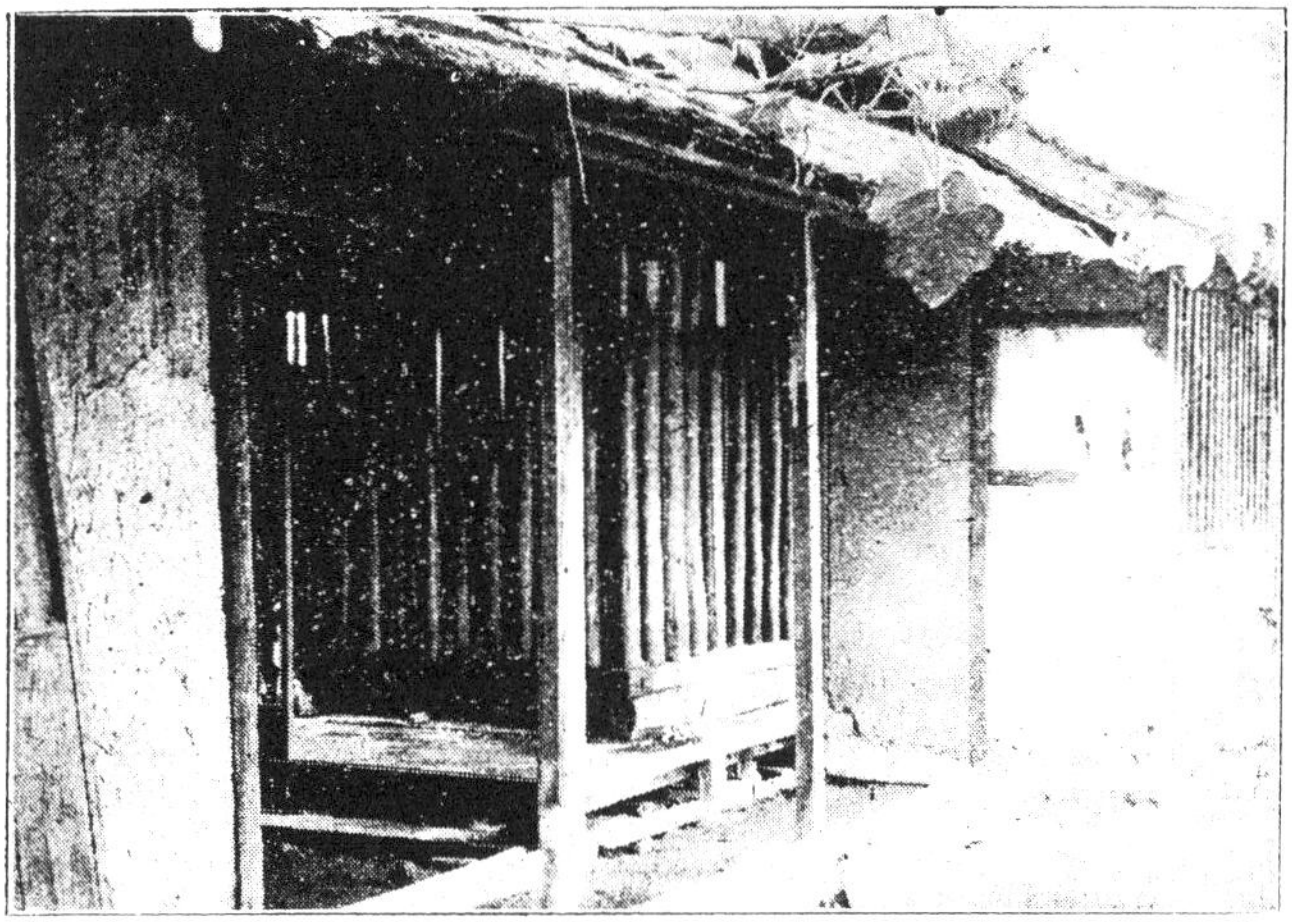

第二十例　附圖（第十五號）

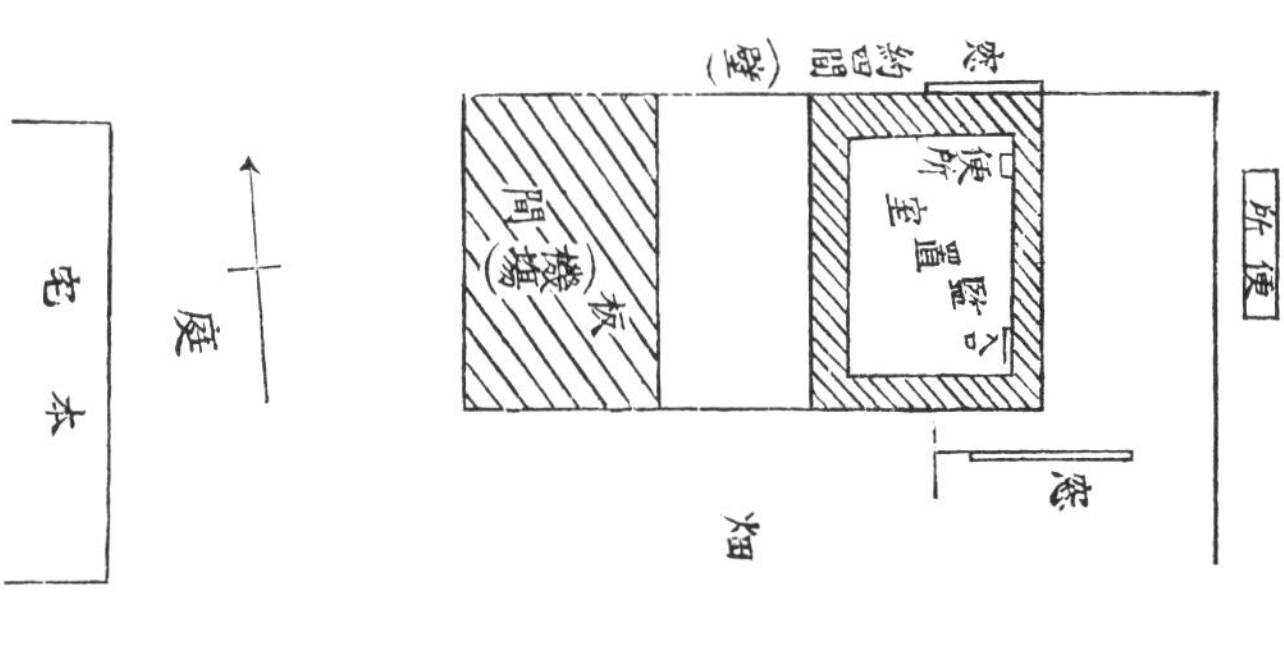

34 ［視察場所］長野県埴科（はにしな）郡松代町・現長野市［被監置者］男性、一八七五年生まれ、三十六歳［視察者］氏家信［視察年］一九一一年（明治四十四年）――松本は当時既に「市」であり、「町」ではなかったので、この「松〇町」は「松代町」だと特定できる。

35 今日でも発病したまま、山中を徘徊する例がある。この例では実母が十分な看護をしているところをみると、長野県は山が深く、本人を家族が放置しておくことができなかったのだろう。現在の措置（強制）入院の条件の一つ、「自傷」と同じように、本人を保護しようという意味での監置もあったのかもしれない。

第二十一例[36]

○○県○○郡松○町千○百二○二番地。平民、○三郎妻、商業、高○き○。四十歳。

【監護義務者】夫、高○○三郎。**【資産及び生活程度】**生糸《きいと》、繭《まゆ》等を行商し、相応な生活をしている。**【監置の日時】**明治四十年六月。**【監置の理由】**明治三十四年、産後精神病を発症し、長野赤十字病院[37]に入院し、軽快し退院した。明治三十九年再発し、戸外徘徊し、乱暴をし、憤怒すると家族を殴打し、器物を破棄する等のことがあったため監置した。**【監置の場所】**本宅の台所と、そこから座敷に通じる縁側《えんがわ》[38]とを利用したもの。**【監置室】**内部の床の半分は一寸（三cm）ほど高く、広さ一間（一・八m）で、天井の高さは七尺（二・一m）余りある。室の南北両側は壁、西及び東の半分は板張り、東の半分の縁側に面した部分のみ格子となっている。採光、換気ともに不良である。便所は室の北西隅にあり、床下に箱を置き、掃除に都合良くしている。洗面所の設備はない。**【家族の待遇】**食事は椀に、ご飯とおかずを別々にして与える。室内の掃除は一カ月に一回か、二カ月に一回だという。入浴はさせない。運動にも出さない。室内は、患者が取り散らかしたままである。看護は、母と子どもたちがしている。**【医薬】**受けていない。**【警察官の視察】**毎月二回。

監置室の構造は不完全で、採光、換気は不十分である。患家は生活に余裕がなく、生活のため養蚕製糸に忙殺されているので、看護が不十分なのは仕方がないところだ。

第二十一例　寫眞(第十八號)

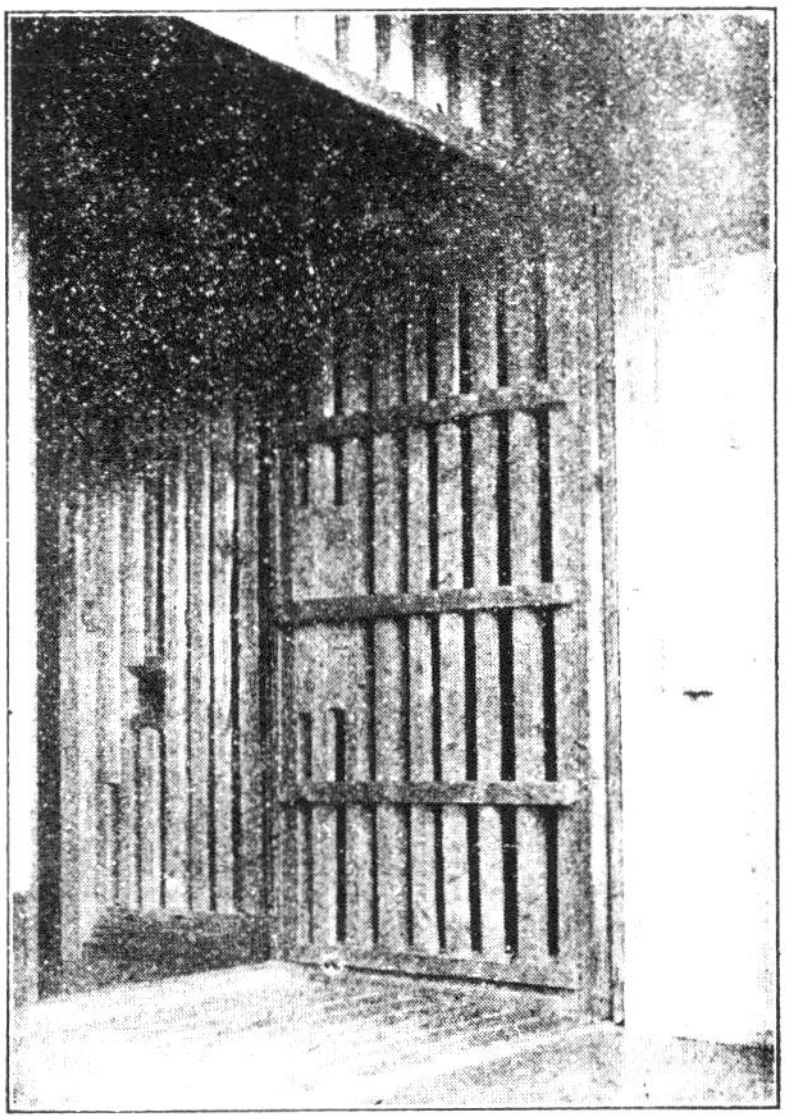

36 ［視察場所］長野県埴科（はにしな）郡松代町・現長野市［被監置者］女性、一八七一年生まれ［視察者］氏家信［視察年］一九一一年（明治四十四年）。

37 長野赤十字病院は一八七一、二年（明治四、五年）頃、長野町周辺在住者医学研究所として開設された。一九〇四年（明治三十七年）四月一日、長野市立病院を前身とし、日本赤十字社長野県支部病院（内科、外科）を発足した。一九〇五年（明治三十八年）に産婦人科、眼科、耳鼻咽喉科を開設する。この症例の入院当時はまだ産婦人科がなかった時なので、内科に入院したようだ。

38 縁側…座敷の外側の細長い板敷きの張り出した床。夏はそこで夕涼みをしたりする。

第二十一例　附圖(第十六號)

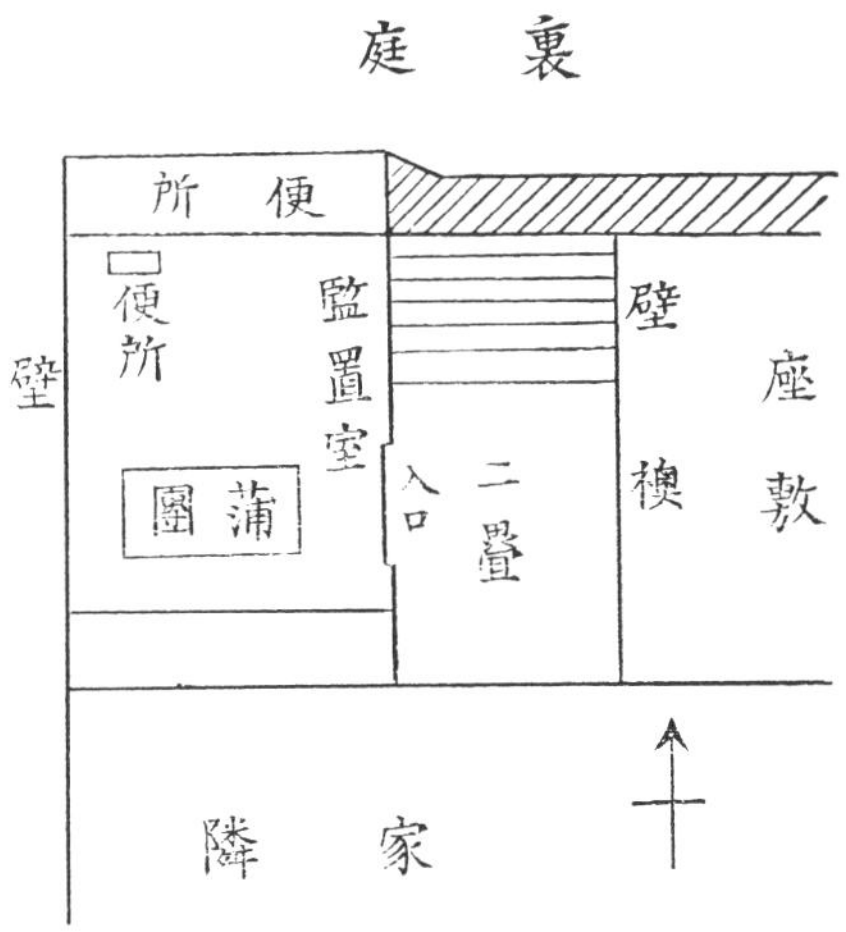

第二十二例[39]

○○県○○郡塩○村。平民、戸主、農業、清○○重。五十五歳。

【監護義務者】 妻、清○わ○。**【資産及び生活程度】** 普通。**【監置の日時】** 明治三十三年九月。**【監置の理由】** 明治二十四年頃（二十一年前）、旅に行き沈鬱し、厭世的になり、「死にたい」と言うようになった。帰郷後、蚕の種買いと称し、旅行に行っては、飲酒、浪費、放蕩をすることが多くなり、止めると怒るので、やむなく監置することになった。**【監置の場所】** 本宅より七、八間（約一三m）離れた、裏の物置内に監置室を造った。物置は横二間半（四・六m）、縦一間半（二・七m）で、北の東寄りに半間（九〇cm）の入口と、南北の両側に高窓がある。それにより採光、換気は十分である。物置自体は土間である。**【監置室】** 広さ一坪（三・三㎡）、高さ六尺（一・八m）、床下一尺（三〇cm）強である。天井[40]と床は板張りで、四面は二寸（六cm）角の木材の柵となっている。室内には莫蓙《ござ》を敷いている。室の位置は、物置の西側にある。物置内は掃除されていて、清潔である。便所は西北隅に設け、床下に藁《わら》を敷き、排便のたびに藁を捨てるようにしている。洗面所の設備はない。**【家族の待遇】** 毎朝手拭いを湿らせて与え、洗面させる。食事は面桶《めんつう》[41]で与え、看護は主として妻が当たり、毎日一回室内を掃除し、週に一回くらい身体を湯で拭く。運動に出すことはなく患者も出ることを好まない。十年一日のごとく、網をすき、[42]鞋《わらじ》を作る。**【医薬】** 受けない。服薬もしない。**【警察官の視察】** 毎月二回以上。

監置室の構造は、採光、換気等は普通で、家族の待遇はできる限りを尽くしているといえる。ことに患者に作業させていることは、治療上最も喜ぶべきことである。室内と衣服は清潔である。

第二十二例　附圖(第十七號)

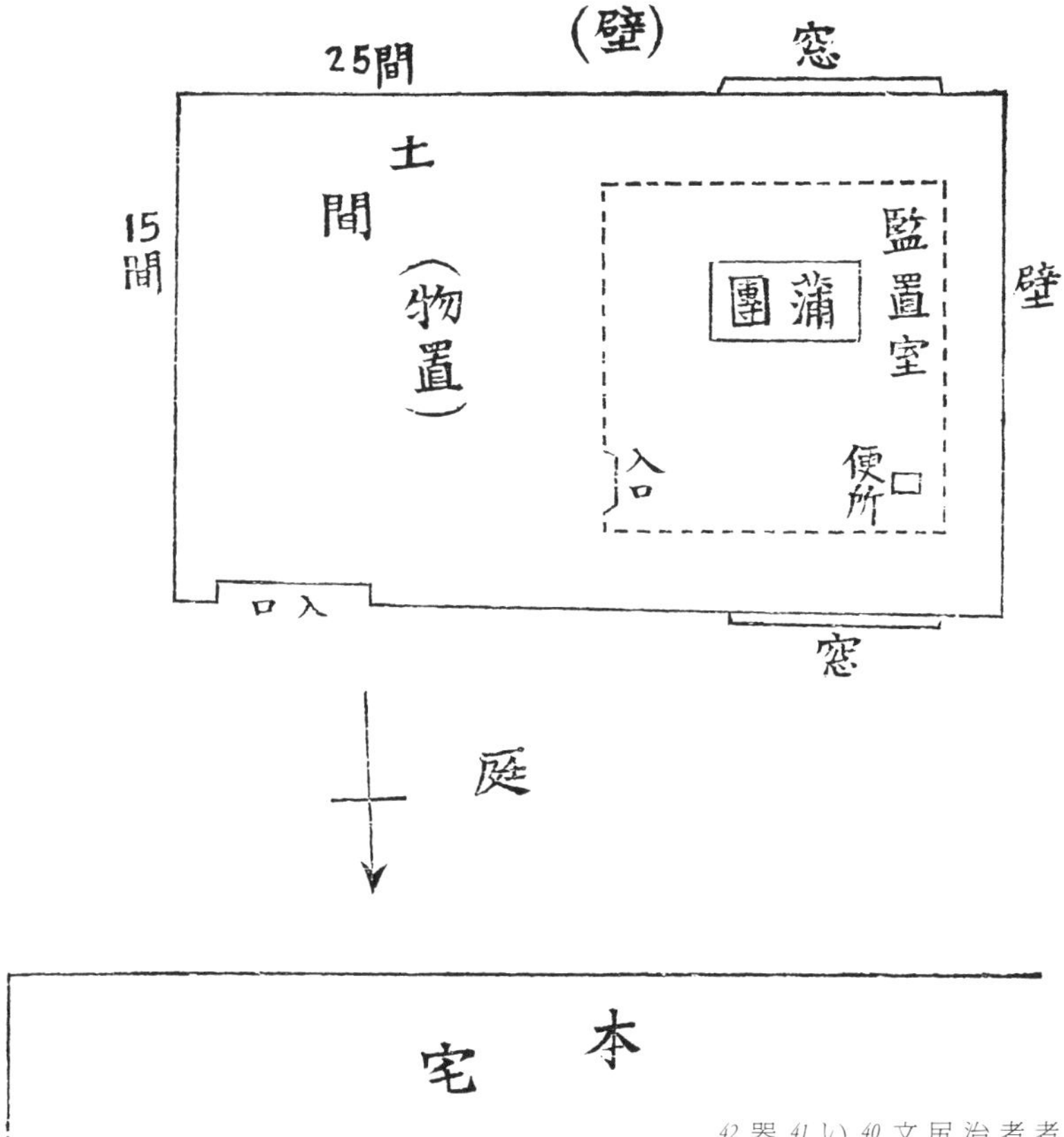

39　［視察場所］長野県小県（ちいさがた）郡塩尻村・現上田市［被監置者］男性、一八五六年生まれ［視察者］氏家信［視察年］一九一一年（明治四十四年）――「東筑摩郡」にも塩尻村、現塩尻市があるが、郡名が二文字なので小県郡をとった。

40　天井…原文は「天上」となっている。

41　面桶…杉や檜等の薄板で作った器。

42　網をすく…網を編むこと。

第二十三例[43]
○○県○○○郡駒○根村○字○小○五○六十○番地。
平民、○太郎兄、農業（元○○組材木切り出し係）、古○鍋○。四十五歳。

【監護義務者】妹婿、松○○太郎。**【資産及び生活程度】**相当の資産を有し、中流の生活をしている。**【監置の日時】**明治四十四年四月。**【監置の理由】**明治三十九年十二月、○○県○田町[44]に○○組材木切り出し係として住んでいる時に歩行困難となり、明治四十年六月と八月の二回上京し、医科大学及び○○○○の診察を受け、脊髄癆《せきずいろう》[45]と診断された。同年十月、郷里に帰って静養した。明治四十四年三月頃から家族の言うことが気に入らず、器物を放棄した。また、かつて回虫[46]が出たので上京して大学病院の診察を受けると言って騒ぎ出したこと等があったため、監置された。その後患者は監置室内で乱暴したことがあるが、同年五月に入ると次第に沈静状態となり、精神が明瞭となって、初めて監置室に入れられたことを認識したため、五月二十五日に軽快したとして監置室から出した。[47]**【監置の場所】**本宅の南開きの軒から掛下げを造り、外覆いは板張りである。間口七尺（二・一m）、奥行一間半（二・七m）、高さ約八尺（二・四m）の大きさに造り、その中に監置室を設けた。南側には約一間（一・八m）余りの窓があり、障子と雨戸がある。監置室は外覆いと密着しており、西側にある入口は、外覆いの入口から約二尺（六〇cm）余りの土間を隔てて造ってある。ここだけ格子にして（約二寸[六cm]の角材）、その他は板張りで、天井と床も板張りにしている。蓆《むしろ》を敷き、その上に茣蓙《ござ》を敷いて蒲団を置く。床下は約一尺（三〇cm）ある。便所は東北隅にあり、洗面所はない。採光、換気はほぼ普通で、構造も比較的良い。**【家族の待遇】**患者は現在監置室を出て、家族と寝起きをともにしているが、入室中は毎朝洗面用の水を与え、膳立てで食事をさせ、月に一回くらい湯で体を拭いていた。運動に出すことはなかった。室内は患者自らが毎日掃除していたという。**【医薬】**医師某の治療を受け、服薬していた。**【警察官の視察】**毎月二回。

第二十三例　附圖（第十八號）

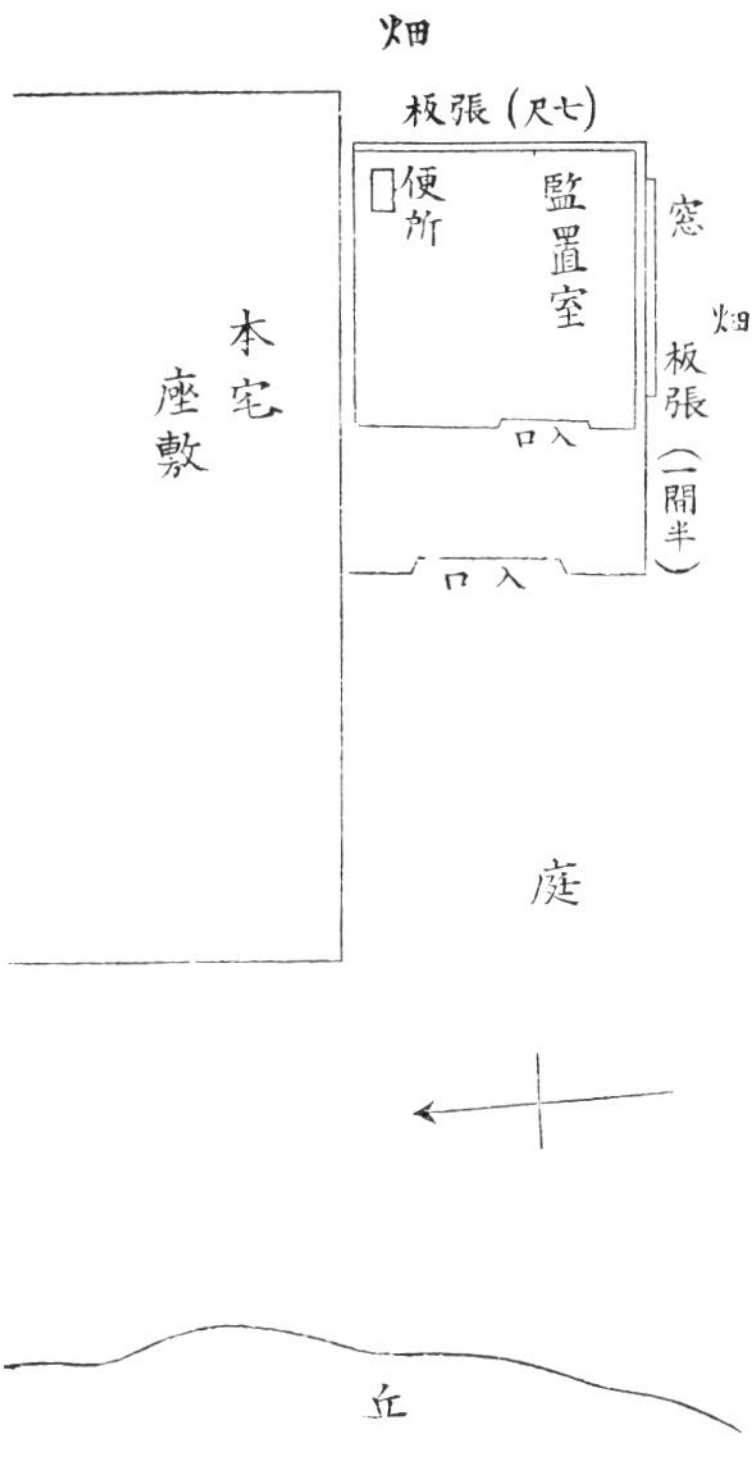

43 ［視察場所］長野県西筑摩郡駒ヶ根村・現木曽郡上松町［被監置者］男性、一八六六年生まれ［視察者］氏家信［視察年］一九一一年（明治四十四年）――木曽ヒノキで有名な長野県の駒ヶ根村のことらしい。一八八九年四月一日、市町村制施行。三村が合併し、駒ヶ根村が発足した。一九二二年九月一日上松町と改称する。現駒ヶ根市とは異なる。

44 長野県は「○田町」が複数ある。「真田町・現上田市」は村から町になったのが一九五八年なので、該当しない。「上田町・現上田市」も否定できないが、地理的関係で考えると「飯田町・現飯田市」と思われる。

45 脊髄癆…神経梅毒の一種で、梅毒が脊髄を侵す。脊髄梅毒 *spinal cord suphilis* ともいう。歩行性の運動失調症では両足を開いて歩き、一歩ごとに床に足を叩きつけるようにし、視覚でバランスを保つ。

46 回虫…主として小腸にいる寄生虫。昔、農業の肥料として人間の排泄物を利用したためである。

47 既に監置室からは出ている症例だが、視察した直前、明治四十四年五月までは監置されていたので、この症例も含めたのだろう。

第二十四例[48]

○○県○○郡藤○村○字藤○字北○十○番地。

農業、杉○四○。明治二十五年五月二十五日生まれ。

【監護義務者】実父、四○衛○。**【資産】**豊かではない。**【監置の理由】**外出徘徊、外より物品を持ち帰るため。**【監置の日時】**当時仮監置中[49]。**【監置の場所】**居間の続きの一室内に監置室を設けた。**【監置室】**大きさは一間半（二・七m）四方。床下は三尺（九〇cm）、高さは八尺（二・四m）ある。三寸（九cm）角の杉柱を、五寸（一五cm）間隔に並べ、天井は板張りである。床は板敷きで、一隅に便所口が切ってある。室の採光と換気は比較的良い。掃除も行き届いている。**【病状】**裸になって拍子をとりつつ室内を徘徊し、興奮が著しく、独語があり、感情は爽快気分[50]である。**【医薬】**受けていない。

第二十四例　附圖(第十九號)

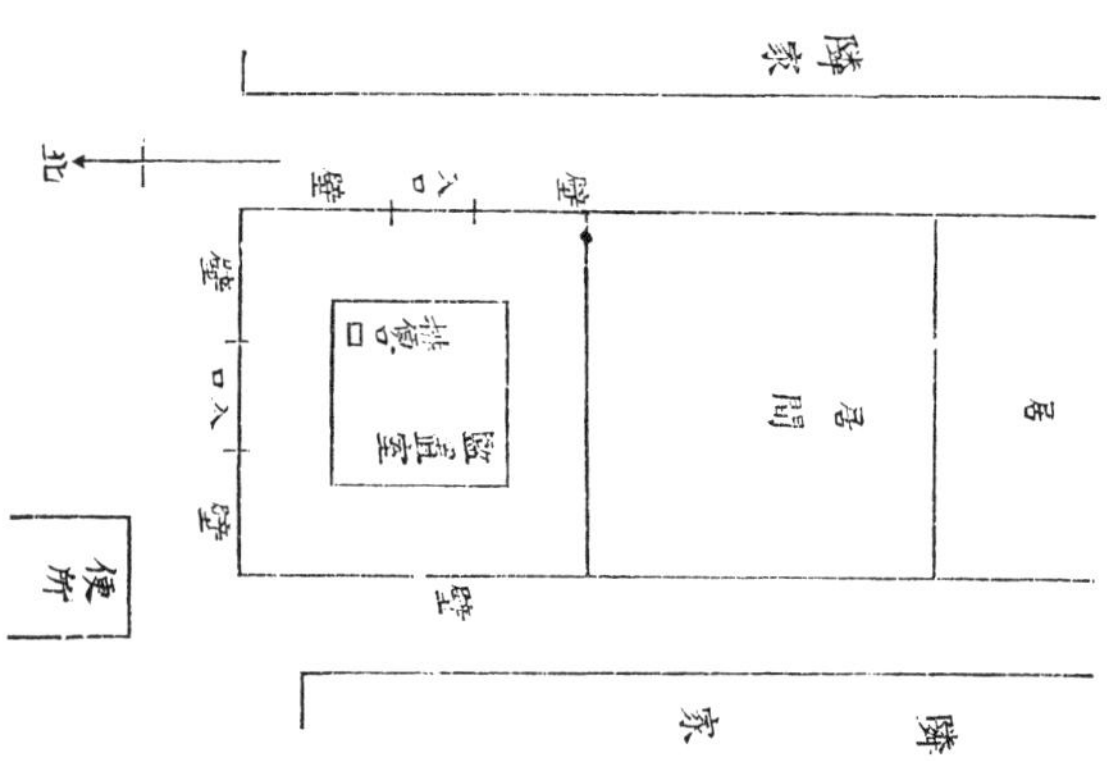

第二十四例　寫眞（第十九號）

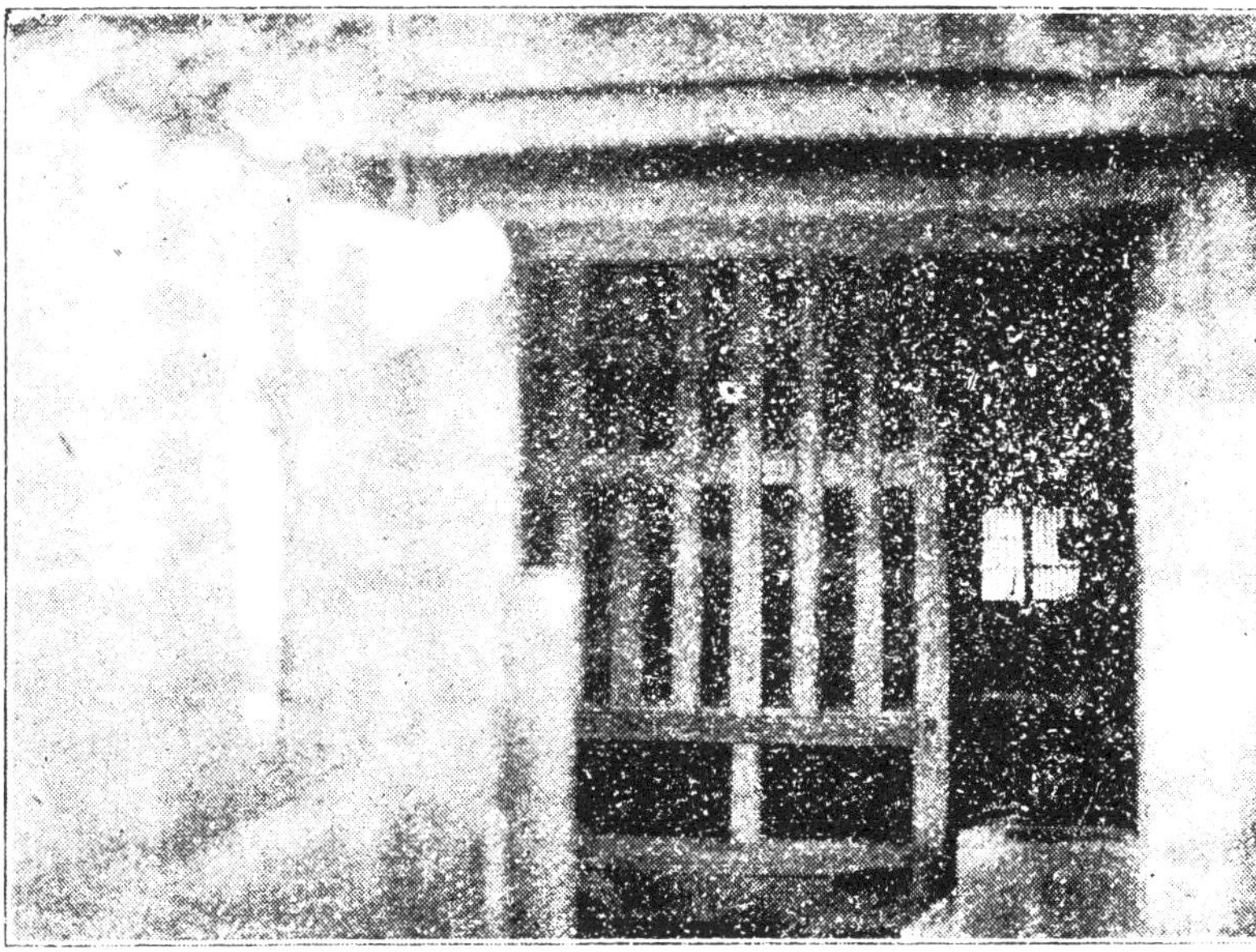

48 ［視察場所］福島県大沼郡藤川村・現会津美里町［被監置者］一八九二年生まれ、十九歳［視察者］黒澤良臣［視察年］一九一二年（明治四十五年）——福島県で二文字の郡内で「藤」が付くのは「藤川村」。

49 仮監置中の症例は、第二十四例と第五十五例の二例のみ。よって県名は、第五章第八節の第七表「監置経過年別」を基に、第二十四例が福島県、第五十五例が群馬県と特定できる。

50 爽快気分…感情の高揚によって、本人は気分が爽快だと訴えるが、周囲から見ると逸脱行為を繰り返し、問題を起こす。躁病の基本症状。

第二十五例[51]

○○県○○郡大○村大字○大○○五○地。農業、佐○○○一。安政五年五月二十八日生まれ。

【監護義務者】妻、こ○。**【監置の理由】**放火したことがあったため。**【監置開始の日時】**明治三十八年五月二十四日。**【監置の場所】**居間続きの座敷内に、規定に従って設けた。座敷は八畳敷きで、東南と東北両側に雨戸がある。**【監置室】**広さ一坪（三・三㎡）で、三方を三寸（九cm）角材で四寸（一二cm）間隔の格子を造って囲んだ。天井は板張り。東北側南寄りに三尺（九〇cm）四方の入口を設けた。一畳の畳を敷いて、その上に患者は座っていた。東南面の片隅に挿込便器を設置している。**【資産】**患者は下流の農民に属し、資産はない。**【医薬】**与えていない。**【病状】**患者は目下安静で、いささかも興奮する徴しはないが、著しく作嘴《さくし》痙攣《けいれん》[52]を呈し、ほとんど無言のまま静座していた。**【家族の待遇】**看護は主に妻が行っている。監置室の掃除も及ぶ限りで行っているようだ。時に入浴させている。

51 ［視察場所］福島県（田村郡大越村・現田村市）か（石城郡大浦村、大野村・現いわき市）か（岩瀬郡大屋村・現白河市）か（大沼郡大芦村・現昭和村、大沼郡大滝村・現金山町）か（相馬郡大野村・現相馬市、太田村・現南相馬市、大甕村・現南相馬市、大須村・現飯舘村）か（伊達郡大田村・現伊達市、大枝村・現国見町と伊達市）か（双葉郡大野村・現大熊町、大堀村・現浪江町、大久村・現いわき市）［被監置者］男性、一八五八年生まれ、五十四歳　［視察者］黒澤良臣　［視察年］一九一二年（明治四十五年）——第五十九例の住所と「～大字」までが同じである。

52 作嘴は「とがり口」の意味。口唇をあたかも嘴（くちばし）のように突き出す表情。それが痙攣様に断続的に起きたのだろうか。四十八歳から監置されて六年がたっており、当時は栄養状態の悪い時代なので加齢性の変化だろうか。後に第四章第二節（二）の正中山法華経寺の参籠患者を説明する文章の中にも作嘴が出てくる。

第二十五例　附圖

(第二十號)

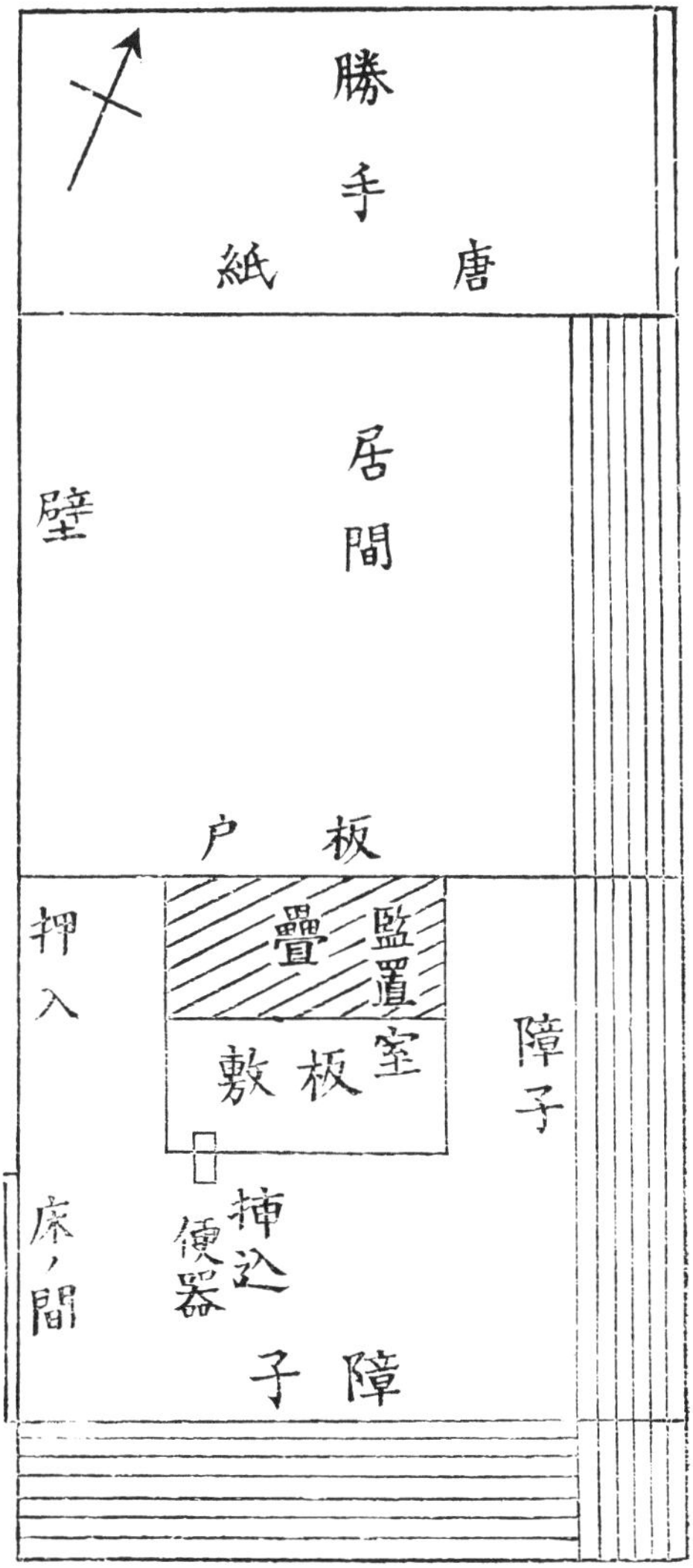

第二十六例[53]

○○県○○郡荒○村○字○宮○村中○百○十八○地。
戸主、農業、○原○蔵。慶応元年九月六日生まれ。

【監護義務者】内縁の妻、○沼○る。**【監置の理由】**明治二十九年頃から精神に異常があった。明治四十四年九月、通行人を棍棒で殴り死亡させた。**【監置の日時】**明治四十四年九月。**【監置の場所】**母屋の居間の一室に規定に沿って監置室を設けた。居間は二間半（四・六m）に一間半（二・七m）あり、北向きである。**【監置室】**図のように、中央に造ってある。大きさは一坪半（五㎡）である。高さ一間（一・八m）。室の二方を板張りにして、他の一方は二寸（六cm）丸太と四寸（一二cm）角柱を交互に並べ、格子にしている。北向きの一方は、大部分が板張りで、中央に二尺（六〇cm）に三尺（九〇cm）の窓を設け、「ボート」を横に通す。左隅に排便口がある。天井は板張り、床は板敷きで、畳を敷く。掃除は行き届き、全体に清潔である。**【家族の待遇】**比較的良好。時々入浴させる。**【医薬】**受けていない。**【家族】**患者の母と兄二人も癲癇《てんかん》である。本患者も癲癇である。

53 ［視察場所］福島県信夫郡荒井村・現福島市［被監置者］男性、一八六五年生まれ、四十七歳［視察者］黒澤良臣［視察年］一九一二年（明治四十五年）――明治四十五年以降の視察なので、福島、岐阜、茨城、青森のいずれか。第二十四、二十五例と書き方に共通性があり、福島市に元荒井村があることなどから福島県と考えた。

第二十六例　寫眞（第二十號）

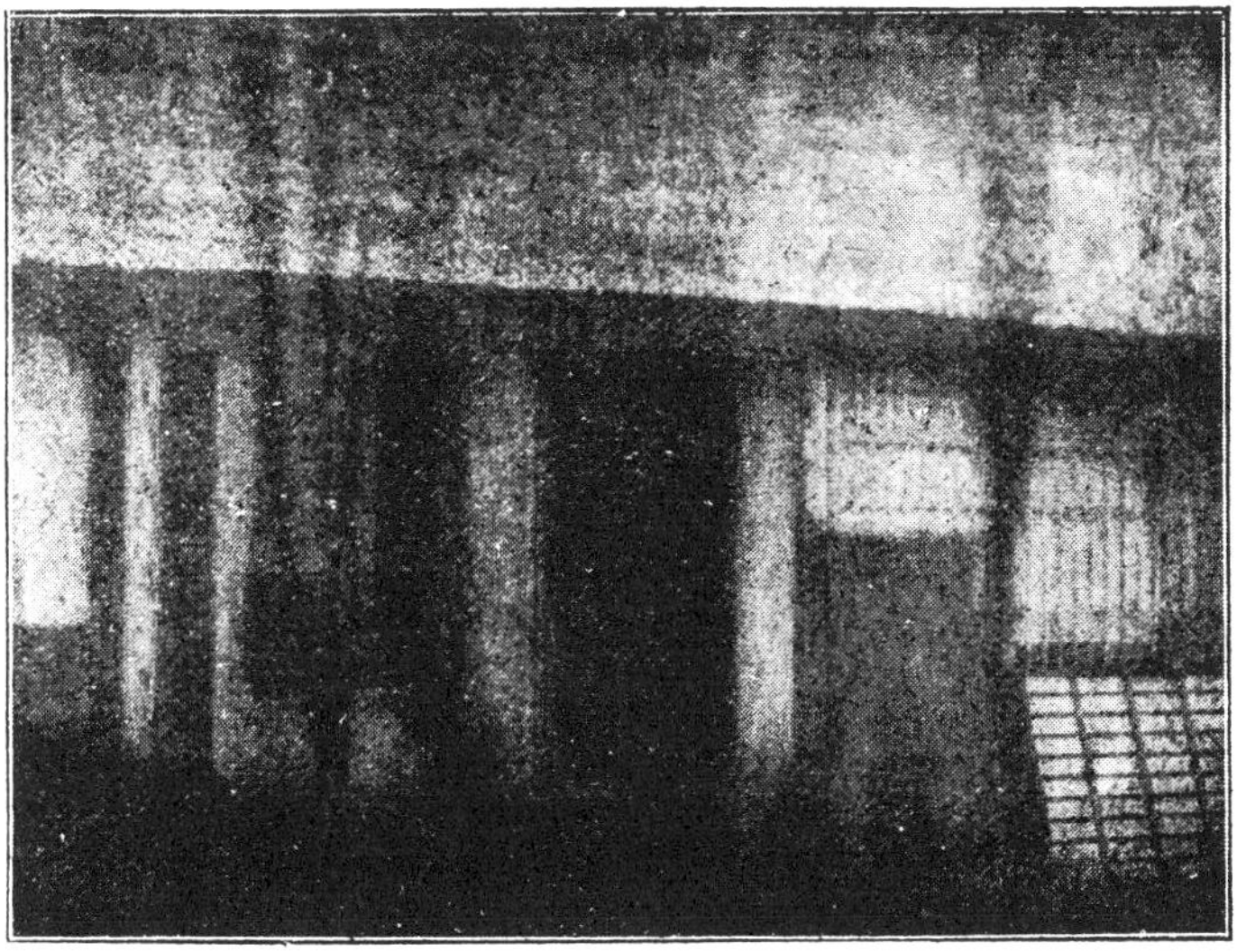

第二十六例　附圖（第二十一號）

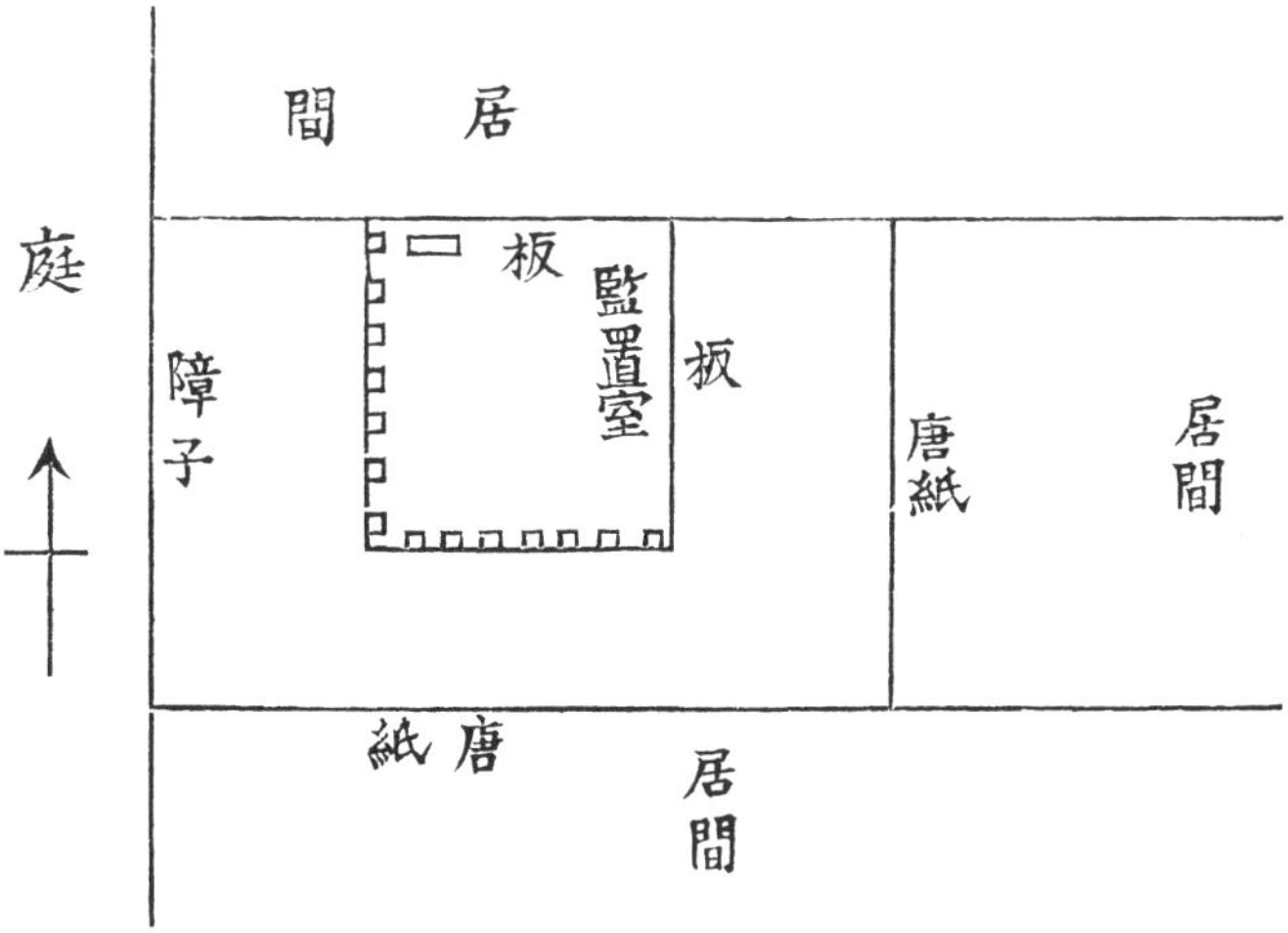

第二十七例[54]

○○県○○郡新○町大字○中○浦村○十三番地。
平民、○正弟、農業、井○義○。明治十五年三月八日生まれ。

【資産】中等。**【監護義務者】**実兄、井○義○。**【診断】**癲癇性精神病。**【発病】**幼年時から。**【遺伝歴】**不明。**【既往歴】**幼年の頃から、いわゆる驚風症《きょうふうしょう》[55]にかかり、成長するに従い発作的に興奮し、家族と他人に暴行を加える。発作と発作の間は静粛である。**【監置の日時】**明治三十七年二月十日。**【監置の理由】**家族と他人に暴行を加えたため。**【監置室】**自宅の奥の六畳内に造り、庭に面している。間口六尺（一・八m）、奥行九尺（二・七m）、床下は二尺（六〇cm）で、高さは九尺（二・七m）である。三方を板囲いとし、庭に面した一方は二寸（六cm）幅の杉材で柵を造る。各角材の間隔は約五寸（一五cm）あり、木柵の下部約三尺（九〇cm）は板囲いにしているが、その中部の三個の隙間に相当する広さだけは板張りを約一尺（三〇cm）に低くして、食物を供給する用に使っている。つまり、柵のすき間二個に相当する幅に五寸（一五cm）くらいの板を室外に突き出して、食卓用にしている。室のうち、二畳に畳を敷く。採光、換気は良い。出入口は側面にあり、高さ四尺（一・二m）、幅三尺（九〇cm）の扉を造っている。室の一隅に排便口がある。室内には蒲団、蚊帳が設けられている。**【被監置者の病状】**患者は栄養状態は良く、垢《あか》が浸みた単衣《ひとえ》を着て、家族と通常の談話を交え、静穏である。癲癇《てんかん》患者の特徴とも見える現象として、患者は室内に食器、茶碗、寝具等を整然と置いている。また収集癖があり、古新聞紙、木片等をおびただしく身の周りに収集しているが、これも順序よく整列させている。大変暑い日中だったので、患者は、初めもろ肌を脱いだ状態だったが、写真を撮るというとすぐに着衣を整え、二個の茶碗を、前記のいわゆる食卓上に並べ、にっこりと微笑んで「レンズ」中の人物となった。**【家族の待遇】**普通のようだ。沐浴は時々行い、食物の供給も十分である。**【医薬】**医師某が時々診察する。**【警察官の視察】**一カ月に数度。

第二十七例　寫眞（第二十一號）

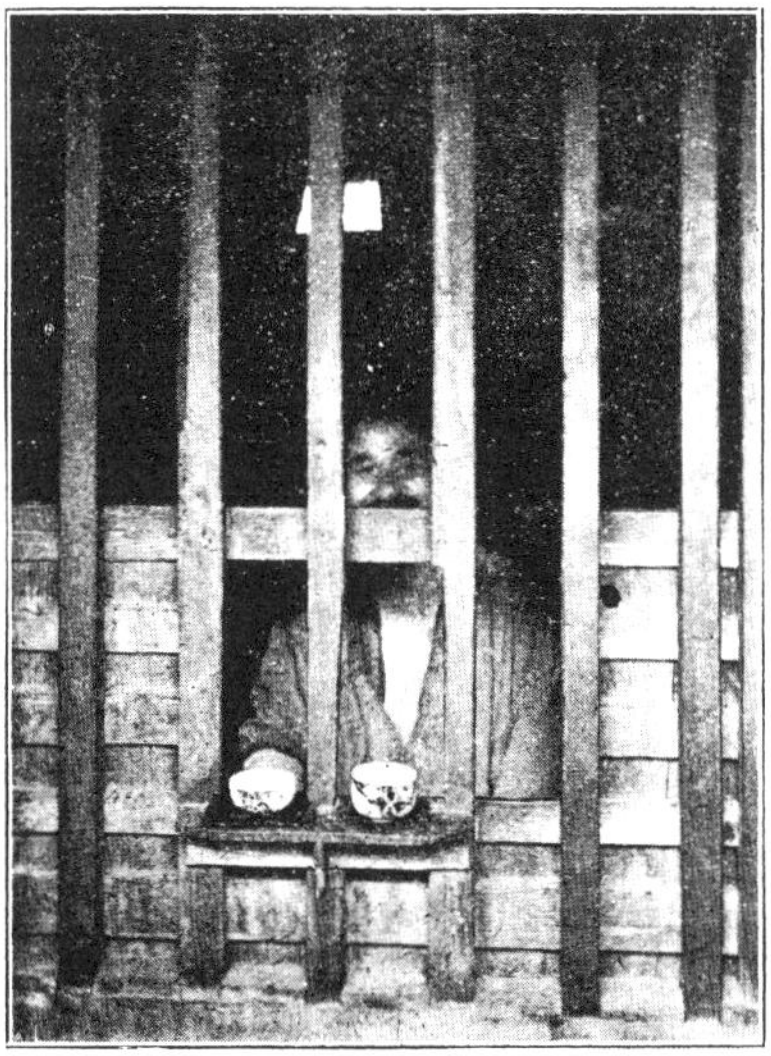

第二十七例　附圖（第二十二號）

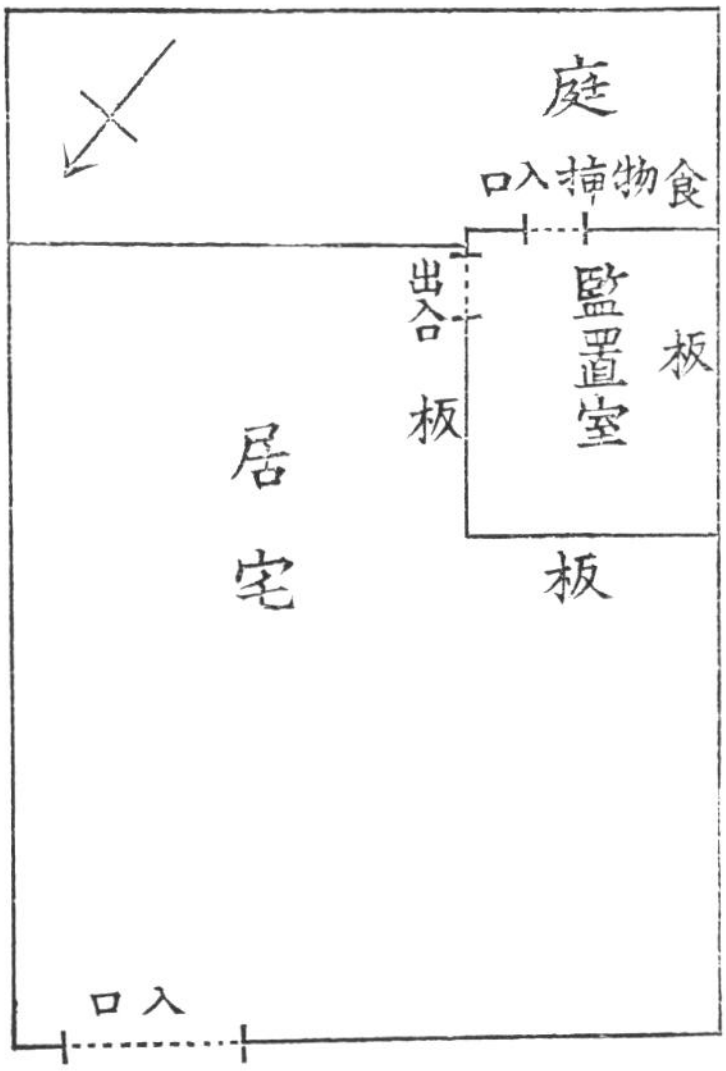

54 ［視察場所］富山県射水郡新湊町・現射水市［被監置者］男性、一八八二年生まれ、三十二歳［視察者］樫田五郎［視察年］一九一四年（大正三年）。

55 驚風症…漢方医学の病名で、小児の痙攣発作を起こす病気の総称。

第二十八例 56

○○県○○郡○庄町大字○○庄村五十○番地。

平民、戸主、農業、飯○雅○。明治十五年十月二十七日生まれ。

【資産】中等。**【監護義務者】**実母、飯○や○。**【診断】**早発性痴呆。**【発病】**明治四十一年十二月二十六日。**【遺伝歴】**不明。**【既往歴】**生来神経質で、ささいなことを気にすることが多かったが、大正二年、実父が米相場で失敗して以来、室内にこもり憂鬱状態となる。次第に病状が悪化し、色情的興奮と暴行があった。**【監置廃止】**明治四十三年七月十三日。**【再発病】**明治四十五年二月。**【再監置の日時】**大正三年十一月十九日。**【監置の理由】**色情性興奮、暴行。**【監置室】**明治四十二年中に一度監置したが、その後ほとんど全治したので、明治四十三年中に監置を廃止したが、大正三年十一月に再発したので二回目の監置をした。初回は座敷の一部を仕切って監置室を造ったが、二回目は台所の一部を改造し、古材木を集めて監置室とした。室は一間（一・八m）に二間（三・六m）の広さがあり、高さが一間（一・八m）ある。床下は二尺（六〇cm）ある。三方を板で囲い、庭に面する一面は三寸（九cm）角の杉材で柵を造り、これに横に一本の鉄棒を貫き、下部には高さ一尺五寸（四五cm）の腰板を張っている。天井は三寸（九cm）角の杉材の格子に板を張ったものである。食物差し入れ口がある。室内の二畳だけに畳を敷き、他はだいたい板敷きである。その一部に排便口があり、傍らに屏風を立て巡らして、便所を人目に触れないように注意している。出入口は三尺（九〇cm）四方の大きさで、錠が掛けてある。室内には蒲団、蚊帳の備えがある。煙草、煙管《きせる》等の供給もある。**【被監置者の病状】**栄養状態は中等で、不潔な単衣《ひとえ》と帯を行儀悪く着ている。衣服がはなはだ不潔な理由を家族に聞くと、更衣に応じないためだという。患者は茫然として座っていて、指南力[57]は不良だが、理解力は比較的良い。【家族の待遇】特別なことはなく、食物の支給は普通である。沐浴は行わないが、家族が時々手拭いで患者の身体を拭き、また洗ってやるという。運動は行わない。【医薬】主治医はいるが、目下医療を受けていない。【警察官の視察】一カ月に数回。

第二十八例　寫眞(第二十二號)

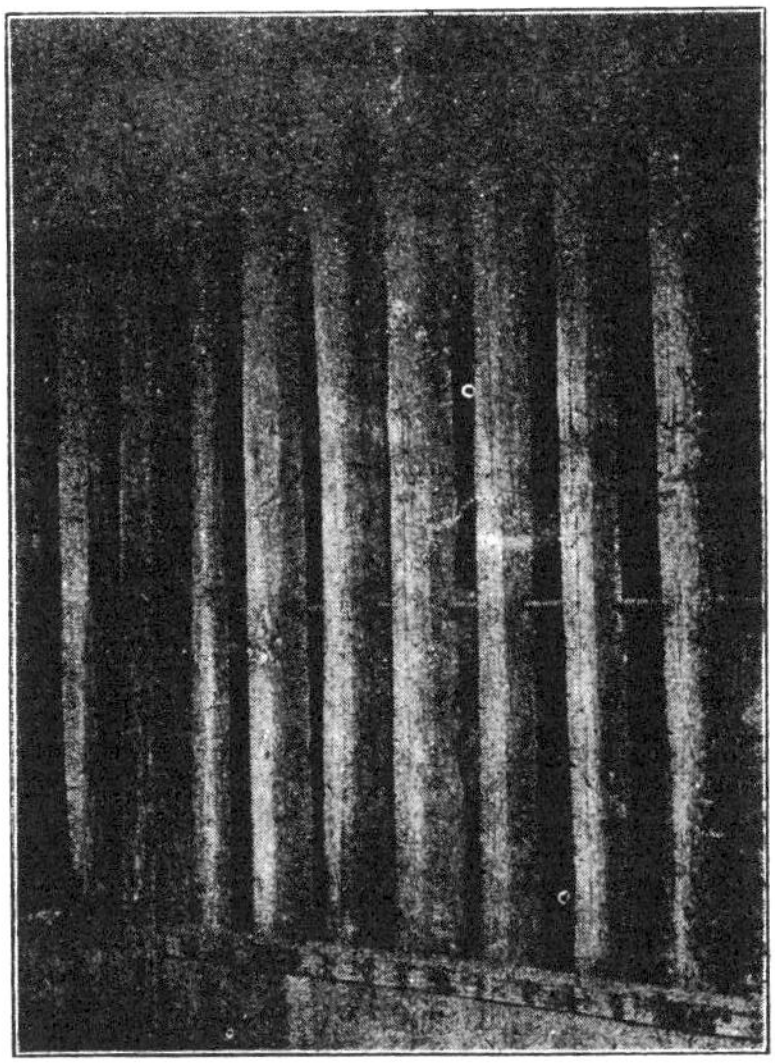

第二十八例　附圖(第二十三號)

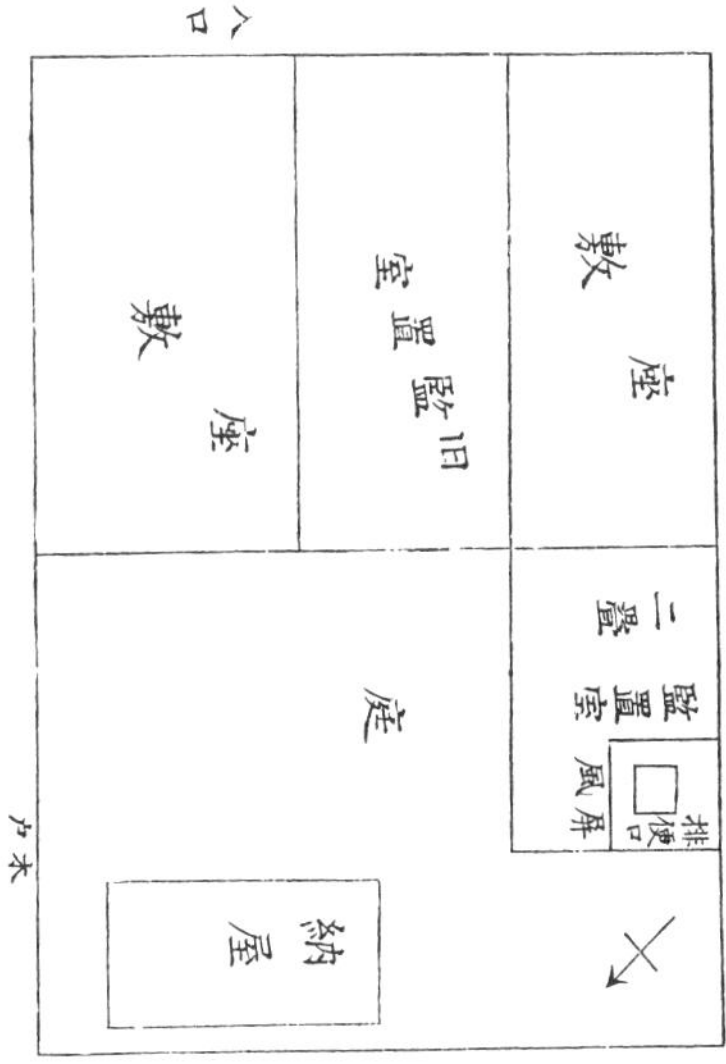

56 ［視察場所］富山県［被監置者］一八八二年生まれ、三十二歳［視察者］樫田五郎［視察年］一九一四年（大正三年）――○庄村に当てはまるのは上新川郡新庄町・現富山市があるが、郡名の伏せ字が二文字なので特定できない。

57 指南力…見当識の古い言い方。

第二十九例[58]

○○県○○郡○口村大字○口村千○百○十三番地。
農業、宮○久○。明治十五年六月十日生まれ。

【資産】下等の上部に位置する。**【監護義務者】**実父、宮○久○郎。**【診断】**早発性痴呆。**【発病】**大正元年十二月十六日。**【監置の日時】**大正二年七月十六日。**【監置の理由】**実母と妻を殺したため。**【遺伝歴】**不明。**【既往歴】**教育は高等小学校[59]卒業程度で、性格は高慢で猜疑心、嫉妬心が強い。明治四十五年六月より精神に異常を呈したが、当時は危険な行動はなかった。ただ、大言壮語したり、念仏を唱え、時折戸外を徘徊するだけだった。大正元年十二月頃より次第に病勢が増し、妻な○に数人の情夫がいるとの嫉妬妄想を抱いた。ある時、情夫だと思い込んだ者の家の縁の下に凶器を携えて潜み、待ち伏せて攻撃しようとしたことがあった。大正二年七月七日朝、妻と口論の末、斧と杵《きね》で、妻と実母を惨殺した。凶行後は絶えず南無阿弥陀仏を唱えるか、卑猥な言葉を口にし、また、情夫の一人と妄信した叔父を殺害するといった言葉を吐露した。かつて理髪の際、床屋の剃刀をもぎ取り、自殺しようとしたことがあった。最近の精神状態は、自分は内閣総理大臣だと称し（誇大妄想）、家族の誰かが監置室内の阿弥陀仏の掛け軸、蚊帳等を壊したり、寝ている時に大便を身体に塗る者がいる、あるいは食物に毒を混入されたと言う（被害妄想）。家族[60]と他人に対して怒声を浴びせ叫び声をあげ、興奮状態にあったが、視察時の約三週間前より沈黙傾向になったという（家族の陳述）。**【監置の場所】**住宅裏手にある土蔵内[61]に監置室を置く。**【監置室】**間口一間半（二・七m）、奥行二間（三・六m）、高さ一間半（二・七m）、床下一尺五寸（四五cm）で、三寸（九cm）

角の杉材で柵を施す。各材木の間隔は二寸（六㎝）あり、横に二本の鉄棒が貫く。出入口は三尺（九〇㎝）四方で、錠を掛けている。天井は削った杉板を一面に張る。排便口は床板に五寸（一五㎝）に八寸（二四㎝）の穴を開け、これに対する床下の地面に便器を置いている。床上には蓆《むしろ》を敷き、二畳だけはその上にさらに薄縁《うすべり》を敷いている。室の一隅に阿弥陀仏の絵像[62]を掛け、白紙で覆っている。室内には蚊帳、蒲団の備えがある。数珠、「アルミニウム」の洗面盤、土鍋が各一個、碗が二個ある。一個の茶碗の中には梅干の残骸数個があった。食物は食物差し入れ口から入れる。室内は薄暗く通風は良くないが、監置室は土蔵内にあるので、土蔵の扉を開け放しにすれば比較的清涼である。しかし午後四時の視察時には華氏八十八度[63]だった。

【被監置者の病状】栄養状態は中等で、炎暑中にもかかわらず、袷《あわせ》[64]を着て帯を締め、しかも陰部を露出して蒲団の上で横になっている。頭髪、あごとほおのひげは五分刈り。患者に来意を伝えたが、横になったまま背中を向け見向きもしない。怒声も荒々しく、「診てもらう必要はない、お前は誰だ、名前を言え」と叫ぶ。すぐに名刺を差し出すと、やっとこちらを見て、家族に絵像の覆いを取るように命じた。家族が取ろうとすると大声で叱ってしりぞけ、自ら衒奇《げんき》[65]的挙動を示しつつこれを取り去り、絵像の前にひれ伏して礼拝する。その後に視察者に向かい、「あなたは署長か内閣総理大臣だろう。今までは無礼な言葉を使ったかもしれない」と言いながら、立ち上がって挙手の敬礼を行い、その後は

58 ［視察場所］富山県（射水郡片口村か二口村・現射水市）［被監置者］男性、一八八二年生まれ、三十二歳［視察者］樫田五郎［視察年］一九一四年（大正三年）。

59 高等小学校…一九四一年まであった、尋常小学校の次に行く小学校。

60 統合失調症緊張型の特徴は、興奮と昏迷だ。昏迷状態になっていたのかもしれない。

61 患者は怒声があったというので、土蔵の中に監置室を置いたのは、隣近所への騒音対策だったのかもしれない。

62 絵像…肖像画、姿絵。

63 華氏八十八度…摂氏三十一度。

64 袷…裏地のある和服。

65 衒奇…了解不能な、わざとらしい大げさな振る舞い。

正座して室の一隅をにらみつけて無言だった。**【家族の待遇】**普通であり、沐浴は二カ月に一度くらいの割合である。更衣、洗濯が不十分なのは遺憾である。室内の掃除も時々行うに過ぎない。運動に連れ出すことはない。**【医薬】**受けていない。主治医はいない。**【警察官の視察】**一カ月に二、三度。

第二十九例　附圖（第二十四號）

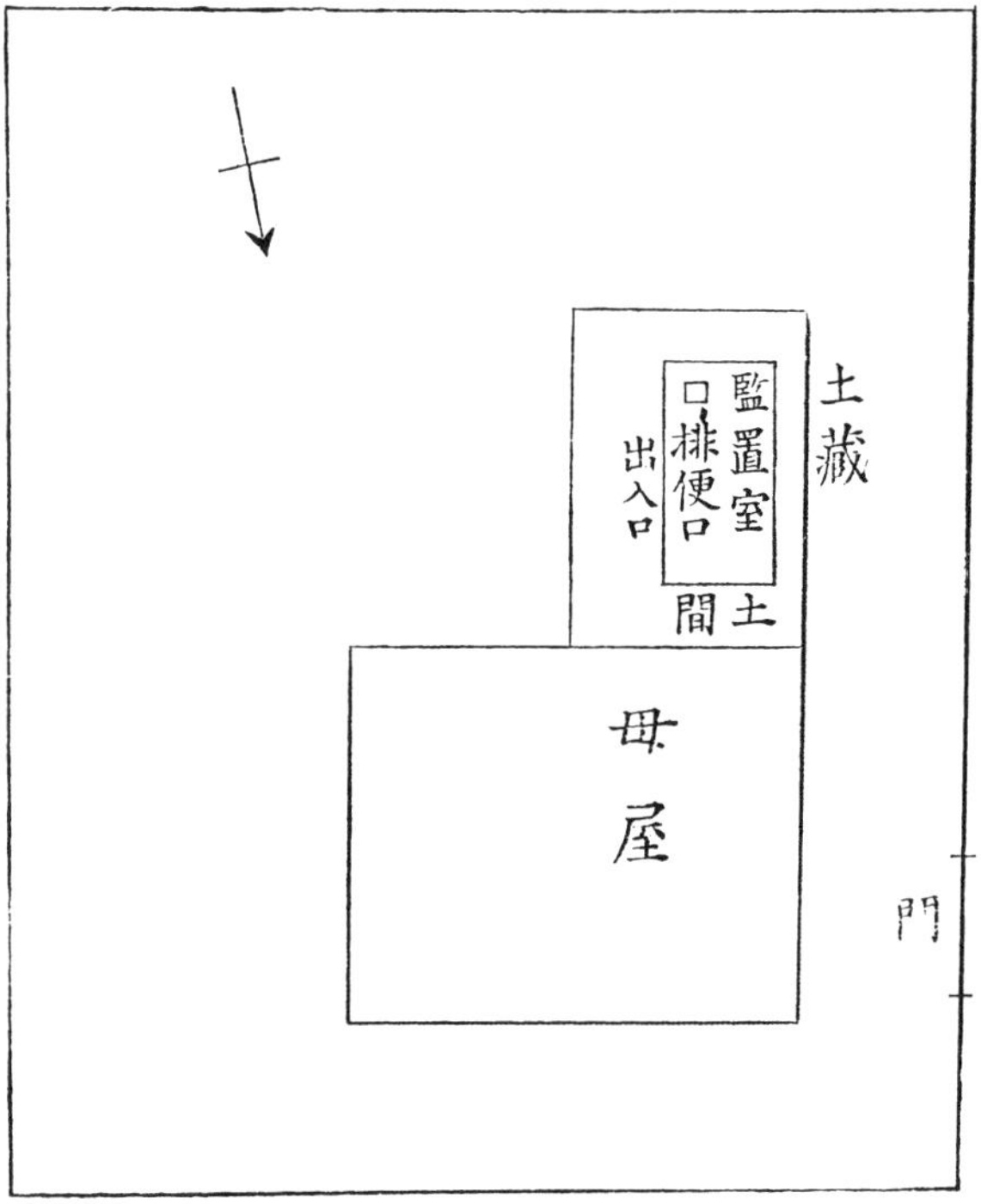

第三十例[66]

○○県○○市○島○町。○藤○次○。明治七年十一月四日生まれ。

【職業】元○○市役所書記。**【監護義務者】**兄。**【資産及び生活程度】**被監置者に資産はないが、監護義務者○藤○吉は、自宅家屋二十六坪（八五・八㎡）、この価格が千円と、他に現金二、三百円を貯蓄し、一家三名暮らしで飲食店を営む。一日の収入が七、八十銭あり、これで生活している。**【監置の日時】**明治三十三年八月十六日。**【監置の理由】**暴行をしたため。**【現在の病状】**時々沈静して穏和な者のようになるが、たちまち興奮して、独語し、舞踏する。[67]**【監置場所の模様】**物置の一隅を改造してこれに充て、間口一間（一・八m）、奥行一間（一・八m）、高さは床上から天井まで六尺八寸（二・〇六m）。構造は格子造りで、これに用いた杉丸太は、磨いてあるが粗末なものである。床は板張りで畳を敷いている。採光、換気は著しく不

66 ［視察場所］広島県（広島市か尾道市）［被監置者］男性、一八七四年生まれ、三十六歳［視察者］杉江董［視察年］一九一〇年（明治四十三年）——第三十例から第三十三例までは項目が「職業」から始まり、書き方が同じで、特に「監置場所の模様」という書き方が特徴的である。第三十二例に「大阪精神病院に入院し」とあるので場所が関西だとわかる。広島県の他に、岐阜県、三重県等も一応考えられるが、後ろの第五章を見ると、岐阜県視察時の杉江董はデータを残していない。三重県も同様である。よって本例は、杉江董が視察した広島県と推察できる。第五章第十二節の第十三表「被監置者の医療別」でも、広島県には入院歴がある監置者が一人いる。これが第三十二例か。広島県で視察の明治四十三年までに市となっていたのは、広島市、尾道市、呉市の三カ所である。呉市は一文字なので異なる。広島市中区に「白島（はくしま）北町」「白島（はくしま）中町」「吉島（よしじま）新町」という、間に「島」の入る三文字の町名がある。他に「因島（いんのしま）」という町名があるが、尾道市に編入されたのは二〇〇六年。

67 現在「ハンチントン病」と呼ばれる神経病は、かつて「ハンチントン舞踏病」と呼ばれていた。あたかも舞踏するような不随運動があるからだ。当時は神経内科も精神科が診ていた。舞踏病と似たような症状があったようだ。

都合とまでは言わないが、十分ではなく、特に採光は不十分である。便所は監置室から通える構造で、幅二尺（六〇cm）、長さ三尺（九〇cm）で、監置室に近接している。洗面所の設備はない。【家族の待遇】十年間も監置、看護をしているので、むしろ被監置者の死を望んでいるかのようだが、別に虐待はしていない。三度の食事は家族と同様のものを与えている。大小便は自ら便所に通うので、介助を要しない。屋外運動はなく、室内の掃除は一日もしくは二日ごとにしている。衣服の供給と洗濯は、患者に破衣の癖があるので、身体に纏《まと》うものがなくなった時に与えるという。沐浴は週二回を常としている。【医薬】発病当時は医師某を呼んで診察治療を託し、週一回もしくは二回服薬していたが、その後不治の病と診断されたため、全く服薬していない。【警察官の視察】毎月、巡査部長以上が一回、巡査が二回。

第三十一例68

〇〇県〇〇市〇〇町。保〇イ〇。明治四年正月三日生まれ。

【職業】無職。【監護義務者】妹。【資産及び生活の程度】被監置者も、監護義務者である空〇町坂〇の〇も資産はない。の〇は二人の幼児がいる寡婦で、日雇いで細々と生活し、ようやく育児しているありさまなので、実際には被監置者は、鷹〇町坂〇友〇（の〇の実母が嫁いだ家）の厄介になっているが、ここにも資産はなく、他人の畑の小作でようやく一家五名で生活しているので、他の親族の援助を受けて看護している。【監置の日時】明治四十年七月二十七日。【監置の理由】暴行するばかりでなく、風俗を乱したため。【現在の病状】大声をあげ、常に親族、他人を罵倒する。【監置場所の模様】物置の一方を改造してこれに充て、間口一間（一・八m）、奥行一間三尺（三・六m）。高さは床上から天井まで七尺（二・一m）。構造は杉丸太の格子造りとし、粗末なものである。床は板張りで、その上に一枚の畳を敷く。採光、換気はまあまあ良い。監置室内の一隅に便所がある、洗面所の設備はない。【家族の待遇】虐待するようなことはないが、むしろ被監置者が死ぬに越したことがないような観念があるように見受けられる。食事は家族と同様のものを取らせている。自ら排便するので介助を要しない。屋外運動はない。室内の掃除は、危険で容易に室内に入れないので、三日もしくは四日くらいごとにする。衣服の供給と洗濯はだいたい一カ月ごとに行い、夏期は十日くらいごとに行う。沐浴は、患者が沈静な時を見計らって週一度を常としている。【医薬】発病当時は医師某を呼んで診察を頼み、週に一日以上服薬したが、患者は服薬を好まず、また資力も続かなかったので、視察時には治療を受けていなかった。【警察官の視察】毎月巡査部長以上一回、巡査二回。

68 ［視察場所］広島県（広島市か尾道市）［被監置者］一八七一年生まれ、三十九歳［視察者］杉江董［視察年］一九一〇年（明治四十三年）。

第三十二例[69]
○○県○○市○町。○○蔵[70]。明治八年四月十六日生まれ。

【職業】乾物商。**【監護義務者】**妻。**【資産及び生活程度】**被監置者の資産は家屋、倉庫等六十坪（一九八㎡）余りを有し、時価三千円。他に山林六反（五九五〇㎡）、時価二、三百円くらいである。家屋は他人に貸し、一カ月の収入は十八円ある。他に青物市場の収入が一カ月に三円ある。家族は十五歳の長男をはじめとし、子どもが四人いる。他には別に収入がないとはいっても、生計は十分に成り立っている。監護義務者の妻、○まには資産がない。**【監置の日時】**明治四十年八月二十六日。**【監置の理由】**暴行をし、行方不明になったことがあるため。**【現在の病状】**大声で放歌し、舞い踊り、非常に秩序を乱す。**【監置場所の模様】**土蔵の一隅を改造してこれに充て、広さは間口一間（一・八m）、奥行九尺（二・七m）。高さは床上から天井まで七尺八寸（二・四m）。構造は、杉丸太を磨いたものを用い、まあまあ良い。床は板張りで畳を敷くが、畳は患者が常に破損するので粗末である。採光、換気はどうかと見ると、採光はやや不十分だが、その他は適当だと認められる。**【家族の待遇】**可能な限りのことはして、懇切丁寧に看護しているようだ。食物も家族と同様のものを常に与え、患者の好きなものを取らせ、間食として毎日菓子、果物を与えている。大小便は患者が自分で用を足している。屋外運動はない。室内の掃除は沈静状態を待って行い、多くは二日、もしくは三日ごとにする。患者が衣服を常に破棄するので、供給と洗濯は、衣服が破れて身に纏《まと》うのに用を足さなくなった時にこれを行うようにしている。沐浴は週一回が常だが、時によってはそれより多いこともある。本人は沐浴に応じず、強く勧めると危険な行為をなす。**【医薬】**本人は明治三十六年十二月の未詳日に大阪精神病院[71]に入院し、四十年八月までいたが、同院で不治の病と診断されたので自宅に連れ帰り[72]、当所で監置以来、医師某が主治医となっているが、この病には投薬しないので、他の病を併発しない限りは往診を求めたことはない。**【警察官の視察】**巡査部長以上が毎月一回、巡査が毎月二回。

第三十三例[73]

○○県○○市○○町○四○。博○○○太郎。明治十三年十二月八日生まれ。

【職業】無職。**【監護義務者】**父。**【資産及び生活程度】**監護義務者の資産は、動産五十円くらい、負債が約二百円ある。被監置者○太郎は無資産で、生活困難である。**【監置の日時】**明治四十三年五月十一日。**【監置の理由】**手当たり次第に器物を破壊し、家族に口論を持ちかけ、外出しては他人の留守宅に忍び込んで寝たり、時に無断で他人の物を持ち出したことがある。またやたらに火気をもてあそび、危険行為がた

69 ［視察場所］広島県（広島市か尾道市）［被監置者］男性、一八七五年生まれ、三十五歳［視察者］杉江董［視察年］一九一〇年（明治四十三年）。

70 雑誌版には「岸○蔵」とある。

71 大阪精神病院…一八八六年二月、山本洪輔が「私立回春病院附属大阪癲狂院」を創立する。一八八九年六月「大阪精神病院」と改称し、現在「山本病院」として残る。

72 入院はしたが、治る見込みがなく費用もかさむので、私宅監置した例も多かった。

73 ［視察場所］広島県（広島市か尾道市）［被監置者］一八八〇年生まれ、三十歳［視察者］杉江董［視察年］一九一〇年（明治四十三年）。

びたびなので、監置の必要を認めた。**【現在の病状】**静かなほうだが、時々乱暴することがある。**【監置場所の模様】**前回監置室として建設したものを修理したので、今回新築したものではない。本宅から二、三間（三・六m、五・四m）離れた小屋の一室で、広さは間口六尺（一・八m）、奥行六尺（一・八m）、高さ六尺五寸（二m）。構造は丸太の格子造りである。周囲に内部から板を張り、床は板張りで薄縁《うすべり》を敷き、室の西側下部左側に出入口を設け、常に錠を掛け、入浴その他必要な場合に開ける。また、その右側を格子造りとし、食物の出し入れに使っている。採光、換気は良好である。便所が設けられており、二日目くらいに他に運搬し、除去する。洗面所の設備はない。**【家族の待遇】**他例に照らし合わせて特別に不良な取り扱いをしているとは認められない。食事は米飯を一日三度、一日の量は六合くらいである。大小便は患者が自ら始末するので介助を要しない。戸外運動はないが、室内で毎日自分で適当な運動をする。室内の掃除は毎日自分でする。衣服の供給と洗濯は、汚れた時に実母が洗濯、供給し、寝具等も与えている。沐浴は三日目くらいに連れ出して行わせる。**【医薬】**医師某がいるが、最近診察を頼むことはない。病者は服薬していない。**【警察官の視察】**警察官が週に二回くらい視察する。

第三十四例[74]
○○県○○郡宮○村。○川○市。明治十年九月三日生まれ。

【職業】農業。**【監護義務者】**父。**【資産及び生活程度】**病者は無資産で、義務者も資産はない。家族は五、六百円の資産を有し、生計は困難ではない。【監置の日時】明治三十五年八月十日。【監置の理由】米国に出稼ぎ中同地で発病し[75]、暴行をして送還された。【病状】大声で放歌する。【監置の場所】納屋内。【監置室】広さは、幅一間半（二・七m）、長さ一間半（二・七m）。高さは六尺二寸（一・九m）。構造は丸木の格子造りで、床は板を敷き詰め、敷物はないが、構造は良好である。採光、換気は良い。便所は監置室内に設備してあるが、洗面所はない。【家族の待遇】良いほうで、三度の食事も普通の食物を与え、時々間食として煎り豆等を与える。大小便は患者が自分でするが、時としては室内にすることもある。屋外運動はない。室内の掃除は時々する。衣類や寝具は供給するが、患者が二、三日ですぐに引き破る。また寒い時には服の他に毛布を与えるが、これも二、三日で引き破ってしまう。沐浴は、夏期は一カ月に五、六度するが、他の時は行わない。【医薬】目下、医師の診察はない。【警察官の視察】一カ月に一回、警察官が臨検する。

第三十五例[76]

○○県○○郡観○村。土○嘉○郎。明治五年八月二十六日生まれ。

【職業】農業。【監護義務者】実父。【資産及び生活程度】義務者の資産は二千三百円くらいあり、裕福である。

74 〔被監置者〕男性、一八七七年生まれ——第三十四、三十五、六十七、六十八例は書き方が同じで共通の視察者と考えられる。

75 一九〇〇‐〇七年の米国は自由移民時代で、行く人が多かった。

76 〔被監置者〕男性、一八七二年生まれ。

【監置の日時】明治三十七年五月六日。**【監置の理由】**暴行。**【病状】**大声で放歌したり、乱暴する。**【監置の場所】**居宅とは別の建物内。**【監置室】**広さは、間口一間半（二・七m）、奥行一間（一・八m）。高さは九尺（二・七m）。構造は丸木の格子造りで、周囲は粗製の松板。床は板である。採光、換気は良く、便所の設備はあるが、洗面所の備えはない。**【家族の待遇】**良い。大小便の介助は、義務者が時々行う。三度の食事は常に米か麦飯である。屋外運動はしない。室内の掃除は時々行うが、行き届かない状態である。衣類を与えても患者は着用しない。患者の沐浴は、兄弟が二、三人集まって一カ月に二回くらいさせる。**【医薬】**診察を受けていない。**【警察官の視察】**一カ月に一回警察官が臨検する。

丙〈不良なもの〉

第三十六例[1]

○○県○○○郡膝○村。桶職、○木○太郎。文久元年生まれ（五十歳）。

【資産】赤貧。【監置室】納穀小屋の一部分に、一間（一・八m）に九尺（二・七m）の室を造り、二方は土壁、二方は五寸（一五cm）の角材を密に並べ、内側から板を張る。前方にわずかに板のない部分と後方上部とに各一つずつ小窓がある。しかし室内は日中でも暗黒で、外部から室内の物を見ることはできない。床は低く、ほとんど地面に接していて、室内は湿潤で、換気も大変不良である。【家族の待遇】室内に畳も蓆《むしろ》もなく、垢脂《あかあぶら》に汚れ果てた薄蒲団が一枚と、藁屑《わらくず》がある。食物は、患家が赤貧のため、粗悪なようだ。被監置者は二年間で沐浴をしたのはわずかに一回で、室内の掃除も行われていない。【病状】藁《わら》仕事の作業に従事する。犯罪の危険はないが、やたらに物を買おうとし、外出排徊して他人を脅すことがある。前記のように入浴しないので、垢だらけの顔で、頭髪はぼうぼうだ。【家族】患者の両親は七十歳余りの老体で一家を支え、患者と患者の子七人を養っている。【祈願】薬品を用いず、弁財天[2]を信心している。○○○郡○○村○戸[3]の第六天[4]に、月参りの祈願をすること一年余り（軒には、その祈祷の標の面の額を掲げている）。神棚には、不倒翁《ふとうおう》[5]の形に作った玩具の狐数個を並べ、鴨居には呪符《じゅふ》を十種類余り貼っている。

1 「視察場所」埼玉県北足立郡膝折村・現朝霞市「被監置者」男性、一八六一年生まれ「視察者」木村男也「視察年」一九一一年（明治四十四年）——雑誌版には「北○○郡」とあるので一致する。埼玉県の川越街道沿いにあり、膝折町として地名が残る。木村は「警察官の視察」等には興味がなかったようで、書いていない。他の視察者よりも視察項目が粗く、「監置の日時」さえ書いていないこともある。

2 弁財天…現在も宇賀弁財天社（埼玉県朝霞市根岸台）がある。

3 埼玉県さいたま市岩槻区大戸一七五二に「武蔵第六天神社」が現存するので、○戸は大戸かと思われる。武蔵第六天神社は現在も特殊信仰として、耳病・頭痛等の病に霊験あらたかとされている。当時は精神病も効能の中に入れていたのかもしれない。諸願成就の御神札を出していて、家の内側に貼る習慣がある。社殿内にある御神木をさすり、身体の悪い所をさすれば、病が治るとの信仰もある。朝霞市から神社まで約二二kmなので、当時の健脚な人だとちょうど日帰り範囲内。

4 第六天…第六天魔王（他化自在天ともいう）を祀る神社だが、明治の神仏分離の際、多くの第六天神社が社名から神世七代の第六代の面足命・惶根命（オモダル・アヤカシコネ）に祭神を変更した。

5 不倒翁…起き上がり小法師（こぼし）。

第三十七例[6]

○○県○○○郡滕○村。農業、○澤○ラ（四十七歳）。

前例、○木○太郎の妹である。**【資産】**下等である。**【監置室】**納穀小屋の一部を利用したものである。二方は破れ壁で、二方は格子造りである。床には汚い蓆《むしろ》を敷き、破れ畳が一枚あるのみで、悪臭が激しい。床ははなはだ低く、湿潤している。**【家族の待遇】**過去に、病婦は○澤に嫁いで二子を挙げる。夫は、その頃無頼漢のような生活を送り、賭博を好み、牛馬の仲買をし、着実な正業には就かなかった。家計は豊かではないのに妾をつくり、家庭に波風が絶えなかった。そのため、本患者が発病当初に少し凶暴になった際には、家族と患者は互いに暴力に暴力で報いる状態がとどまるところを知らなかった。初め、患者の夫と妾と夫の弟が集まって、患者を約五日間蒲団蒸しにした。次に妊娠中の病婦を裸にし、長さ二尺一寸七分（六五cm）の鉄鎖で腹部をきつく縛って錠で留め、さらに後方で鉄鎖に錠を掛け、これを他の鉄鎖で柱につないだ状態で、病婦を殴り懲らしめた（家族の陳述によれば、病婦は初め、腹部の鉄鎖すら切断したという。視察当時にもその瘢痕を残していた）。十二日間このように鎖をし、後に監置室に移したという[7]（視察者は参考のため、この鉄鎖を持ち帰った）。現在、食物を与える際には、格子戸の前の木の株を台として、その上に陶器の鉢を置き、これに三回の食事を移して与える。病婦は室内から椀で汲み取って食べる（田舎で牛馬に飼料を与える方法と全く同じ）。食物は質、量ともに不十分である。病婦には実子（男）が二人いるが、このような家庭なので、思いやりはない。室内の掃除は病婦が自分でするが、沐浴は一年にわずか一回、あるいは二回だけである。**【被監置者の病状】**病婦は大声で家族をののしり、家族も病者をあざけり、極めて冷たく接している。**【医薬】**なし。

第三十八例[8]

○○県○○○郡○○村○丸九○六番地[9]、農業、矢○○郎○衛門。二十四歳。

【資産】下等。**【監置の日時】**明治四十三年二月。**【監置室】**一棟の小屋を別に造る。室の広さは二間（三・六m）に二間半（四・六m）で、三方は板囲いで、その上部を少し開放し、前面は格子造りにしている。床の高さは一尺四、五寸（四二cm、四五cm）ある。床の上に藁《わら》を敷き、蓆を置く。便所は床に穴を開けたものである。**【家族の待遇】**患者は一度も沐浴したことがない。衣服、寝具等から発する悪臭が実にはなはだしい。**【被監置者の病状】**患者は発汗が非常に激しく、皮膚が常に湿潤している（あたかもバセドウ氏病患者の皮膚を見るようだ）。堅く縛られて[10]、摩擦されている箇所の皮膚は剥離して化膿し、そのため視察時にも、わき腹の前部、

6　［視察場所］埼玉県北足立郡膝折村・現朝霞市［被監置者］女性、一八六四年生まれ［視察者］木村男也［視察年］一九一一年（明治四十四年）。

7　この症例のように、布団蒸し、鉄鎖等による不当な拘束が多かった。警察は精神病者監護法をもって第三十七例の家族に監置室を造り食事を与えることを指導した。この冊子版全体で拘束の報告は、第五章第十一節「家族の待遇」に書かれているように七例しかない。精神病者監護法は、拘束に対しては抑止力があったと考えることができる。

8　［視察場所］埼玉県北足立郡［被監置者］男性、一八八七年生まれ［視察者］木村男也［視察年］一九一一年（明治四十四年）。

9　雑誌版には「北○○郡」とある。

10　第三十八例は、第五章第十一節で「監置室が建造されるまで十二日間、患者の両腕両足を布片できつく縛ったため、当該部の皮膚は剥離し、化膿して傷跡が残っていた」と説明がある。

腕の親指側（橈骨側）に、それぞれ二銭銅貨大の瘢痕を見た。なお、その他の身体症状としては、顔の形と顔面骨格の異状が著明で、下あごの尖端が小さく、両側の下顎骨が左右に非常に張り出ており、頬骨も左右に張り、しかも前額骨は非常に幅が狭く、耳介《じかい》は奇形で把柄耳《はへい》[11]である。また、四肢の振戦が著明である。脈拍は小さく、頻脈である。顔面骨格は、下顎骨角で計った横径が最大で、左右の頬骨で計ったものがこれに次ぐ。病気の初期には、怔忡《せいちゅう》[12]、苦悶があったという。**【医薬】**受けていない。

第三十九例[13]

○○県○○○○郡上○村○尾。農業、清○清○。三十二歳。

【資産】中流の下。**【発病】**十四歳の時。**【監置の日時】**明治四十四年一月。**【監置室】**納穀小屋の一部を用いる。床は比較的高く、通風、採光とも良い。これは家族が室の建設に際して衛生学的に調査したためではなく、家屋の便宜上このような室を造るに至った。床に蓆《むしろ》が敷いてあるだけで、その他には畳、蒲団、蚊帳等はない。**【家族の待遇】**入室以来いまだ一回も沐浴をしたことがなく、室内の掃除をしたこともない。便所は床に穴を開けた。食物は不足するほどではないが、中流以上の資産があったものだが、患者の看護、医薬、禁厭《きんえん》等にその大半を消費し尽くし、視察時においては十分な手当てをしているとはいえなかった。**【医薬、民間薬、迷信】**家族は病気の初期には医療に手を尽くし、入院させたことがある。その他、（イ）初め狐憑きだとして、患者に知らせずに、突然後方から太刀の峰打ちをしたことがある。後には、斧の背で腰を数回打ったことがある（実父が行った）。（ロ）薬種屋《やくしゅや》[14]で、「センダンコウジ」（穿山甲《せんざんこう》[15]の誤りか）という粉薬を買って飲ませたことがある。（ハ）ミョウガの古根をおろして飲ませたが、いくらでも平気で飲んだ。（ニ）巫女によれば、墓地にある椿に似た木の葉を煎じて飲ませれば治るというので、その木を探しているが、いまだに発見できないという。（ホ）三ツ峯神社に連れていき参籠させた。家に帰ってから、患者は薮に隠れて木の枝や藁屑《わらくず》等を集めて、一見獣の巣を想像させるようなものを作って入り込み、家族も少しの間、そのままにしておいた。（ヘ）五月の節句に菖蒲《しょうぶ》と草餅を食べさせたが、少しも効果がなかった。（ト）三ツ峯神社の、一年間御利益がある御札（奉納金の多少で御利益の有効期限に長短がある御分体を出す）を家屋の後ろの小さな祠《ほこら》に祀《まつ》り、毎年一回新しいものを受けてくる。

第四十例[16]

○○県○○郡○○町○字野○○二番地。農業兼植木職、柳○ソ○。四十三歳。

11 把柄…器物の取っ手、握る部分。把柄耳とは耳がその形に似ていたという意味になるが、現在は使われない表現だ。

12 怔忡…精神的要素で脈拍が早くなる状態。

13 ［視察場所］埼玉県北足立郡上平（かみひら）村・現上尾市 ［被監置者］男性、一八七九生まれ ［視察者］木村男也 ［視察年］一九一一年（明治四十四年）——北足立郡には上尾もあるが、一八八三年に鉄道が敷かれ、早くから「上尾町」になっていたので違う。

14 薬種屋…漢方薬屋、薬屋。

15 穿山甲…漢方薬として使われた。二七一頁のコラム参照。

16 ［視察場所］埼玉県［被監置者］男性、一八六八年生まれ［視察者］木村男也［視察年］一九一一年（明治四十四年）。

【資産】中等。【監置室】薪《たきぎ》小屋の一部に造る。二方は土壁で、杉の丸太を二寸（六㎝）間隔くらいに密に並べた。そのため室内は非常に暗く、陰湿である。また床が低く、特に室に相当する部分だけは地面を掘り下げてある。室内に便所を造る。【家族の待遇】室内には汚い畳がある。蚊帳、蒲団等を与えている。監置の初めには、非常に小さな室に入れて、わずかに身体が入れられるだけだったので、被監置者は室内で直立できなかった。かつ、室内にはわずか畳一枚が敷けるだけだったので、警察署から注意を受け、現在のありさまに改めた。[17]【被監置者の病状】監置の初め、室の内面から釘が打ってあったが、大工すら抜きにくい釘一本を抜き取って、周囲およそ七寸（二一㎝）くらいの杉の丸太一本を切断して見事脱出[18]したという。

第四十一例[19]

〇〇県〇〇郡〇〇村〇字東〇。農業。島〇字〇。五十二歳。

【資産】中等。【監置室】穀物小屋の南端に庇《ひさし》を懸け添えて造る。便所は室内にあって、戸の付いた厠《かわや》室を造る。畳はあるが汚れ腐って、衣服もまた脂垢《あぶらあか》にまみれて泥土を塗ったようだ。採光と防寒は良いが、悪臭がはなはだしい。【家族の待遇】室内に書籍等を入れ、与えている。【祈祷】初期には狐憑きとして、それを祓《はら》い落とそうと盛んに祈祷《きとう》を行った。

第四十二例[20]

○○県○○郡○○町○字熊○。松○定○。二十七歳。

【資産】中流の下。**【監置室】**長屋造りの家なので、その一部に庇を懸け添えて造ったものである。一方だけ格子造りとし、その内側に障子を入れている。他の三方はすべて板囲いである。室内には蓆《むしろ》を敷き、蒲団等は与えているが、夏日が差し込み、かつ換気が悪く、はなはだしく不潔である。**【医薬・迷信】**（イ）初めは医療を受けたが、効果がなかった。（ロ）易者と神官に病気の見立てを問うと、仏の祟《たた》りはないが、住宅の続きに裁縫教習室を造り（被監置者の姉は裁縫教師である）、かつ家の方向を変えたことがあり、その土地は産土神祠《うぶすながみのほこら》[21]の地続きだった。またさらに井戸を浚渫《しゅんせつ》[22]したことがあった。この二つの祟りで病気になったという。よってその対処や祈祷等を受けた。（ハ）墓場から、人骨も混じっていると思われる土塊を取ってきて、煎じて飲ませたことがある。

17 最初の監置室が法律の規格よりかなり小さく、室内で直立できなかった。そのため警察の指導で地面を掘り下げて法律の規格に合わせた。第五章第九節「監置室」の「床下の高さ」の文中で「室内が湿潤」例の一つに挙がっている。

18 入口がなかった可能性もある。

19 ［視察場所］埼玉県［被監置者］一八五九年生まれ［視察者］木村男也［視察年］一九一一年（明治四十四年）。

20 ［視察場所］埼玉県［被監置者］一八八四年生まれ［視察者］木村男也［視察年］一九一一年（明治四十四年）――熊谷駅のそばに「熊谷市久下字熊久」という地名が現存する。その場合は「大里郡熊谷町」となる。他にも埼玉県には「熊」が付く地名（飯能市大字川寺字熊阪）がある。

21 産土神祠…生まれた土地を守護する神。氏神。鎮守の神。

22 浚渫…底をさらって深くすること。現在でも川で行われている。

第四十三例[23]

○○○県[24]○○○○町○町○丁目○百○十二番地。仁○義○。

第四十三例寫眞(第二十三號)

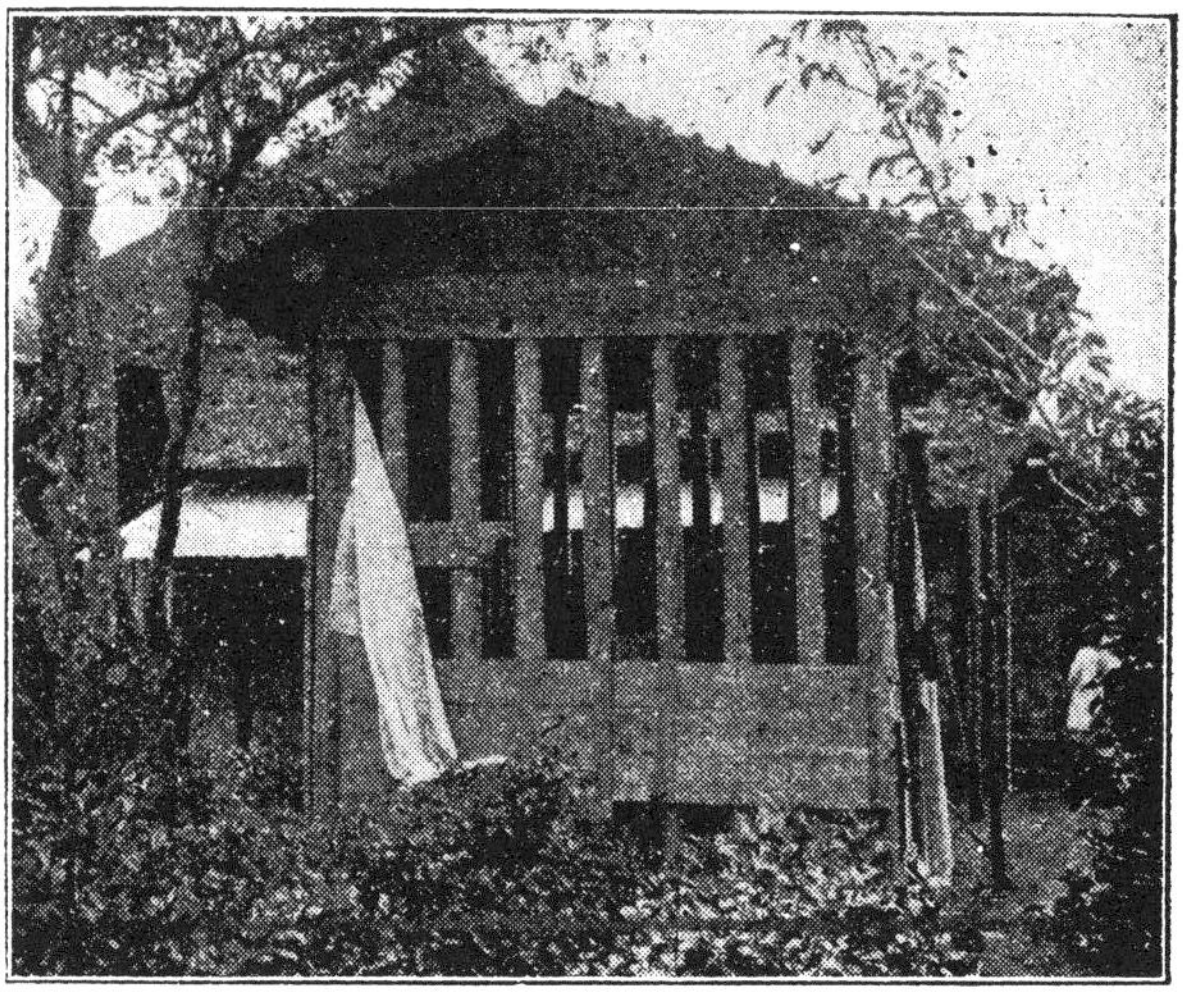

【資産】下の中等。【監置の日時】明治四十二年八月。【監置室】居宅の前に別の建物を造ったもので、一坪（三・三㎡）の広さがある。杉の丸太を四方に巡らし柵を造り、各丸太の間隔は約五寸（一五cm）ある。その下部に、二尺（六〇cm）ほどの高さの腰板を張る。屋根は板葺《ぶ》きである。建物に破損した箇所があるが、修繕していない。防寒の面では、大変な欠点である。

第四十四例[25]

○○県○○郡茂○町。女工、飛○○○ち。[26] **明治十五年三月生まれ。**

【監護義務者】患者の継父○吉で、車夫を業とする。家屋等、価格にして八百円くらいの資産を有する。【発病】患者は東○道○山[27]で女工をしていた者だが、大正元年四月[28]から発病した。【監置の理由】乱暴をなし、

23 ［視察場所］神奈川県［視察者］橋健行［視察年］一九一〇年（明治四十三年）。

24 伏せ字の○が三つあるので、神奈川県とわかる。視察県で三文字は神奈川県のみ。氏家信の記録「精神病側面史・十七回」によると、神奈川県の担当の橋健行は、軍医として入隊中だった。そのため長期間にわたる調査は難しい状況だった。第五章でも、橋の担当の神奈川県は、第一表「被監置者の男女別」にしか出てこない。神奈川県は三文字の地名が多いので町の名前は特定できない。軍医なので軍港で有名な「横須賀」も考えられるが、一九〇七年（明治四十年）二月十五日に市制施行しているので違う。

25 ［視察場所］三重県［被監置者］女性、一八八二年生まれ、三十四歳［視察者］谷口本事［視察年］一九一六年（大正五年）。

26 雑誌版には氏名が「飛○間○ち」とある。

27 東海道で「山」が下に付く宿場町は三重県の「亀山」宿と滋賀県の「土山」宿のみ。実際、本人が発病した大正元年以降の関西の視察は、岐阜県と三重県のみ。そのため本例は、大正五年視察の三重県と考えられる。

28 「大正元年四月」とあるが、本来「大正元年」は七月三十日から。それ以前は「明治四十五年」とするのが正式なはずだが。

戸外を徘徊する等の危険な症状があったため、同年八月監置した。**【監置室】**独立した建物で、南北八尺（二・四m）、東西九尺（二・七m）、床下二尺（六〇cm）、床上は七尺（二・一m）ある。床は板張りで蓆《むしろ》を敷き、西北隅に排便口がある。北側は板張りで、東側は床上二尺（六〇cm）の位置から横貫をもって窓にしている。西側も床上二尺（六〇cm）まで板張りとし、すぐ上部の二尺（六〇cm）を窓とし、これに鉄格子を張り、板戸を備えている。その上部もまた板張りで、長さ四尺（一・二m）の庇《ひさし》が出ている。南側は、東寄り三尺（九〇cm）を板張りとし、その他は三寸（九cm）角材を二寸五分（七・五cm）間隔で並べ、横貫三本を入れ、その東端の、幅二尺五寸（七五cm）、高さ四尺五寸（一・四m）を入口として、同構造の扉がある。**【被監置者の病状】**患者の栄養状態は中等度で、入浴しない日も身体を拭くので不潔ではない。月経時に興奮することがある他は静かだという。**【医薬】**受けていない。

第四十四例附圖(第二十五號)

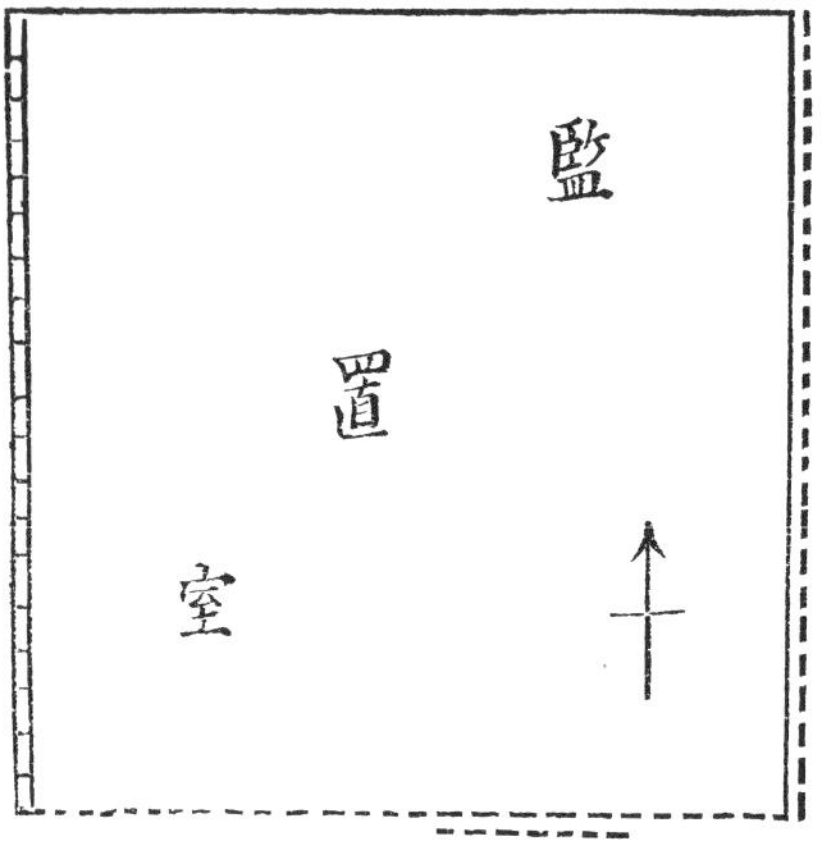

第四十四例寫眞(第二十四號)

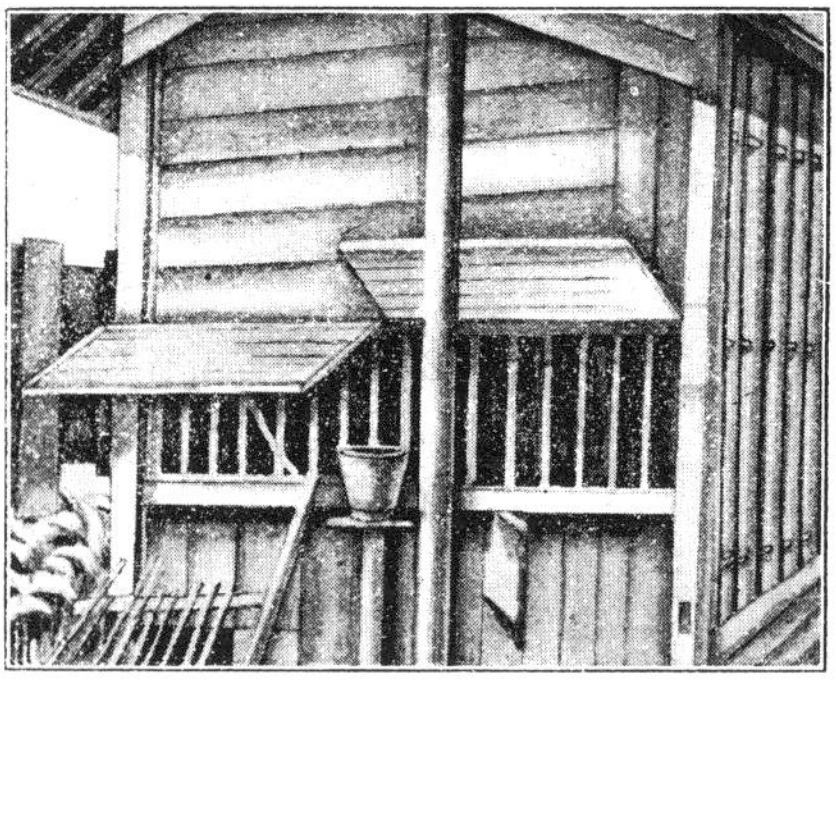

第四十五例[29]

○○県○○郡千○村○字○柳。農業、根○文○。明治七年二月生まれ。

【監置の理由及び日時】患者は好訴性妄想があり、あちこちを徘徊するため、明治三十四年以来監置する。【監置室】母屋から五、六間（九～一一m）隔てられた米倉の西北隅、長さ九尺（二・七m）、幅六尺（一・八m）を区切って板張りとし、その内側に二寸（六cm）角材を立てたもので、床は板張りで、破れた茣蓙《ござ》を敷き、床上は高さ七尺（二・一m）ある。天井も板張りである。西側の上部、高さ二尺（六〇cm）は格子窓で、日除けのために外に葦簾《よしすだれ》[30]を垂らしている。南側の東寄り三尺（九〇cm）には格子戸があるが、患者がたびたび破壊したものを修理したということで、とてもひどい状態だが、採光、換気は不良ではない。【被監置者の病状】視察当時や近頃においては鎮静したというが、なお妄想の断片的痕跡を耳にした。栄養状態は良好ではなく、顔面は蒼白である。【家族の待遇】入浴は一カ月に一回くらいで、家族以外の人に頼んで行ってもらう。洗濯は一週間に一回くらい行っているという。監置室の設備は、家族の生活程度に比べると著しく粗悪で、患者に対する態度は全般に冷酷に思われた。【医薬】主治医はない。【警察官の視察】時々あるだけである。【監護義務者】父、○八。【資産】父は、地価千五百円程度の資産を有する農家である。

29 ［視察場所］千葉県（千葉郡千城村・現千葉市）か（安房郡千歳村・現南房総市）か（夷隅（いすみ）郡千町村・現いすみ市）［被監置者］一八七四年生まれ、三十九歳 ［視察者］中村隆治 ［視察年］一九一三年（大正二年）。

30 葦簾…葦簀（よしず）と同じ。人目や日差しを遮るために使う。ヨシの茎を編んで作る。

第四十五例附圖(第二十六號)

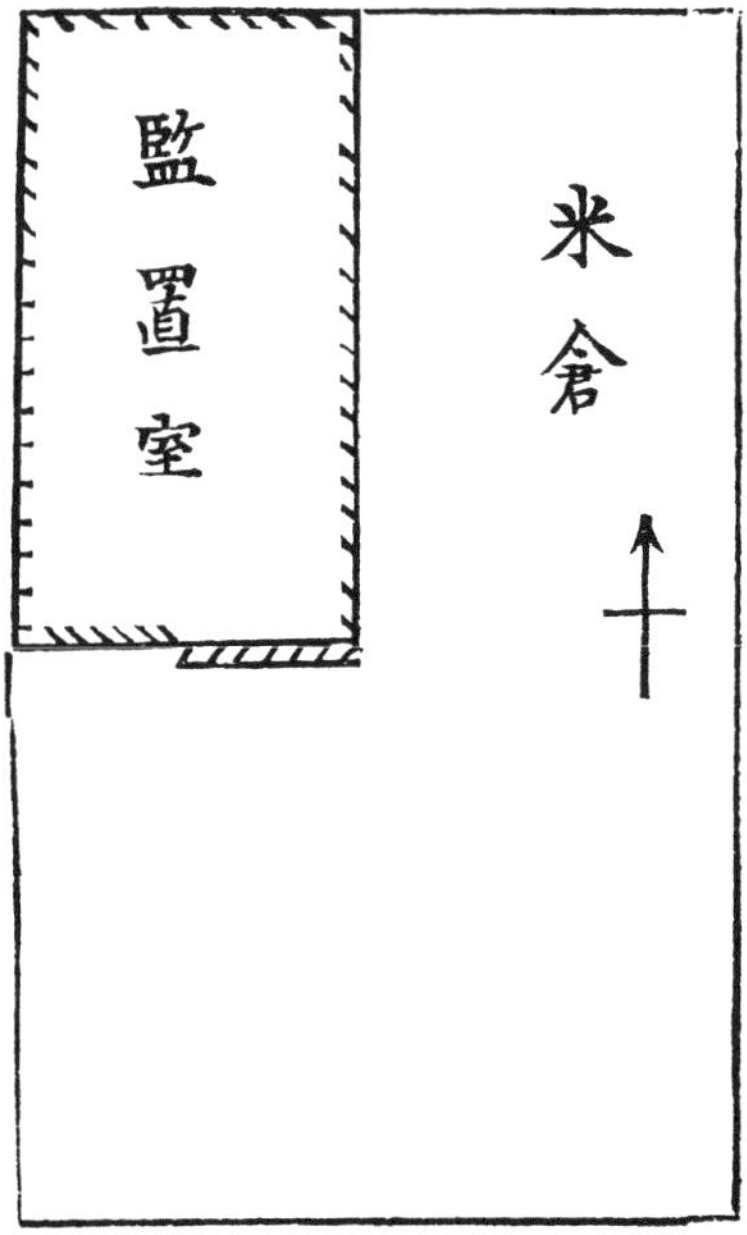

第四十五例寫眞(第二十五號)

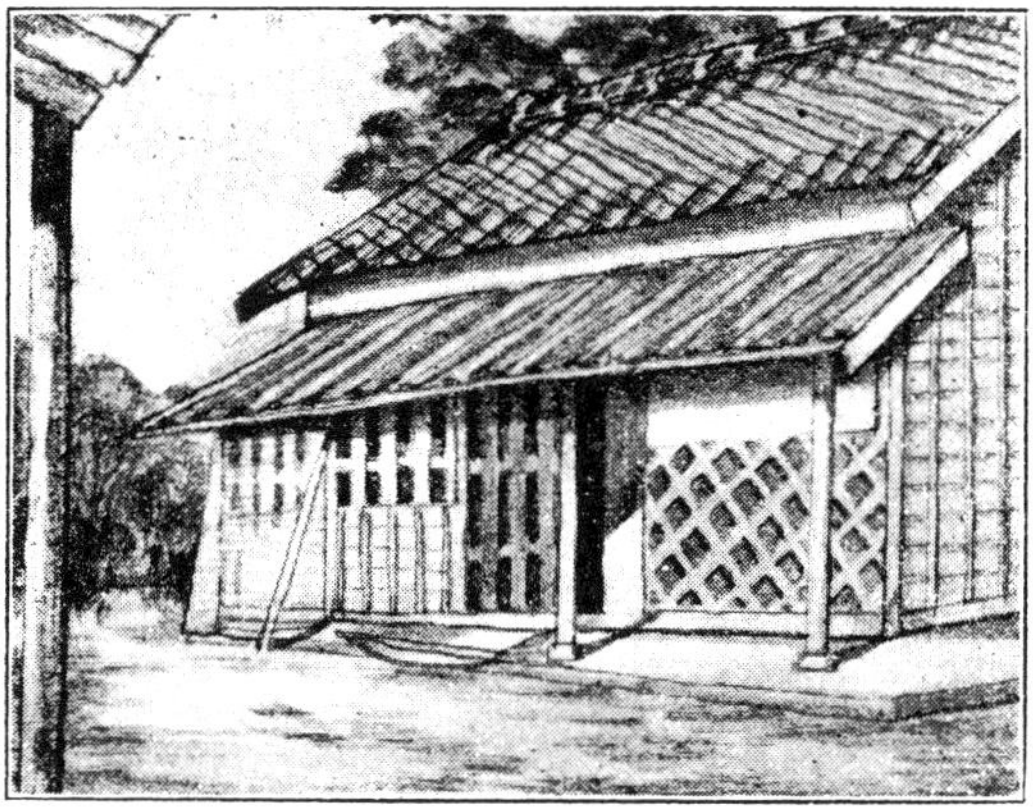

第四十六例[31]

○○県○○○郡○○町寒○三○三○地。小使《こづかい》[32]、○田長○衛。文政十二年生まれ[33]。

【監護義務者】患者の跡取りで、戸主である○田○蔵。**【資産】**資産と呼べるものはなく、町役場の使丁《してい》として生活している。**【監置の日時】**明治三十三年から。**【監置の理由】**家族に毒殺されるとの妄想があり、そのために妻子を切り付けようとし、かつ凶器を所持してあちこちを徘徊したためだという。**【監置の場所】**住宅の一室。**【監置室】**粗末な板葺《ぶ》きの住宅の東南隅の一室を改造したもので、間口六尺（一・八m）、奥行九尺（二・七m）ある。南側の東方三尺（九〇cm）は二寸（六cm）角材の三寸（九cm）間隔の格子である。東側の中央上部に幅三尺（九〇cm）、高さ一尺（三〇cm）の格子窓がある。西側奥の三尺（九〇cm）の上半分は二寸（六cm）角材の二[34]間隔の格子で、下半分は板の扉である。これによって家族の住宅とつながっている。その他の四壁は板張りである。床は高さ一尺（三〇cm）で、板敷きである。以前は畳を敷いていたが、不潔になったため撤去したという。採光、換気は十分なようだ。東北隅に小さな排便口がある。**【被監置者】**

31　［視察場所］千葉県東葛飾郡［被監置者］男性、一八二九年生まれ、八十五歳［視察者］中村隆治［視察年］一九一三年（大正二年）——年齢を単純に引き算で計算すると八十四歳になるが、第五章第三節「年齢」で八十五歳と明記してある。明治に入り西暦に変えた時に誤差が生じたのだろう。なお、当時千葉県に存在した三文字の郡は「東葛飾郡」のみ。そこには行徳町、船橋町、八幡町、市川町、松戸町、小金町、流山町、野田町、関宿町があった。参考だが、郡の伏せ字が二文字ならば、「千葉郡千葉町寒川」という地名が最も近い。

32　小使も使丁も、用務員という意味。

33　最高齢なので、第五章第三節の第二表「視察時における被監置者の年齢別」により、これが千葉県の症例だとわかる。

34　この部分に単位表記が抜けているため、格子の間隔がどれくらいだったのかは不明。

の病状】 監置後も妄想があり、時々興奮状態を呈したが、大正二年に入ってからはかなり鎮静化し、ただ呆然としてほとんど寝ているという。視察当時、被監護者は室の中央の蒲団で寝ていて、心身ともに著しい衰弱状態であった。**【家族の待遇】** 住宅との連絡口は自由に開放され[35]、家族は常に監置室に出入りして介抱している。患者に対する態度は普通一般に見かけるようなものではなく、懇切丁寧を尽くしたものである。入浴は一カ月に三回くらいさせるという。**【警察官の視察】** 一カ月に六回。**【医薬】** 警察医が、月に二、三回診察するという。

第四十六例附圖(第二十七號)

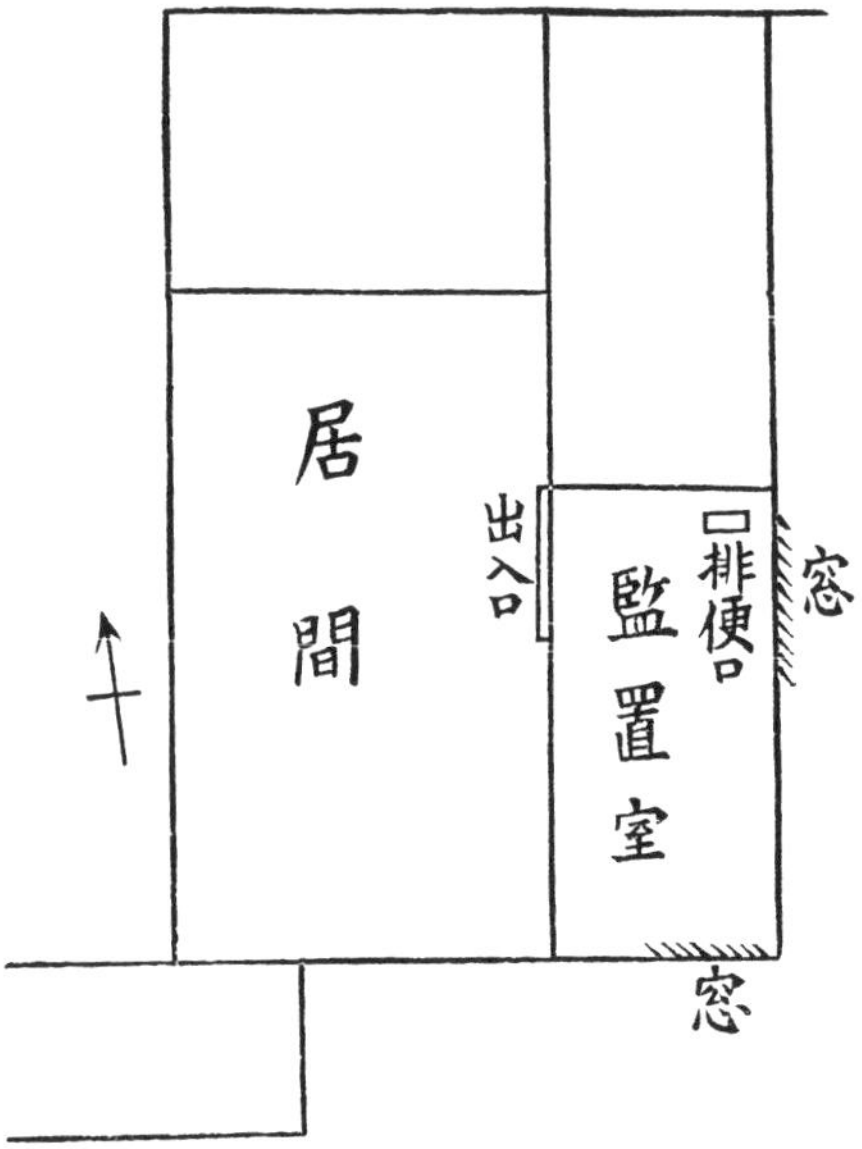

第四十六例寫眞(第二十六號)

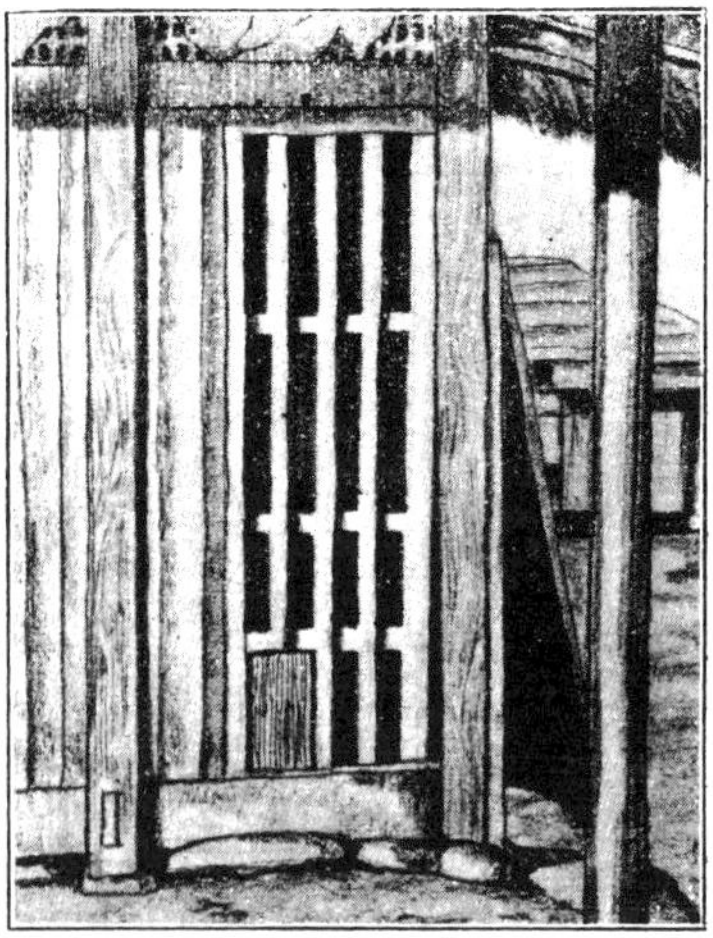

第四十七例[36]
○○県○○郡大○町。農業、瀧○松○郎。六十二年。

【監護義務者】養子、瀧○亀○。**【資産】**監護義務者は、居住する家屋の他に、ごくわずかの土地を所有する農夫である。**【監置の日時】**本被監置者は、かつて監置されたことがある。以来病気の盛衰に応じて二回監置を解除されたが、明治四十五年三月、三回目の監置を受けたものだという。**【監置室】**母屋の一隅から、幅六尺（一・八m）、長さ一丈（三m）を増築したものである。その北と西側は板張りで、南側も板張りだが、東寄り三尺（九〇cm）の上半分は窓で、東側全部とともに、三寸（九cm）角材を二寸（六cm）間隔に立てて格子にしている。なお、東側の中央には一本の横貫を入れ、この側の北の端の下部に幅二尺

第四十七例附圖(第二十八號)

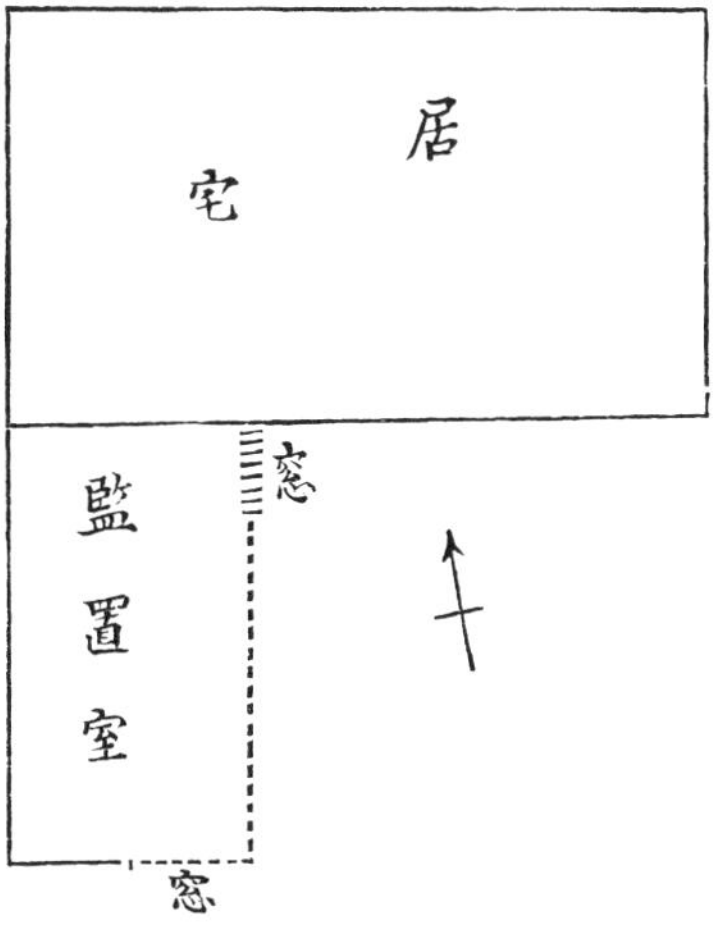

35 症状に合わせてだが、鍵を掛けていない開放例の報告が意外と多い。

36 ［視察場所］千葉県（夷隅郡大原町・現いすみ市）か（印旛郡大森町・現印西市）か（山武郡大網町・現大網白里町）［被監置者］男性、一八五一年生まれ、六十二歳［視察者］中村隆治［視察年］一九一三年（大正二年）。

（六〇㎝）、高さ三尺（九〇㎝）の入口を備え、同じ格子の扉を付けている。天井は高さ八尺（二・四m）から五尺（一・五m）へ傾斜し、床は板張りの上に蓆《むしろ》を敷き、床下は一尺（三〇㎝）ある。採光、換気は十分である。この監置室は、十四年前に設けたものである。**【病状】**視察時には病的症状は認められなかった。患者自らも軽快していることはわかっているが、再び発病して他に害を及ぼすことを恐れて、進んで監置されているという。よってだいたいの生活の仕方は健康人と変わらない。日常、藁《わら》仕事その他の手助けをしているという。**【家族の待遇】**沐浴、洗濯等はしばしば行われており、病者に対する待遇は良好である。**【警察官の視察】**一カ月に二、三回。

第四十七例寫眞(第二十七號)

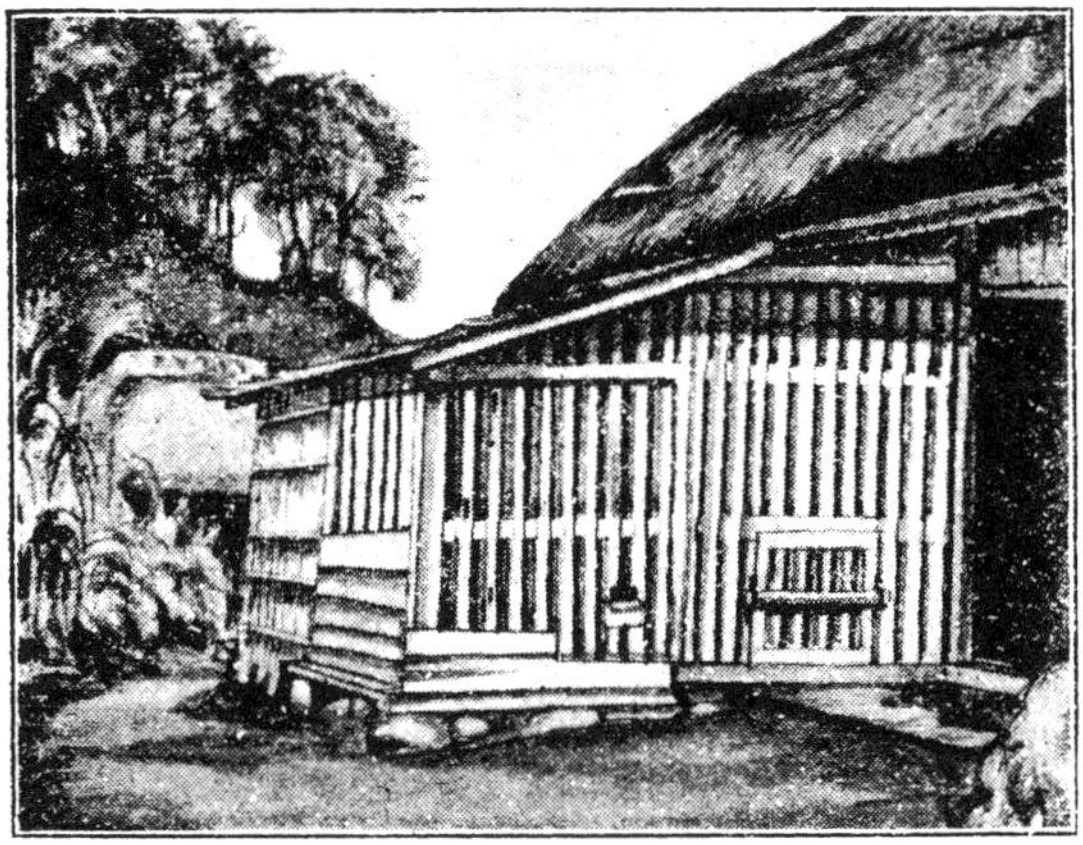

第四十八例[37]

○○県○○郡○○町千○寺一○六○番地。農業、畑○○太○。明治九年八月生まれ。

【監護義務者】 父、○次郎は、その地方において中流以上の農家である。地租およそ五十円を納めている。**【監置の理由及び日時】** 妻に対する嫉妬妄想で、患者が妻を傷つけようとしたため監置した。一時、東京市内の某精神病院に入院させたが、治癒しなかったので、明治三十六年中に私宅監置の許可を受けた。**【監置室】** 義務者の住宅の背後に母屋から増築したもので、間口九尺（二・七m）、奥行六尺（一・八m）ある。床下はほぼ一尺五寸（四五cm）、床から天井まではほぼ七尺（二・一m）ある。南側は壁で母屋と隔てられ、北側は西寄り六尺（一・八m）が板張りで、東寄り三尺（九〇cm）が入口で、高さ六尺（一・八m）の強固な板戸が備わっている。東側の上半分は窓で、二寸（六cm）角材を三寸（九cm）間隔の格子にしていて、その外に板戸を備え、下半分は板張りである。なお、南寄り三尺（九〇cm）の上部一尺（三〇cm）くらいは、板を張らないで小窓となっている。西側の南寄り三尺（九〇cm）も母屋の壁で母屋と隔てられ、北寄り三尺（九〇cm）の上半分は東側と同構造の窓で、同じように板戸を備え、下半部は板張りである。床は板張りで、西北隅に排便口がある。**【病状】** 患者は室の一隅に、不潔な衣服を頭から被って寝ている。窓の板戸を開けて内部をうかがうと、患者はすぐに起き上がり激しく戸を閉めた。顔色蒼白で栄養状態は不良、髪は刈っ

37 ［視察場所］千葉県千葉郡千葉町千葉寺・現千葉市［被監置者］一八七六年生まれ、三十七歳［視察者］中村隆治［視察年］一九一三年（大正二年）――「東京市内の某精神病院に入院」とあるので、東京の近郊と考えられる。

ていないので一尺（三〇㎝）余りに伸び、皮膚ははなはだしく不潔である。監置を始めた頃は時々暴行があり、監置室の屋根を破って室外に出たことがあるほどだったが、視察時や最近は静かなので、機嫌が良い時を見計らって一カ月に一度くらいは入浴させ、また二カ月に一回くらいは室内の掃除もするという。板戸を開ければ換気、採光は十分だが、患者は常に閉めていて、無理に開けると激怒するので、暗黒の中にいるかのようである。**【警察官の視察】**一カ月に六回。**【医薬】**警察医が一カ月に二、三回巡視するが、何の治療も加えないという。

第四十八例寫眞(第二十八號)

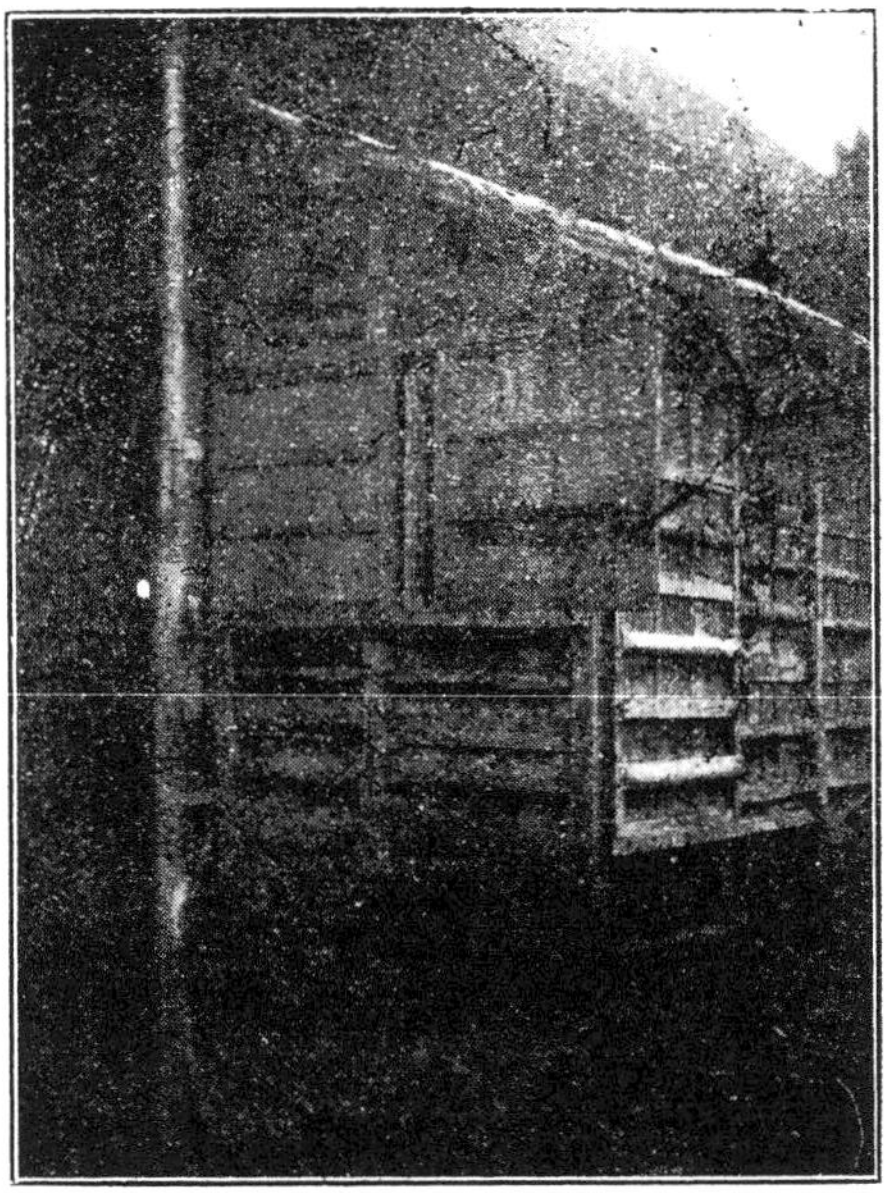

第四十八例附圖(第二十九號)

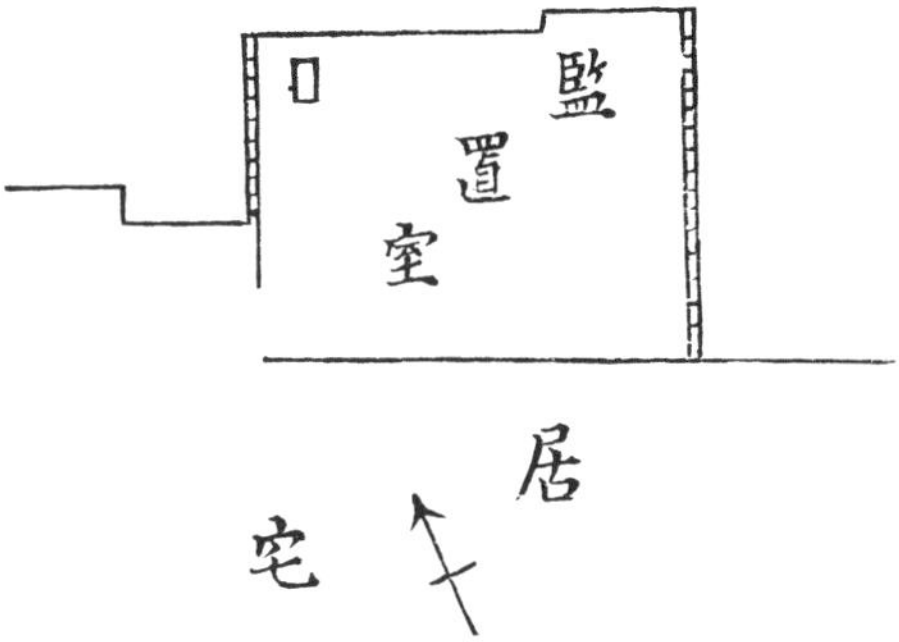

第四十九例[38]

○○県○○市○町○十二番地。塗物商、○島○助。三十二歳。

【監護義務者】 患者の実母、○村う○で、家業の塗物商に従事している。**【資産並びに生活程度】** 中等。**【監置の場所】** 前記患者の自宅。**【監置の日時及び経過】** 明治四十一年七月十九日に監置許可を得てから視察時まで、二年四カ月。**【監置の理由】** 実母によれば、時々激しく怒り、家財を破棄し、家族を殴る等があったためだという。**【監置室】** 調査によれば、店頭から約十間（一八m）入った古い土蔵の背後の物置の一部を改造したものである。土蔵に造り掛けた小屋と監置室の二階には同居人を住まわせている。室の周囲には鉄屑や縄の切れ端等が散乱し、約三尺（九〇cm）隔てた所に同居人が使用する便所がある。患者は室の床上に腹這いにならないと空を見ることができない。室は間口一間半（二・七m）、奥行二間（三・六m）、高さ六尺（一・八m）で、天井と床には厚さ四分（一・二cm）の松板を張る。床の南西隅に近い場所に、長辺が一尺（三〇cm）、短辺が四寸（一二cm）の排泄物の受け口があり、その下に小箱を置き、排便のたびに掃除する仕組みになっている。室の四壁はすべて三寸（九cm）角の松材で区切り、各材の間隔は四寸（一二cm）ある。これを横に貫く貫は上下二本で、各幅は四寸（一二cm）、厚さは六分（一・八cm）ある。室の扉は東壁にあり、幅三尺（九〇cm）、高さ四尺（一・二m）で、三カ所を蝶番《ちょうつがい》で固定し、上下二カ所に桟《さん》[39]がある。桟の

38 ［視察場所］群馬県前橋市（前橋市で現在一文字の町は、表町、堤町、本町、嶺町）［被監置者］男性、一八七八年生まれ［視察者］齋藤玉男［視察年］一九一〇年（明治四十三年）、『群馬県管下精神病者私宅監置状況視察報告』の第一例――同上の報告書によると、齋藤玉男は前橋市から回り、二例を視察している。前橋市は一八九二年、県内最初、関東で四番目に市制を施行した。

第四十九例寫眞(第二十九號)

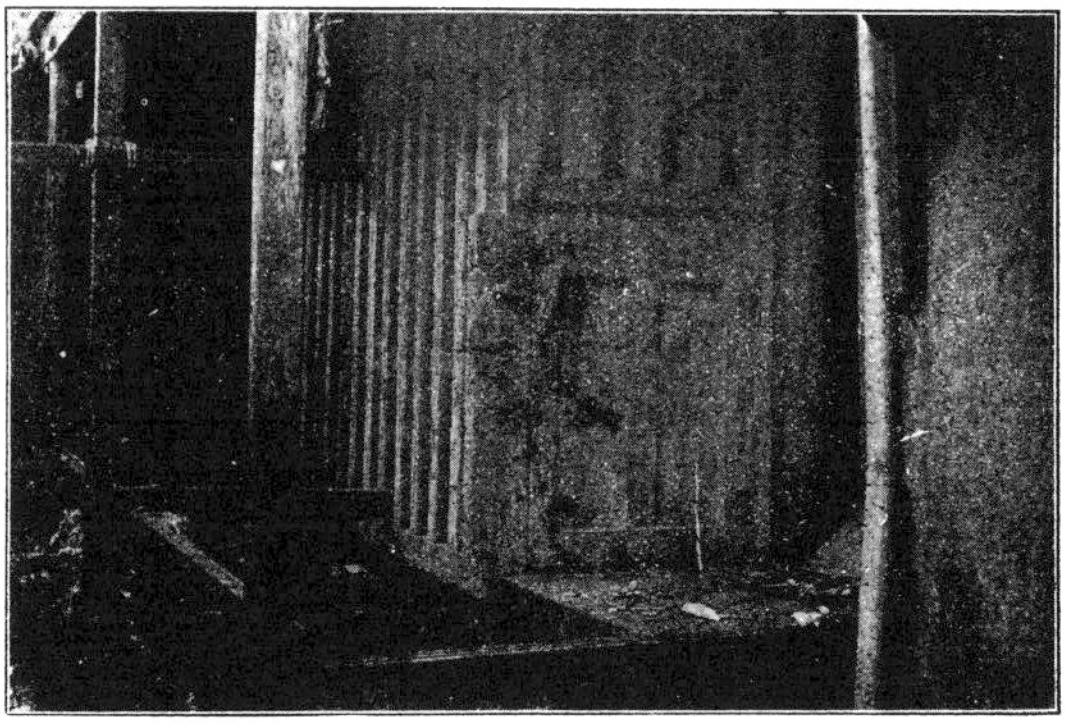

幅は二寸（六㎝）、厚さ四分（一・二㎝）、嵌は二寸（六㎝）である。その外に扉を押さえる閂《かんぬき》の角金《かどがね》具があるが、現在は使用していないという。**【家族の待遇】** 患者が鎮静状態の時は室外に出して沐浴させ、屋根の物干しに出し、気ままに歩かせる。時には家族の室で寝かせることもある。洗濯の回数等はすべて家族と同じである。**【医薬】** 監置の初めには主治医がいたが、近頃は二カ月に一回くらい来診するにとどまっている。**【警察官の視察】** 一カ月に四、五回。

本例は、家族の待遇はほぼ悪くないようだが、監置室の構造には欠点が少なくない。換気は不良というわけではないが、室外に戸障子がないので防寒が十分ではない。採光もまた不十分である。衛生面は担当の役人等によって改善することも可能だが、無知な同居人が、患者をもてあそぶような傾向があるのは遺憾である。

第四十九例附圖(第三十號)

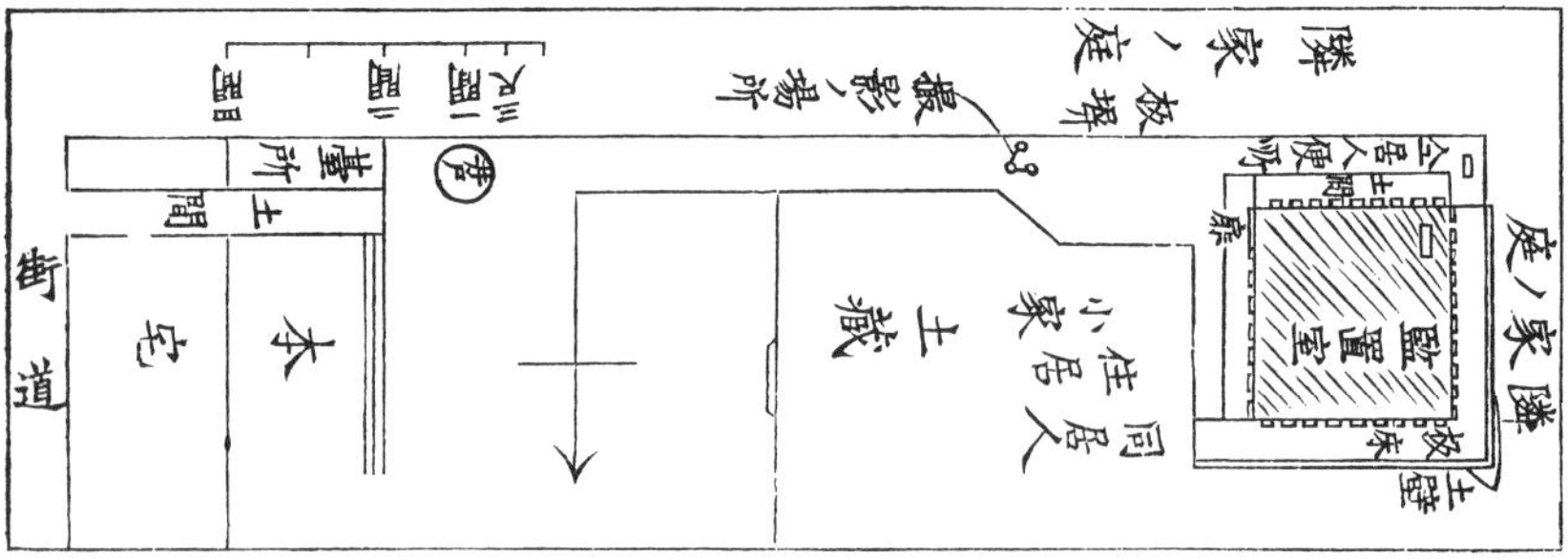

第五十例[40]

○○県○○市○柳町○一番地。
○松○ウ。四十一歳。発病時は工業学校[41]教諭の妻であった。

【監護義務者】 前記○○市○柳町○一番地の無職、○松○イという者が実母だが、事実上の看護、治療は、患者の監置場所である○柳町○十○番地の医業、○松○三郎が当たっている。**【資産及び生活の程度】** 中等。**【監置の日時及び経過】** 実母によれば、患者は発病当初は不眠で、徹夜で外出徘徊して家財を破棄し、実母を殴る等のことがあったため、明治三十二年十月二日、監置の許可を得たという。視察時に至るまで満十三年が経過している。**【監置室】** 街道から入ること六間（一〇・九m）、本宅の庇《ひさし》に造り掛けた、間口七尺（二・一m）、奥行七尺（二・一m）、高さ七尺（二・一m）の建物である。天井の西半分は在来の本宅の藁《わら》屋根で、東半分は亜鉛板葺《ぶ》き[42]である。床は素板で張り、その南半分には古畳一枚を敷き、北半分には古畳表一枚を敷くが、ともに尿で汚れて所々腐り、室内に不快な臭いが漂っている。西の四尺（一・二m）は土壁で、残りは板戸によって後述する便所に通じている。東側の下方は高さ三尺（九〇cm）の板壁で、上方の窓には骨があらわな障子二枚を立て、その外側には厚さ一寸（三cm）、幅一寸五分（四・五cm）、間隔五寸（一五cm）

39 桟…戸や障子の骨。
40 ［視察場所］群馬県前橋市青柳町［被監置者］女性、一八六九年生まれ［視察者］齋藤玉男［視察年］一九一〇年（明治四十三年）、『群馬県管下精神病者私宅監置状況視察報告』の第二例――下に「柳」が付くのは、前橋市で「青柳町」のみ。
41 群馬県内で最初に設立され、当時県内唯一の「群馬県立工業学校」を指すと考えられる。現在県立伊勢崎工業高等学校。
42 亜鉛板葺き…俗に言うトタン屋根のこと。金属なので当時は夏暑く、雨音が大きく響く欠点があった。

の木格子がある。これに二本の細板で、茣蓙《ござ》と藁《わら》を外から打ち付け、風雨を防いでいる。南側は、すべて板壁で、正面となる西側は三尺（九〇cm）の土間を隔てて本宅の台所に対面しており、南一尺（三〇cm）は板張りだが、その間は厚さ二寸（六cm）、幅三寸（九cm）、間隔五寸（一五cm）の横木の格子を張っている。扉はその格子の北下隅にある。幅二尺五寸（七五cm）、高さ三尺（九〇cm）、普通の板戸を蝶番《ちょうつがい》で固定し、普通の輪鍵一個が付いている他、その上方に長さ三寸（九cm）、幅二寸（六cm）、厚さ一寸（三cm）の木片をゆるく釘で打ち付けて、木片を回して鍵代わりにしている。上述した北側の板戸を開けると、三尺（九〇cm）四方の板床がある。ここから西に入ると、板戸を境として便所である。穴の大きさは長さ二尺（六〇cm）、幅七寸（二一cm）で、二尺（六〇cm）を隔てて直径二尺（六〇cm）の瓶を埋めている。すべてその北側は板壁、西側は土壁だが、東側は厚さ、幅各二寸（六cm）、間隔五寸（一五cm）の横木格子によって分け隔てられている。**【家族の待遇】**患者が不潔で拒絶性であるため、不便なことが多いのが理由とはいえ、はなはだ良いと言うことはできない。運動、沐浴等はいまだ試したことがなく、洗濯や身体を拭くのも極めてまれである。着衣は不潔で、破れている箇所が多い。昏迷性の患者に対し、

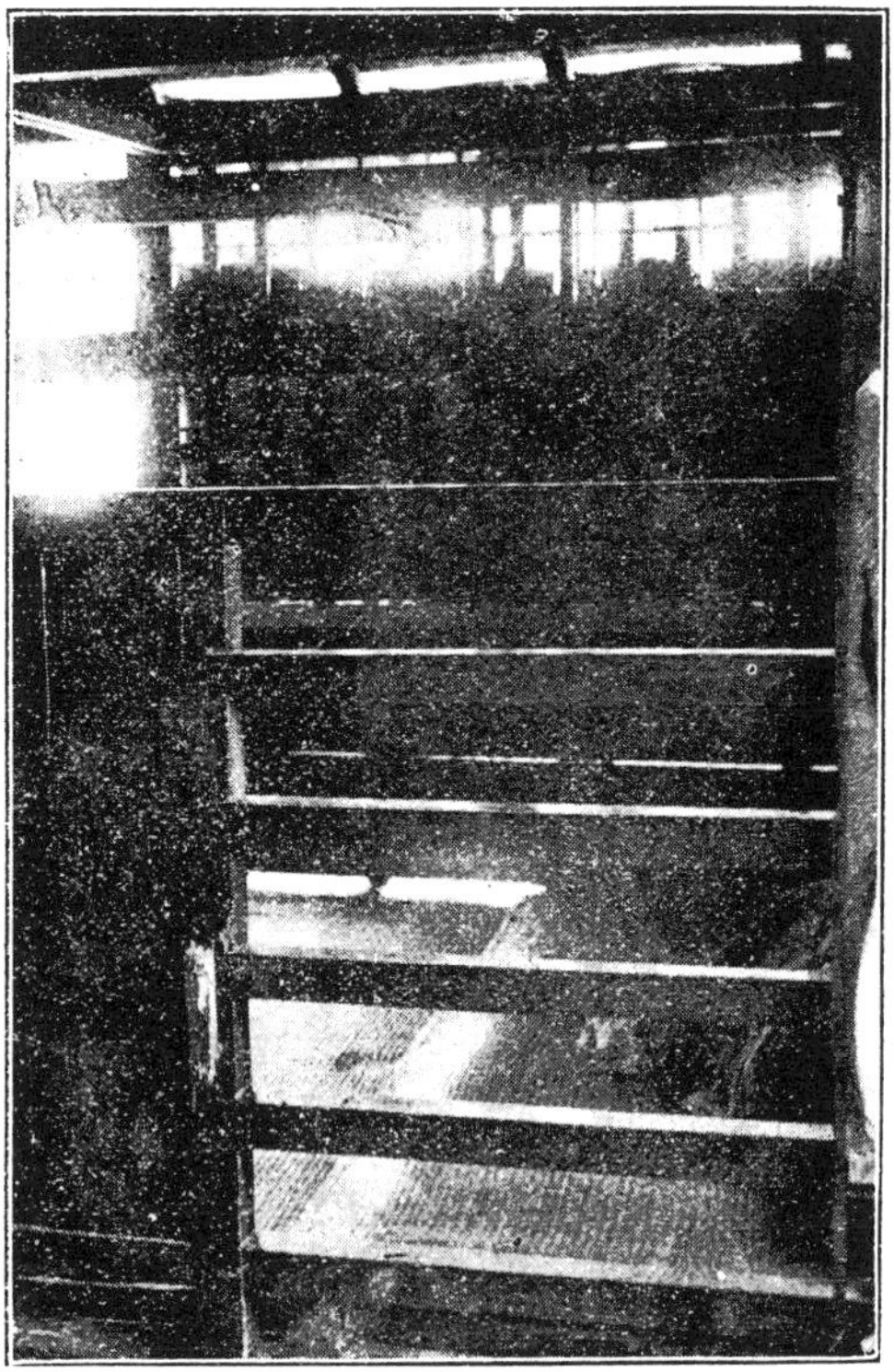
第五十例　寫眞（第三十號）

大便や小便、月経血等の処置への介助が少ないように見受けられる。監置の場所は医師の住宅の一部だが、患者は栄養状態が極めて不良で、全身、特に顔面に著明な浮腫を認める。**【警察官の視察】**一カ月に二回くらいだという。

本例は、通気は不良とは言わないが、冬期暖房の設備がなく、採光は極めて不十分である。よって構造、待遇とも不十分だと言わざるを得ない。本例のような十年以上の経過に際しては、家族の意欲や頑張りを保ち続けさせるのは難しい。

第五十例　附圖(第三十一號)

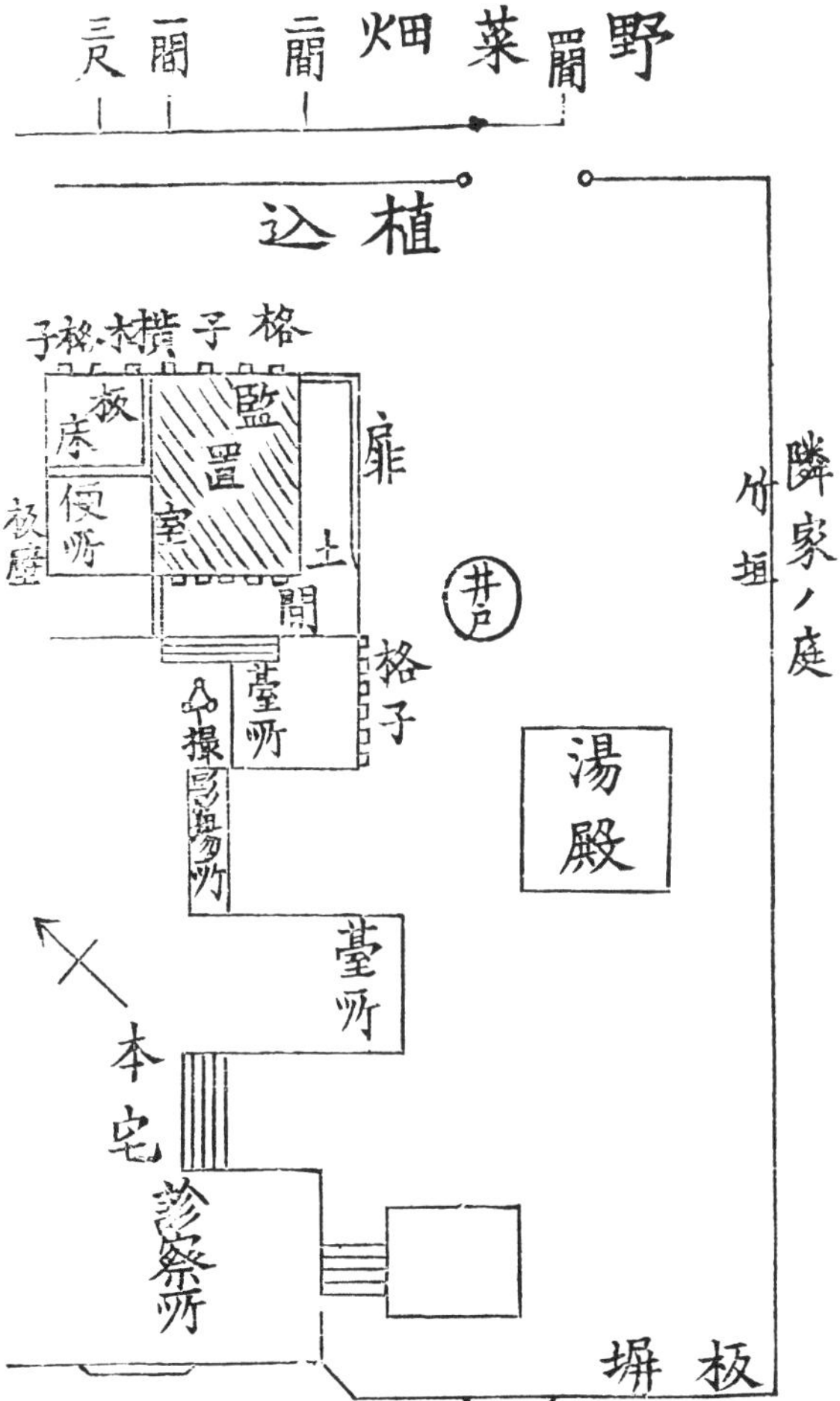

第五十一例及び第五十二例[43]

○○○○○郡○○町○○田○○十六番地。農業、○島○作。六十四歳。及び学生[44]、○島○平。三十三歳。

【監置の場所】○作は○平の実父で、両者はともに前記○○郡○○町○新田○○十六番地に監置されているので、便宜上二例を併せて述べる。**【監護義務者】**○作にとっては実父、○平にとっては祖父に当たる、同番地の農業、○島○八を監護義務者とする。**【資産】**○八は病者を監置する以前には相当の資産がある者だったが、監置後は、扶養のため次第に資産を使い尽くし、現在では昔の門長屋[45]の一部に住み、下級農民の生活を送っているに過ぎない。**【監置の日時及び経過】**○作は明治三十三年八月二十三日に監置されて以来、視察当時まで約十年一カ月がたっている。○平の監置は明治三十七年十一月十六日に始まり、以来五年十一カ月が経過している。**【監置の理由】**○作は戸外を徘徊し、家財を破壊し、家族に暴行を加えたため。○平は無意味に外出徘徊し、家財を放棄し、破壊したため。**【監置室】**家族の住む家の隣で、門長屋の一部である。南側は長さが二間（三・六m）あり、その西一間（一・八m）は土台から一尺（三〇cm）の高さまで土壁だが、それより上は幅、厚さ各二寸（六cm）の木格子で、格子の間隔は二寸（六cm）である。格子は左右一尺二寸（三六cm）までは板で覆い、その外面に幅五寸（一五cm）の張り出し窓があって、小格子が打ち付けてある。南側の東一間（一・八m）には、西寄りの幅三尺（九〇cm）、高さ四尺五寸（一・四m）の、前述と同じ木格子がある。その他は土壁である。木格子には、三尺五寸（一・一m）の高さまで板が打ち付けてある。東側は通路でもある土間に面し、すべて土壁だが、北寄り一間（一・八m）は四尺（一・二m）の高さまで板張りになっている。家族の居室の隣となる西側は土壁だが、内側から板張りにしている。北側の東一間（一・八m）は、東寄り三尺（九〇cm）の土壁と、西寄り三尺（九〇cm）の、前述と同じ木格子から成る。木格子には、上下二カ所に同じ大きさの横貫を備え、西寄り一尺（三〇cm）と、その東の幅一尺（三〇cm）、高さ四尺（一・二m）は板で覆い、格子の外には幅三尺（九〇cm）の戸を備えている。格子が扉であり、蝶番《ちょうつがい》で固定され、海老錠で閉鎖されている。北側の西一間（一・八m）の西寄り三尺（九〇cm）は土壁、東寄り三尺（九〇cm）は前述の木格子で、格子の東寄り一尺五寸（四五cm）幅は、横板で張り詰められている。幅三尺（九〇cm）の板戸を備えているのは前述と同じである。蝶番と海老錠があるのも前述と同じである。上記の監置室は、中央で南北に格子の隔壁があり、格子には西側から板を打ち付けている。床は板張りで、四壁も、前記の窓を除いて他は皆、板張りにしてあるが、その面は、繰り返し書かれた理解できない落書きで満ちている。板床の高さは一尺（三〇cm）ある。〇作はこのうち西方の室を占め、〇平は東方の室を占めている。西方の室には北西隅に、幅七寸（二一cm）、長さ一尺（三〇cm）の排便口がある。床には蒲団の外被と思われる古布が敷いてあるが、尿のために湿潤し腐乱している。布の縞模様も見分けがつかないような状態で、耐え難い臭いがする。その他には不潔な古い蒲団が三枚、欠けた皿が一枚ある。身体、着衣は不潔を極めている。東方の室には、東北隅に幅五寸（一五cm）、長さ一尺（三〇cm）の排便口がある。

43 ［視察場所］群馬県佐波郡玉村町〇新田・現玉村町（現在町内に「上新田」「下新田」という地名が残る）［被監置者］第五十一例は男性、一八四六年生まれ、第五十二例は男性、一八七七年生まれ［視察者］齋藤玉男［視察年］一九一〇年（明治四十三年）、『群馬県管下精神病者私宅監置状況視察報告』の第四、五例――齋藤玉男の群馬県視察報告と雑誌版には、「〇〇郡玉〇町〇新田」と一部住所が書いてあるので場所が特定できる。群馬県視察報告と雑誌版には伏せ字が少ないが、冊子版には多い。群馬県視察報告では実際の写真を載せていたが、写りが悪いせいか冊子版と雑誌版ではトレースした絵に替わっている。

44 『群馬県管下精神病者私宅監置状況視察報告』には「発病時学生」とある。

45 門長屋…武家屋敷に見られた門の形式。門の両側が長屋となっており、そこに家臣や下男を住まわせた。

家具はなく、不潔である。扉前にうどんが捨てられていた。監置室の南側は汚濁して溜まった溝に面し、北側には約四尺（一・二m）隔てて、高さ五尺（一・五m）の板塀がある。換気、採光は不良で、暖房や燈灯等の投備は一切ない。**【家族の待遇】**経済上の事情から、完全にすることはできない。服は一カ月に二、三回洗濯するが、運動、沐浴等はしていない。時々身体を拭くだけである。**【病状】**被監置者は、両人ともに顔面蒼白、栄養状態は不良で、四肢の爪は長く、毛髪はぼうぼうである。光景の悲惨さは他に類を見ない。**【医薬】**主治医はない。**【警察官の視察】**一カ月に三回から四回。

第五十一例及第五十二例
附圖（第三十二號）

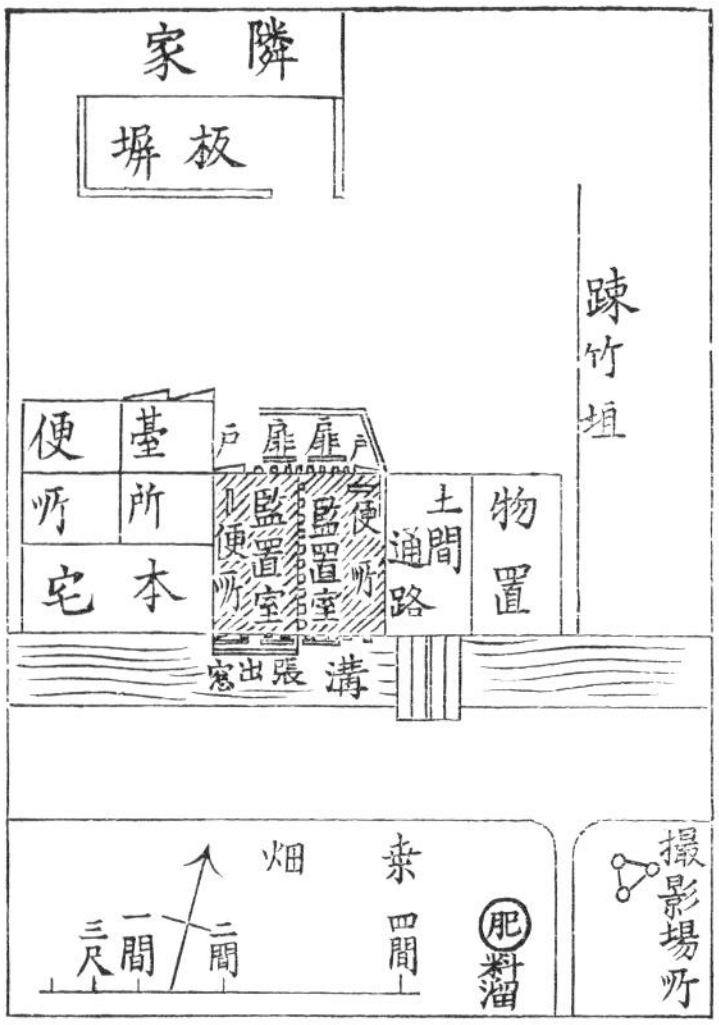

第五十一例及第五十二例
寫眞（第三十一號）

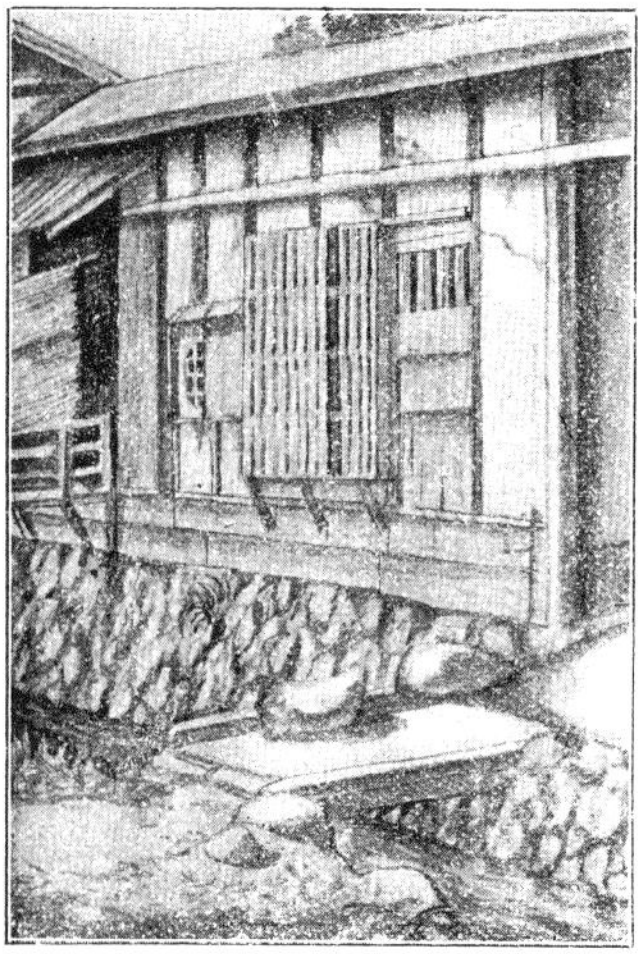

第五十三例[46]

○○県○○郡○賀○町○百○十四番地。雇人口入業《やといにんくちいれぎょう》[47]。○山○八。五十九歳。

【監護義務者】妻、○山ふ○。**【監置場所】**前記の○○県○○郡○賀○町○○○番地の自宅。旅人宿（安泊宿）を業としている。[48]**【資産】**宅地家屋のみ。生活程度は劣等である。**【監置の日時と経過】**明治三十六年十二月十六日監置許可を得て、視察時まで七年十カ月がたっている。**【監置の理由】**みだりに外出徘徊し、家族を殴ったということである。**【監置の場所】**本宅の背後から二十間（三六・四m）ほどの桑畑の中の土蔵内。土蔵は北向きで間口二間半（四・六m）、奥行は三間半（六・四m）ある。西方と南方の壁は大破して壁竹があらわで、西方の破損場所から自由に人が出入りできる。南方の破損場所には、桑の枝束を内部から押し付けてある。二階には雑具が置いてある。**【監置室】**土蔵の戸口から四尺（一・二m）を隔てた所にある。幅、厚さ各三寸（九cm）、間隔四寸（一二cm）の木格子から成る。間口一間（一・八m）、奥行二間半（四・六m）、高さ六尺（一・八m）で、床は地面から五寸（一五cm）の高さにある。上下三カ所に直径五分（一・五cm）の鉄棒の横貫を貫き、四隅の下部には二尺（六〇cm）四方くらいの木片を打ち付けてある。天井も同様の木格子から成るが、横貫はない。床板は六分（一・八cm）の厚さの松板で、南側の中央に幅六寸（一八cm）、長さ一

46 ［視察場所］群馬県群馬郡倉賀野町・現高崎市［視察者］男性、一八五一年生まれ［視察者］齋藤玉男［視察年］一九一〇年（明治四十三年）、『群馬県管下精神病者私宅監置状況視察報告』の第十六例。

47 雇人口入業…江戸時代末期から現れた、奉公人、労働者の斡旋をする仕事。

48 監置室を示す図の右端に「中仙道」と書いてある。「○賀○」とある点から、倉賀野宿、倉賀野町と考えられる。

尺（三〇cm）の排便口を開け、その下に醤油樽を埋めている。扉は北側の東寄りにあって、幅三尺（九〇cm）、高さは四尺（一・二m）ある。板張りで、蝶番《ちょうつがい》で固定し、二カ所に輪鍵を備えるが、その一つに壊れた海老錠の横貫棒を挿入している。室内には、莫蓙《ござ》、蓆《むしろ》、蒲団各一枚、茶碗三個、団扇《うちわ》一本があった。採光は不良で、防寒の設備はない。**【病状】** 被監置者は室内で横になっており、痴笑している。栄養状態は不良で、顔面に軽度の浮腫がある。**【家族の待遇】** 一カ月に三回くらい洗濯をし、時々行水させる。また、本宅に寝かせることもある。**【医薬】** 主治医はない。**【警察官の視察】** 一カ月に十回。

第五十三例　寫眞（第三十二號）

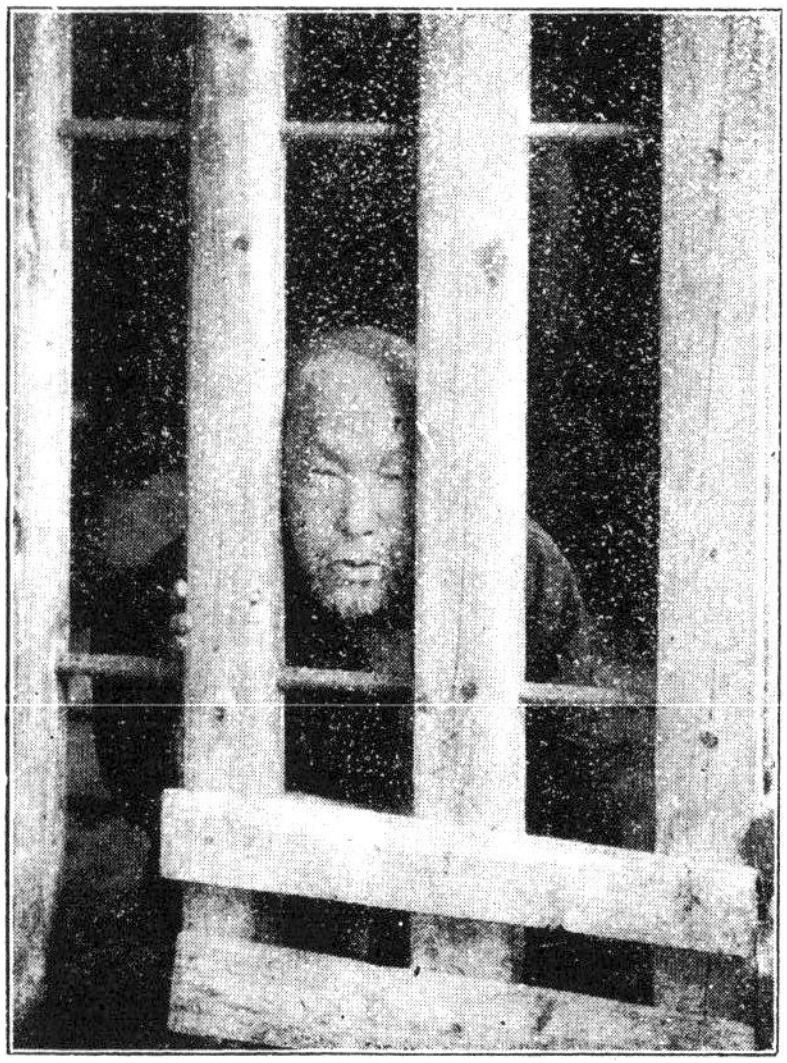

第五十三例　附圖（第三十三號）

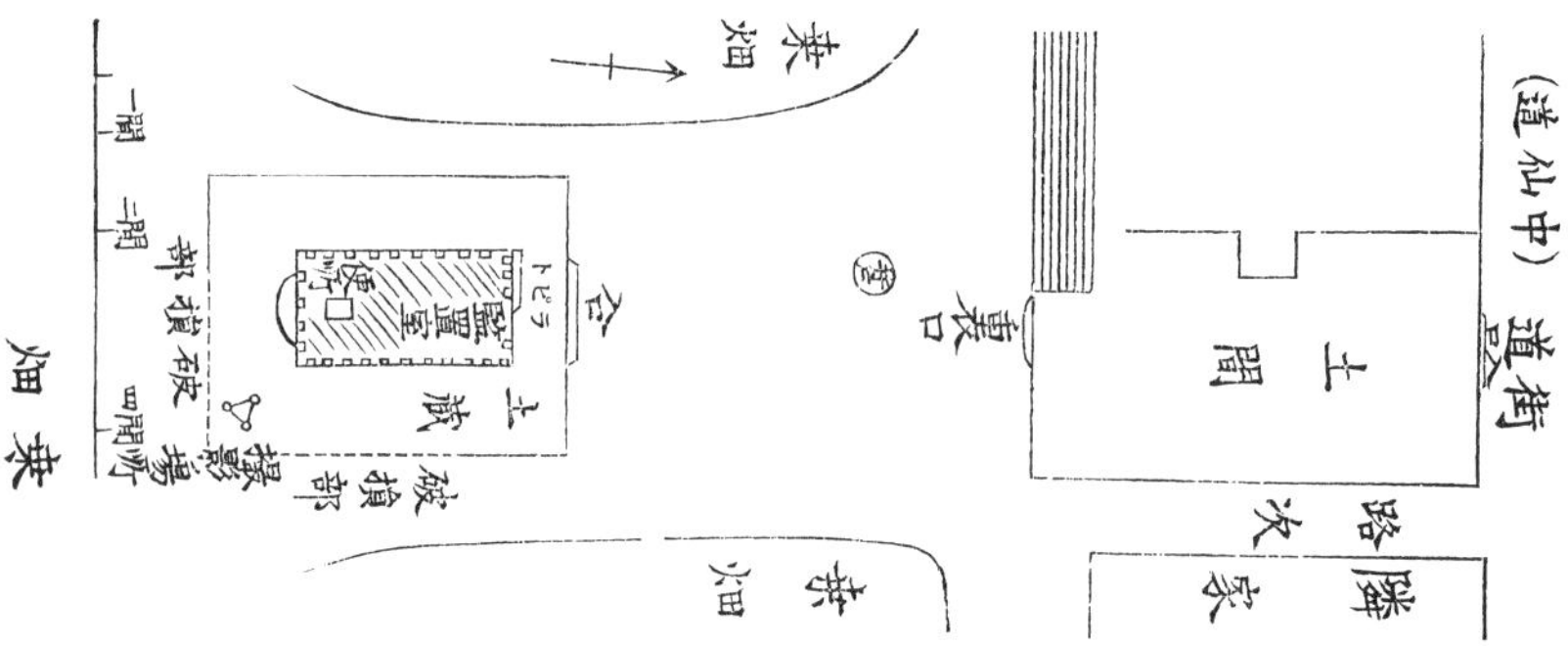

第五十五例[49]

○○県○○郡○○村大字○ノ宮○○十四番地。坐《ざ》燥《ぐり》機械販売業、[50]○藤○吉。四十四歳。

【監護義務者】従弟、農業、○中○助。【監置の場所】[51]○藤○吉方の物置小屋である。○中○助は貧しく、他家の雇人としてようやく生活している状態である。【被監置者の扶養】従兄の○井○造、及び姉の夫、大○藤○郎の共同の出費による。○藤○吉[52]が委託を受けて炊事をしている。【監置の理由と経過】患者は明治四十三年七月下旬から、新式坐《ざ》繰《ぐり》器機を発明したとの妄想を持ち、試験のためといって家財をのこぎりで切りその材料とし、おいおいそれが他人所有の材木、立木にまで及び、止めようとすると暴行するため、仮監置の許可を得て、目下仮監置中である。【監置室】間口六間半（一一・八m）、奥行二間半（四・六m）ある藁葺《わらぶ》きの物置小屋の東端、五坪（一六・五㎡）の土間の中にある。この隣の四坪（一三・二㎡）は

49 ［視察場所］群馬県勢多郡荒砥村・現前橋市［被監置者］男性、一八六六年生まれ［視察者］齋藤玉男［視察年］一九一〇年（明治四十三年）、『群馬県管下精神病者私宅監置状況視察報告』の第十例――仮監置中の症例を報告した例である。なお、この症例は第五十三例の後に来るので本来なら第五十四例のはずだが、冊子版では「第五十五例」と誤って印刷されている。雑誌版では正しく「第五十四例」と記されている。なお、二〇一一年に発行された『精神障害者問題資料集成第四巻』（六花出版）ではこの誤りに関する異同の記述が漏れている。

50 坐繰器とは、座った姿勢で、繭から糸をたぐりながら糸枠に巻き取る機械のこと。当時生糸関係の機械の改良が相次いでいた。実際、当時新型坐繰器機で財を成した人がいたため、このような誇大妄想が生まれたと考えられる。妄想幻覚も時代によって変化する。本来の機器名はいとへんの「坐繰」が正しく、「坐燥」は誤植。齋藤の『群馬県管下精神病者私宅監置状況視察報告』には、この部分が「坐繰」と正しく書かれている。

51 前述の齋藤の視察報告と雑誌版では、この「監置の場所」に「○○郡○砥村大字○ノ宮○○十四番地」と書かれている（群馬県は当時砥石（といし）の産地だったので、地名はそこから来ている）。このためこの症例は「荒砥村」と考えられる。

52 伏せ字だと同じになってしまうが、委託を受けて炊事をしている「○藤○吉」は、被監置者とは別人。

厩《うまや》[53]で、踏み草で肥料を作るため、藁《わら》、生草を入れてあるので、蚊や蠅が群れ集まり、独特の汚れた臭いがする。土間とは板壁で区切られている。それに次ぐ奥二坪（六・六㎡）は桑置き場で、その隣二坪（六・六㎡）は農具置き場である。物置小屋の南には、二間（三・六m）を隔てて斜めに、間口二間半（四・六m）、奥行四間（七・三m）の藁葺きの肥料小屋がある。西に一間（一・八m）を隔てて○藤○吉の本宅がある。北は杉林で、東はまばらな竹垣を隔てて隣家宅地に接している。土間の東南北の三面には壁がなく、蠶籠《かいこかご》[54]が立て掛けてあるに過ぎない。監置室は、間口八尺（二・四m）、奥行五尺（一・五m）、高さ六尺（一・八m）、床下五寸（一五cm）で、四壁と天井は、すべて厚さ、幅、各二寸（六cm）、間隔三寸（九cm）の角木の格子である。四隅の角柱のみが、厚さ、幅が各三寸（九cm）である。横貫は上下二本で、厚さ、幅各二寸（六cm）である。天井には、横桁《よこげた》[55]が三本あり、その上を板張りにしてある。床は六分（一・八cm）板の板張りで、北側中央近くに、幅三寸（九cm）、長さ五寸（一五cm）の排便口があり、下に桶を埋めている。また、西側南寄り、二尺五寸（七五cm）の高さに、六寸（一八cm）四方くらいの食物差し入れ口がある。扉は東側南寄り、二尺五寸（七五cm）の幅で金具で固定し、上下二尺（六〇cm）ずつ、外から板を打ち付けている。閉鎖用に、扉のはまっている上框《うわがまち》[56]の中央に、横から厚さ四分（一・二cm）、幅三寸（九cm）の穴を作って、これに合う挿木を差し入れ、その木を固定するために、上框の上面から深く四寸釘を挿入している。室内には蚊帳、蒲団が各一枚ある。患者の作業の材料となる硫球細藺《りゅうきゅうさいい》[57]の一束がある。**【家族の待遇】**三食の材料は監護義務者等の供給により、調理は○藤○吉が担当している。洗濯、沐浴等は仮監置以来日が浅いのでいまだ行ったことはない。**【医薬】**主治医は同村に住んでいて、一カ月に二回くらい往診する。**【警察官の視察】**警官は当分、隔日に巡回している。

　採光不十分で、四壁がおおかた用をなさず、馬小屋の隣であるような状況は衛生上の不備がはなはだしいと言わざるを得ない。

53 厩…馬小屋。
54 蠶籠…蚕網を上に乗せて、蚕の食べ屑等を落とす籠。
55 横桁…柱の上端を横に通す水平材。
56 上框…戸、障子等の周囲の枠のうち、上部の横木を指す。
57 硫球細藺…畳表に使う藺草のこと。「しちとう」（植物）とも言う。琉球畳や蚕網に使った。茎が太い太藺（ふとい）と、茎が細い細藺（ほそい）がある。患者は室内でこれを編む作業をしていたと考えられる。「りゅうきゅう」は現在は「琉球」という字が一般的だが、原文は「硫球」。

第五十四例　附圖(第二十四號)

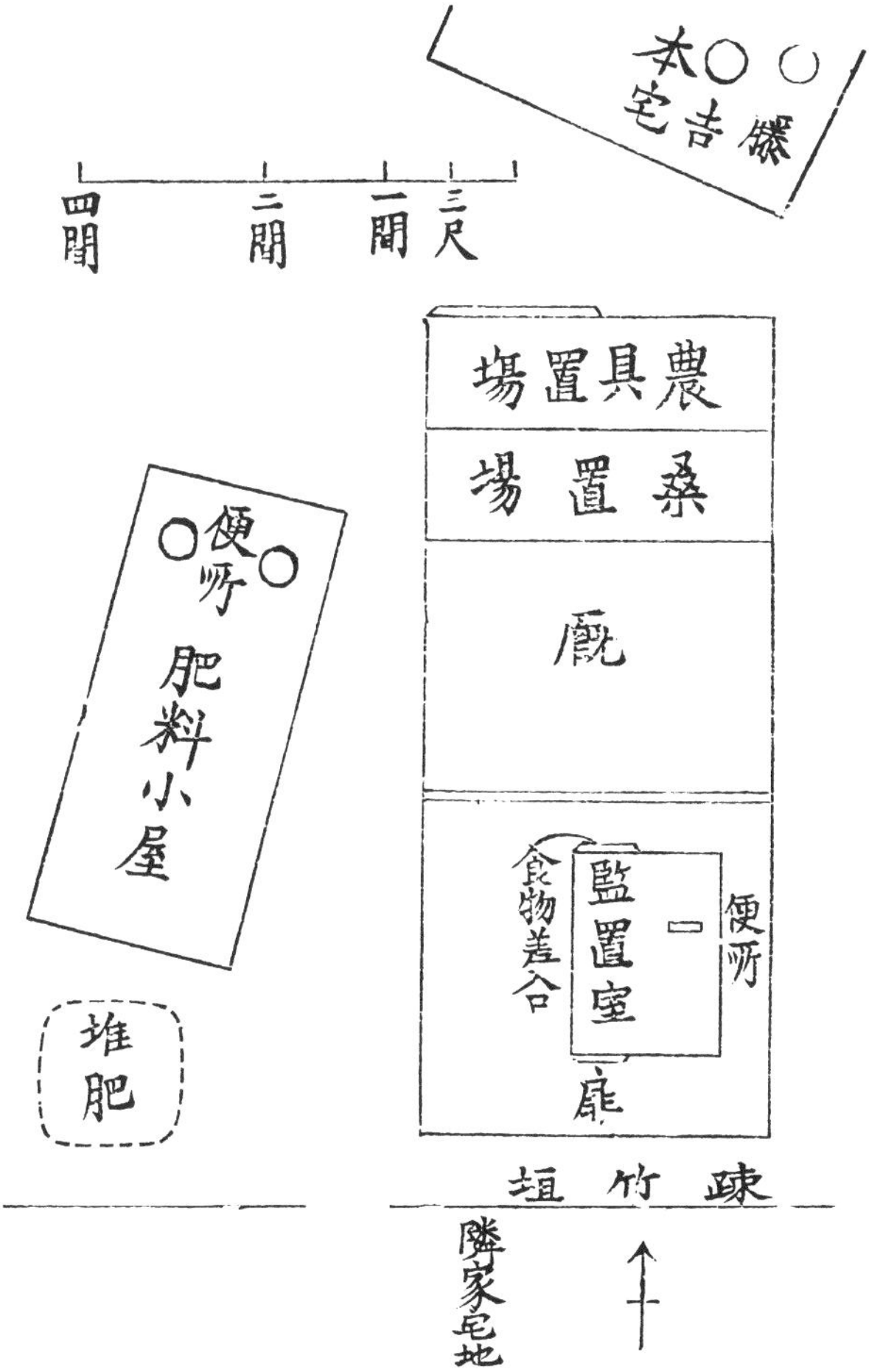

第五十五例[58]

○○県○○郡○○町○内二○八番地。教員、渡○鶴○。明治五年二月一日生まれ。

【監護義務者】松○○安（遠い親戚）。**【資産】**中等。**【監置の日時及び経過】**明治四十年八月以来四年。**【監置の理由】**義務者が不在で、詳しいことはわからなかった。**【監置の場所】**本宅の前方、約二間（三・六m）の所に位置する瓦葺《ぶ》きの納屋の中にある。**【監置室】**四面、天井ともに四寸（一二cm）径の縦柵を巡らしたもので、間口二間（三・六m）、奥行一間（一・八m）があり、床の高さは一尺五寸（四五cm）である。室内には二枚の古畳と病人の寝床がある。入口の突き当たりの板敷きに穴を開けて便所に充てている。**【家族の待遇】**被監置者は目下、重症の肺結核に侵され、終日静かに横になっていて、もはや監置の必要を認めない。けれど家族等は本人を完全に厄介視し、馬鹿丁寧な監置室を設け、その上雨戸を閉め切っているので室内は真っ暗闇だ。換気も全く不完全で、炎暑の際には、病床で終日うめき声をあげているという惨状である。家族の非人道的な行いを責めるのはもちろん、監督官吏の怠慢を責めずにはおれない。

第五十五例　附圖（第三十五號）

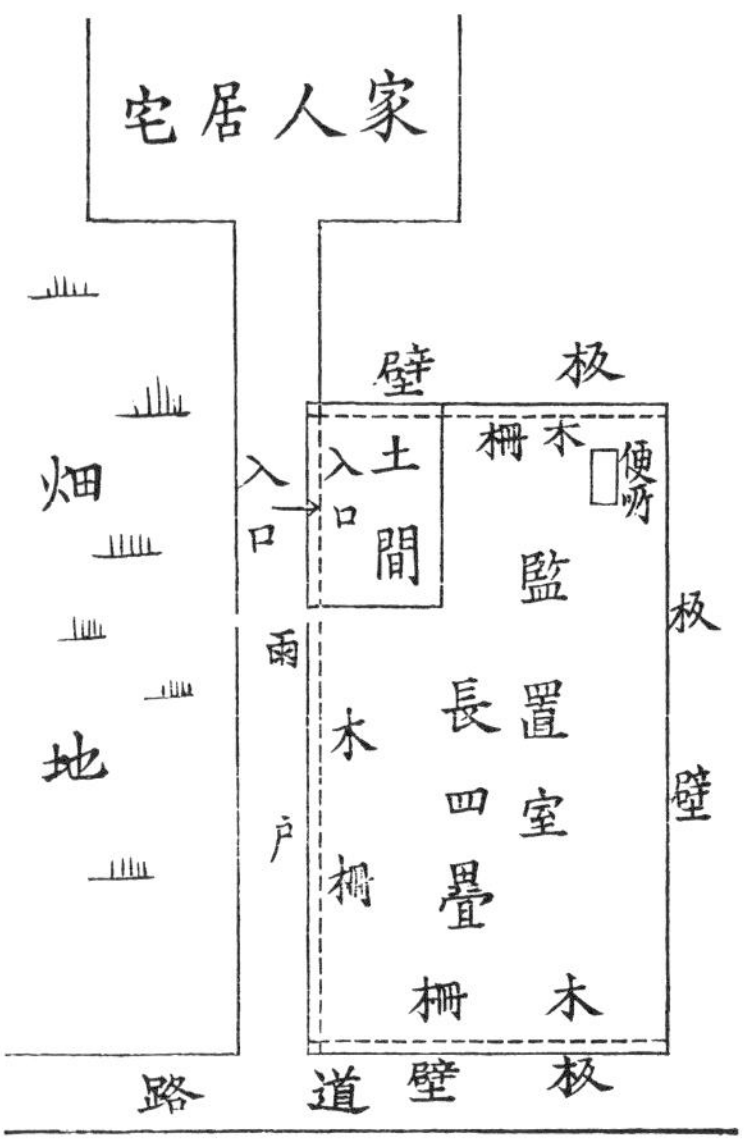

第五十六例[59]

○○県○○○郡松○村二○○十七番戸。平民、農業、相○為○。安政四年八月生まれ。

【監護義務者】弟、相○質○。**【資産】**中等程度。**【監置の理由、日時、経過】**被監置者は明治二十一年二月中に発病し、外出徘徊と暴行があり、時々火をもてあそぶので、明治二十三年五月二十七日に監置の許可を得たが、その後症状が軽快したため、数年間監置をやめた。ところが明治三十三年五月になって病勢が再び増悪したため、同年七月十四日、さらなる監置を許可された。**【監置室】**居宅の長屋門の一部にある。瓦葺き。間口七間（一二・七m）、奥行二間（三・六m）の建物の中。東寄り六坪（一九・八㎡）は物置で、中央四坪（一三・二㎡）は通路用の土間とし、西寄り四坪（一三・二㎡）を監置室に充てた。東側は全部土壁で、その北寄り一間（一・八m）の高さに、一尺（三〇cm）四方の竹格子を張った小窓がある。南側も全部土壁だが、その中央部、五尺（一・五m）の高さに二尺（六〇cm）四方の窓を開け、これに三寸（九cm）間隔で、幅三寸（九cm）、厚さ五分（一・五cm）の木格子を張り、同じ大きさの木片で横貫一本を備えている。西側も同じように全部土壁で、中央部、五尺（一・五m）の高さに、四尺（一・二m）四方の窓を開け、壁土が落ちるにまかせ、

58 〔視察場所〕静岡県駿東郡沼津町〔被監置者〕男性、一八七二年生まれ、三十九歳〔視察者〕水津信治〔視察年〕一九一一年（明治四十四年）——雑誌版に沼○町と書いてあるので、地名が特定できる。一九二三年七月一日、沼津町は楊原村と対等合併し、沼津市となった。

59 〔視察場所〕山梨県東山梨郡松里村・現甲州市〔被監置者〕男性、一八五七年生まれ、五十四歳〔視察者〕齋藤玉男〔視察年〕一九一一年（明治四十四年）、『山梨県管下精神病者私宅監置状況視察報告』の第七例——監置室が二つある例。齋藤玉男の山梨県視察と雑誌版に「東○○郡」と記してあるので、地名が特定できる。

壁に使われた骨組みを格子の代用にしている。上部の破風には、特に覆いをしていない。北側中央に五尺（一・五m）四方の入口があり、そのそばに、ここに立て掛けるべき板戸が寄せ掛けてある。その他はすべて土壁である。床の高さは一尺（三〇cm）で、床と天井は板張りである。前回使用した監置室は、間口五尺（一・五m）、奥行一間（一・八m）で、床と天井は板張りで、四壁は幅四寸（一二cm）、厚さ三寸（九cm）、間隔四寸（一二cm）の格子で区切ってある。北側に同じ大きさの横貫が一本、天井にも同じ大きさの横貫が三本ある。窓の西北隅に、幅五寸（一五cm）、長さ六寸（一八cm）の排便口があるが、現在は使用していない。二度目に造った監置室は、前回の監置室の西壁を打ち抜き、じかにその西に接続したものである。間口、奥行は各一間（一・八m）ある。床と天井は、ともに厚さ一寸（三cm）の板張りで、横貫はなく、天井に幅、厚さ各三寸（九cm）の横貫が一本ある。三面もこれと同じ大きさの格子で、間隔は四寸（一二cm）である。西側に腰板三枚、南側と北側に各一枚を打ち付けてある。入口は北側にあり、旧監置室との境界に接し、幅三尺（九〇cm）、高さ四尺（一・二m）の同様の格子戸で、東寄りに輪釘を備えて、小型の日本錠で閉鎖している。入口の前、幅二尺（六〇cm）、長さ一間二尺（二・四m）は土間である。土間の東端に近い床上に、古い手桶が一個ある。患者は一枚の細板を所持しており、尿意をもよおすと、格子の間から細板を差し出して手桶をたぐり寄せ、その中に放尿し、大便は上記の細板の上に放ち、板を差し延ばして手桶の中に捨てるという。室内には、上記の細板の他、蒲団、掻巻《かいまき》[60]各一枚、日本外史[61]が一部ある。採光、換気は不良で、室内には強い大便の臭気がある。**【家族の待遇】**運動や入浴はなく、一カ月に二回くらい洗濯し、一週間に一回身体を拭いてやるが、室内を掃除することはまれである。**【病状】**被監置者は、不潔ではない単衣《ひとえ》を着て、しきりに日本外史を声に出して読むが、言語が錯乱していて文章の体を成していない。表情は痴呆状態で、栄養状態は不良である。**【医薬】**主治医はなく、服薬もしていない。**【警察官の視察】**一カ月に二、三回。**【家族】**患者の家系には精神病の累殃《るいおう》[62]があるのか、患者の甥で明治四十三年二月中に、恋愛関係からその従妹にして患者の姪に当たる者を銃殺して自殺した者がいるという。

本例のように、発病以来二十一年余り、再監置後十一年余りが経過したものは、家族がだんだん看護する気を失い、患者を放置する傾向がある。

第五十六例　寫眞(第三十三號)

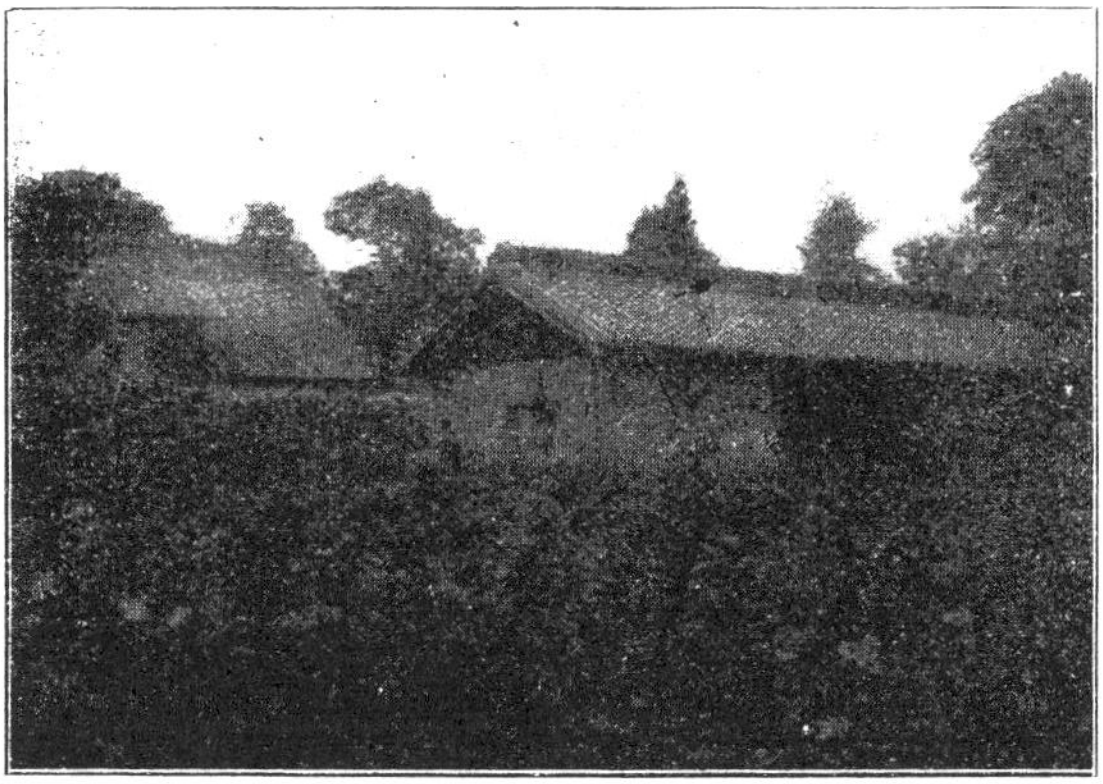

第五十六例　附圖(第三十六號)

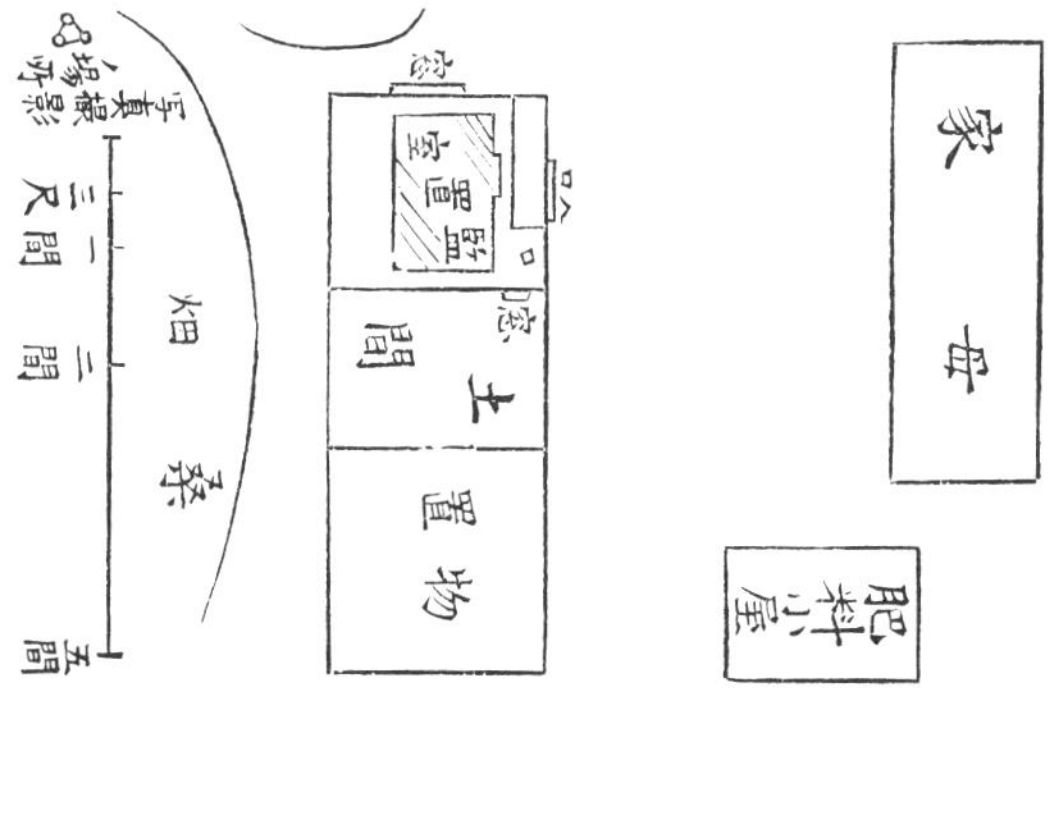

60　搔巻…袖の付いた着物状の寝具。

61　日本外史…江戸時代後期に頼山陽が著した国史の書で、漢文体で書かれたが歴史小説的要素も強い。

62　累殃…「累」は災い、「殃」は人に不幸をもたらす物事。遺伝的な意味合いもあったか。

第五十七例[63]
○○県○○郡○森大字○森字○町○十一番地。○田○吉弟、農業、○田○吉。
明治四年正月六日生まれ。

【資産】中等。**【監護義務者】**実兄、○吉。**【監置の日時】**明治三十六年七月十五日。**【監置の理由】**躁暴、暴力。
【発病】二十一歳頃発病したという。**【監置室】**母家の裏に当たる。畑の中に建てられた土壁納屋の中を区割りして設けられた。納屋全体は、奥行一間半（二・七m）、間口五間（九・一m）ほどある。これを二つに区切り、一方は物置に使用し、もう一方は監置室に充てた。納屋の東南と東北隅に三尺（九〇cm）に一間（一・八m）の入口があり、ここから採光している。監置室は、東と南の二方に直径三寸（九cm）くらいの丸太で、五寸（一五cm）間隔くらいの格子を造り、高さは一丈（三m）ある。[64]板張りの天井がある。東南隅に三尺（九〇cm）四方の入口を設けている。また、南側西寄りに排便口を設置し、便器を挿し込んでいる。監置室正面の右手、納屋の入口近くの壁に、二尺（六〇cm）に三尺（九〇cm）の窓を開け、光を採っている。監置室は土間の上に板敷きで、その上に藁《わら》を置き、蒲団を敷いている。室内は比較的清潔である。**【病状】**被監置者は行儀悪く座り、口数多く独語している。身体は比較的清潔である。栄養状態も比較的良好である。
【家族の待遇】以前は家族が付き添って散歩させていたが、暴行等の危険があるので中止し、以来、室外に出さない。まれに入浴させる。**【医薬】**時々村医の来診を受ける。
家族は中流の農民で、看護はほぼ普通程度である。室内の掃除等もだいたい行き届いているようだ。
監置室の位置は非衛生的で、陰湿である。採光法も十分でないので、室内は薄暗い。

第五十七例　附圖(第三十七號)

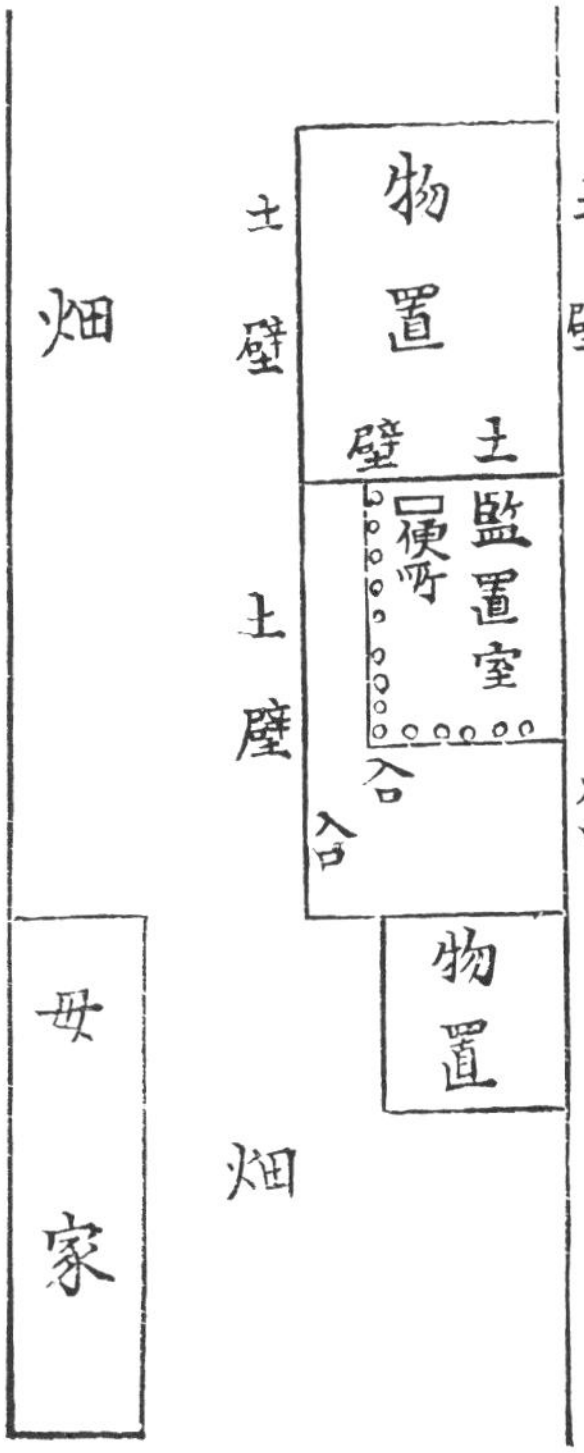

63 ［視察場所］福島県　［被監置者］男性、一八七一年生まれ、四十一歳［視察者］黒澤良臣［視察年］一九一二年（明治四十五年）。

64 第五章第九節「監置室」に、天井までの高さの最高例として記載。

第五十七例　寫眞(第三十四號)

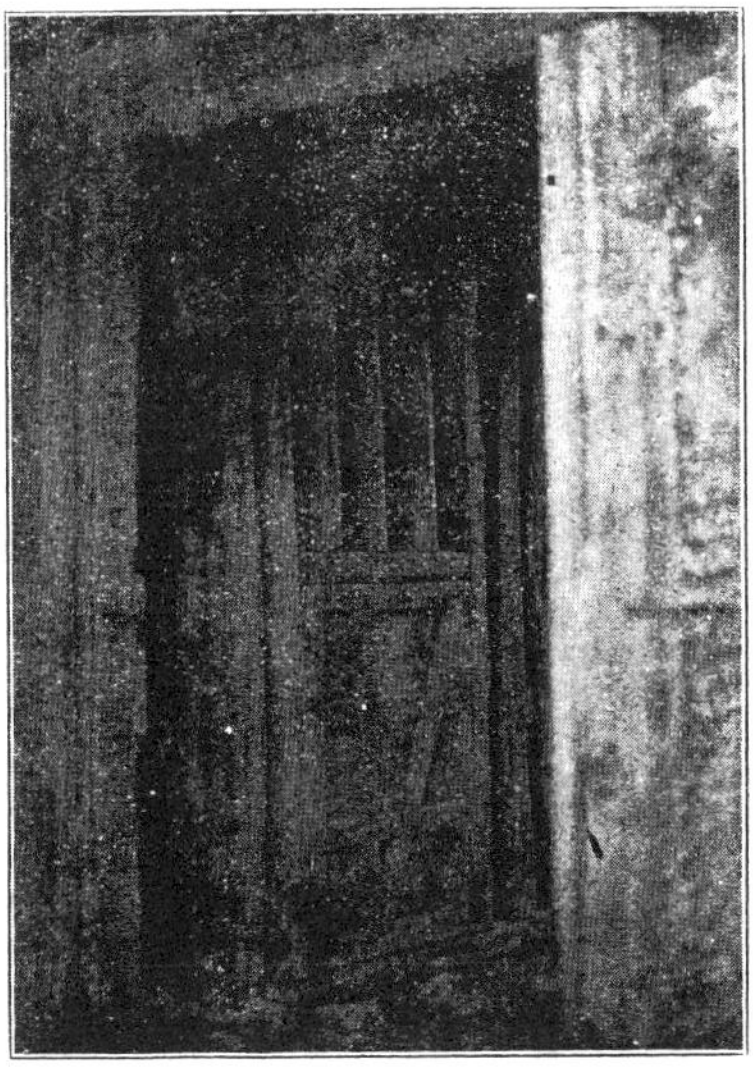

第五十八例[65]

○○県○○郡平○村○字○田字○江○村○六番地。
農業、○木○之○。明治七年一月二十六日。

第五十八例　寫眞（第三十五號）

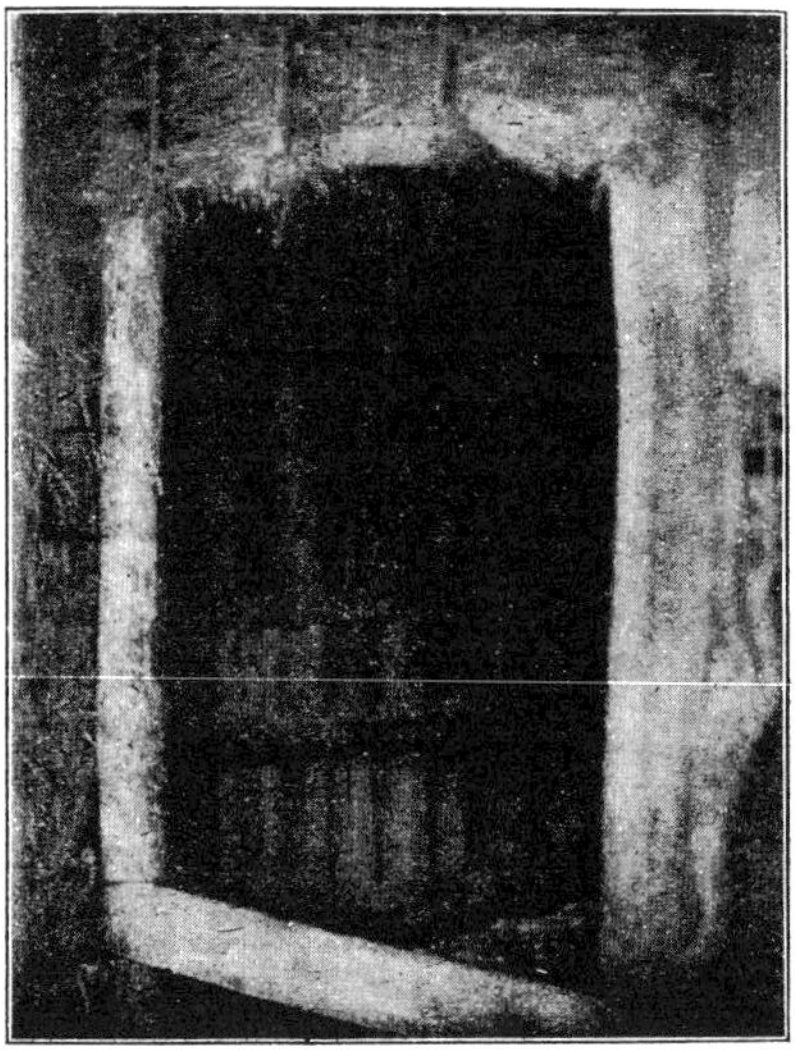

第五十八例　附圖（第三十八號）

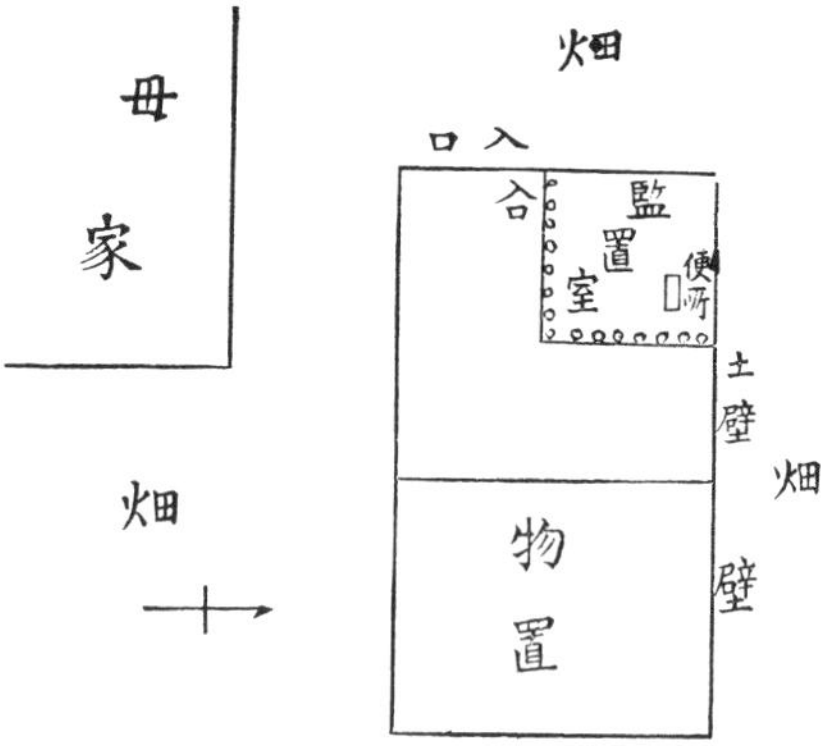

【資産】中等。【監護義務者】実母。【監置の日時】明治三十六年七月六日。【監置の理由】躁暴、実子を焼け火箸で突いたため。【監置室】母屋から二間（三・六m）ほど離れた土壁造りの小屋の一室内にある。監置室がある室は全体で四坪（一三・二㎡）ほど。西側南寄りに幅三尺（九〇㎝）、高さ一間（一・八m）の入口がある。

入口には蓆《むしろ》を掛けている。監置室は小屋の西北隅に設けられている。区割りは、二方が格子で、直径三寸（九㎝）の丸太を約四寸（一二㎝）間隔で並べている。高さ一間（一・八ｍ）の天井を設けており、天井も丸太の格子である。南と東側のみが格子で、他の二方は厚さ六分（一・八㎝）の板囲みである。土間に接し、じかに板敷きで、毛布一枚を敷いている。室の一隅に排便口を設け、下から便器を挿し込み、不潔物を取り去るような装置にしている。**【病状】**被監置者は裸のまま静かに座り、時々独語する。**【家族の待遇】**時々病者を入浴させる。病者が蒲団を被り、始末に困るので、蒲団を与えていない。**【医薬】**医療を受けたことはない。

患家は中流の農民だが、患者への看護は懇切丁寧であるようには見えない。監置室も雨天等の際には冷たく湿り、衛生的ではない。換気法はともかく、採光法は決して十分ではない。

第五十九例[66]

○○県○○郡大○村○字○江字○田四○四番地。

○吉長男、農業、○藤○佐○。明治九年十一月十一日生まれ。

65 ［視察場所］福島県（信夫郡平野村・現福島市、平田村・現福島市）か（石城郡平窪村）［被監置者］男性、一八七四年生まれ、三十八歳［視察者］黒澤良臣［視察年］一九一二年（明治四十五年）。

66 ［視察場所］福島県（田村郡大越村・現田村市）か（石城郡大浦村、大野村・現いわき市）か（岩瀬郡大屋村・現白河市）か（大沼郡大芦村・現昭和村、大沼郡大滝村・現金山町）か（相馬郡大野村・現相馬市、太田村・現南相馬市、大甕村・現南相馬市、大須村・現飯舘村）か（伊達郡大田村・現伊達市、大枝村・現国見町と伊達市）か（双葉郡大野村・現大熊町、大堀村・現浪江町、大久村・現いわき市）［被監置者］男性、一八七六年生まれ、三十六歳［視察者］黒澤良臣［視察年］一九一二年（明治四十五年）。

第五十九例　附圖（第三十九號）

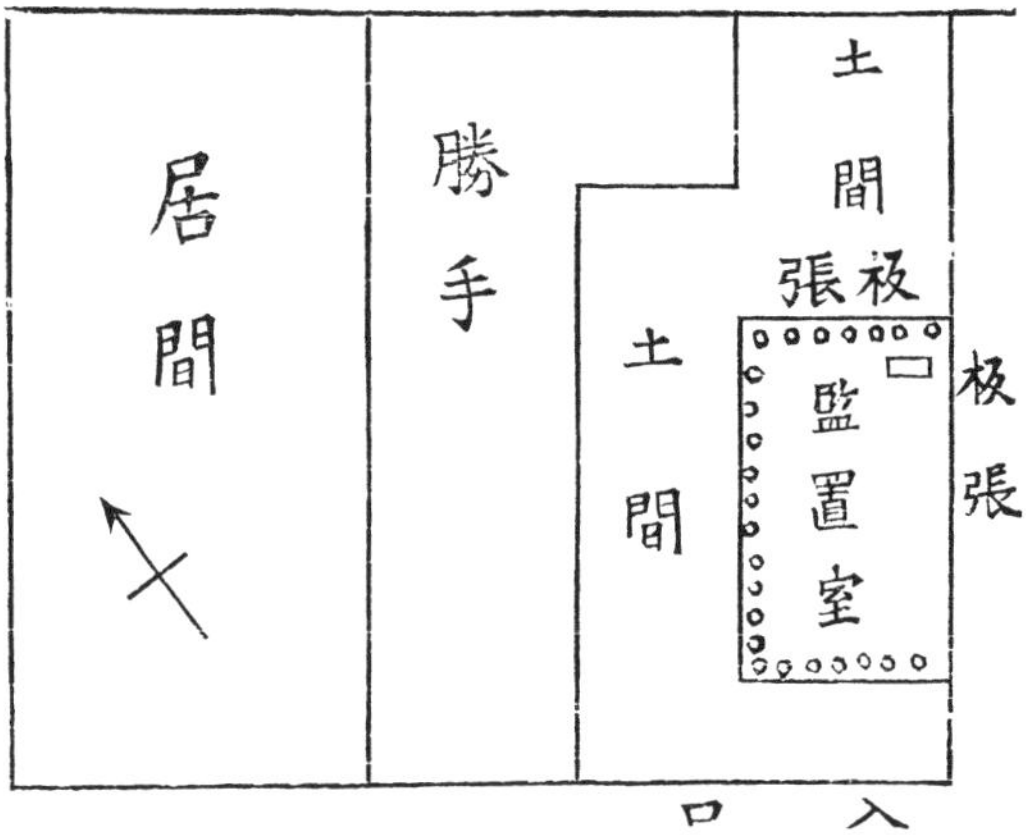

第五十九例　寫眞（第三十六號）

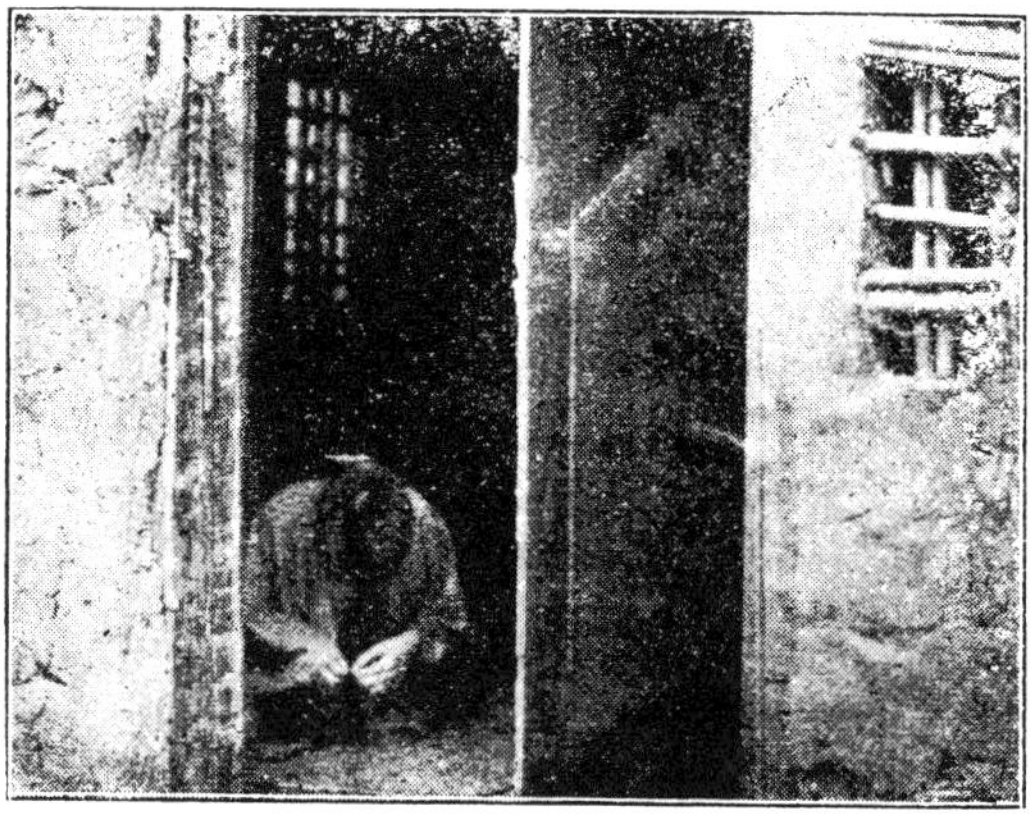

【資産】中等【監護義務者】実父、○吉。【監置の日時】明治三十五年五月十日。【監置の理由】暴行。鉈《なた》で祖父を殺傷し、また巡査に傷害を負わせたため。【監置室】母屋入口の土間に設けられた。土間は間口二間半（四・六m）、奥行四間（七・三m）ある。図に示すように、正面右手寄りに監置室があり、その奥は勝手である。奥の左手に爐《いろり》を切っている。土間から居間に続く監置室は、二間（三・六m）に一間（一・八m）である。四寸（一二cm）角の柱を格子にして二方を囲み、他の二方は厳重な板戸で囲んでいる。正面左手に三尺（九〇cm）四方の入口を設け、同じく正面中央に食物差し入れ口がある。右手に排便器挿入口がある。天井ま

での高さは一間（一・八m）である。床は地上五寸（一五cm）くらいの高さにあり、板敷きである。監置室は全体に暗く、かつ不潔である。【病状】被監置者は裸体のまま床上に座り、縄を綯《な》っていた。【家族の待遇】時々入浴させるという。【医薬】医療は受けていない。

患家は中流の農家だが、自ら耕し労働に追われているため、十分な人手がなく、患者に十分な看護ができないようだ。

第六十例[67]

○○県○○郡○○○村○字○○字○段○番地。

戸主、富○郎弟、農業、○川○次。明治十四年六月十六日生まれ。

【資産】中等。**【監護義務者】**実兄、富○郎。**【監置の日時】**明治三十五年十二月二十一日。**【監置の理由】**戸外を徘徊し、作物を荒らし、また刃物をもてあそぶため。**【監置室】**居間の一室を改造してこれに充てた。室全体は間口一間半（二・七m）、奥行一間半（二・七m）あり、そのうち一坪（三・三㎡）だけは、地上三尺（九〇cm）の高さで板敷きにし、一方を格子で囲って監置室としている。格子は二寸（六cm）角柱を用い、間隔は三寸（九cm）である。奥の右隅に便所を設けている。天井は板張りである。監置室の周囲は畑である。**【病状】**被監置者は低い声で何か独語しつつ、薄縁《うすべり》の上にうずくまっていた。**【医薬】**目下医療は受けてい

67 ［視察場所］福島県○○郡片会○村○字丹○字［被監置者］男性、一八八一年生まれ、三十一歳［視察者］黒澤良臣［視察年］一九一二年（明治四十五年）——雑誌版には上記のように住所が記されている。

ない。
監置室は比較的清潔。看護はできるだけのことはしているようだ。

第六十例　寫眞(第三十七號)

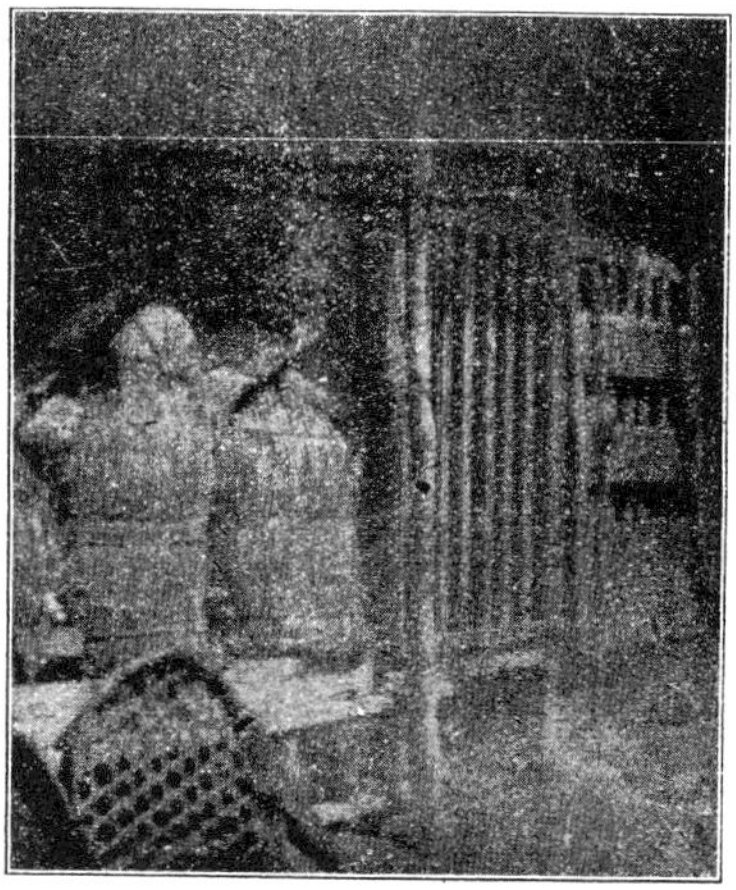

第六十例　附圖(第四十號)

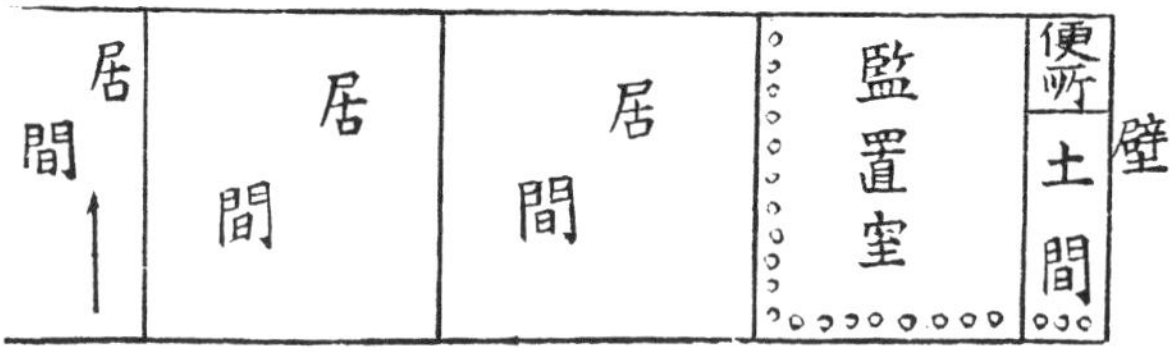

第六十一例[68]
○○県○○郡○○○町○字○野赤○字腰○二十○番地。
戸主、庄○郎兄、農業、○牧○之助。

【資産】中の下。【監護義務者】実弟、庄○郎。【監置の理由】戸外徘徊、窃盗、放火。【監置の日時】明治三十六年四月一日。【監置の場所】母家の裏手に当たる物置小屋の一部。小屋は間口四間（七・三m）、奥行二間（三・六m）である。【監置室】一坪（三・三㎡）で、高さは一間（一・八m）である。三寸（九cm）から五寸（一五cm）くらいの丸太を四寸（一二cm）間隔くらいにして四方を囲む。床は板敷きのままで、他に敷物はない。天井は板である。室の右手に、三尺（九〇cm）に二尺（六〇cm）の入口を設けている。一隅に排便口がある。【病状】被監置者は静穏で、草蛙《わらじ》を編んでいた。

　患者の家計はあまり豊かではない。農家だが、看護は比較的行き届き、監置室も清潔である。監置室の採光と換気も十分である。

68 ［視察場所］福島県田村郡小野新町・現小野町［被監置者］男性［視察者］黒澤良臣［視察年］一九一二年（明治四十五年）。

第六十一例　附圖（第四十一號）

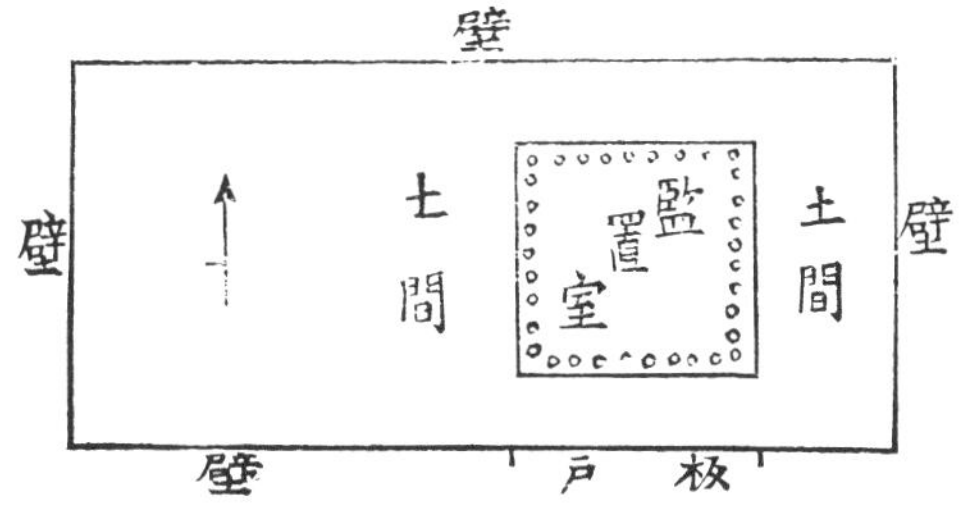

第六十一例　寫眞（第三十八號）

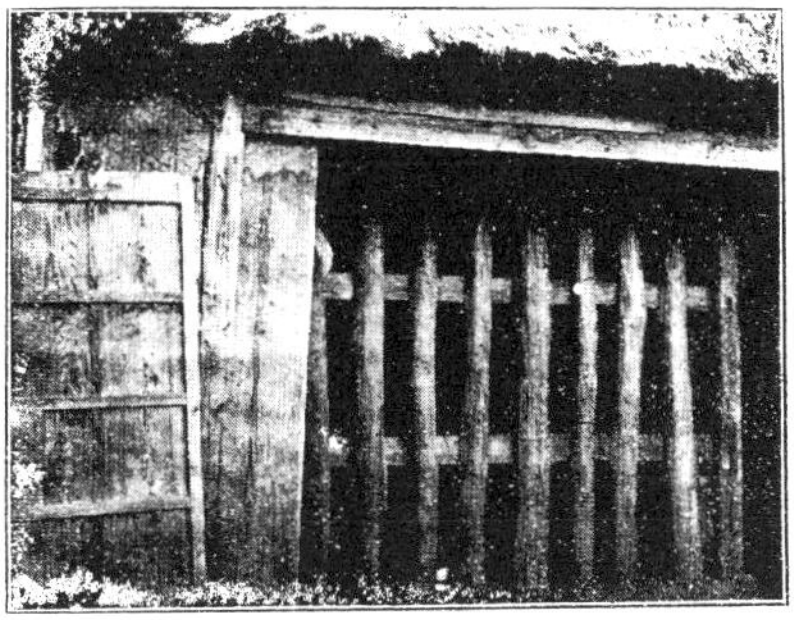

第六十二例[69]

○○県○○郡七○村○字堀○字夏○向○十○番地。
戸主、長○弟、農業、三○長○。四十四歳。

【資産】下等。**【監護義務者】**実兄、長○。**【監置の日時】**明治三十三年九月二十八日（発病後一年）。**【監置の理由】**暴行、戸外徘徊。**【監置室】**母屋の最も奥にある居間内に、規定に沿って監置室を設けた。広さは二坪二合五勺（七・四㎡）である。高さ一間（一・八m）、四方とも直径四寸（一二cm）の丸太を四寸（一二cm）間隔にして囲み、天井も丸太で格子にしている。左側中央に三尺（九〇cm）の入口を設ける。右隅に排便口がある。居間は間口一間半（二・七m）、奥行三間（五・五m）で南向きである。監護室の床は板敷きで、薄縁《うすべり》二枚を敷く。**【病状】**被監置者は静かにうずくまっていた。**【家族の待遇】**室内はかなり不潔で、掃除等は行き届いていない。まれに病者を入浴させる。医療を受けたことはない。

患家は下流の農家で、日々の労働に追われ、到底十分な看護はできない。

第六十二例　附圖（第四十二號）

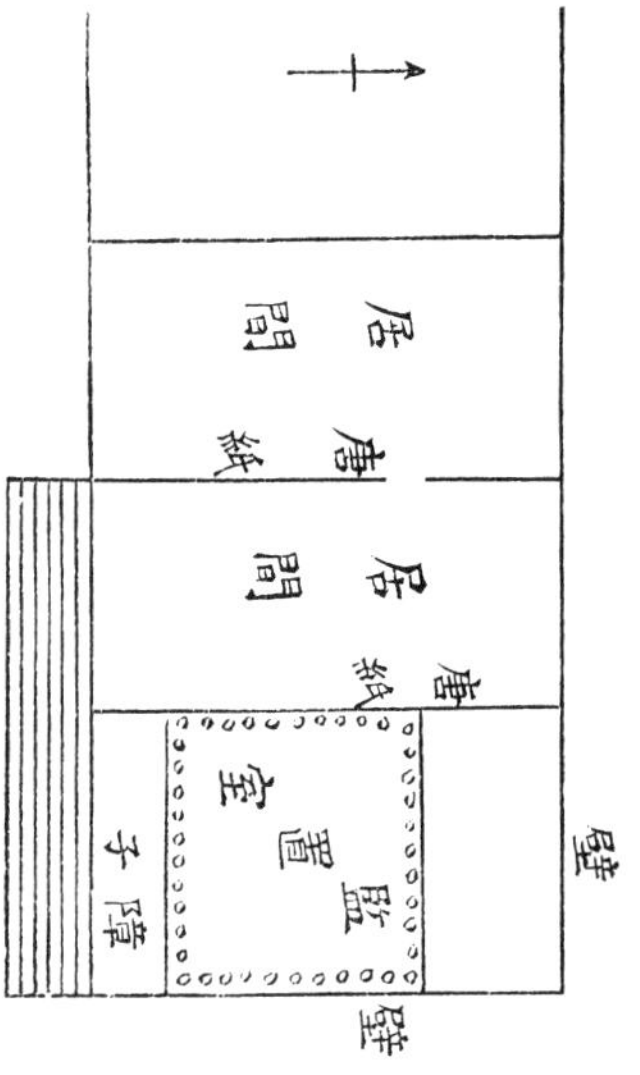

第六十二例　寫眞(第三十九圖)

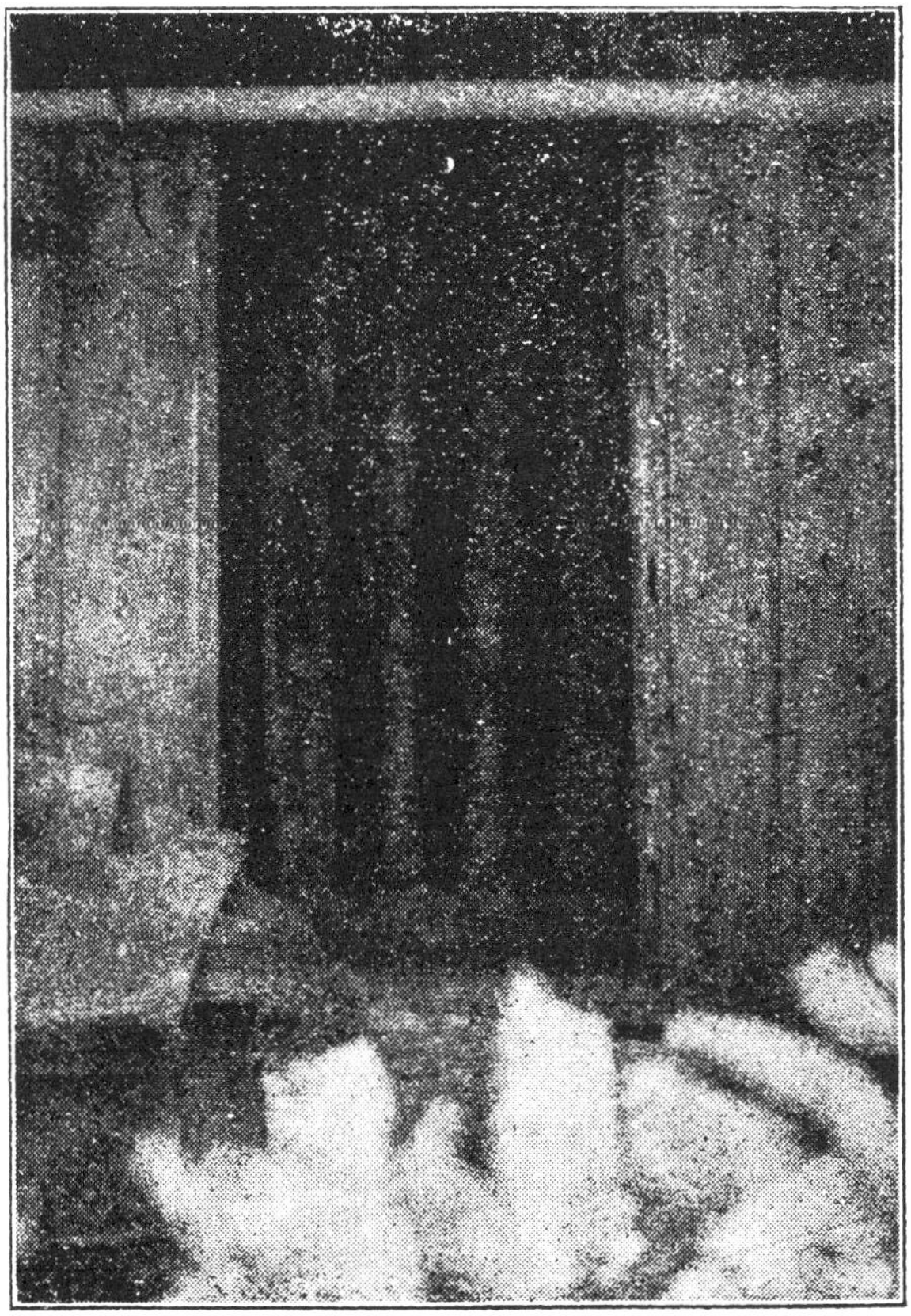

69 ［視察場所］福島県田村郡七郷村・現田村市［被監置者］男性、一八六八年生まれ［視察者］黒澤良臣［視察年］一九一二年（明治四十五年）――第六例も「〇〇県〇〇郡七〇村」だが、この第六十二例は齋藤玉男の『山梨県下精神病者私宅監置状況視察報告』にはないので、別の場所と考えた。

第六十三例[70]

○○県○○郡○○田村○字○○内字○○内二十○番地。

戸主、平○長男、農業、○木平○。明治二年二月二十一日生まれ。

【監置室】　母屋裏手の独立した一つの小さな平屋建ての一室をこれに充てている。家屋全体は東向きで、間口が二間半（四・六m）、奥行が二間（三・六m）ある。左端の一室を監置室にしている。監置室は間口が一間（一・八m）、奥行が二間（三・六m）ある。正面は板戸で、中央に二尺（六〇cm）の窓を設ける。二寸（六cm）幅の格子で、一寸（三cm）ほどの間隔がある。左側も全部板戸で、中央に高さ一尺（三〇cm）、幅二尺（六〇cm）の小窓を開け、これに「ボート」[71]が挿してある。後面は壁である。右側は板戸で、隣室につながっている。隣室は十畳間で、病室に寄って三尺（九〇cm）四方の爐《いろり》が切られている。この室は居間として患者の叔母が寝起きし、患者の看護をしている。監置室内は採光、換気が不十分で、はなはだ暗く、詳細をうかがうことができない。**【病状】**　被監置者は不潔で臭いがはなはだしい。人が近づくとののしり、唾を吐きかけて近づかせない。さかんに独語するが、その内容は言語が錯乱しており不明だ。**【家族の待遇】**　被監置者の看護は叔母の手により不十分に営まれている。入浴、散歩等はない。室内の掃除はほとんど全く行われていない。**【医薬】**　受けていない。**【資産】**　下等。**【監護義務者】**　妻、く○。**【監置の日時】**　明治四十一年九月二十七日。**【監置の理由】**　暴行。

❖

丙

70 ［視察場所］福島県（安積郡喜久田村、現郡山市）か（信夫郡吉井田村、現福島市）［被監置者］男性、一八六九年生まれ、四十三歳［視察者］黒澤良臣［視察年］一九一二年（明治四十五年）。

71 ボート……第百三例の本文で、「鉄棒（ボート）」という表記があるので、これが鉄棒だとわかる。ただ単に、「鉄棒」と書いている症例もあり、書き方に差があった。監置室に鉄棒を使っている症例は第一、五、二十六、二十八、二十九、五十三、六十三、六十四、六十六、九十例（合計十例）の私宅監置と、第九十四から九十八例の山梨の公立施設、第百二、百三例の富山の公立施設。私宅監置の十例中、五例は樫田五郎が報告したものだ。また、富山県では鉄棒の使用を推奨していたことがわかる。被監置者が逃げないように、監置室の堅牢性、頑丈さを優先していたようだ。ちなみに、第五章第九節「監置室」の本文で解説されているように、鉄棒を横貫にして縦柵木材の補強にしたようだ。他には第二例に金網が使われている。

第六十三例　附圖（第四十三號）

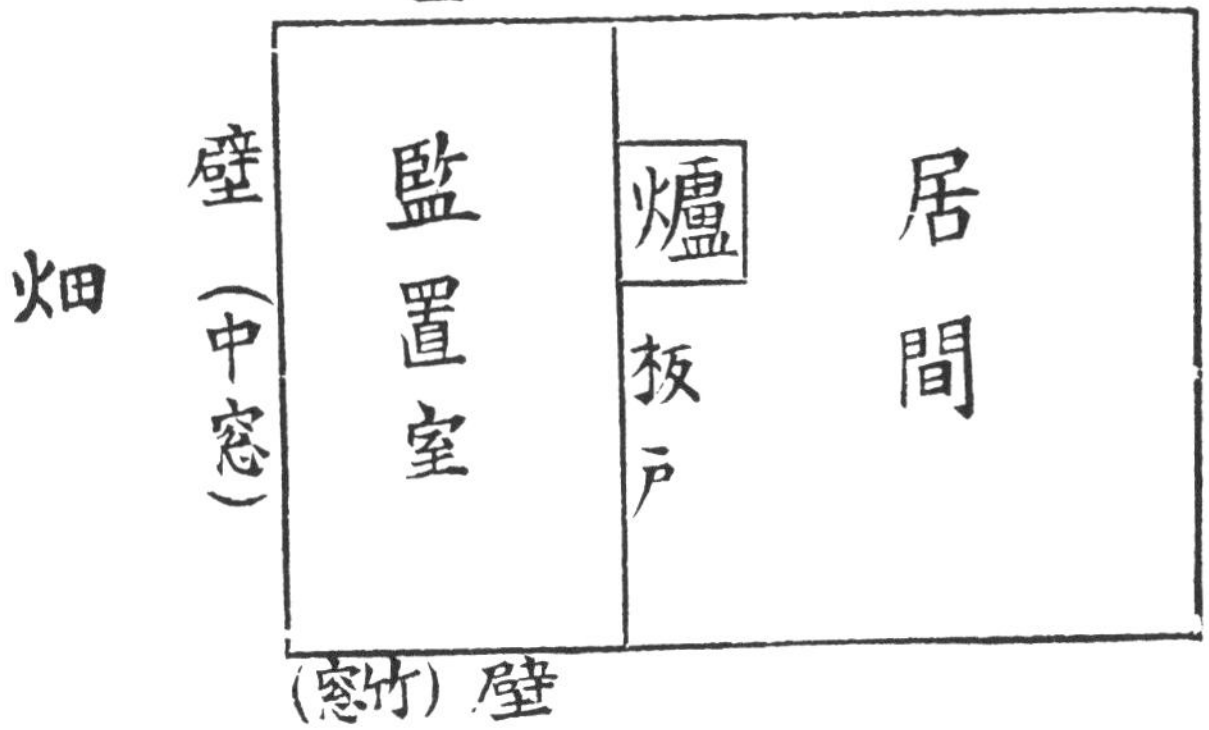

第六十三例　寫眞（第四十號）

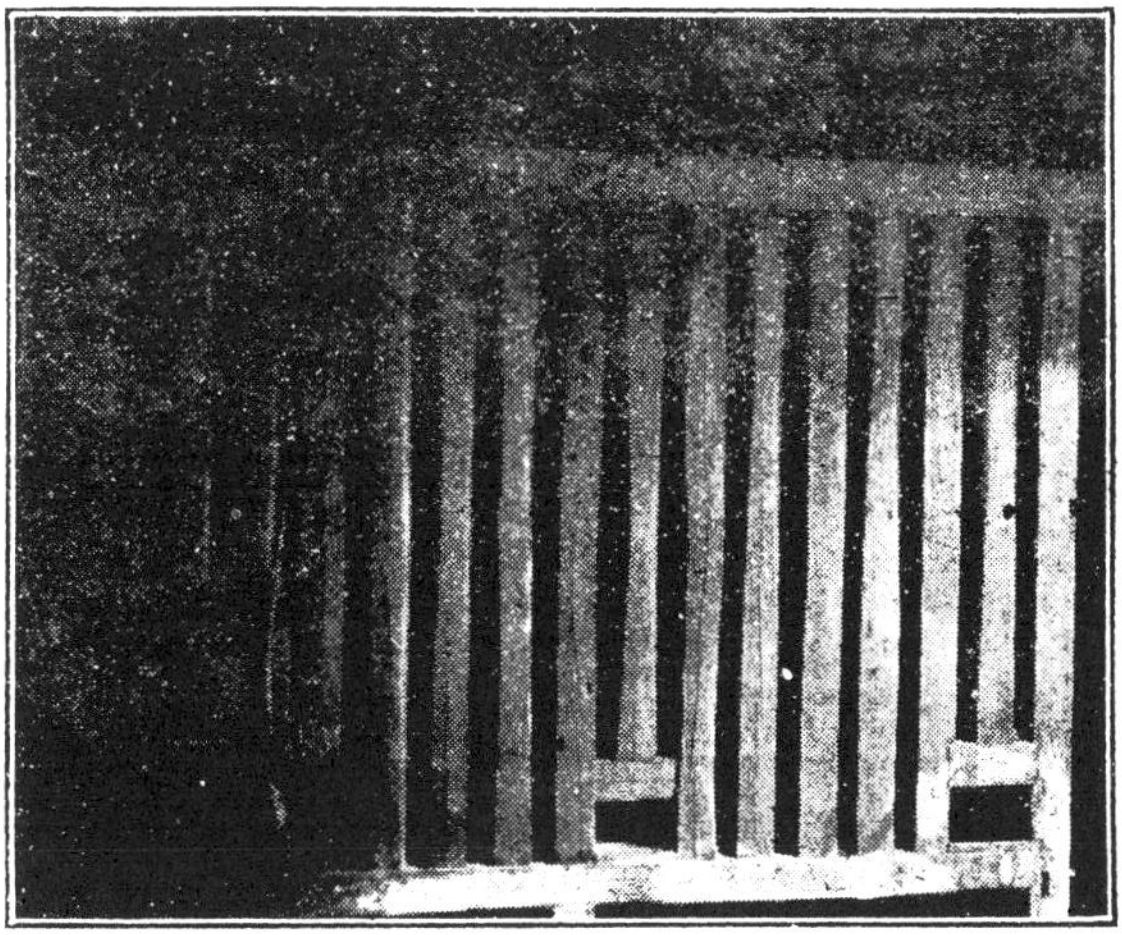

第六十四例[72]

○○県○○○郡○村大字平○村○百○二番地。
平民、伊○二男、僧侶、入○諦○。明治十二年一月三十日生まれ。

【資産】下の中等。**【監護義務者】**実父、入○伊○。**【診断】**躁病。**【発病】**大正三年五月十九日。**【監置開始の日時】**大正三年七月三十日。**【監置の理由】**戸外徘徊、躁暴。**【遺伝歴】**不明。**【既往歴】**内縁の妻、橋○う○が生家に帰ったのを二度と戻ってこないと思い、それを哀しんで、以来昼夜眠らずに戸外を徘徊し、独語、空笑があり、次第に躁暴状態になった。**【監置室】**自宅の裏手に居宅と接して間口一間半（二・七m）、奥行一間（一・八m）、高さ一間（一・八m）、床下約一尺（三〇cm）の監置室を造る。三方は板で囲い、庭に面する一方は粗末な杉丸太で柵[73]を造り、各材の間隔は約三寸（九cm）ある。ここから食物を差し入れる。横に三本の鉄棒を通す。柵の下部には、一尺五寸（四五cm）の腰板を張り、上部にも五寸（一五cm）幅の板を張る。柵の両側も板を張り詰めている。出入口は居宅座敷の廊下に接していて、三尺（九〇cm）四方の大きさで、これに錠を掛けている。室の一隅の床板に、三寸（九cm）に五寸（一五cm）の排便口を開けている。畳は敷かず、板敷きのままである。採光は良好だが、日光の直射を受ける欠点がある。換気はほぼ良い。

【病状】被監置者は、栄養状態は不良。裸で、臀部に蜂窩《ほうか》織炎《しきえん》[74]がかなり広がっているが、自覚症状がないようで、室内でさかんにいらだち暴れている。板壁にいろいろな落書きの跡がある。不潔症がはなはだしく、糞尿をもてあそび、手指に大便が付着し、またそれを室内に塗りたくり、悪臭を放っている。言語は錯乱していて、会話は通じない。撮影しようとすると、猿のように柵に飛びついて衒奇《げんき》症状を呈する。

【家族の待遇】不良である。蒲団はあるが、蚊帳はなく、掃除も行き届いていない。衣服、食物の供給は不十分である。洗濯、沐浴はまれに行うに過ぎない。戸外運動はない。【医薬】主治医はおらず、医療は受けていない。【警察官の視察】一カ月に数度。

第六十四例　附圖(第四十四號)

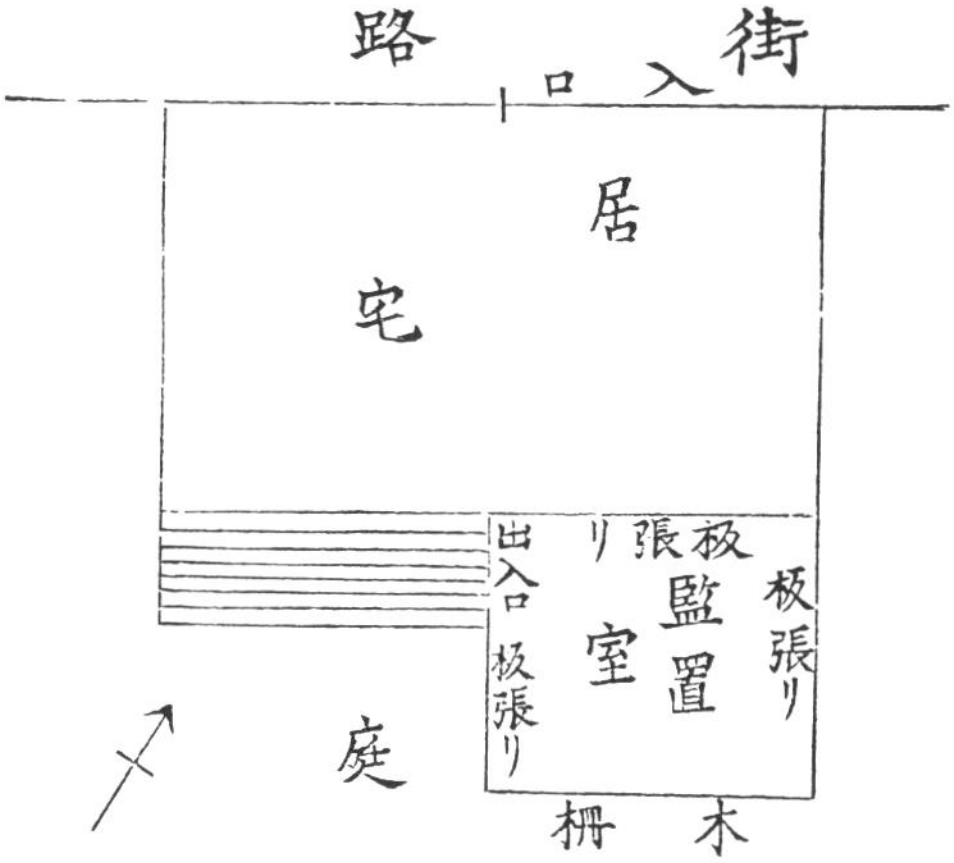

第六十四例　寫眞(第四十一號)

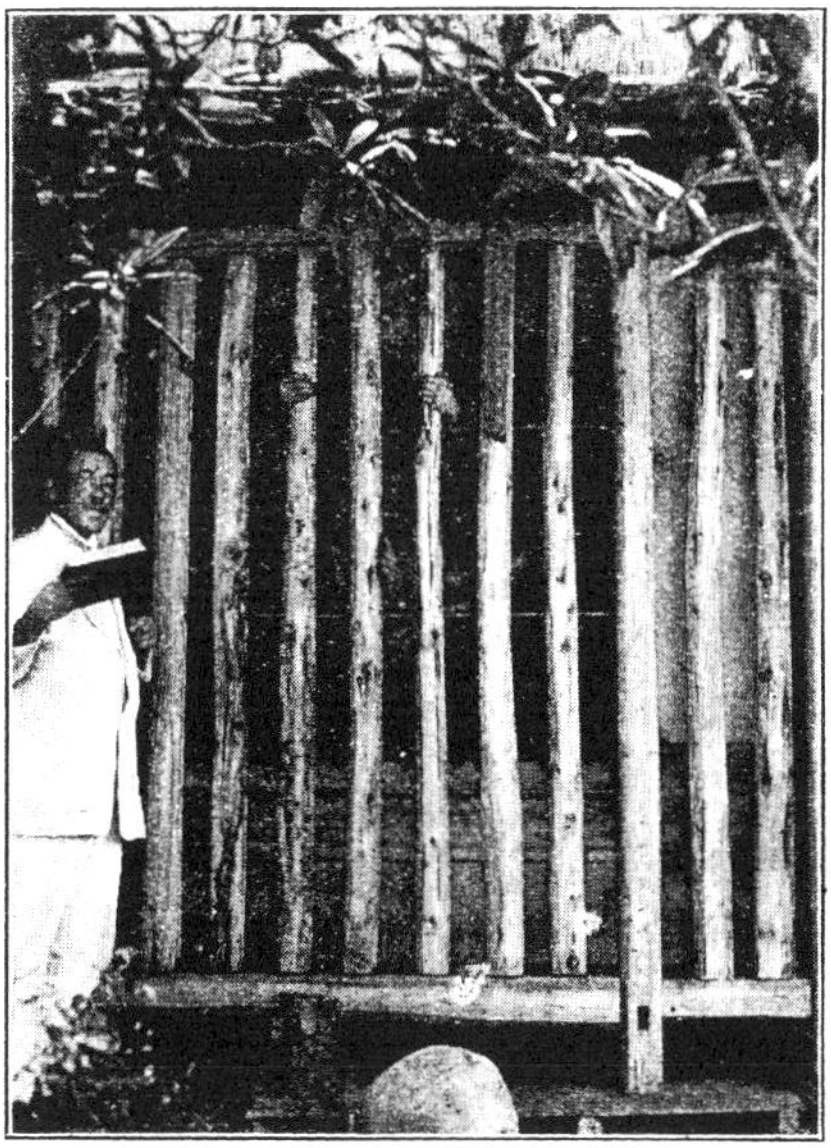

72 ［視察場所］富山県［被監置者］男性、一八七九年生まれ、三十五歳［視察者］樫田五郎［視察年］一九一四年（大正三年）——写真の左に写る男性が樫田五郎。第百三例にも写っている。視察者が写っているのは樫田のみ。

73 「格子」と書く症例もあり、「柵」と書く症例もあり、視察者、あるいは台帳によって表記に差がある。

74 蜂窩織炎…進行性の化膿性炎症。抗生物質のない時代は重篤な症状を引き起こした。

第六十五例[75]

○○県○○郡○○町大字新○村二十○番地。

平民、戸主、農業、柴○六○。明治十一年七月十日生まれ。

【診断】早発性痴呆。【発病】明治四十一年九月十五日。【監置の日時】明治四十二年十二月一日。【監置室使用許可】同年同月九日。【監置の理由】粗暴過激で、戸外を徘徊し、火をもてあそび、他人に危害を加えたため。【遺伝歴】不明。【既往歴】初め、神経衰弱症状を呈し、刺激性で怒りやすかったが、明治四十一年中から社会的危険性を帯びるようになった。【資産】はなはだしい貧困。【監護義務者】妻、柴○ふ○。

【監置室】室は、入口の土間の一部を仕切ったその内側にある。一間（一・八m）四方、高さ一間（一・八m）、床下は約一尺（三〇cm）で、古い杉丸太と古板を寄せ集めて造ったものである。大小不同の削っていない杉丸太の、節の多いものを四方に立て並べ、上部と下部に古板を配置している。各柵材の間隔は約五寸（一五cm）ある。前面の一方にある出入口は、三尺（九〇cm）四方で、以前はこれに蝶番《ちょうつがい》で扉を付けていたが、蝶番が破損したので、今は扉にさらに二本の杉丸太を上下に横に並べ、その両端を針金で柵柱に結び、施錠の代用としている。室内には畳はなく、板床の上に一枚の蓆《むしろ》を敷き、その上にさらに一枚の茣蓙《ござ》を敷いている。室の一隅に五寸（一五cm）四方の穴を開けて排便口にしている。採光、換気は普通である。食物は柵の間から入れている。【病状】被監置者は、衣服の支給はあるものの着用せず、裸のままである。【家族の待遇】貧困なので十分にはできない。蒲団、蚊帳を与えているが、不潔なものだ。沐浴、更衣は時々行うだけである。食物の支給も満足いくものではない。戸外運動はしていない。【医薬】主治医は、警察の台帳には名前の記載があるが、今は実際には来診していない。医療は受けていない。**【警察官の視察】**一カ月に数度である。

第六十五例　寫眞(第四十二號)

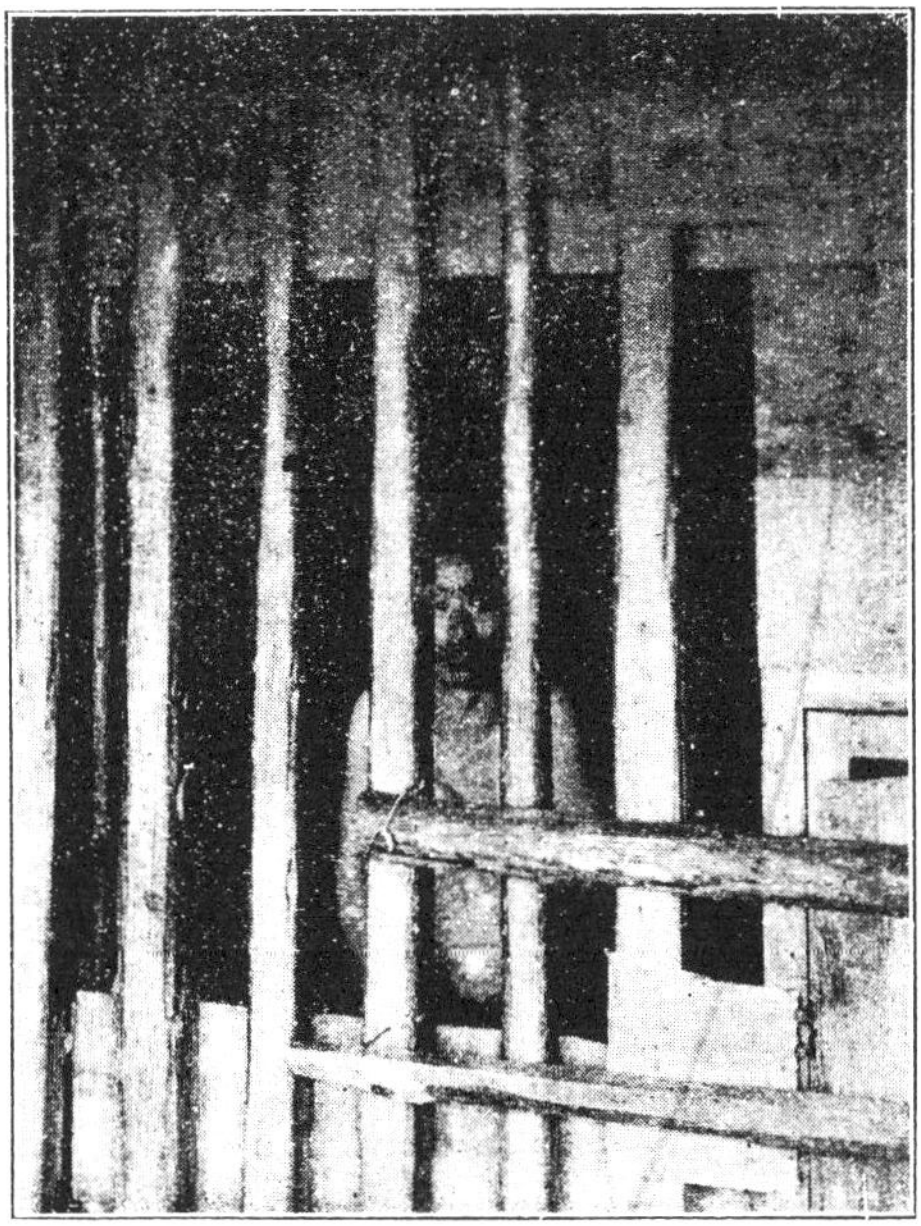

第六十五例　附圖(第四十五號)

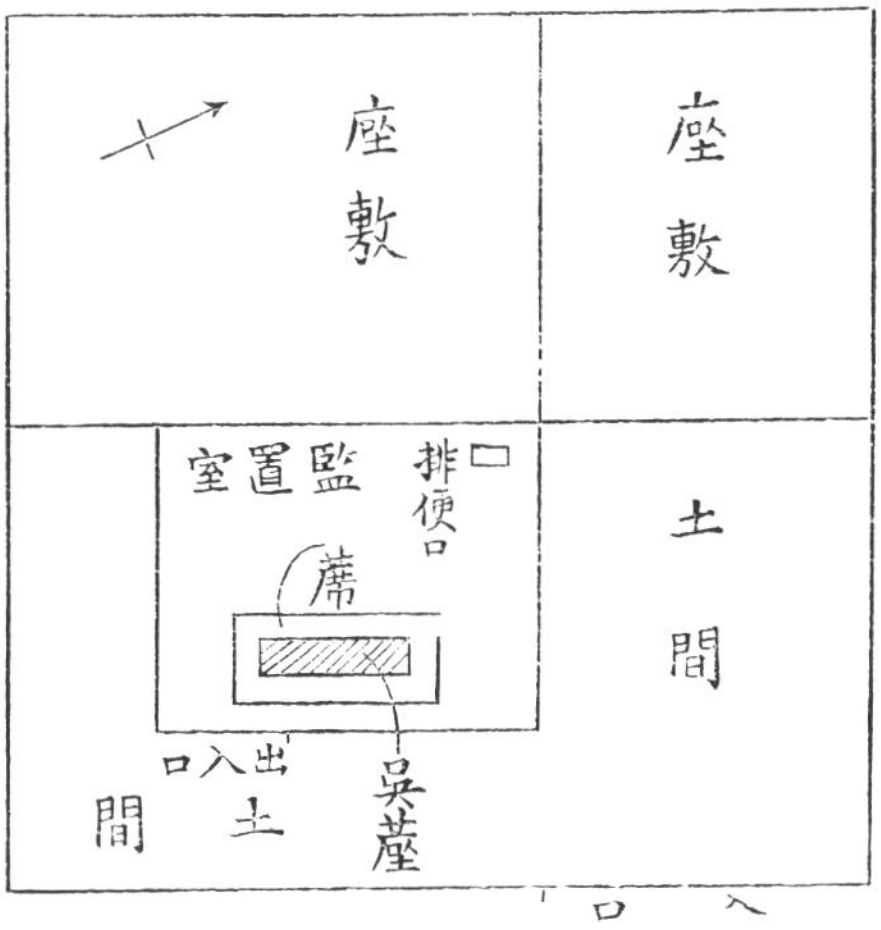

75 ［視察場所］富山県［被監置者］男性、一八七八年生まれ、三十六歳［視察者］樫田五郎［視察年］一九一四年（大正三年）。

第六十六例[76]
原本籍、○○県○○郡○○市○石町[77]○百○十八番地
監置場所、○○[78]県○○郡○田村大字中○田○千○百十○番地。
農業、堀○○○郎。明治元年二月十六日生まれ。

【資産】生活に困窮しない程度。**【監護義務者】**従兄弟、堀○勝○郎。**【診断】**変質性精神病。**【発病】**明治二十四年未詳月未詳日。**【監置の日時】**大正三年六月二十日。監置室の使用許可は大正三年六月二十三日。**【監置の理由】**浮浪。**【遺伝歴】**不明。**【既往歴】**生来変質で、明治二十四年中から特に異常行為があった。飲酒、手淫、卑猥な行為等が多く、いつも威張って誇大な言葉を吐き、他人が忠告し戒めるようなことがあると腕力で反抗することがしばしばになり、大正三年二月、道路徘徊中に浮浪罪[79]で○○町警察署に拘引され、同署長に弁明書を提出したことがあった。ついで○○警察署に護送され、六月、○○市長[80]が監置義務者となり、○○市立施療病院○○院に収容し、監置室（写真第六十四号参照）に監置されていたが、その後、役所が監護扶養義務者を発見したので、患者を自宅に引き取らせ、同年七月、自宅の監置室に収容させた。**【監置室】**母屋の前面にある納屋を監置室に充てた。室は間口二間（三・六m）、奥行一間半（二・七m）、高さ一間半（二・七m）、床下一尺五寸（四五cm）ある。三方を板囲いし、一方は三寸（九cm）角材で柵を造り、横に二本の鉄棒を通している。各材木の間隔は四寸（一二cm）である。出入口は高さ四尺（一・二m）、幅三尺（九〇cm）で、これに錠を下ろしている。二方の板囲いの上部には採光窓が二カ所ある。採光、換気は普通である。床は板敷きである。排便口、食物差し入れ口も備わっている。**【病状】**被監置者は、理解力、注意力が相当良く、視察者に向かって際限なく冤罪で監禁されたと告げる。栄養状態は中等で、不潔な衣服を着ている。**【家族の待遇】**普通である。監置室の床上には蓆《むしろ》一枚を敷いている。蒲団、蚊帳を支給し、団扇《うちわ》、新聞も置いてある。**【医薬】**主治医はおらず、医療は受けていない。**【警察官の視察】**一カ月に二、三度である。

本被監置者は前記のように一時○○市長が監護義務者となって、前記の施療病院に監置したが、その後役所が患者の四等親内に扶養義務がある者を発見し、患者の従兄弟の堀○勝○郎を監護義務者に指名したもので（精神病者監護法第八条）、市役所は村役場を通じて、在院中の費用の追徴を扶養獲務者に要求した（同第十条）。患家はもちろんこれらの法の内容をわきまえておらず、かつ支払いも資産に対し軽くない負担であるため、非常に苦慮当惑し、視察者にくどくどと訴えてやまなかった。

第六十六例　附圖（第四十六號）

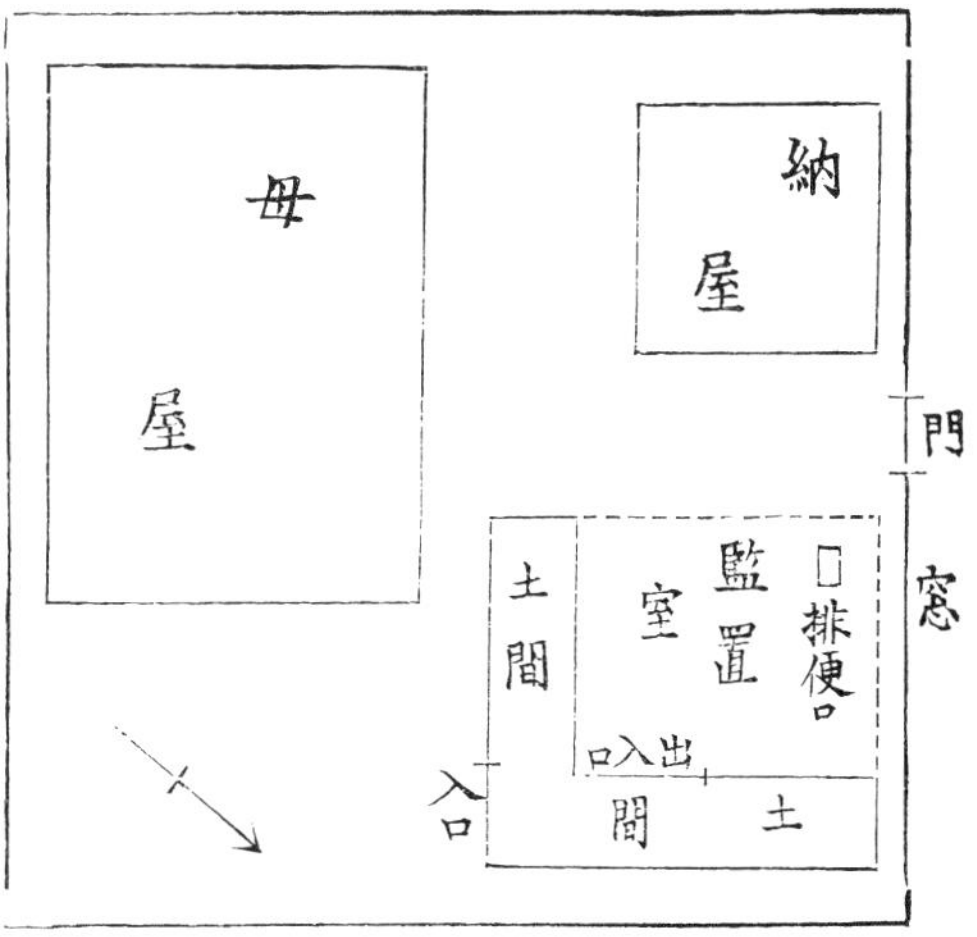

76 ［視察場所］富山県婦負郡富山市千石町［被監置者］男性、四十七歳［視察者］樫田五郎［視察年］一九一四年（大正三年）。

77 雑誌版には「○山市○石町」とある。症例の住所を見ると、樫田は富山市と現射水市周辺を調査したようだ。ただし高岡市も隣接している。当時富山県で市制を敷いていたのは、富山市と高岡市のみ。

78 富山県。

79 浮浪罪…警察犯処罰令の第一条第三号に規定されていた。「一定の住居または生業なくして諸方に徘徊する者は、三十日未満の拘留に処せられる」という規定。警察犯処罰令は一九四八年に廃止された。

80 富山市長がいったん監護義務者になった。

第六十七例[81]

○○県○○市○○寺村七○五番地。青物行商、田○せ○。明治二年二月二十五日生まれ。

【監護義務者】 夫。**【資産及び生活の程度】** 被監置者も監護義務者も資産はない。監護義務者である夫の○蔵は青物行商をなし、一日四十銭内外の収入があるが、酒を好み、そのために毎日の収入の半ばを使い、幼少の実子二名を扶養しなければいけないのにほとんど扶養の義務を果たすことができない。ゆえに実際においては弟、大○町○丁目、田○玉○が扶養費を支出しているありさまである。**【監置の日時】** 明治四十一年十月三日。**【監置の理由】** 時に暴行をなし、また風俗を乱したことがあるため。**【監置室】** 小屋の一隅を改造してこれに充てている。間口一間（一・八m）、奥行九尺（二・七m）、床上から天井まで六尺五寸（二m）。構造は、格子の松丸木の極めて粗末なもので、床は板張りで畳を敷く。採光、換気は著しく不都合とは言わないまでも十分ではない。便所は監置室内の一隅にある。洗面所の設けはない。**【家族の待遇】** 家族は被監置者を虐待するようなことはなく、被監置者が沈静状態の時は一日も早く全快することを願うが、興奮状態の時はむしろその死を希望することもあるようだ。三度の食事は家族と同様のものを与え、間食に薯《いも》・豆類等を与えている。戸外運動はない。室内の掃除は毎日する。衣服の供給と洗濯は十数日たてば洗濯し、供給するのを常としているが、夏季は四、五日ごとに更衣させる。沐浴は週二回を常とする。**【病状】** 時々沈静し、柔和になることもあるが、たちまち発病してむやみに他人をののしり、悪口を言い、また大声で放歌するのを常とする。大小便は、病者が自分でわきまえているので介助は必要ない。**【医薬】** 発病当時は、大○町○丁目の医師某より診察を受け、週に一回診てもらっていたが、視察時には絶えてなかった。【警察官の視察】毎月巡査部長以上が一回、巡査が二回。

第六十八例[82]

○○県○○郡○○村○字○○内。○地○一郎。明治元年四月二十四日生まれ。

【監護義務者】兄。【資産及び生活程度】被監置者は無資産だが、義務者は資産九千円くらいを有し、生計は豊かである。【監置の日時】明治三十二年八月三十一日。【監置の理由】暴行。【監置室】別の建物として造ったものである。幅一間（一・八m）、奥行一間（一・八m）、高さ七尺（二・一m）。構造は、丸太と角材の混合格子で、床は板張りに蓆《むしろ》を敷く。その構造は粗末なほうである。採光、換気は不十分で、便所は監置室の一隅の床板を切り抜き、その下を漆喰とし、外部から排泄物を取り出す装置にしている。洗面所の設けはない。【家族の待遇】むしろ良好なほうである。三度の食事は、生活が豊かなので、食物等も十分に与えている。屋外運動はない。室内の掃除は十日に一回くらいで、衣服の供給と洗濯は、時々服を与え、時々洗濯をする。沐浴は十日に一回、お湯で行水させる。【病状】常に大声を発し、時々泣き叫び、舞い踊ることがある。大小便は、患者が自分でわきまえているので介助は必要ない。【医師の診断】監置後、一回も医師の診療を受けたことはない。【警察官の視察】一カ月に一回、警察官が臨検する。

81 ［被監置者］女性――第三十四、三十五、六十七、六十八例は、書き方が同じなので同一視察人と思われる。調査項目の「資産及び生活の程度」が、六十八例では「資産及び生活程度」となっている点だけが違う。岐阜市に美江寺町という地名があるが、岐阜市だとは確定できない。

82 ［視察場所］○○郡河○村○字下○内 ［被監置者］男性――雑誌版には上記のように住所が記されている。

第六十九例[1]

○○府○○○郡尾○村。鈴○○○○郎。四十八歳。

【監置室】小屋の後方、軒下に増設したもので、常にこれを完全に施錠している。四、五年前、畳替えをした時に、ただ一度扉を開けたことがあるのみである。**【家族の待遇】**室内の掃除は全くなおざりで、その他寝具、服も汚れるにまかせて顧みられていない。

この監置室を視察して寒心に堪えないのは、頑丈な監置室の鉄の錠前が、腐蝕・融合していて、どうやっても扉を開けることができなかったことである。視察者は、鉄槌《てっつい》[2]を用いて力を込めてかろうじてこれを破壊し、開けることができた。このような状態は、万一の火災や非常時を考えると、実に戦慄に値するというべきである。これは看護者の大いなるなおざり、もしくは誤解によるもので、患家の無知は誠に驚きに堪えない。この例を見ても、警察官の巡視がどの程度行われているかが推察できよう。

第七十例[3]

○○県○○郡○○村○○田○九○。平民、戸主、農業、岡○○太郎。四十歳。

【資産】下の上である。【監護義務者】母。【監置の日時】明治三十三年九月。【監置室】居宅の裏手にある物置小屋を改造してこれに充てた。間口一間（一・八m）、奥行一間（一・八m）、高さ七尺五寸（二・三m）ある。出入口は間口にあり、高さ一間（一・八m）、幅三尺（九〇cm）の木戸が設けてある。この木戸の他は、すべて板囲いで、後方に幅一尺（三〇cm）、高さ五寸（一五cm）の窓が開けてあるのみである。床も板敷きで、莫《ご》蓙《ざ》数枚を敷き、畳の代わりとしている。床下はほとんどなく、地面の湿潤がはなはだしいので、室内も

第七十例　寫眞其一（第四十三號）

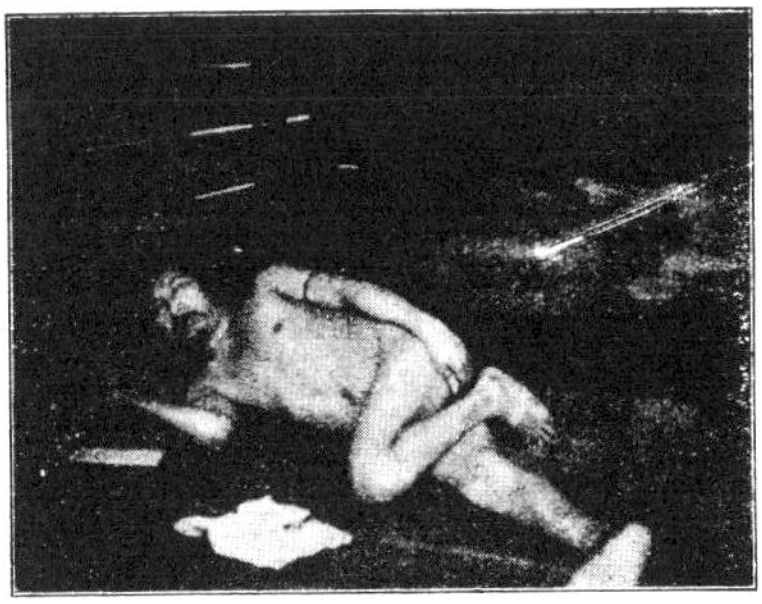

第七十例　寫眞其二（第四十四號）

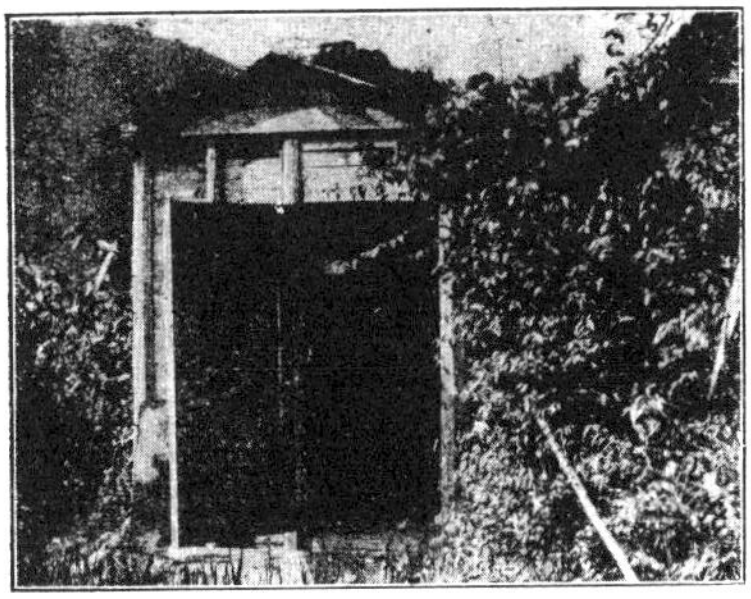

1　［視察場所］東京府北豊島郡尾久村・現東京都荒川区［被監置者］男性、一八六二年生まれ［視察者］石川貞吉［視察年］一九一〇年（明治四十三年）――「府」が付いているので東京とわかる。東京はこの一例だけだ。調査項目が少ないので、石川貞吉は監置精神病者台帳を見ていないようだ。

2　鉄槌…ハンマー。

3　［視察場所］神奈川県［被監置者］男性、一八七〇年生まれ［視察者］橋健行［視察年］一九一〇年（明治四十三年）。

また湿潤している。採光、換気は不良で、かつ四方の板囲いの板は互いに密接しておらず、間に多少の空きがあるので、寒い冬のいわゆるすき間風の吹き込みははなはだしいものと想像される。**【病状】**被監置者は、不潔な衣服の支給はあるが着ておらず、裸のまま室内で横たわっている。全身に浮腫が見られる。**【家族の待遇】**家族は、居室に患者の老母が一人住むのみである。七十歳余りという老齢であるので、被監置者への注意取り扱いははなはだ行き届かない。蒲団、蚊帳の支給はない。

第七十一例[4]

○○県○○郡○○町○字○塚。農業、菊○安○郎。慶応二年八月生まれ。

【監護義務者】子、○一。**【資産】**居宅、宅地と田三反八畝（三七六六・六㎡）、畑三反八畝（三七六六・六㎡）を所有する。**【監置の場所】**住宅から、ほぼ十間（一八・二m）を隔てた物置の一部にある。**【監置室】**長さ九尺（二・七m）、幅六尺（一・八m）、床下一尺（三〇cm）、床から天井までは六尺五寸（二m）。屋根は草葺《ぶ》きで、天井と床を板張りにしている。東面と北面は塗り壁で、その内部に厚板を張っている。西と南に面する側は、二寸（六cm）角材を三寸（九cm）間隔で並べ、これに上下二カ所に横貫を入れ、格子造りにしている。南面の下のほうには、二尺五寸（七五cm）四方の同構造の格子戸を備え、錠が付けてある。室の東北隅に小さな排便口が備えてある。採光、換気は十分ではないようだ。**【病状】**被監置者は、顔面蒼白で栄養状態は良くない。視察時には寛解期にあるようだったが、難聴で十分な会話はできなかった。**【家族の待遇】**食事は普通に与えているが、入浴等は行ったことがない。【警察官の視察】一カ月に二、三回。

第七十一例　附圖（第四十七號）

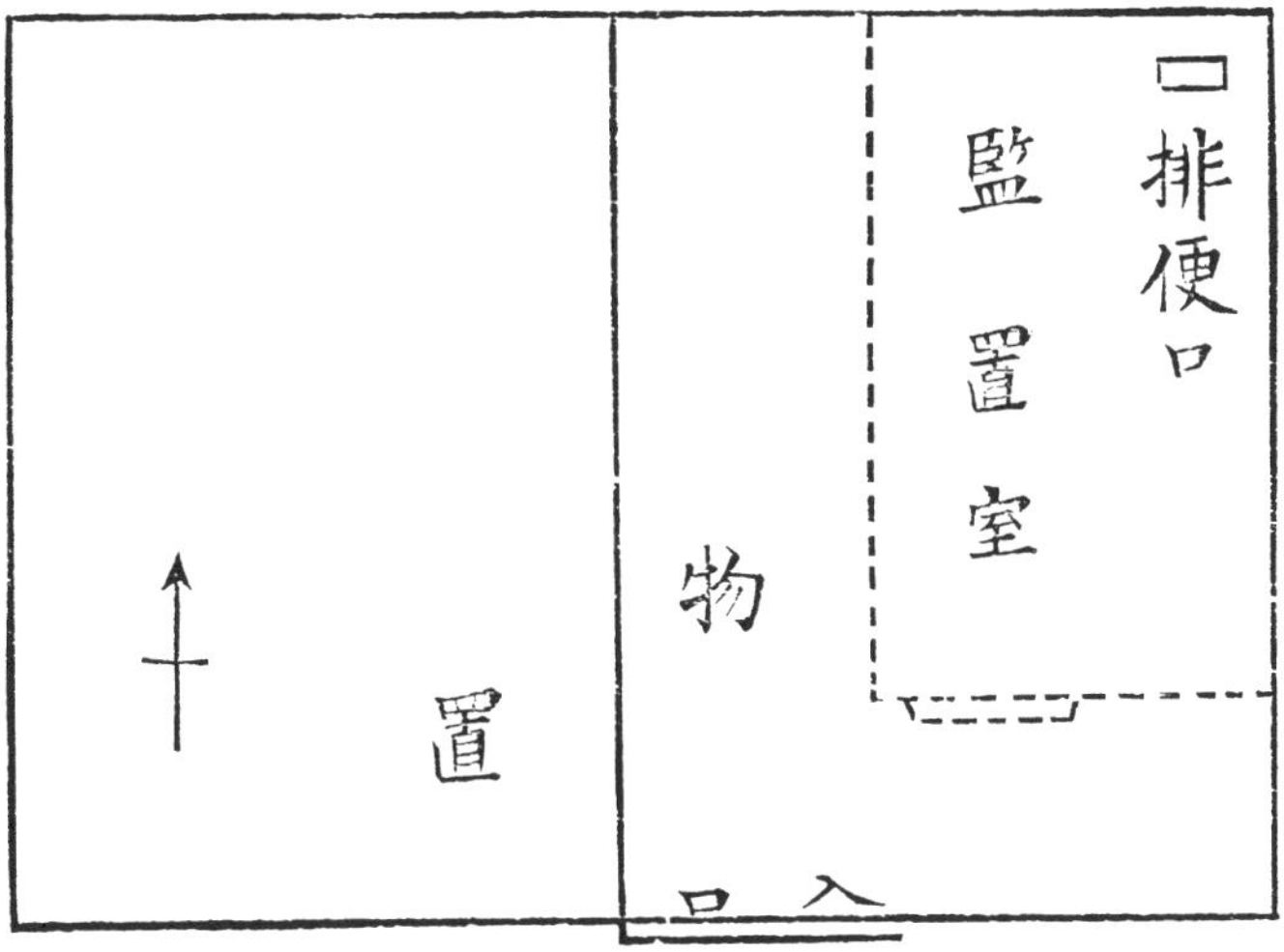

第七十一例　寫眞（第四十五號）

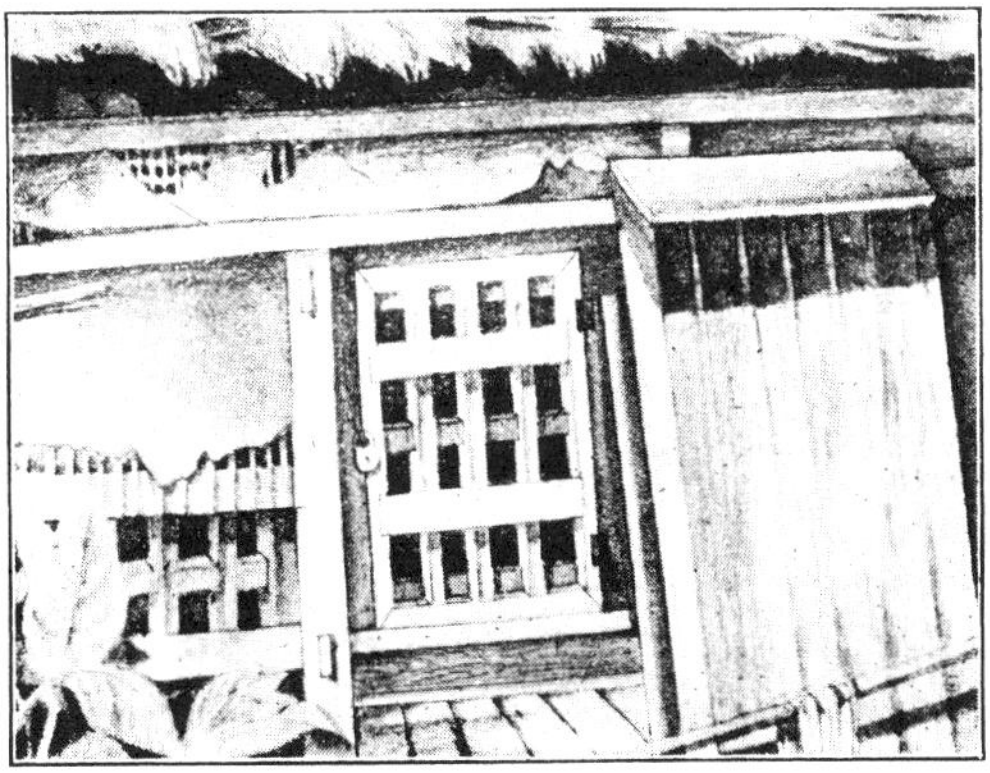

4　［視察場所］千葉県印旛郡臼井町［被監置者］男性、一八六六年生まれ、四十七歳［視察者］中村隆治［視察年］一九一三年（大正二年）――雑誌版には住所が「〇井町」とある。

第七十二例[5]

○○県○○郡○○町○字○渚。漁業、森○蔵。三十七年。

【監護義務者】兄、○次郎。【発病】四年前。【監置の理由及び日時】発病後、一時は軽快し漁業をしたこともあったが、大正元年十二月に再び発病し、他人に対し暴行したため監置されるに至った。【監置の場所】海岸に建てた物置の一部である。【監置室】上記の物置の一部。海に面した東側六尺（一・八m）を板張りとし、中央部三尺（九〇cm）くらいを窓にし、幅三寸（九cm）か四寸（一二cm）くらいの厚板を一、二寸（三cm、六cm）の間隔に立て、横にも同じ形の横貫を一本入れている。その外部に板戸がある。南側九尺（二・七m）は板張りで、中央三尺（九〇cm）、高さ四尺（一・二m）を入口とし、板戸を立て、錠を備えている。西側と北側は塗り壁で、これに横貫を入れている。床は板張りで、床下は一尺（三〇cm）ある。東隅に排便口が備えてある。床から天井までおよそ六尺（一・八m）ある。換気は十分なようだが、採光は不完全である。

【病状】被監置者は栄養状態は不良ではないが、服を破る癖があるため、一見惨憺たる状態を呈している。時々興奮して大声を発し、乱暴をするという。【家族の待遇】被監置者は、一カ月に数回、室内で沐浴を行い、理髪、洗濯も十分に行われているようだ。【医薬】時々医師の診察を受ける。【警察官の視察】一カ月に二、三回。

5 ［視察場所］千葉県安房郡鴨川町○字貝渚［被監置者］男性、一八七六年生まれ、三十七歳［視察者］中村隆治［視察年］一九一三年（大正二年）――雑誌版に「鴨○町」とあるので場所が特定できる。

第七十二例　寫眞（第四十六號）

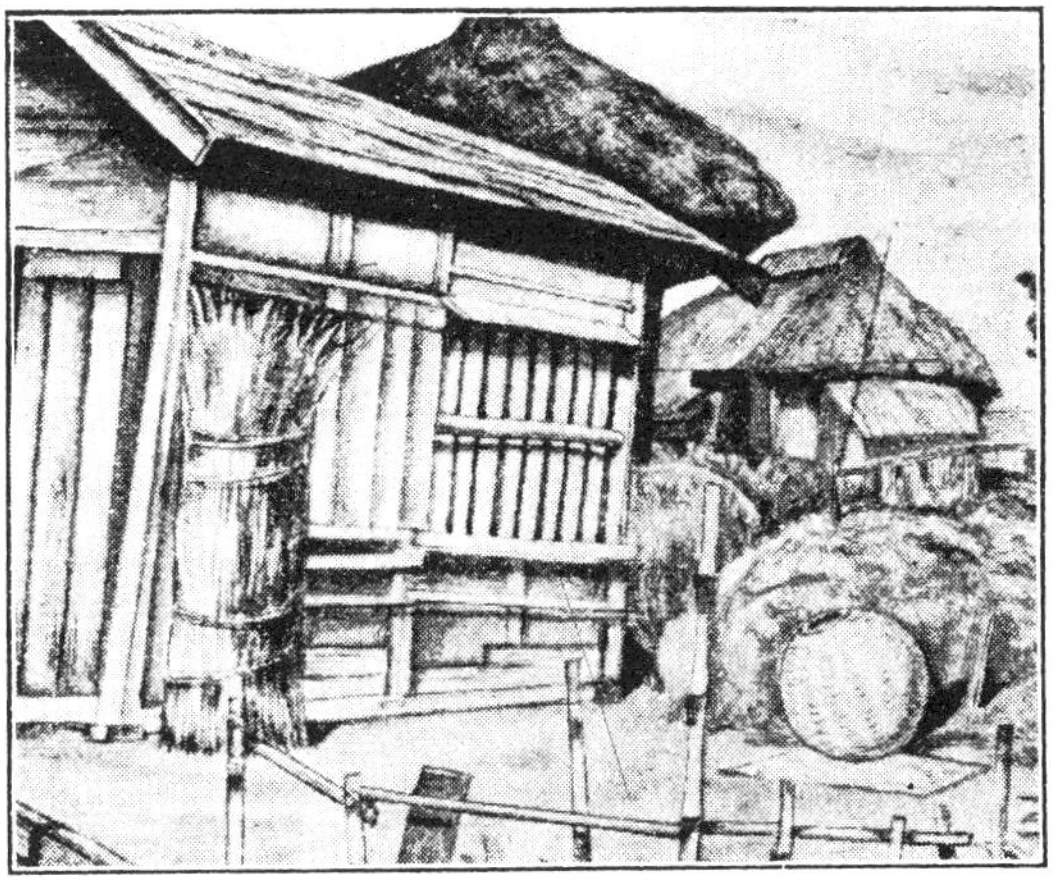

第七十二例　附圖（第四十八號）

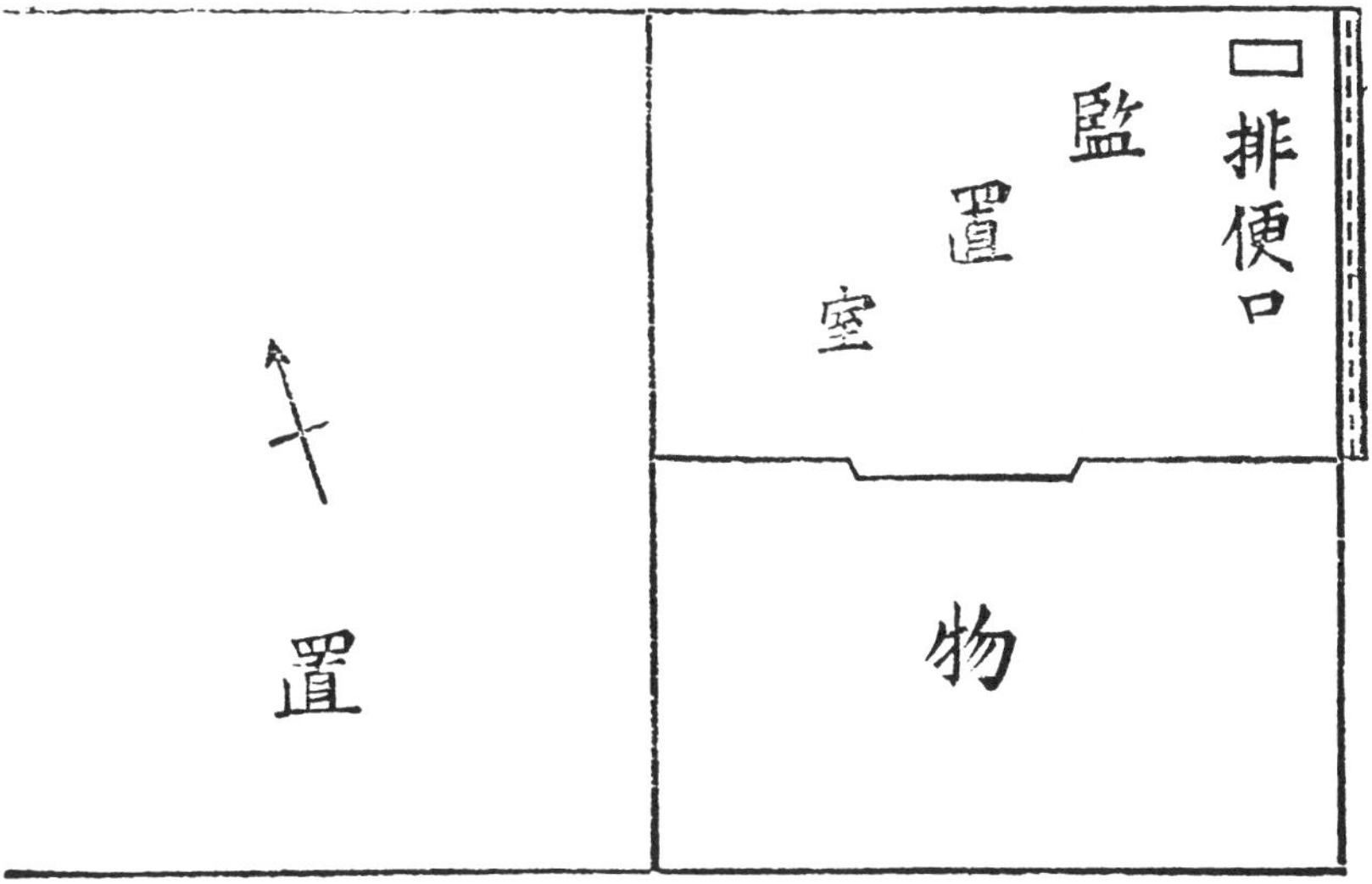

第七十三例 6

○○県○○郡眞○村○字○井。草○長○郎。二十六年。

【監護義務者】父、○吉。【資産】下流の農家である。【監置の理由及び日時】発病以来、時々父母に対し暴行をはたらくことがあり、一時、東京府巣鴨病院に入院させたことがあるが、費用に堪えられなかった。明治四十三年七月から自宅物置の一部に許可を得て監置している。【監置室】藁葺《わらぶ》きの粗末な造りの物置の一部にある。長さ九尺（二・七m）、幅六尺（一・八m）を、格子によって区切ったものである。床は板張りで、地上から一尺（三〇cm）の高さにある。床から天井までは六尺（一・八m）ある。北面は元からあった壁を利用し、他の三面は格子様の造りである。それは丸太または厚い横貫を針金で結び付けたものであり、一見、惨憺たる光景で、到底人の子を寝起きさせる所に思えない。南側の西寄りの下部に、幅二尺（六〇cm）、高さ三尺（九〇cm）の同じ構造の扉があり、出入口にしている。東南隅に排便口を備えている。【病状】被監置者は監置された後、一度自分で監置室を破って出た以外には、一回も室外を散歩したことはない。栄養状態はやや不良で、顔面蒼白、かつ身体全体ははなはだ不潔である。【家族の待遇】被監置者に相当の同情があるようで、食事も家族と同じものを与えているようだが、入浴、戸外運動は全く行っていない。思うに、その生活程度から観察すれば、待遇がこのようであるのはやむを得ないであろう。

6　［視察場所］千葉県望陀郡眞舟村［被監置者］男性、一八八七年生まれ、二十六歳［視察者］中村隆治［視察年］一九一三年（大正二年）——眞舟村は一九四二年十一月三日、木更津町に編入された村。

第七十三例　寫眞（第四十七號）

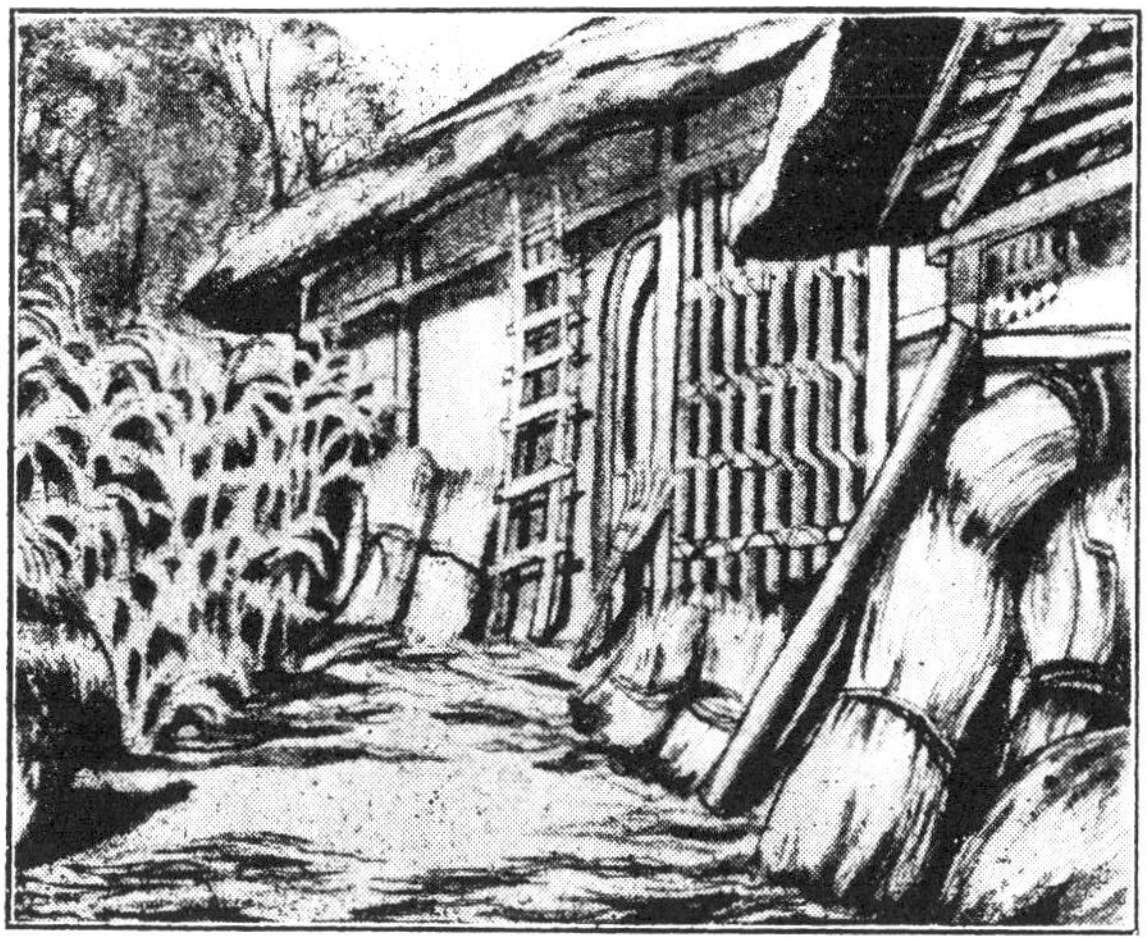

第七十三例　附圖（第四十九號）

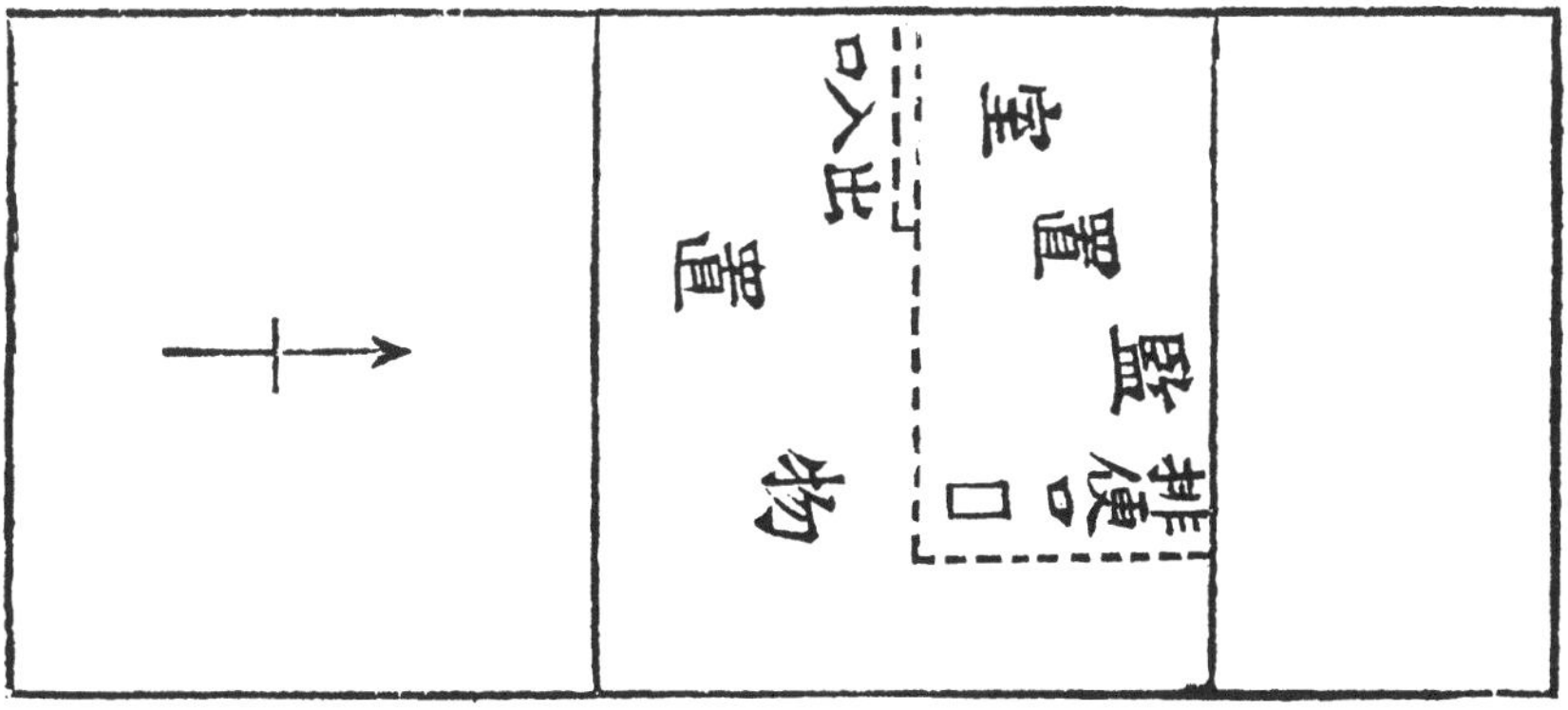

第七十四例[7]

○○県○○○郡○辻村白○八十○番地。農業、酒油商、金○○三○。五十九歳。

【監置室】 穀納小屋[8]の一部にこれを設けてある。幅四尺（一・二m）、高さ四尺（一・二m）（立つことができない）、長さ九尺（二・七m）ある。頑丈な丸太を使って、三方を格子造りにし、一方を塗り壁とする。室内に便所を造る。室壁の一部に小さい土竈《どがま》[9]を造り、蚊遣火《かやりび》[10]を焚《た》く場所にしている。**【家族の待遇】** 板敷きのままで床の上に畳はない。夜具類の支給も十分ではない。しかし妻子の被監置者に対する態度は、不親切というほどではない。**【病状】** 被監置者は被害妄想があり、食物への嫌悪がはなはだしく、少しでも疑念を抱いた食べ物は決して食べない。そのために、時には水とそば粉だけを食べて一カ月以上にわたることもある。**【祈祷《きとう》・迷信】**（イ）家族は成田不動を信心している。御嶽山の信者が親族にいるので、その人から祈祷を受けた。また、狐を落とすために祈祷を受けたことがある。（ロ）臍《へそ》の緒を乾燥させたものを煎じて患者に服用させたことがある。（ハ）墓場で、人知れず穴を掘り、棺桶を壊し、死体の骨を切り取り、盗み帰って、これを煎じて患者に服用させたことがある。患者には被毒妄想があるので、家族は非常に苦心して前記の二剤を飲用させたという。

視察時には、あらかじめ警察署の内命で、特に室内を掃除したようで、普段の程度はわからないが、他の例に比べると本例は清潔なほうである。

第七十五例[11]

○○県○○○郡興○村○野○七番地。大工、蓮○○○郎。三十一歳。

【資産】下等。**【監置室】**穀納小屋の内部に造った。二間（三・六m）と二間半（四・六m）である。二間（三・六m）のほうに、五寸（一五cm）角材を一尺（三〇cm）おきに立て並べ、後方に小さな窓が一つある。床は低く、床板は湿潤していて、かつ不潔である。畳も蓆《むしろ》もない。室内に便所の設けはない。**【家族の待遇】**衣類は何枚与えてもことごとく破ってしまうという。視察時には、被監置者の服は膩垢《あぶらあか》に浸み果て、汚いこと限りなかった。蚊帳、蒲団の支給は全くない。食物は、患者が実父母に養われているので、不十分ながらも時として嗜好品が与えられることもあるようだ。**【病状】**頭髪はぼうぼうと六、七寸（一八〜二一cm）にもなり、爪もはなはだ長い。作業のため藁《わら》を与えれば、異様な縄（すべて左巻きに綯《な》う）、あるいは草鞋《わらじ》のようなものを作るが、少しも使用できる程度ではない。これらの製作品が四方の壁に多数掛け連ねてあった。**【医薬】**発病当時はしばらく医薬を用いていたが、効果がなかったという。**【拘束】**被監置者が病初期、躁暴状態が激しかった時には、まだ監置室がなかった。家族が処置に困って患者を縛って居室に置いていたが、周囲の家具や物品を破壊し尽くしたため、ついに長さ二尺（六〇cm）、厚さ七寸（二一cm）、幅一尺

7 ［視察場所］埼玉県北足立郡六辻村［被監置者］男性、一八五二年生まれ［視察者］木村男也［視察年］一九一一年（明治四十四年）。

8 単に「小屋」といった表現をせずに、「穀納小屋」のように書き分ける点や、「祈祷・迷信」を記載するのが木村男也の特徴。その点からも第七十四から七十六例は木村男也の報告だとわかる。

9 土竈…土の窯。

10 蚊遣火…蚊を煙で追い払うために焚く火。

11 ［視察場所］埼玉県［被監置者］男性、一八八〇年生まれ［視察者］木村男也［視察年］一九一一年（明治四十四年）——監置室内部に居ながら身体の一部を拘束されていた例。

（三〇㎝）ぐらいの杉の角材に適当な穴を開け、その角材を縦に二つに割り、患者の下腿にはめ、さらに大きな釘を使ってこの両片を堅く打ち付け、その後居室の柱につないだ。この後監置室が出来上がり、そこに入れる際も、左足にこの拘束をしたままにしておいた。患者は自ら衣服を破り、その布切れで体の拘束具に接触する部分を覆っていた。その布切れは、視察時には、はなはだしく垢《あか》じみていた。

第七十六例[12]

○○県○○○郡○ノ○町○字○ノ○一○九。茶商、新○伊○郎。五十歳。

【資産】赤貧。**【監置室】**物置小屋の一部にこれを造り、二方を格子囲いにしてある。床は低く湿潤していて、かつ不潔なこと限りない。室内に便所の設けがあり、悪臭を放つ。寝具、衣服、蚊帳等は与えられているが、垢じみている。**【祈祷《きとう》】**受けたことがある。今そのありさまを簡単に述べると、御嶽山の先達《せんだつ》である巫女が祭壇で祈祷をし、患者の代理に当たる人が幣束《へいそく》[13]を持ってその傍にいる。病気は狐狸のしわざで起こるとみなして、祈祷でこの代理者に憑いている狐狸を祓《はら》おうとした。代理者が祈祷を受けて忘我状態の時に、これを問い詰め、後で焙烙《ほうろく》[14]に線香を焚き、その中に患者の姓名を書いた紙を投じ、占いをする。もし紙片が上っていけば、狐狸は去るという。**【医薬】**ほとんど用いず、民間薬も用いていない。

第七十七例[15]

○○県○○○村字○ケ○田○一番地。湯屋業、鈴○○○蔵。明治九年二月生まれ。

【監護義務者】 実母、鈴○き○。視察時には湯屋業を廃業し、駄菓子を売ってようやく生活をしているに過ぎない。**【監置の日時及び経過】** 明治三十三年十月十八日以来、十年十カ月。**【監置の理由】** 戸外を徘徊し、他人に暴行したため（実母の陳述）。**【監置の場所】** 本宅の一部の物置内である。**【監置室】** 物置を改造したものである。間口一間半（二・七m）、奥行一間（一・八m）ある。四方の壁は、すべて三寸五分（一〇・五cm）幅の丸太の杉材の格子で囲み、その外に粗末な板を打ち付けてあるので、室内は真っ暗である。かつ床下はわずか四、五寸（一二～

第七十七例　附圖(第十五號)

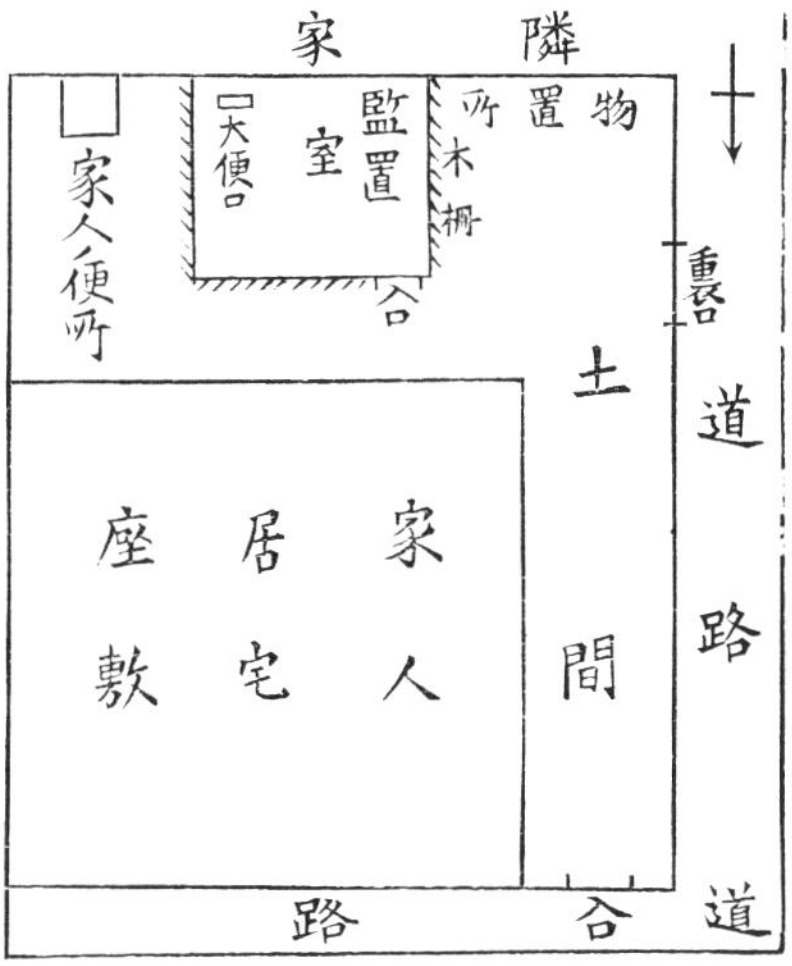

12 ［視察場所］埼玉県［被監置者］男性、一八六一年生まれ［視察者］木村男也［視察年］一九一一年（明治四十四年）――町の名前が、「一ノ宮」「二ノ宮」「三ノ宮」のような形だった可能性があるが特定できない。

13 幣束…神道の祭祀で用いられ、二枚の紙を特殊な切り方をして折り、竹または木で挟んだもの。

14 焙烙…ものを煎る時などに用いる素焼きの大鍋。

15 ［視察場所］静岡県［被監置者］男性、一八七六年生まれ、三十五歳［視察者］水津信治［視察年］一九一一年（明治四十四年）。

一五㎝）に過ぎないため、室内の湿潤がはなはだしい。床の上には一枚の薄い蓆《むしろ》が敷かれている。便所は左後方の一隅の床板に小さな穴を開け、これに充てている。その他室内には古い枕が一個、単衣《ひとえ》一枚、茶瓶と、被監置者が製作した紙撚《こより》[16]製の細い縄が一束あった。【家族の待遇】実父がとうに死に、独り老母の手によって誠実に看護されている。三食は普通。沐浴、運動は行われていない。時々身体を拭いてやることがあるという。【病状】被監置者はざんばら髪の垢面《あかづら》で作業をしている。【医薬】医療を受けたことはない。【警察官の視察】一年に二、三回、警官が来ることはあるものの、ただ被監置者の安否を聞くに過ぎないという。

第七十八例[17]

○○県○○郡○○町○内○四番地。松○豊○。明治六年不詳月日生まれ。

【監護義務者】松○節○。【資産】中等、不動産はない。【監置の日時及び経過】明治三十六年八月以来、約八年。【監置の理由】被監置者は病初期、鬱憂に陥り、その後突然他人に暴行を加え、不潔がはなはだしくなったため（監護義務者の陳述）。【監置の場所】本宅の側にある庇《ひさし》を利用して、これに監置室を建て添えたものである。【監置室】間口四尺（一・二ｍ）、奥行一間（一・八ｍ）。天井はなく、屋根裏の高さはわずか四尺（一・二ｍ）に満たない。床の高さもまた一尺（三〇㎝）に足りない。入口の他はすべて粗末な板囲いである。採光、換気ともに不良である。便所の設備は床板に小さな穴を開けたもので、入口の右側にある。**【家族の待遇】**不良。監置室内には、畳一枚、夜具一枚が支給されているのみ。**【医薬】**医療を試みたことはない。

家族の被監置者への対応ははなはだしく冷酷で、監置室も、精神病者監護法取扱手続の規定に適応していない。構造が粗末な犬小屋にも劣るのを見るのは、はなはだ遺憾に堪えない。警察署もたびたび改築を命令[18]しているが、患家はあれこれ言い逃れてこれに応じないという。

第七十八例　附圖(第五十一號)

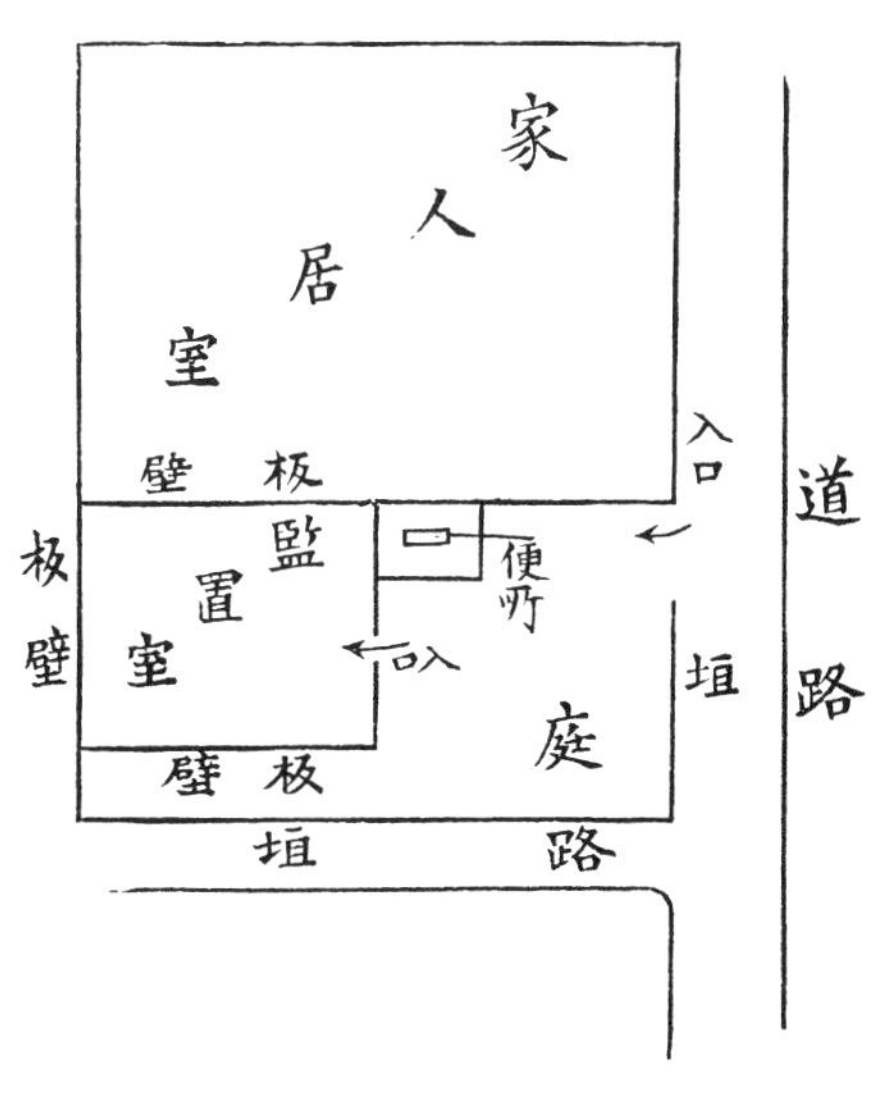

16 紙撚…細長く切った和紙を糸のように撚ったもの。

17 ［視察場所］静岡県［被監置者］一八七三年生まれ、三十八歳［視察者］水津信治［視察年］一九一一年（明治四十四年）。

18 精神病者監護法の第十九条には、「管理の方法もしくは場所の変更を命ぜられその命を履行せざる者」は「百円以下の罰金に処す」とある。第五章第九節「監置室」に床から天井までの高さの最低例として記載。

第七十九例[19]

○○県○○郡○○町○○一○四番地。池○○○○蔵。明治十一年八月二十五日生まれ。

第七十九例　附圖（第五十二號）

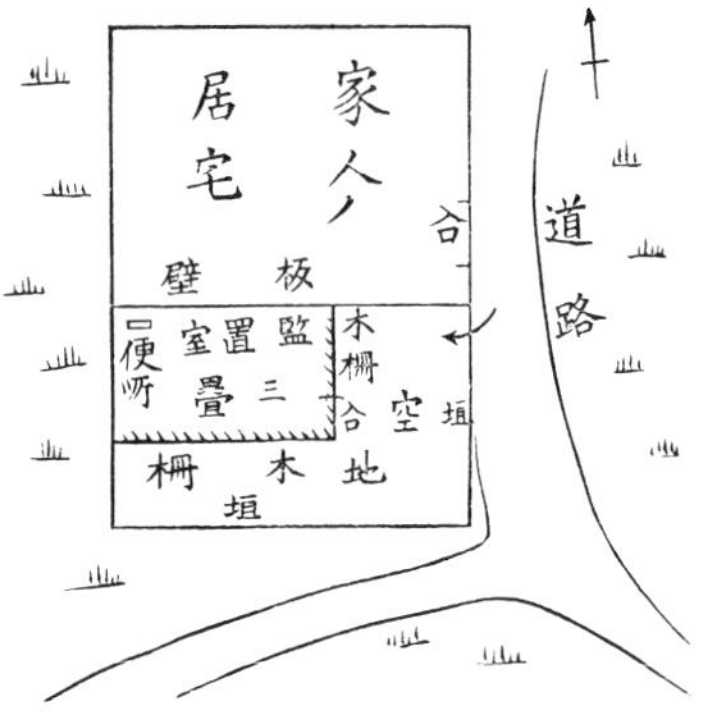

【監護義務者】実父、池○○○○助。**【資産】**下等。日雇いによって六、七十銭を得るに過ぎない。**【監置の日時及び経過】**明治三十七年三月以降、七年五カ月。**【監置の理由】**戸外を徘徊し、他人と喧嘩するため（実母の陳述）。**【監置の場所】**居宅の側壁に、監置室を建て付けたものである。**【監置室】**広さ二坪（六・六㎡）、間口は一間（一・八m）、奥行二間（三・六m）で、天井の高さ九尺（二・七m）、床は地上から離れること約二尺（六〇cm）あり、板敷きである。室の周囲はすべて直径約四、五寸（一二cm、一五cm）の丸太の縦柵により密に囲まれているため、室内は真っ暗である。**【家族の待遇】**以上の構造から見るとあまりに厳重過ぎるように思えるが、被監置者がかつて数回逃走したことがあるためだという。**【医薬】**受けていない。

当監督官署である○○警察署は、その監督上の措置が冷淡で、監置室を臨検することがはなはだまれなだけでなく、備え付けの精神病者調査簿[20]もはなはだ不備でいいかげんであるとの批判を免れない。

第八十例[21]

○○県○○郡新○村新○一○八番地。農業、櫻○○き。明治七年四月七日生。

第八十例 附圖（第五十三號）

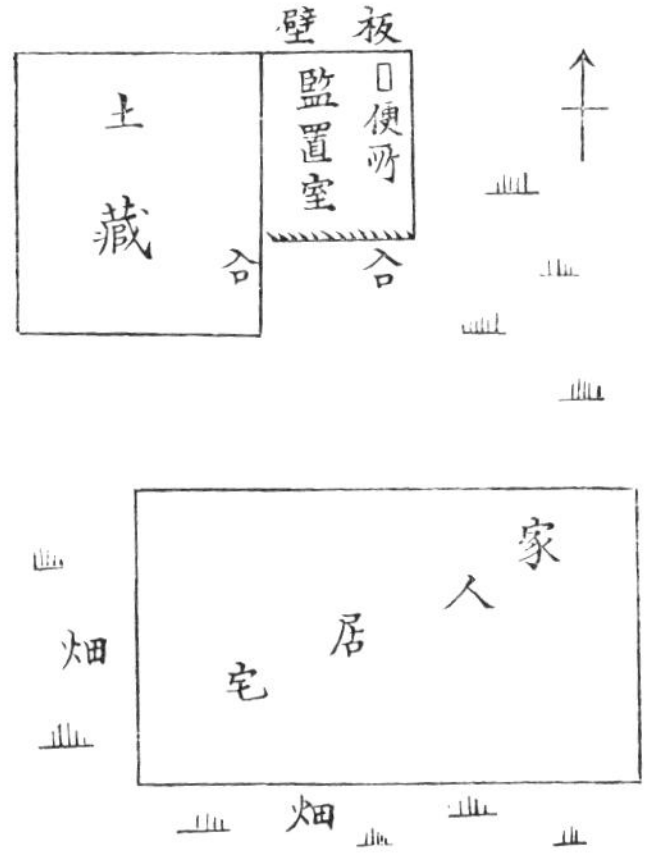

【監護義務者】実母、櫻○さ○。【生活程度】下等。資産と呼べるほどのものはない。【監置の理由及び経過[22]】明治三十三年十一月十四日、監置より視察当時までに約十年十カ月が経過している。【監置の理由】患者は最初鬱憂で、一室に閉じこもっていたが、その後暴行して他人に噛み付き、器物を投げて壊したことがあったので監置した（実母の陳述）。【監置の場所】本宅の裏手にある土蔵の庇《ひさし》の下を利用する。【監置室】間口五尺（一・五m）、奥行一間（一・八m）、床の高さはわずか五寸（一五cm）に過ぎず、天井はない。室の前方にのみ直径三寸（九cm）の木柵を設け、その他は粗末な板を張る。便所は室の奥の一隅に小穴を開けてこ

19 〔視察場所〕静岡県○○郡○○町○部一○四番地〔被監置者〕男性、一八七八年生まれ、三十三歳〔視察者〕水津信治〔視察年〕一九一一年（明治四十四年）——雑誌版には上記のように住所が記されている。

20 この文からも、視察者が警察で監置精神病者台帳を見ていたことがわかる。

21 〔視察場所〕静岡県〔被監置者〕一八七四年生まれ、三十七歳〔視察者〕水津信治〔視察年〕一九一一年（明治四十四年）。

22 「監置の日時」とすべきところを「監置の理由」と誤植したものだろう。

れに充てるが、被監置者はここで便をすることはまれで、勝手気ままに放尿、脱糞するので、室内から発する悪臭がはなはだしい。その他、室内には、薄い莫蓙《ござ》一枚、腐敗した握り飯一個を見た。**【家族の待遇】**家族は、被監置者を不治の病とみなし、多少厄介視しているような観がある。病者の沐浴、運動を行うことはない。**【医薬】**医療を受けたことはない。**【警察官の視察】**はなはだまれなようだ。

監置室は規定の坪数がなくはなはだ不完全であるだけでなく、食物も、既に腐ったものを病者の言うがままに室内に放置する等、衛生上許容できないものがある。視察者はこれらについて家族に警告した。

第八十一例[23]

○○県○○○郡○地村○十番戸。平民、農業、堀○○す。明治二年十二月二十一日生まれ。

【監護義務者】子、茂○郎。**【資産】**監護義務者は幼年であるため無資産なので、被監置者の従兄○○が扶養している。**【監置の日時】**明治四十三年三月一日、監置を許可される。**【監置の理由】**夫の死亡後、生活が困難なため発病した。外出徘徊があり、不潔症があったという。**【監置の場所】**前記の住所にあり、かつて被監置者の住居だったが、今は廃屋となり、壁が落ち軒は傾き、雨戸も多くは用をなさない。**【監置室】**間口九尺(二・七m)、奥行六尺(一・八m)、高さ六尺(一・八m)ある。天井と南東の二面は、周囲一尺(三〇cm)の丸太。西北の二面は、直径五寸(一五cm)の粗削りの木材で、間隔五寸(一五cm)の格子を造り、これに幅五寸（一五㎝）、厚さ五分（一・五㎝）の横貫三本を貫いている。北側には、三尺（九〇㎝）の高さまで腰板を張っている。床は厚さ五分（一・五㎝）の板張りで、床の高さは一尺五寸（四五㎝）である。室の東南隅に幅五寸（一五㎝）、長さ一尺（三〇㎝）の排便口がある。入口はない。西側北寄り、三人[24]の幅で、三尺（九〇㎝）の高さに、三寸（九㎝）角、長さ三尺（九〇㎝）の木材を横に釘で打ち付けてある。この部分で格子は上下に遮断されており、被監置者を室外に出すにはこの横木をねじり離すしか他にない。監置室の前面には古畳を積み上げ、この隣に古い蚕網《かいこあみ》や壊れた機台《はただい》がある。土間には従兄が収穫した馬鈴薯《ばれいしょ》が積まれ、一種のかび臭い臭気が鼻をつき、ごみは板床に積まれ、その光景の惨憺さは長く正視するに堪えない。**【病状】**被監置者は憔悴して、やせて骨が浮いて見え、身体

第八十一例　寫眞　其一（第四十八號）

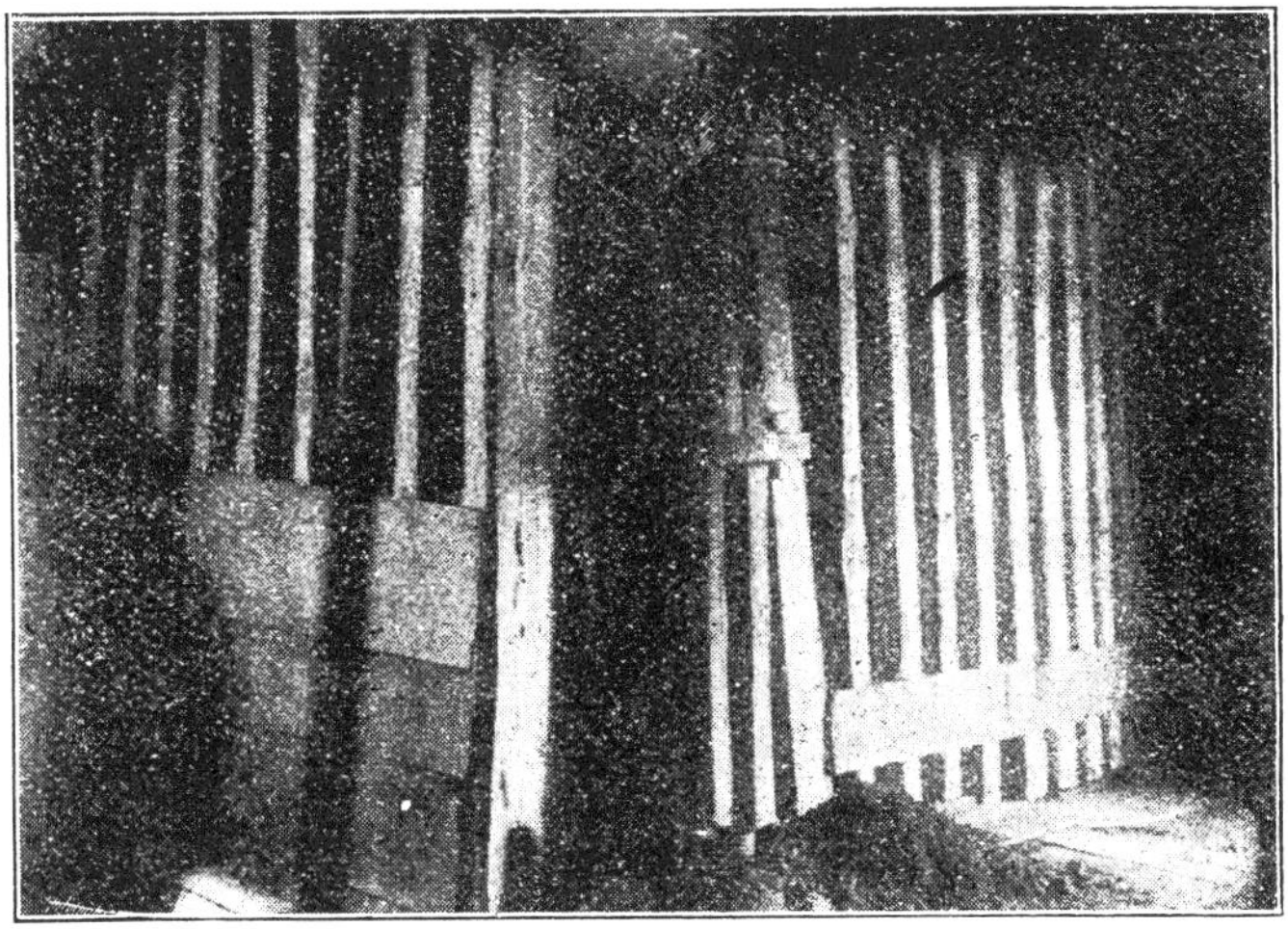

23　［視察場所］山梨県［被監置者］女性、一八七〇年生まれ、四十一歳［視察者］齋藤玉男［視察年］一九一一年（明治四十四年）。

24　三人…三尺の誤りか。

を覆う衣服もなく、わずかに腰巻一枚を纏《まと》って、木の椀でしきりに床板の間から床下の土をすくい上げ、これを入口の隅に積む。**【家族の待遇】** たまたま畑から帰ってきた従兄を呼び止めて聞くと、恥としてののしることばかりで、ほとんど死が早まるのを切望しているかのようであった。裏庭には、尿と土にまみれた蒲団が干してあった。洗濯も運動もない。入浴は三カ月に一回くらいの割合で行わせている。**【警察官の視察】** 警察官は、一カ月に一回ぐらい巡回するという。

被監置者への衣食の供給は極めて貧弱で、ほとんど生命を保つのが難しいほどだ。まして採光、換気、防寒、防湿の設備は言うまでもない状態である。その悲惨な光景は、視察例中まれに見るところに属す。

第八十一例　寫眞　其二（第四十九號）

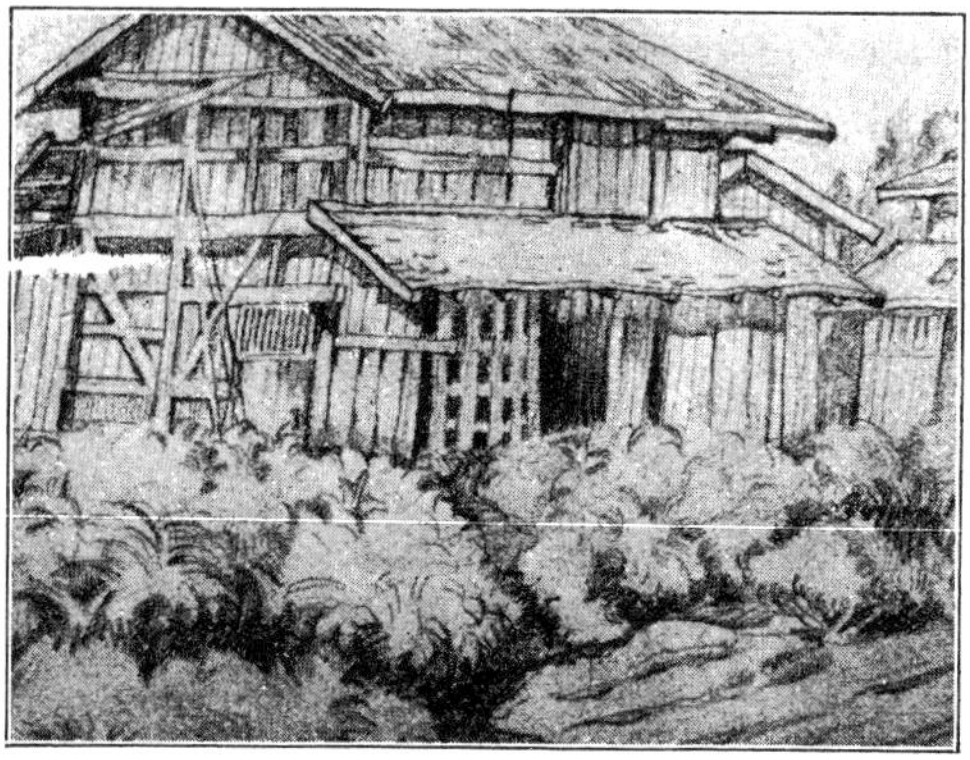

第八十一例　附圖（第五十四號）

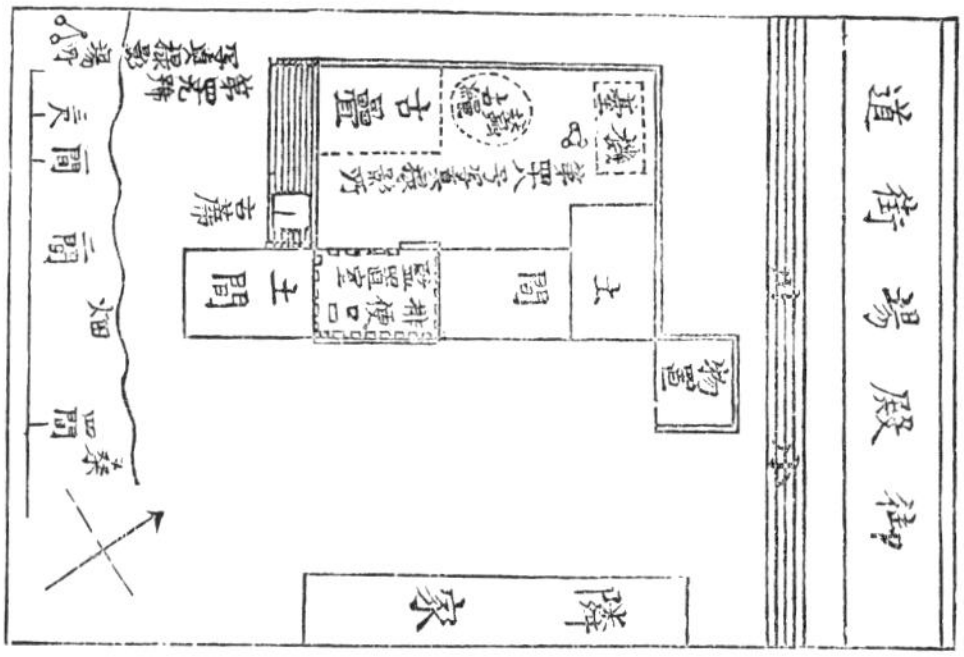

第八十二例[25]

○○県○○○郡○田村○町○十九番地。
平民、鉄道員[26]、○之助男（家計の主なる職業は農業）、長○龜○。二十三歳。

【監護義務者】父、長○庄○助。**【資産及び生活程度】**田地約一町五反（一四八七五㎡）を有し、農家として相当の生活をする。**【監置の日時】**明治四十三年一月。**【監置の理由】**十八歳の時、興奮状態によって発病し、戸外を徘徊し、また家族を殴打したことがあるため監置した。**【監置の場所】**本宅から西に約十間（一八・二m）ほど離れた物置の東南隅に監置室を造った。本宅と物置との間は空地で、周囲は畑である。物置は、約三間（約五・五m）に二間（三・六m）くらいの広さで、下は土間で、天井はなく、屋根は草葺《ぶ》きである。東西両側に半間[27]（九〇㎝）の出入口があり、ここから採光、換気をはかっているが、不十分である。なお物置内には種々の道具、俵等が保管されているので臭気を発散している。しかし土間は清潔に掃除してあった。**【監置室】**物置の西南隅の板壁を応用して造ったもので、広さ一坪（三・三㎡）、高さ一間（一・八m）ある。土間から約一尺（三〇㎝）ほどの高い所に板で床を張り、畳を敷かず、天井と西南両側は板張りとし、東と北側は一寸（三㎝）角材を用いて柵を造っている。便所は室の東南隅に造り、引き出しのような装置にして、掃除しやすいようにしている。洗面所の設備はない。**【家族の待遇】**看護には主として兄嫁と父

25 ［視察場所］長野県上水内郡吉田村・現長野市［被監置者］男性、一八八八年生まれ［視察者］氏家信［視察年］一九一一年（明治四十四年）――氏家の記録に上水内郡吉田村を回ったと明記してあり、郡の名前が三文字なのも一致する。
26 長野市まで鉄道は開通していた。
27 第八十二例、八十三例に「半間」という使い方がある。

が当たり、三食はお椀で与える。運動に連れ出すことはない。被監置者は普段、洗面はせず、衣服、蒲団等を破棄し、かつ糞尿で汚すので、家族は昼間これを乾かし夜間に与えるという。毎日午後（夏期）には農事の休息時ごとに一回ずつ行水をさせる。【病状】被監置者は興奮状態で裸である。【医薬】主治医はなく、服薬していない。【警察官の視察】受け持ち巡査は毎月二回以上巡視している。

監置室を造るのに物置を選んだので、採光、換気等は不良だが、本宅も貧しい農家で草葺《ぶ》きの粗末な家に住んでいるありさまなので、その生活程度から考えれば、監置室が不完全なのもやむを得ないだろう。家族の待遇は親切だが、手が足りず十分にはできないようだ。

第八十二例　附圖（第五十五號）

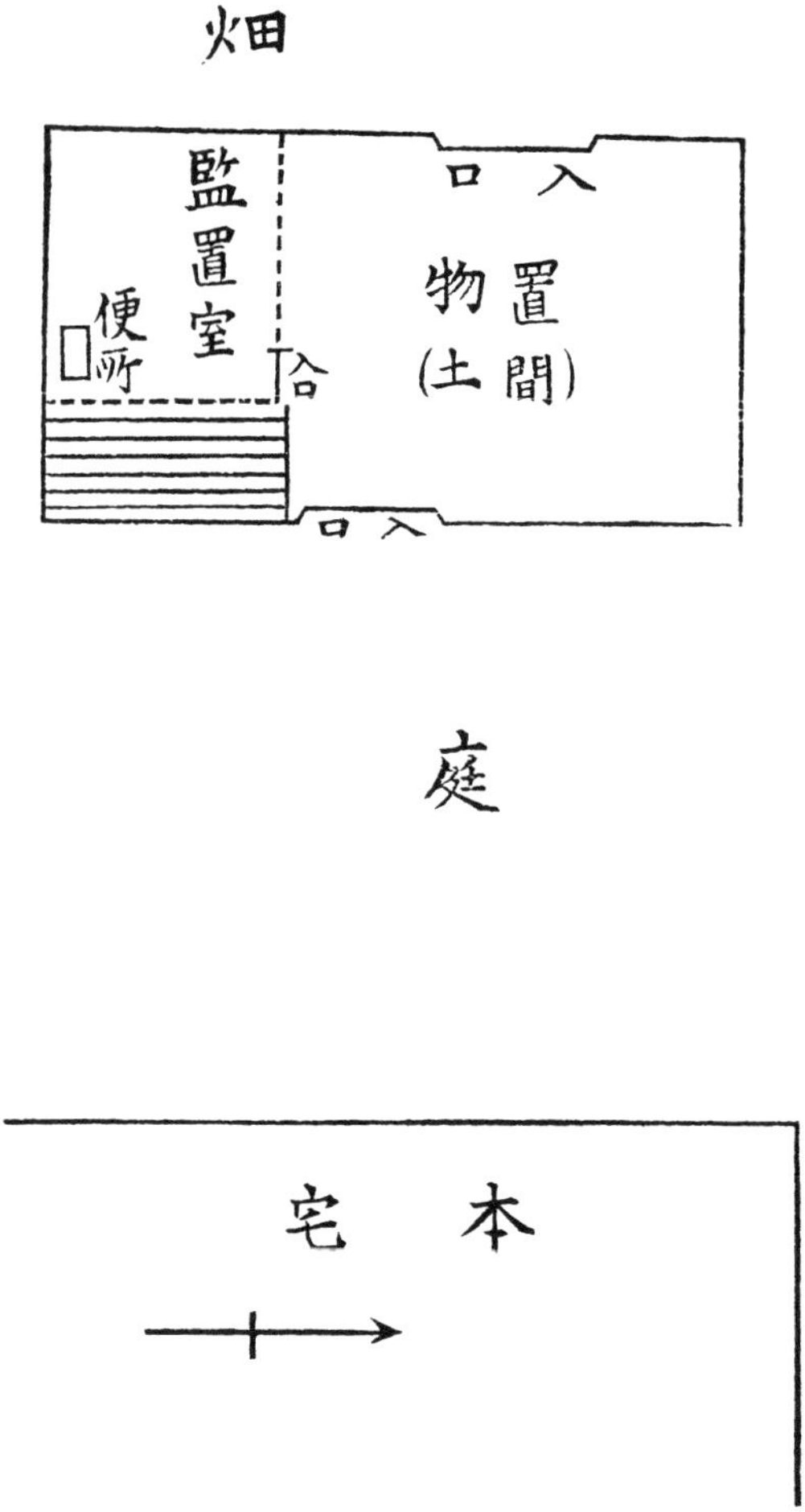

第八十三例[28]

○○県○○市○町千○百○十○番地。
（医師）千○郎の弟、小学校教師、堀○○重。三十六歳。

【監護義務者】母、堀○ぎ○。**【資産及び生活程度】**○○市内で中流の生活をする。**【監置の日時】**明治四十二年九月。**【監置の理由】**七年前（明治三十八年頃）、被監置者は軍人になることを志望し、士官学校受験の準備中、入学できないだろうと悲観し、沈鬱し、その後時々独語することがあった。明治四十二年九月某日、母が隣人と雑談中にふらりとやってきて、「あいつをあのままにしておいては困る、殺してしまう」と独語しながら居たが、突然母に石を投げ、かみそりを振り回し、母の左顔面を負傷させたことがあった。また小学校教員を辞職した後もみだりに学校に来て他人の妨害をするため、警察署に拘引されたことが再三あった。よって監置するに至った。**【監置の場所】**本宅の傍ら。間口一間半（二・七m）、奥行二間（三・六m）の物置様のものを造り、その内部に監置室を造った。**【監置室】**広さ一坪（三・三㎡）、高さ六尺（一・八m）、床下一尺（三〇cm）弱。室の周囲は一寸五分（四・五cm）の角材で木柵にしている。天井と床を板張りにしている。物置様の建物は、東に半間（九〇cm）の入口があるだけで、窓はなく、軒と屋根の間には壁がなく、その間に生じるすき間から採光、換気をはかろうとするもので、その構造ははなはだ不完全である。なお、障子や戸の備えがないので、寒気や風雨に対する防備は全く欠いている。便所は室の西南隅にあり、床

28 ［視察場所］長野県［被監置者］男性、一八七五年生まれ［視察者］氏家信［視察年］一九一一年（明治四十四年）。

第八十三例　附圖（第五十六號）

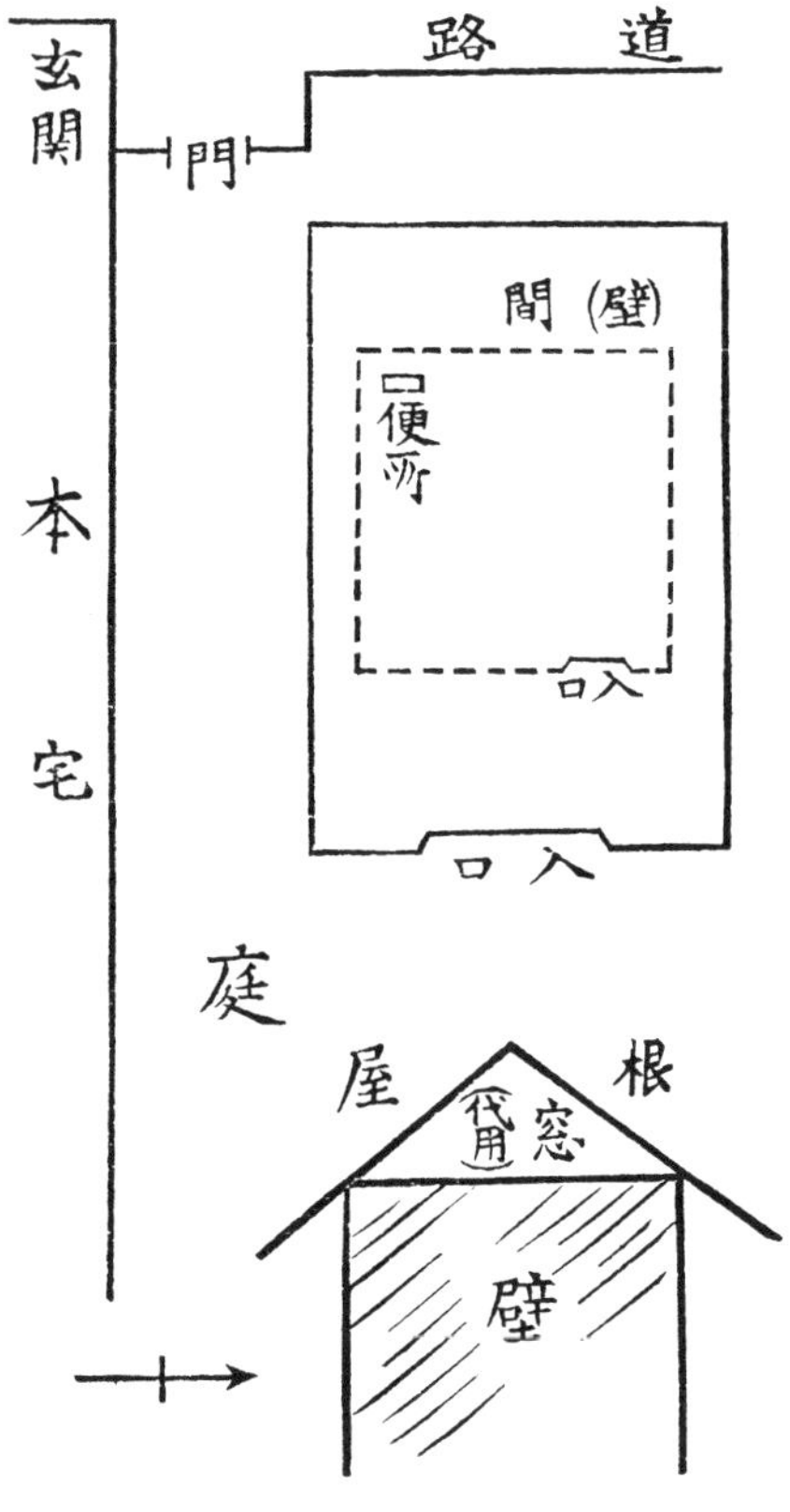

下に便器を置いて掃除が便利なようにしている。洗面所の設備はない。**【病状】**被監置患者は興奮状態にあり、唾を吐いたり、脱糞したり等の不潔症がある。**【家族の待遇】**老母一人で看護しているので万事行き届かない。蒲団の支給はなく、ただ床の上に一枚の茣蓙《ござ》を与えているだけである。三食は握り飯を作って与える。運動に出すことはない。月二回、人足を雇って行水をさせ、監置室内を掃除している。**【医薬】**主治医はおらず、服薬していない。**【警察官の視察】**所轄の警察署から、警察官が毎月二回以上巡視に来る。

監置室の構造、設備等ははなはだ不完全である。採光、換気も十分ではない。興奮する被監置者を看護する者がわずかに老いた母のみなので、行き届いた処置をすることができない。

第八十四例[29]

○○県○○市○村○千○百○十番地。○郎弟、学生、○山○爾。四十三歳（死亡）。

【監護義務者】兄、○山○郎。**【資産及び生活程度】**被監置者には資産がない。兄は裁判所の書記を務め、薄給の中から被監置者と本人の姉に対し生活費を送っているので、かろうじて生活できる状態に過ぎない。**【発病】**九年前。**【監置の日時】**明治四十一年四月。**【監置の理由】**現在の監置室に監置したのは明治四十一年だが、その前は○○市○端に約四年間監置していたことがあるという。**【監置の場所】**本宅の南側の軒から掛下を造り、これを屋根にして監置室を設けた。**【監置室】**広さ一坪（三・三㎡）、高さ六尺（一・八m）。四方を板張りとする。窓はないが、寒気と風雨を防ぐために莚《むしろ》張りにしている。採光、換気ははなはだ不完全である。**【病状】**被監置者は、視察の前年八月に死亡した。**【家族】**視察時には姉が一人残っていたが、これもまた既に精神病にかかり、独語、空笑、徘徊等があり、しかも保護者がいないので警察署で保護中だという。

被監置者死亡後[30]なので、監置室のみを視察した。患家には資産がなく、監置室の構造、採光、換気ははなはだ不完全である。

29 ［視察場所］長野県［被監置者］男性、一八六七年生まれ（視察の前年に死亡）［視察者］氏家信［視察年］一九一一年（明治四十四年）。

30 第五章第一節「総説」の本文中に、「長野県では…監置者で既に死亡していた者が一名いた」とあるので、この例が長野県であることが裏付けられる。

第八十四例　寫眞（第五十號）

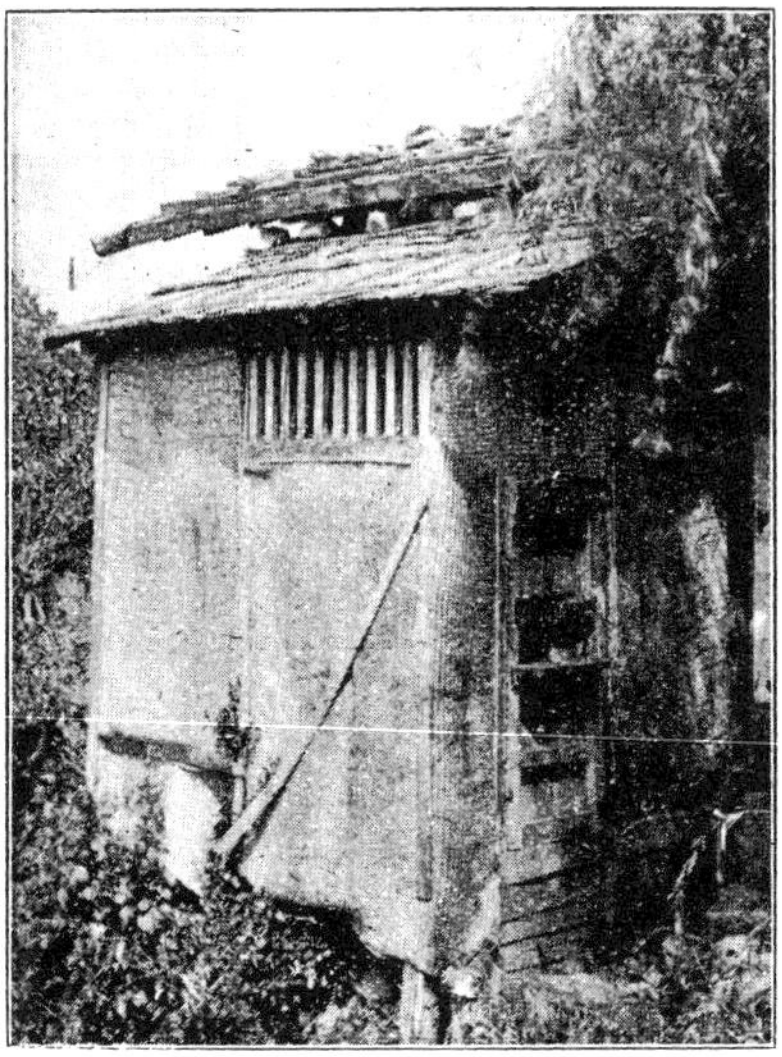

第八十四例　附圖（第五十七號）

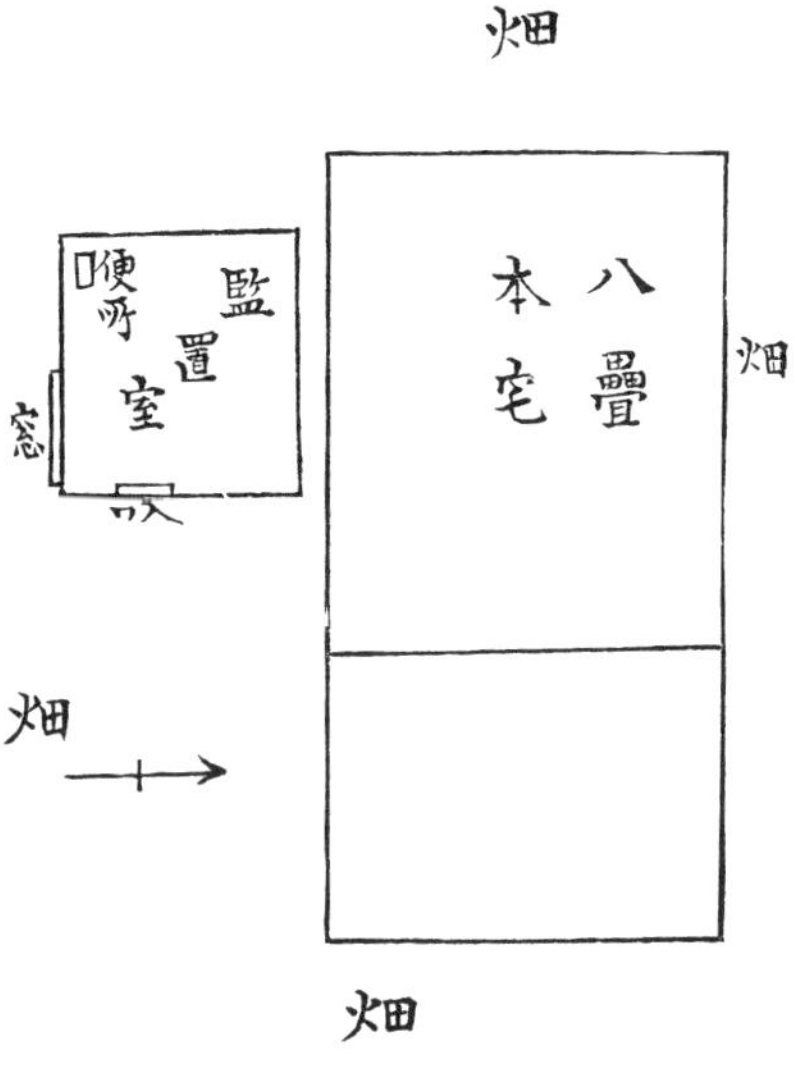

第八十五例[31]

○○県○○○郡○○村字南○○二○五番地。
平民、○吉妹、農業兼運送業、藤○だ○。三十七歳。

【監護義務者】義兄、藤○増○。**【資産及び生活程度】**普通。**【監置の日時】**明治四十一年七月。**【監置の理由】**明治三十八年。夫と仲が悪かったため離婚して以来、戸外を徘徊し、遠く○○市[32]まで行ったこともある。他人と論争し、または村役場に行って復縁を迫ったり、あるいは通行人に乱暴したことがあったため監置した。**【監置の場所】**本宅から数間離れた物置の壁を利用して監置室を建設した。監置室の向かいに厩《うまや》がある。その間はわずかに一間(一・八m)余りで、その間に飼料の草が積まれている。**【監置室】**広さ一坪(三・三㎡)、高さ六尺(一・八m)余りで、床下は一尺(三〇cm)に足りない。四方の壁は一寸五分(四・五cm)角の木柵にし、東側は物置の壁に接し、外に覆いがないので、風雨を防ぐために、南と西の両側は木柵の上を板張りにして莚《むしろ》を掛けている。天井もまた木柵で、その上を莚で覆い、その上にある物置の庇《ひさし》を利

31 [視察場所]長野県西筑摩郡神坂村字南荒○二○五番地・現岐阜県中津川市(越県合併した)[被監置者]女性、一八七四年生まれ[視察者]氏家信 [視察年]一九一一年(明治四十四年)——雑誌版には住所の一部が記載されていたため、場所が特定できた。

32 周囲の中津川市、飯田市、駒ヶ根市、伊那市、恵那市、瑞浪市等は当時市ではなかった。中仙道沿いに地図上、かなり距離のある一八八九年市制施行の名古屋市か、一九〇七年市制施行の松本市まで歩いた可能性がある。このような人たちのために、行路病者救護所が必要だった。第九十四から九十八例を収容している甲府市は交通の要衝だったので、その必要性から、第三章で紹介されるような、当時としては規模の大きな公立施設ができたようだ。このような徘徊の場合でも、山の中に分け入るタイプ、一本道をどんどん歩いていくタイプ等、個人差がある。

用して屋根にしている。床は板張りで畳を敷く。採光、換気ははなはだ不良である。便所は西南隅にある。洗面所の設備はない。室内は不潔である。**【家族の待遇】**主な看護者は姉である。食事は膳立てで与える。室の掃除は月に三回である。運動に出すことはなく、入浴させることはない。患者が自分で拭かなければ、一年も放置するという。**【病状】**被監置者は不潔である。**【医薬】**主治医はなく、服薬もしていない。

室の構造は不良である。莚《むしろ》を掛けて風雨を防いでいるのもよろしくない。特に室の向かいに厩《うまや》があるのは非衛生的で、かつ不快な感を与える。採光、換気に関しては全く注意していないかのようにはなはだ良くない。家族も辺鄙《へんぴ》なところに住む人であるため、普段から不潔であることに対して無頓着で、衛生に対する念慮がないようで、看護もまた不十分である。

第八十五例

附圖(第五十八號)

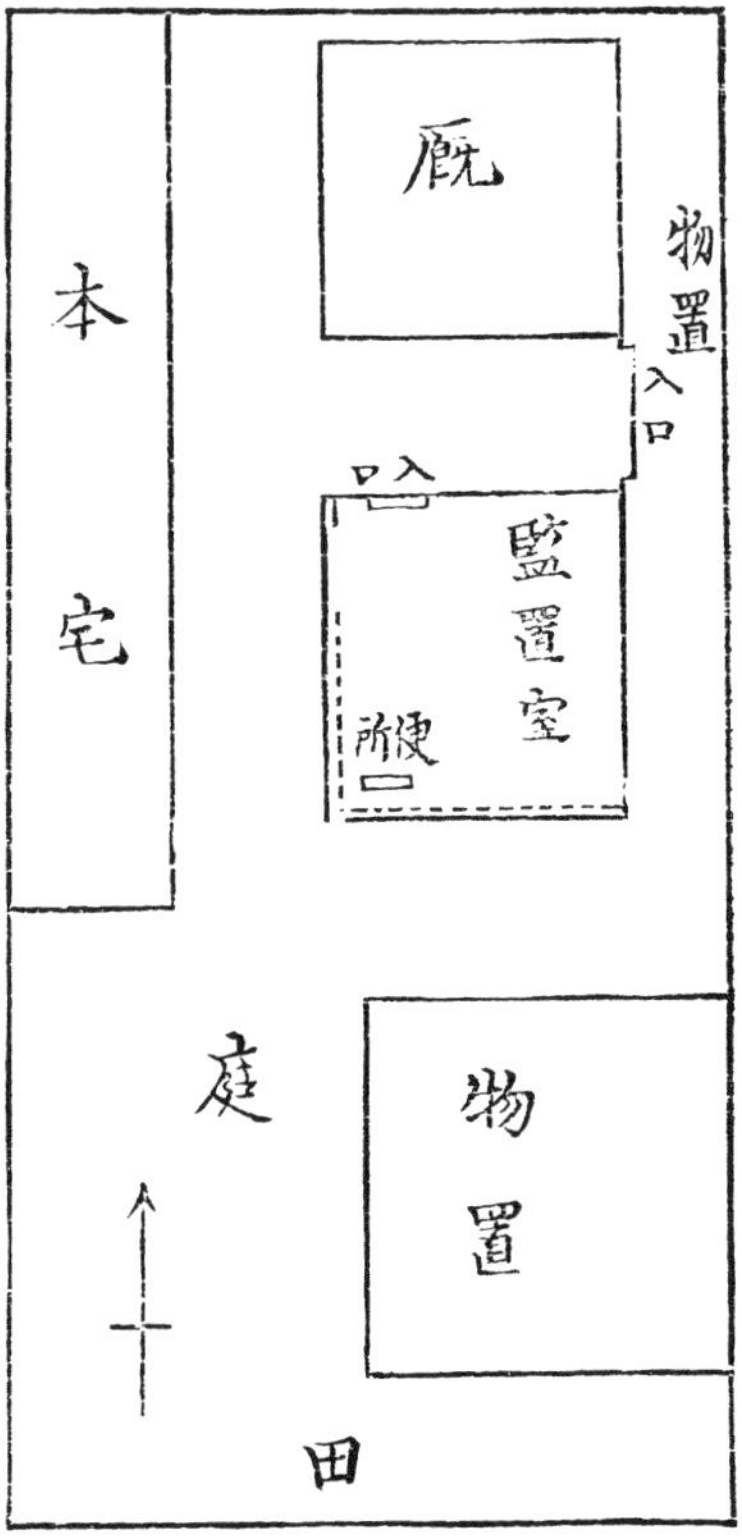

第八十六例[33]

○○県○○市○町○番地。農業、○原○く。

【資産】下の下等。【監護義務者】実母。【監置の日時】明治四十三年六月十四日。【監置の理由】躁暴で危険であるため。約六年前に発病し、以来、普通の座敷内に監置したが、火をもてあそぶ等の危険があったために、やむを得ず新しく監置室を設けて収容した。【監置室】居間に続く一坪半（五㎡）の台所をこれに充てた。東隣と後方は居間に続き、西側は隣家に密接している。三方は板張りで、前面は直径三寸（九㎝）くらいの杉丸太を四寸（一二㎝）間隔で並べている。前面に近い右隅に便所口がある。前面左寄りに出入口を設ける。前面は北向きである。天井は板張りにしている。前面中央に一尺（三〇㎝）ほどの食物差し入れ口を設ける。室内は真っ暗で、外部から室内の様子をよく観察することができない。北向きに室を建てたのでいささかも直接光線が入らず、室内は真っ暗で通風も良くない。到底病室と呼べるものではない。室内からはなはだしい悪臭が放たれ、耐え難い。視察者は鼻を覆ってようやく近づいた。【病状】被監置者は全裸で、身に一片の布も纏《まと》わず、低い声で独語しながら室内を歩き回っていた。身体は不潔で、頭髪は乱れている。近づいても少しも恥ずかしがるそぶりがない。栄養状態は良くない。試みに問診するが、言語は錯乱し、当意即答症が著しい。夜間は不眠であることが多く、興奮が激しく、時に衝動性

33［視察場所］福島県若松市・現会津若松市か福島市［被監置者］女性［視察者］黒澤良臣［視察年］一九一二年（明治四十五年）——ちなみに郡山が市になったのは一九二四年（大正十三年）なので除外される。

行為があるという。【家族の待遇】室内の掃除は極めて不十分であるばかりか、被監置者に対する看護も行き届いていない。衛生上の設備はほとんど顧みられていないようだ。家族の弁解によれば、患家では人手が乏しく、十分な看護をすることができないという。【医薬】被監置者は、医療を受けたことがない。

第八十六例　附圖（第五十九號）

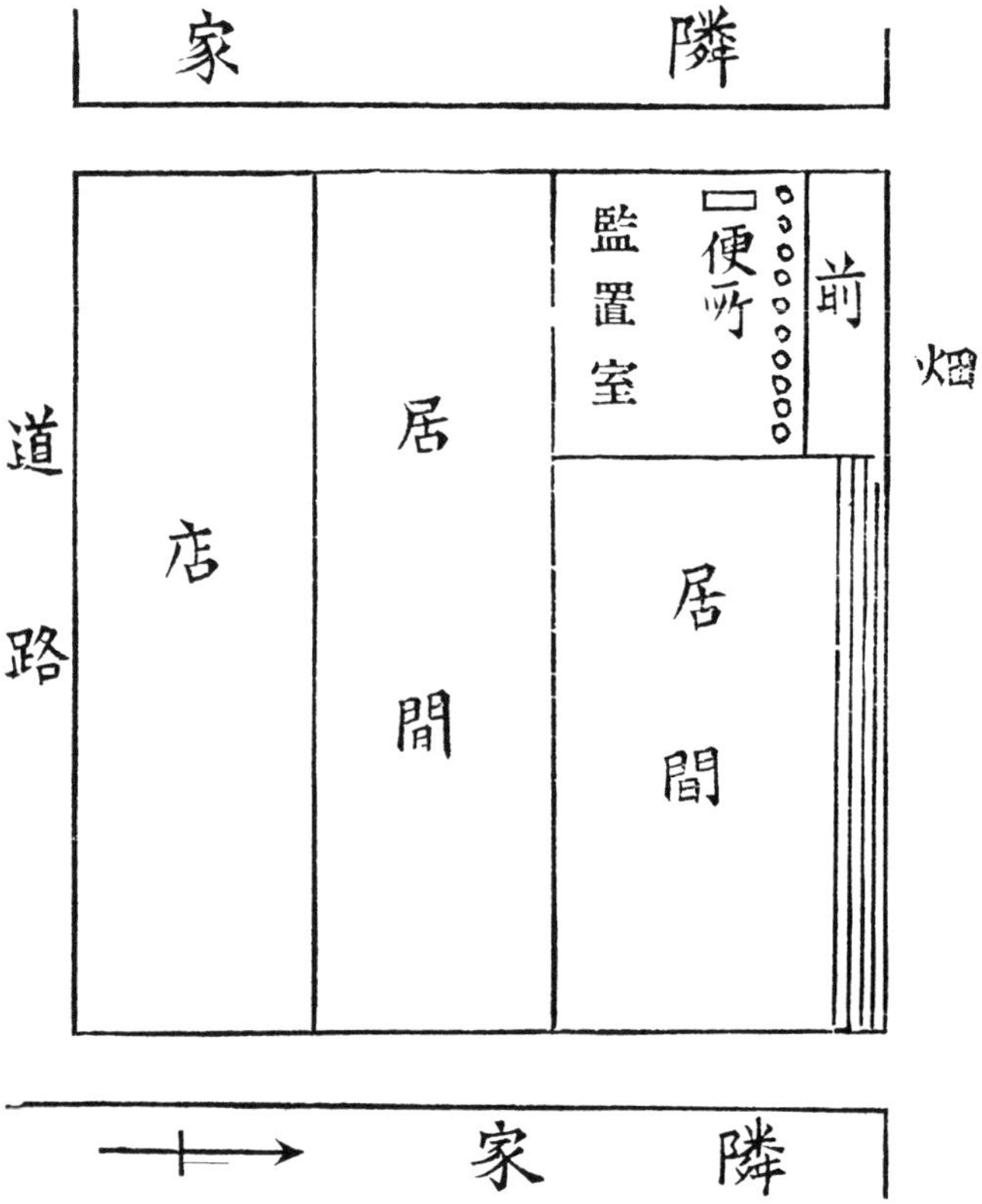

第八十七例[34]
○○県○○○郡○○村○字○川字○○田○十○番地。
戸主、幸○弟、農業、○川○士○。明治十九年六月三日生まれ。

【資産】 中の中等。**【監護義務者】** 実兄、幸○。**【監置の理由】** 暴行、嫂《あによめ》[35]を鎌で傷害したため。**【監置の日時】** 明治四十年二月十五日。**【監置の場所】** 監置室は物置小屋内に設けられている。小屋は間口六間（一〇・九m）、奥行三間（五・五m）ある。正面中央に一間（一・八m）の出入口がある。左側に三尺（九〇cm）に一間（一・八m）の窓がある他は、全体が壁で囲まれている。**【監置室】** 物置の左隅にあり、大きさは一坪（三・三㎡）、高さは一間（一・八m）ある。四方とも格子造りで、格子は四寸（一二cm）角柱で一寸（三cm）間隔に並べられている。一隅に排便口がある。正面中央に、三尺（九〇cm）四方の出入口がある。床は板敷きで、藁《わら》と薄縁《うすべり》を敷いている。小屋内には藁やその他の物が堆積している。室は採光と換気がはなはだ不十分である。**【病状】** 被監置者は視察時の七、八カ月前から既に四肢の運動機能が不十分になったという。視察時には写真に示すように、病者は裸で床上に横になっていて、四肢は拘攣《こうれん》[36]を来し、巻縮《けんしゅく》[37]している。精神状態は昏迷を呈し、極めて静穏である。**【家族の待遇】** 患者の家は相当の資産がある農家であるにもかかわらず、

34 ［視察場所］福島県○○○郡勝○村○字○川字下○田○十○番地［被監置者］男性、一八八六年生まれ、二十六歳［視察者］黒澤良臣［視察年］一九一二年（明治四十五年）――雑誌版には上記のように住所の一部が記載されている。

35 嫂…兄嫁。

36 言葉自体が昔はあいまいに使われたようだ。拘攣には、痙攣の意味もあるが、前後の文章と写真をみると、四肢は屈曲して固まっているようだ。痙攣とは矛盾しているので、筋肉が軽い不随運動を起こしていたのだろうか。

37 巻縮…拘縮様の状態か。

看護ははなはだしく不十分で、患者がこのように四肢の拘攣を来し、栄養状態もはなはだしく衰えているのに対し、いささかも手当てをせず、監置室内に放置しているのは、消極的に残酷な処置をしていると言うべきである。

第八十七例　附圖(第十六號)

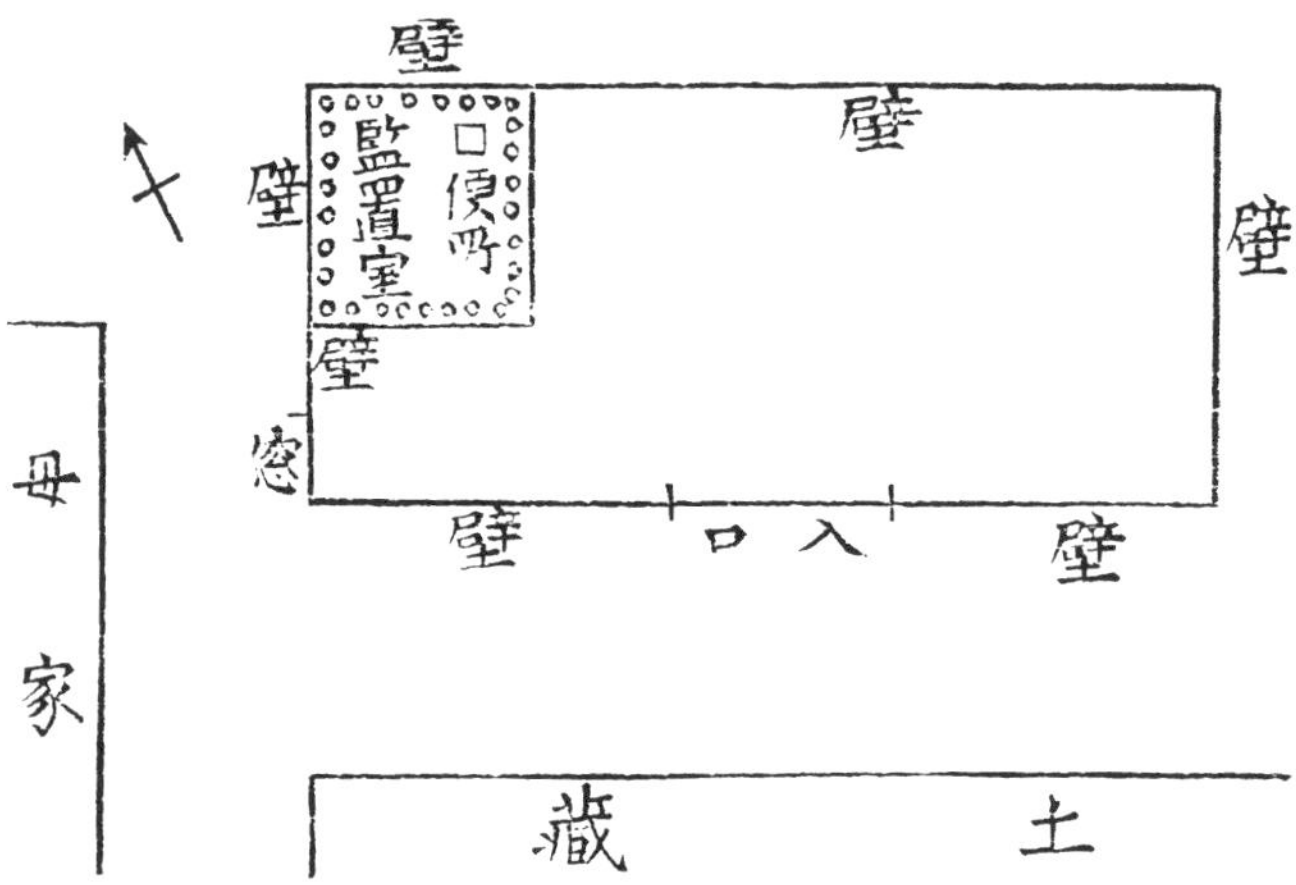

第八十七例　寫眞(第五十八號)

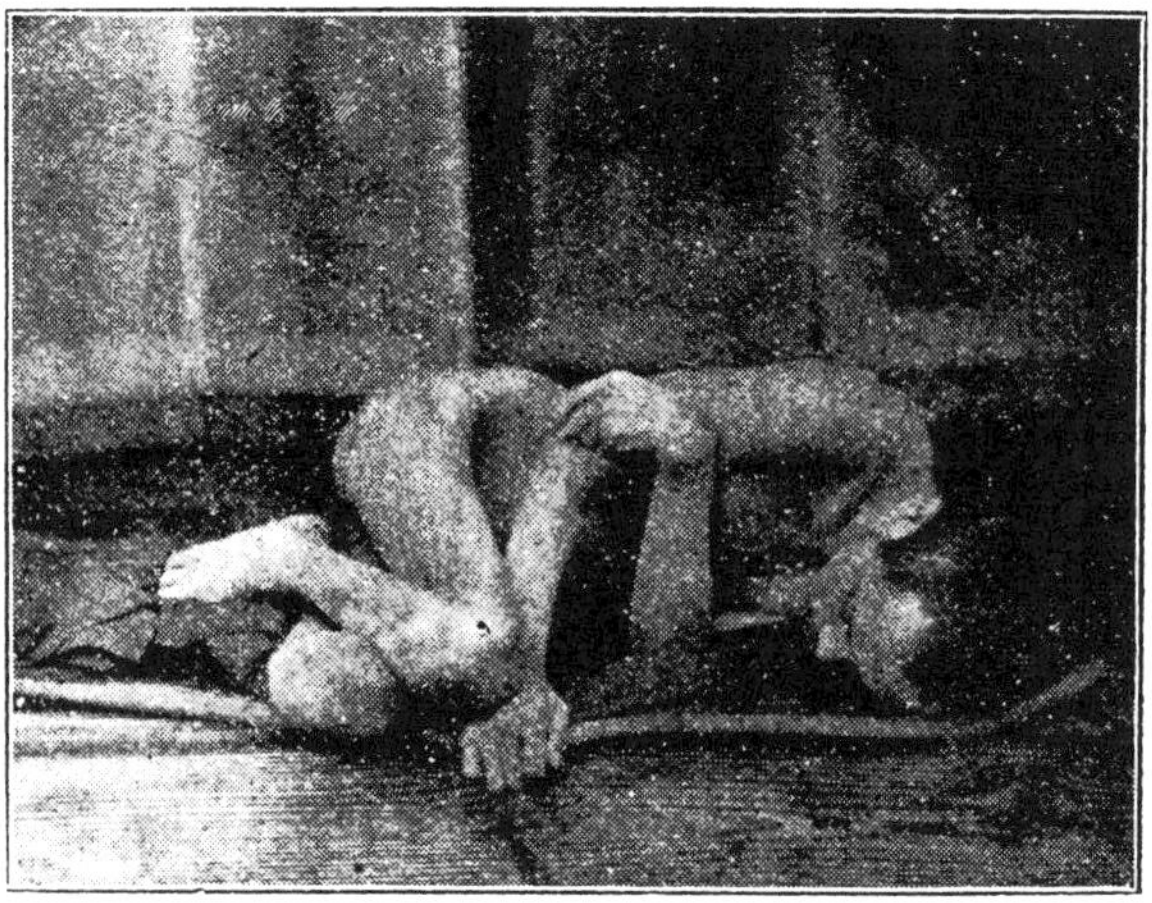

第八十八例[38]

○○県○○○郡○指村大字四○○○○十○番地。戸主、農業、○岡○吉。二十六歳。

【資産】中の中等。相当の資産を有している。**【監護義務者】**妻、○シ。**【監置の理由】**凶暴で、火をもてあそび、どうかすると人を殺傷しようとする念慮があるため。**【監置の日時】**明治三十六年六月十八日。**【監置の場所】**物置小屋の一隅に、規定のように監置室を設ける。物置小屋は西向きで、間口四間（七・三m）、奥行が三間（五・五m）ある。正面中央に一間（一・八m）の入口がある。左側正面寄りに二間（三・六m）の出入口が設けてある。監置室に続き、間口二間半（四・六m）、奥行一間（一・八m）の二階建ての物置小屋がある。**【監置室】**物置小屋の左隅に設けられている。大きさは一坪（三・三㎡）、高さは一間（一・八m）である。二方が壁で、右側は板戸で、正面は三寸（九cm）角材で格子にしている。正面右下方に二尺（六〇cm）四方の入口を備えている。左隅の床上に排便口がある。床は板敷きである。採光、換気ははなはだ不十分で、室より発する臭気がはなはだしい。**【病状】**被監置者は裸のままで、はなはだしく不潔だ。**【家族の待遇】**看護は全く放任状態だ。監置室内には薄縁《うすべり》もなく、掃除もせず、室内は不潔を極め、物置小屋の内部には藁《わら》が堆積している。**【医薬】**患者は発病当時上京し、医療を受けたことがあるが、視察当時は全く受けていない。

38 ［視察場所］福島県北会津郡神指村大字四○乙○十○番地・現会津若松市［被監置者］男性、一八八六年生まれ［視察者］黒澤良臣［視察年］一九一二年（明治四十五年）――雑誌版には上記のように住所の一部が記載されている。

看護ははなはだ冷酷で、監置室がすこぶる不潔なのは、あたかも動物小屋を見るかのようだ。かつ、被監置者が監置室の板戸を打って近隣を騒がすのを防ぐためだとして、板戸の内面に釘を密に打ち付けて、これを打てないようにしているのは、おそらく無知に基づく処置とはいえ、残酷な仕掛けと言うべきものである。

第八十八例　寫眞其一（第五十二號）

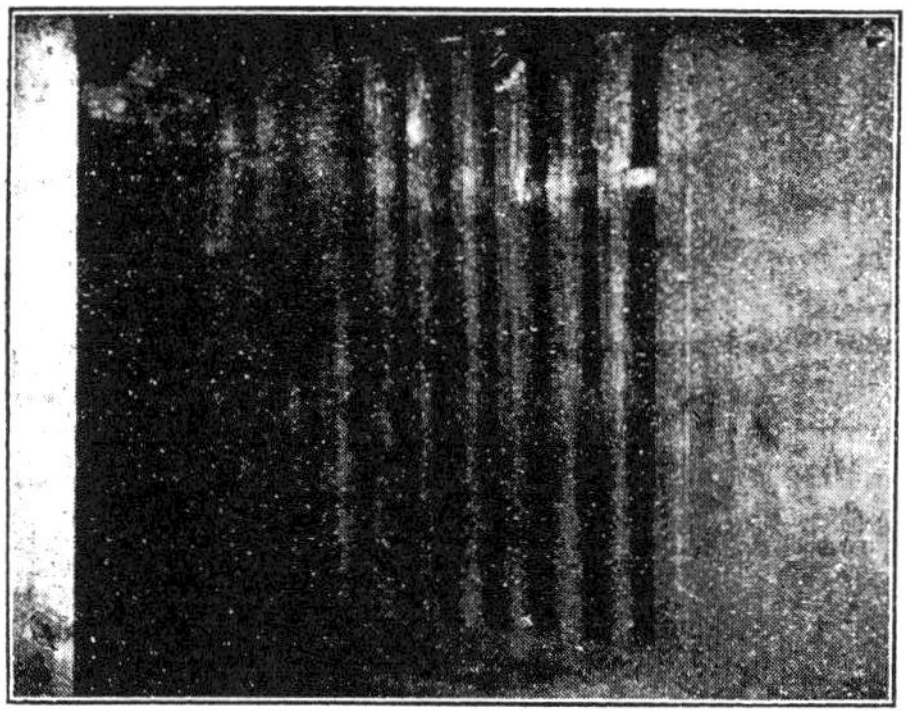

第八十八例　寫眞其二（第五十三號）

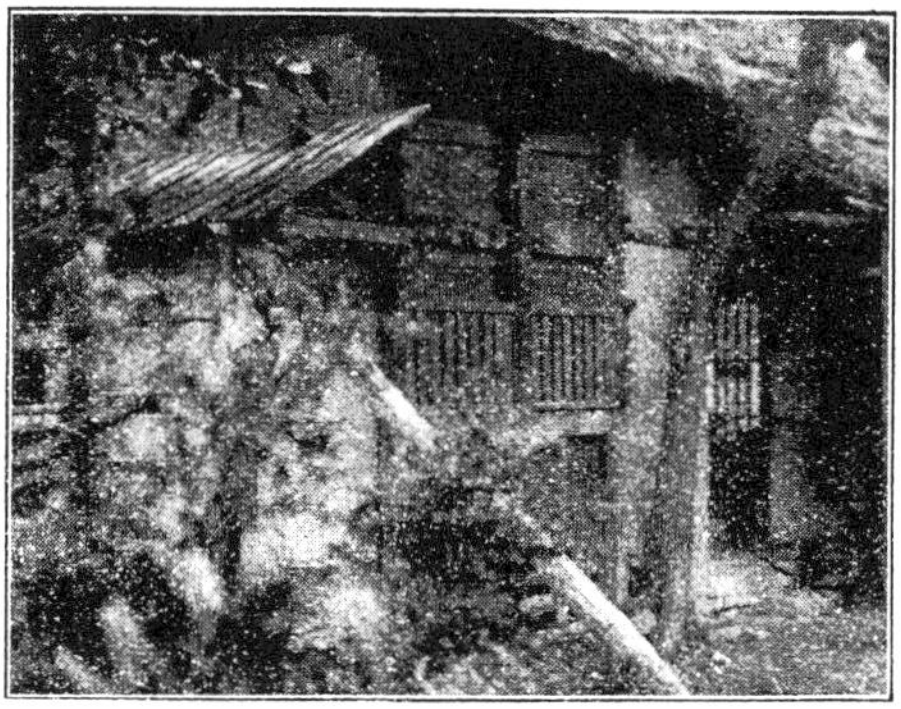

第八十八例　附圖（第六十一號）

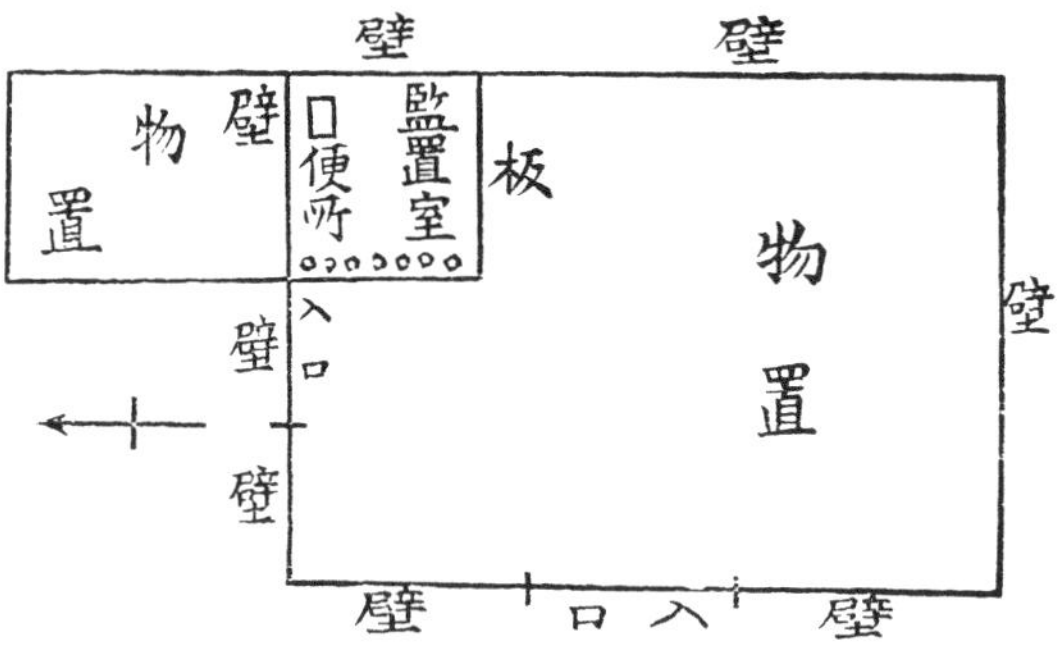

第八十九例[39]
○○県○○郡○ノ村○○字○町四○八番地。戸主、喜○郎兄、農業、齋○○。
明治十四年二月二十七日生まれ。

【資産】 下等。**【監護義務者】** 実父、齋○○○門。**【監置の日時】** 明治四十三年四月二十六日。**【監置の理由】** 裸のまま外出徘徊したため。**【監置の場所】** 四坪（一三・二㎡）ばかりの物置小屋内に監置室を設ける。**【監置室】** 広さ一坪（三・三㎡）、高さ一間（一・八m）。構造は、直径三寸（九㎝）の丸太で格子造りとし、四方を囲み、かつ古い囲いの外に新しい囲いを造って二重とし、極めて厳重にしている。初め一重だったが、患者が一度逃走したことがあるため、以来、これを防ぐために二重にしたという。[40] 天井は格子造りである。室内は真っ暗で、詳しくこれを見ることができなかった。室の自然換気は多少あるが、採光はほとんどなく、非衛生的なことこの上ない。**【病状】** 被監置者は裸のまま直接板敷きの上に座り、食物を手にしている。**【家族の待遇】** 物置小屋とその周囲は不潔で、監置室内も掃除されることもなく、はなはだしく不潔である。病者に対する処置はあたかも動物を取り扱うかのようで、ただ患者に食物を与えるのみで、その他の看護は微塵も顧みられていない。思うに、監護義務者は日々の生活に追われ、到底看護に力を発揮する余裕がないようだ。

39 ［視察場所］福島県○○郡○ノ村丹○字［被監置者］男性、一八八一年生まれ、三十一歳［視察者］黒澤良臣［視察年］一九一二年（明治四十五年）――雑誌版には上記のように住所の一部が記載されている。

40 極力拘束をしなかったためか、二重に格子を造るように指導されたのだろう。家族にとって大変な経済的負担だ。

第八十九例　寫眞(第五十四號)

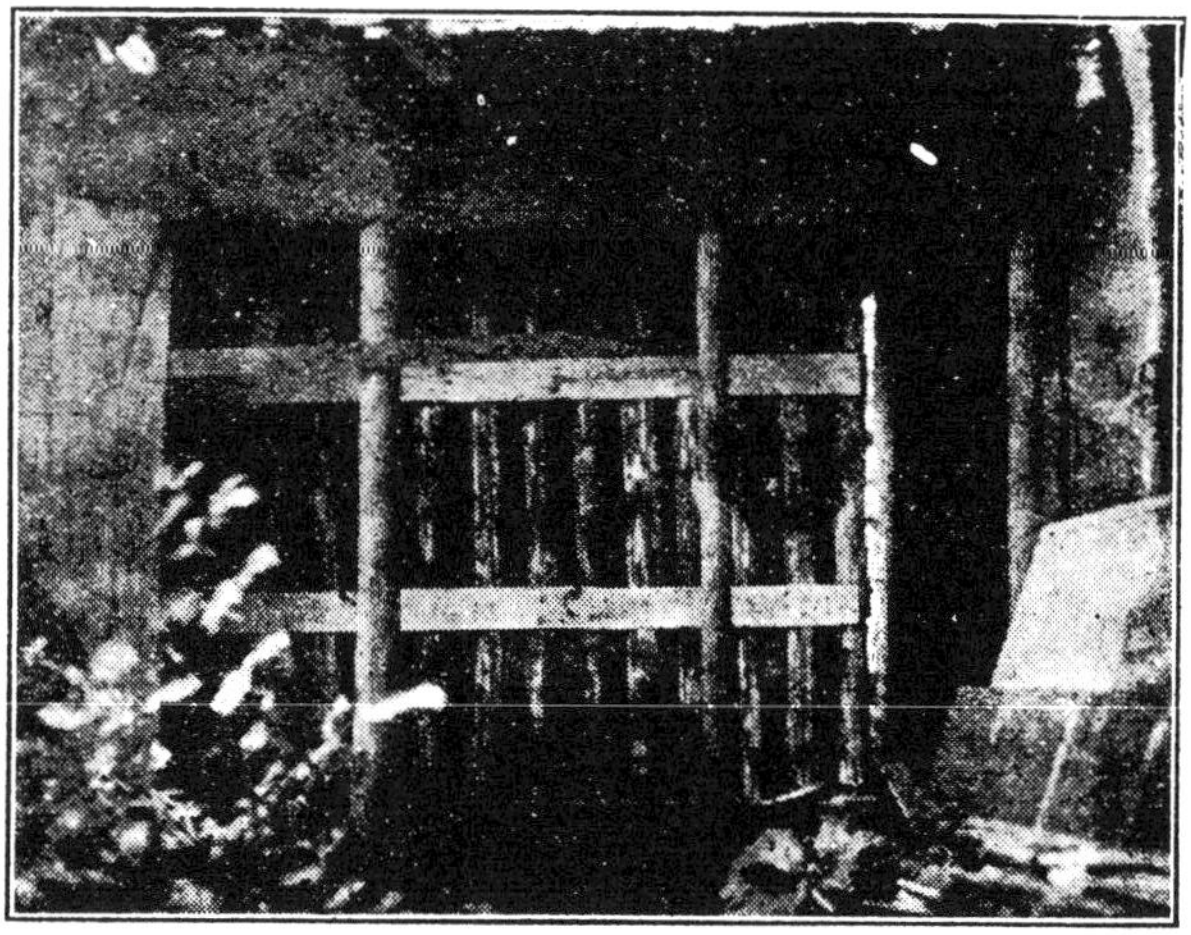

第八十九例　附圖(第六十二號)

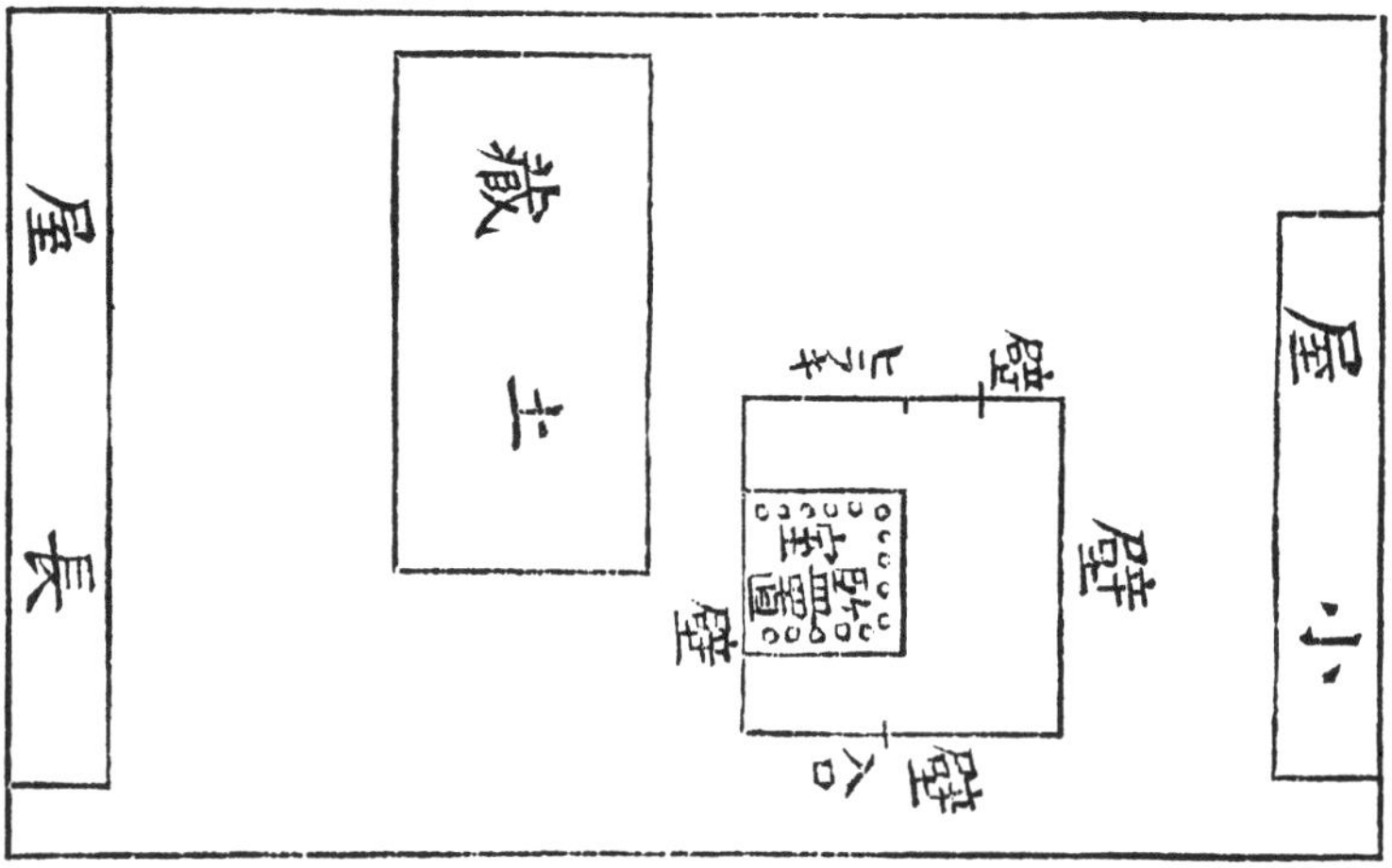

第九十例[41]

〇〇県〇〇市〇〇町〇十〇番地。平民、正〇長男、元小学校教員、梅〇〇〇郎。明治八年二月一日生まれ。

【資産】下等で、ようやく生活できる程度である。**【監護義務者】**実父、梅〇正〇。**【診断】**早発性痴呆（緊張病）。**【発病】**明治三十二年十一月二十七日。**【監置の日時】**明治三十八年六月十日。**【監置の理由】**暴行。**【遺伝歴】**父は大酒飲みで、壮年時は一升以上を飲むこともしばしばあったという。**【既往歴】**良い教員として職務に熱心だったが、過度に勉強をし、精神に異常を呈し、暴行するようになったため。**【監置の場所】**自宅奥の台所の外側、庭の一部に母屋と隣接して粗末な監置室を造った。**【監置室】**間口一間（一・八m）、奥行一間半（二・七m）。すなわち一坪半（五㎡）の広さがある。高さは一間半（二・七m）ある。室内には畳二畳を敷き、残りの半坪（一・七㎡）は板敷きにして、ここにあんぺら[42]を置き、また長さ一尺（三〇cm）、幅五寸（一五cm）の排便口を開けている。四方は板囲いで、出入口は扉で造り、これに錠を掛けている。食物挿入口は三寸（九cm）四方である。室の後方、庭に面した所に、幅二尺（六〇cm）、高さ一尺（三〇cm）の窓を設け、これに鉄棒を貫き、光線を取り入れているが、十分ではない。採光、換気は不良で、室内は薄暗く、不潔である。建物は、最初造った時から粗末な造りだった上に、十年余りも風雨にさらされた

41 ［視察場所］富山県（富山市）か（高岡市）［被監置者］男性、一八七五年生まれ、三十九歳［視察者］樫田五郎［視察年］一九一四年（大正三年）。

42 あんぺら…アンペラはカヤツリグサ科の多年草。その茎で編んだ蓆、アンペラ蘭を指す。

のでその間に破損した箇所も多く、修繕の際に毎回ありあわせの板や支柱等を用いているので、視察時の荒れ果てた様は写真に見るごとくである。屋根は板葺《ぶ》きで、その上に、この地方の風俗として石[43]を並べ置いている。**【病状】**被監置者は栄養状態が不良で、全裸で、ふんどしもしていなかった。鼻汁を垂らし、無意味な言葉を絶えず発していた。**【家族の待遇】**粗悪で、被監置者に蒲団、蚊帳を与えていない。衣服の供給もほとんどない。食事の支給もまた十分ではない。沐浴はまれに行うだけである。洗面所はなく、戸外運動はない。ただ、被監置者が煙草が好きなので時々与えると、そうした時は患者は長時間これを吸い続けるという。生計が苦しいためとはいえ、待遇は、単に勝手気ままに虐待をしていないと言える程度だ。**【医薬】**名義上の主治医はいるが、実際には医療を受けていない。**【警察官の視察】**一カ月に数度とする。

第九十例　附圖(第六十三號)

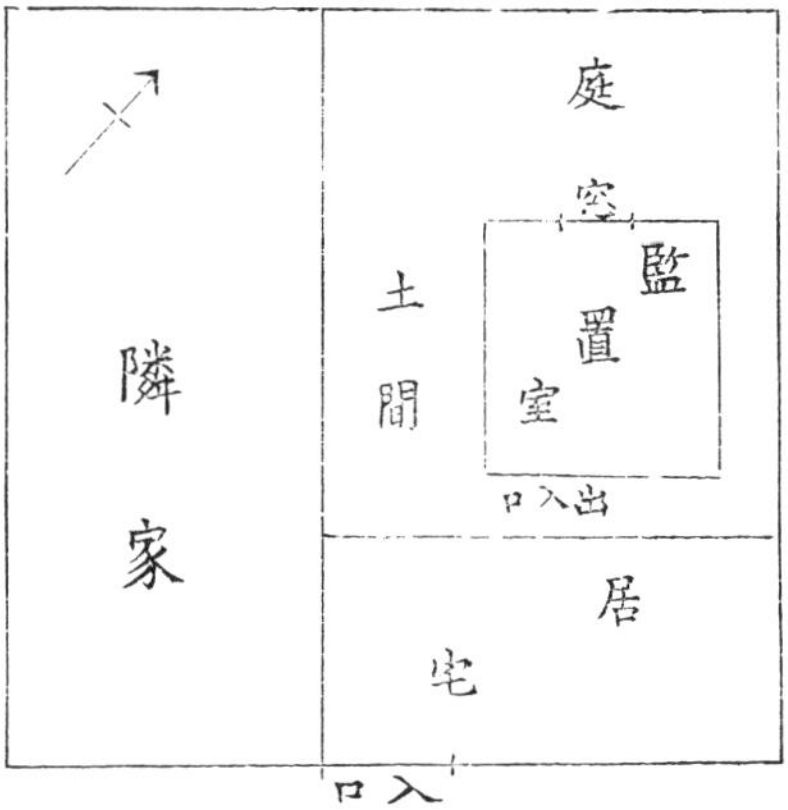

第九十例　寫眞(第五十五號)

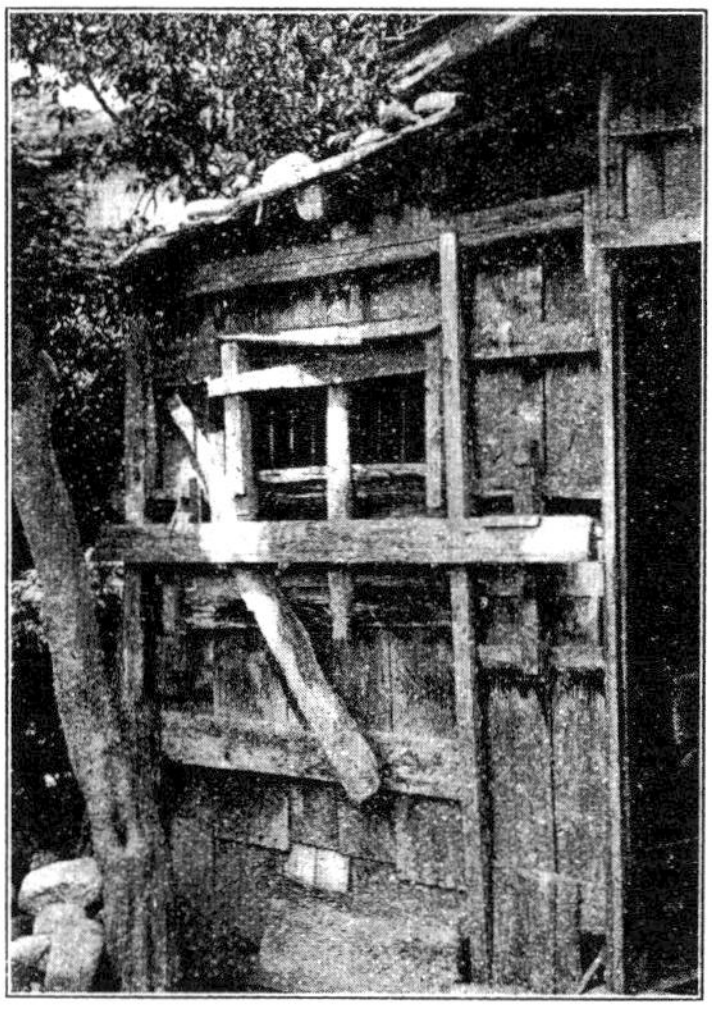

第九十一例[44]

○○県○○郡稲○村○稲○六○。農業、伊○美○次○。明治十九年一月七日生まれ。

【資産】貧困者であり、他家に雇われてようやく生活できる程度である。**【監護義務者】**実父、伊○美○蔵。**【日時及び経過】**明治三十九年九月以降五年。**【監置の理由】**外出徘徊し、他人の田畑の作物を盗み取ったため（隣人の陳述）。**【監置の場所】**監置室の周囲は水田で、地面ははなはだしく湿潤している。**【監置室】**荒れ果てた掘立小屋の一隅にある。村民らの同情により建造されたものである。間口二間（三・六m）、奥行一間（一・八m）である。床は地面から一尺（三〇cm）で、板敷きである。天井と四面は直径四寸（一二cm）の丸太の縦横の柵で巡らされている。床の一隅に作った穴を便所に充てている。室の内外を問わず、衣服の破片と藁《わら》片等が雑然とまき散らされ、不潔を極める。採光は不良である。**【家族の待遇】**家族は貧しく、他家に雇われて初めて生活できる程度に過ぎない。従って被監置者に対しても三度の食事さえ完全には与えることができない。そのため、被監置者も裸のまま監置室を出て、自ら近隣に行き食べ物をもらうのがいつものことだという。**【病状】**近隣の者の言うことには、被監置者は一時は暴行し、危険行為もあり監置する必要があったが、最近は痴呆が進むに従い、他人に対して暴行をはたらくことはなく、戸外に出ている時も静穏だという。視察時は被監置者が外出中ということで、検診することができなかった。**【医薬】**医療は受けていない。**【警察官の視察】**警察官の来訪は、最近全くないという。

43 屋根石という。

44 ［視察場所］静岡県［被監置者］一八八六年生まれ、二十五歳［視察者］水津信治［視察年］一九一一年（明治四十四年）——視察時に患者が外出中だったという事例。

第九十一例　附圖(第六十四號)

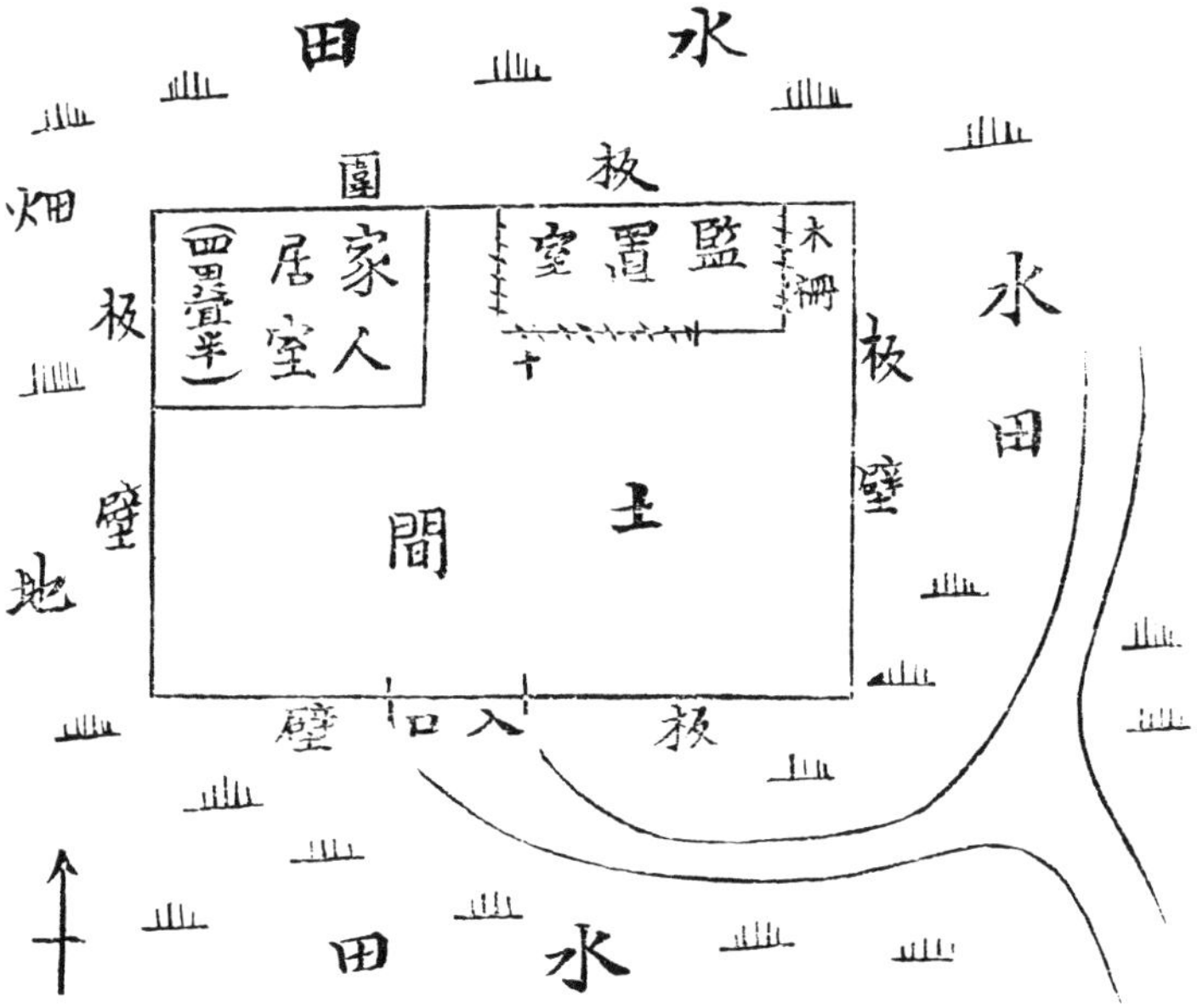

第九十二例[45]

○○県○○郡○○○町○字谷○○字○作○○九番地。
戸主、金○父、農業、郡○松○郎。五十一歳。

【資産】下等。**【監護義務者】**長男、金○。**【監置の理由】**戸外徘徊。**【監置の日時】**明治三十三年九月二十八日。**【監置の場所】**居間の一室の内部である。居間は東向きで、八畳敷きである。**【監置室】**三方を格子囲いとする。格子は三寸（九cm）丸太で、間隔は四寸（一二cm）ある。大きさは一坪（三・三㎡）ある。高さ一間（一・八m）、天井も丸太の格子である。床は板敷きのままで、室内ははなはだしく不潔である。**【病状】**被監置者は床の上にしゃがんでいる。**【家族の待遇と家族】**看護すべき家族として、二人の息子と一女がいる。長男は野良仕事に追われ、ほとんど患者を顧みる暇はなく、次男は癩《らい》[46]病に侵され、また父を看護するどころではない。長女は目下行方不明である。隣人の助けによってかろうじて看護されている悲しい境遇にある。従って患者に対する看護ははなはだしく不十分である。

45 ［視察場所］○○県○○郡小○新町○字谷○作字南作○○九番地［被監置者］男性――雑誌版には上記のように住所の一部が記載されている。第九十二例と第百四例の書き方が似ている。
46 癩病…ハンセン病。

第九十二例　附圖（第六十五號）

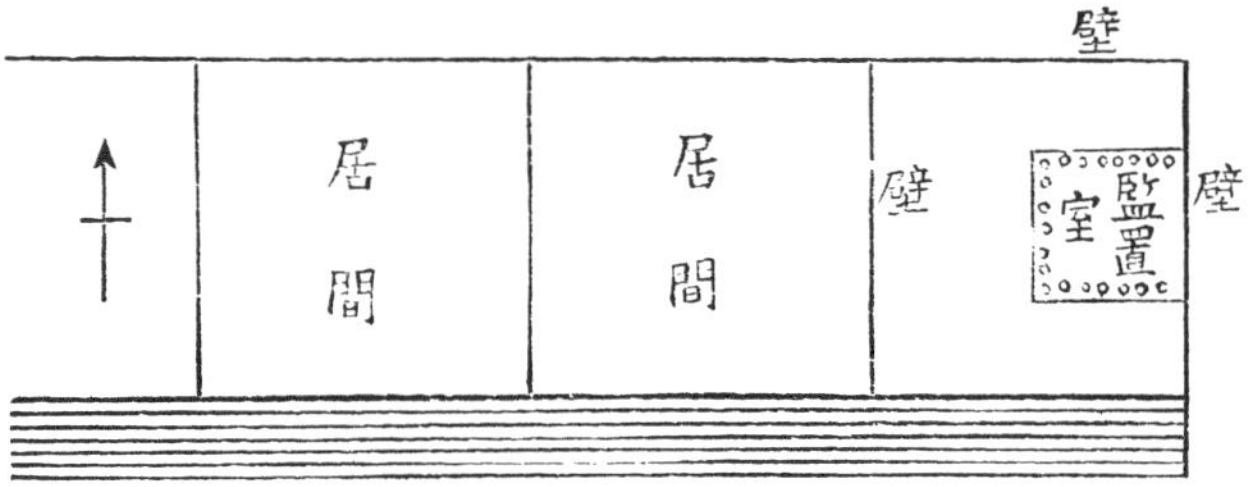

第九十二例　寫眞（第五十六號）

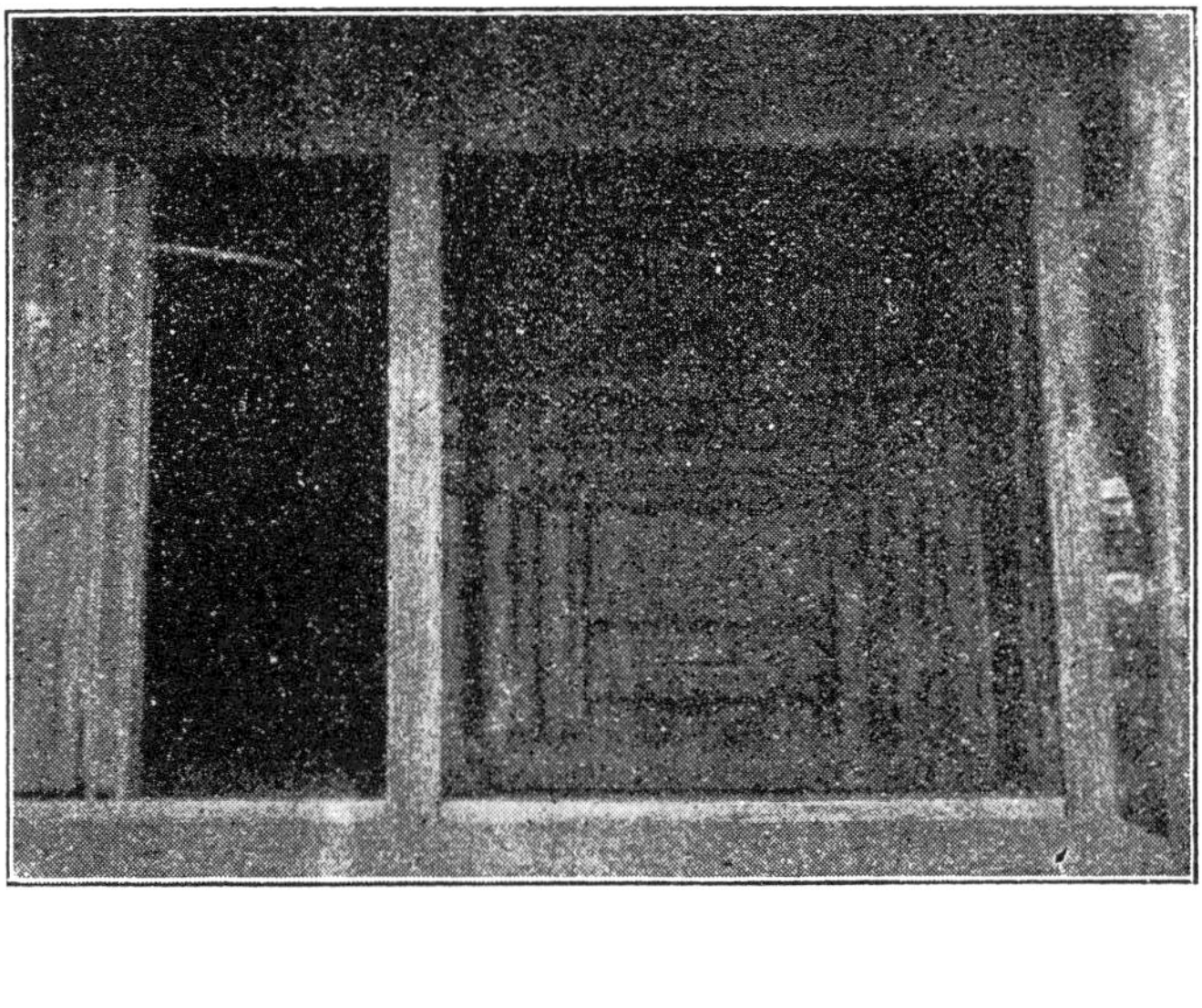

❖コラム……修験道と民間信仰

第七十六例に祈祷《きとう》の様子が記されている。修験者《しゅげんしゃ》とは山中で修行を積み修め、加持《かじ》祈祷に優れた行者を指し、山伏《やまぶし》ともいう。アジアに広く見られ、日本古来の山や滝を神と祀《まつ》るアニミズムと仏教、道教の仙人など多数の要素が融合したシャーマニズム的要素も強いものだ。

第四章「民間療法の実況」には寺、神社が出てくるが、神仏混合の修験道が多い。例えば民間施設の項目に出てきて、観光地としても人気のある高尾山だが、寺のように見えて、高尾山口の駅を降りると鳥居がある。参道を登れば天狗像が迎えてくれる。門の両脇に仁王のように天狗が控えている所もある。そして極め付きはご神体が飯綱権現、わかりやすく言うと白狐の上に烏天狗が乗っている。明治の維新政府は神社と寺を分ける廃仏毀釈をして勢いをそいだ。当時修験道は公には禁止されていたので、山伏ではなく「道者」と書いてあるようだ。それぞれの霊山には、講という集団を作り登ったが、先達《せんだつ》とは皆を導く案内人である。同時に町や村で現地のまとめ役もしていた。

かつては歩き巫女がいた。式亭三馬の「浮世床」と十返舎一九の「東海道中膝栗毛」などに出てくる。亡くなった人が、あの世で幸せに暮らしていると心理カウンセリング的に依頼者をフォローしたものもあったようだ。戦後に発見され一六一五～一六年頃に書かれたと推測される「洛中洛外図・舟木本」、一六二四～四四年頃に描かれたと推測される「江戸名所図屏風」、一九九五年にベルリン東洋美術館から世に出、一八〇五年の日本橋から今川橋までの通りを克明に描いた「熈《き》代勝覧《だいしょうらん》」など多数の屏風絵、絵巻に、歩き巫女が描かれている。

第三例は埼玉県と特定したが、そこに出てくる御嶽山は奥多摩の御岳山《みたけさん》かもしれない。これは奥多摩、東京都青梅市にある標高九百二十九メートルの山で、山岳信仰で有名である。武蔵御嶽神社がありケーブルカーが通り、現在は小学生、中学生の遠足、ハイキングの山になっている。ここの道者を連れて帰り、家に泊まらせて祈祷させたとある。他の箇所でも三峯神社、成田不動が出てきて、当時、埼玉県を中心とした関東で人気が高く御信心を集めていたとわかる。三峯神社は埼玉県秩父市の山中で、昔はニホンオオカミが生息していた。狼が神の使い、つまり眷属《けんぞく》で「オイヌサマ」といわれている。オオカミだから病人に憑いた狐が出ていく、という効能が吹聴されたのかもしれない。

修験道的な施設は、精神の病とどの点でつながったのだろう。

民俗学的視点ではあまり追及されたことはないが、〝隔離処遇〟であろう。精神の病を持つ人は、精神運動興奮や幻覚妄想に基づき大声をあげたり暴れたりすることがある。一番苦しいのは本人だが、騒音を出すことは大変な問題だ。過去にはそのような急性期症状で家族が手に負えなくなった時、山中の参籠所や宿坊、さらには専用温泉旅館に隔離したことが、第四章第二節「神社仏閣における処置・水治療及び温泉場の療法」からわかる。

この本では一九一一年(明治四十四年)に埼玉県を視察した木村男也が、詳しく加持祈祷の記録を残している。明治から大正までは、日本でもシャーマニズムが盛んだったことがわかる。

困惑した家族が、修験道の霊力に頼った様子を記した貴重な一次資料として、この本は民俗学的にも多数の情報を与えてくれる。村と修験道の山との関係を示す古文書は残っているが、当時の町や村の人に聞き取り調査をした例は見当たらないからである。特にこの本は精神病を持つ人の家族に限定して調べている稀有な例である。精神病にご利益があると、患者家族は私たちが病院を選ぶように、評判を聞いて専門の神社仏閣、お滝場を選んだようだ。中村古峡の自叙伝的小説『殻』(『編年体 大正文学全集二 大正二年』ゆまに書房、二〇〇〇年)にも、「稲荷下ろし」が詳しく載っている。

戊〈市区町村長の監護扶養または補助を受けるもの〉[1]

第九十三例[2]

○○県○○市[3]○町七○二番戸。

平民、○め長男、飲食店業、角○米○。明治二十三年十月生まれ。

【監護義務者】○○市長[4]○○○○○○。【監置の場所】○○市[5]の委託による行旅病者の救護所である、○○市[6]○○町○○四○番戸○○○方離れに監置される。【監置の理由】戸外徘徊、破衣、不潔、衝動性暴行等があるため。【監置の日時】明治四十年五月二日監置の許可を得たが、同四十一年七月七日監置室を破って逃走し、同月十日、発見収容される。【病状】被監置者は視察時には寛解状態にあり、監置室の外で掃除等をしていた。【管理者の処置】入浴は一日一回、洗濯は月に数回。衛生状態一般は普通である。【医薬】時々市の医師の巡回があるが、投薬はないという。【警察官の視察】一カ月に十回、警察官が巡視する。

1　地方の行路病者救護所を、精神科医が視察して記録した貴重な報告になっている。「行旅病人及行旅死亡人取扱法」という、行旅人が病気や死亡をした場合の取り扱いに関する法律により、所在地の市町村が担当することが規定されていた。

2　山梨県の市立事例。［被監置者］男性、一八九〇年生まれ、二十一歳［視察者］齋藤玉男［視察年］一九一一年（明治四十四年）、『山梨県管下精神病者私宅監置状況視察報告』の第一例——第九十三例は、甲府市からの委託で、個人宅が監置を請け負っていた事例。第九十四から九十八例は、すべて甲府市伊勢町にあった甲府市行路病者救護所精神病室に収容されていたもの。

3　甲府市。

4　甲府市長。

5　甲府市。

6　甲府市。

第九十四例[7]

○○県○○市[8]○○町○番地。当時、○○市[9]○○町○八番地。谷○甚○方同居[10]。平民、戸主、乾物商[11]、松○○○郎。明治十年三月七日生まれ。

【監護義務者】○○市長[12]○○○○○[13]。**【監置の理由及び日時】**道をさまよい歩いていたので、明治四十三年五月二十一日、監置の許可を得て、行路病者救護所に監置した。**【病状】**目下は寛解状態にあるようだ。**【管理者の処置】**入浴は三日に一回。室外運動も三日に一回くらいで、洗濯は一カ月に数回、家族の手で行うという。衛生状態は普通である。**【医薬】**市の医師の巡回が時々ある。投薬はない。**【警察官の視察】**一カ月に十回。

第九十五例[14]

○○県○○市[15]○○町○十三番地。平民、下駄《げた》職、○中○三郎。生年月日未詳。

【監護義務者】市長、前例と同じ。**【監置の日時】**明治四十四年四月二十六日、監置を許可される。**【監置の理由】**誇大妄想のために刺激性となり、周囲を敵視したため。**【病状】**被監置者は監置室内に直立し、尊大な姿勢で誇大的なことを話している。栄養状態はやや不良である。**【管理者の処置】**被監置者は入浴、運動をさせるには適さないが、毎朝監置室内で身体を拭かせているという。洗濯は月に数回。【医薬】市の医師が時々巡回するが、投薬はない。【警察官の視察】一カ月に十回。

第九十六例[16]

○○県○○○郡○○部村。当時、○○市○○町区十○番地[17]**。平民、眞○長男、農業、向○藤○。明治十一年九月十五日生まれ。**

【監護義務者】市長、前例と同じ。【発病】明治二十三年中。【監置の理由及び日時】明治二十八年三月、戸外を徘徊し、数カ所に放火したことがある。同月二十日に監置され、同年八月十日に症状が消退したの

7　山梨県の市立事例。［被監置者］男性、一八七七年生まれ、三十四歳［視察者］齋藤玉男［視察年］一九一一年（明治四十四年）、『山梨県管下精神病者私宅監置状況視察報告』の第二例――甲府市行路病者救護所精神病室には監置室が四つあったが、その第四室に収容されていた例。

8　甲府市。

9　甲府市。

10　「当時」以下の住所は、隔離された時に患者がたまたま身を寄せていた住所だと思われる。山梨県甲府市。

11　乾物商…保存技術が未発達だった当時、水分を抜き乾燥させた乾物を売る店や行商する人が多数いた。

12　甲府市長。

13　加藤平四郎（一八五四年三月二十一日～一九三五年三月十八日）、衆議院議員、静岡県知事、山梨県知事を経て一九〇七年から甲府市長。

14　山梨県の市立事例。［被監置者］男性［視察者］齋藤玉男［視察年］一九一一年（明治四十四年）、『山梨県管下精神病者私宅監置状況視察報告』の第三例――甲府市行路病者救護所精神病室の第三室に収容されていた例。

15　甲府市。

16　山梨県の市立事例。［被監置者］男性、一八七八年生まれ、三十三歳［視察者］齋藤玉男［視察年］一九一一年（明治四十四年）、『山梨県管下精神病者私宅監置状況視察報告』の第四例――甲府市行路病者救護所精神病室の第一室に収容されていた例。

17　「当時」以下の住所は、拘引された時に患者がたまたま身を寄せていた住所だと思われる。山梨県甲府市。

で監置をやめたが、同年十一月二十八日、再度方々を徘徊し、数カ所に放火したため、翌二十九日、行路病者救護所に監置し、視察時に至る。【病状】被監置者は緊張性体位で室の隅にうずくまり、少しも周囲に注意を払っていないようだ。栄養状態はやや不良である。【管理者の処置】入浴と運動は三日に一回の割合だ。洗濯は一カ月に数回。【医薬】市医の回診が時々ある。服薬はしない。【警察官の視察】一カ月に十回。

第九十七例[18]
○○県○○○郡○○村○小○原無番地。平民、農業、鶴○重○。三十二歳。

【監護義務者】市長、前例と同じ。【監置の理由及び日時】戸外を徘徊したり、破衣等の興奮症状があるため、明治四十二年四月二日、監置の許可を受け、行路病者救護所に監置したが、同年十一月十九日、同所より逃走し、方々を徘徊の末、翌四十三年六月二十八日に発見、同所に引き渡される。【病状】被監置者は痴呆に陥った者のように表出運動が少なく、顔面仮面状を呈し、かつ蒼白である。【管理者の処置】入浴は三日に一回だが、運動はない。洗濯は一カ月に数回行う。【医薬】市医の回診が時々ある。服薬はしない。【警察官の視察】一カ月に十回。

第九十八例[19]
○○県○○○郡○○村○十○番地。当時、○○市○○○町。[20] 宮○ま○じ。[21] 生年月日未詳。

【監護義務者】市長、前例と同じ。【監置の日時】明治四十四年七月十九日。【監置の理由】徘徊、多弁、刺激性等の症状があるため。【病状】現在症状は軽快し、四日前から監置室を出て、管理者の母家で同家の裁縫を手伝っている。今も多少躁状態で多弁かつ感情転換性のようで、談話中に泣いたりする。栄養状態は良い。【管理者の処置】入浴、洗濯等すべて管理者の家族に準じている。【医薬】視察時にはもはや服薬をやめていた。

前記の第九十三―第九十八例は、○○市[22]行路病者救護所に収容された被監置者の実例である。左に、同所における設備の一般状況を述べておこう。

18 山梨県の市立事例。[被監置者]男性、一八七九年生まれ[視察者]齋藤玉男[視察年]一九一一年(明治四十四年)、『山梨県管下精神病者私宅監置状況視察報告』の第五例――行路病者救護所精神病室の第一室に収容されていた例。第九十六例と九十七例は同じ一室に入れられていたことになる。

19 山梨県の市立事例。[被監置者]女性[視察者]齋藤玉男[視察年]一九一一年(明治四十四年)、『山梨県管下精神病者私宅監置状況視察報告』の第六例――甲府市行路病者救護所精神病室の第二室に収容されていた例。

20 「当時」以下の住所は、拘引された時に患者がたまたま身を寄せていた住所だと思われる。山梨県甲府市。

21 齋藤玉男の『山梨県管下精神病者私宅監置状況視察報告』には「平民、車夫○○の妻」と記載がある。

22 甲府市。

第九十三例乃至第九十八例　附圖（第六十六號）

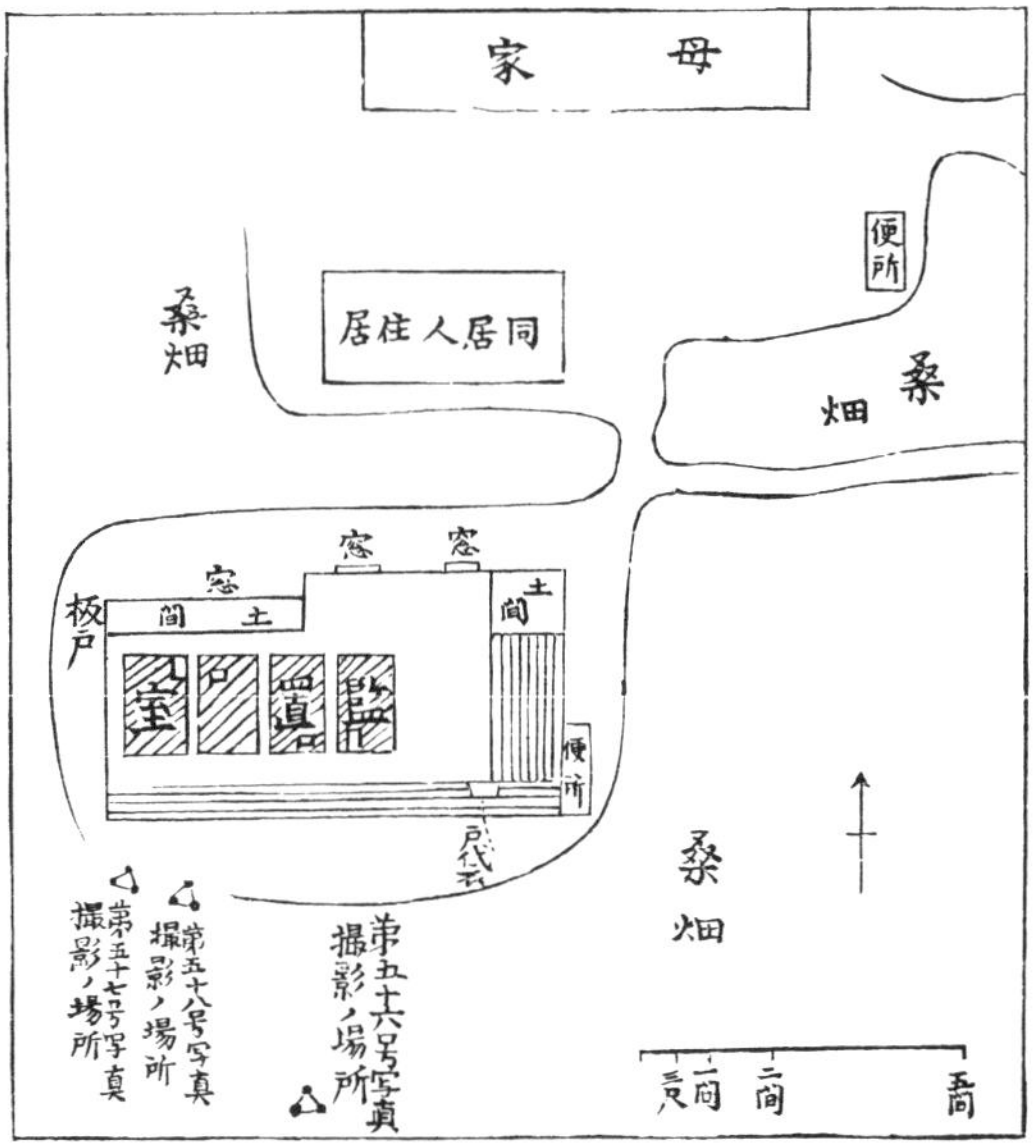

第九十三例乃至第九十八例　寫眞（第五十七號）

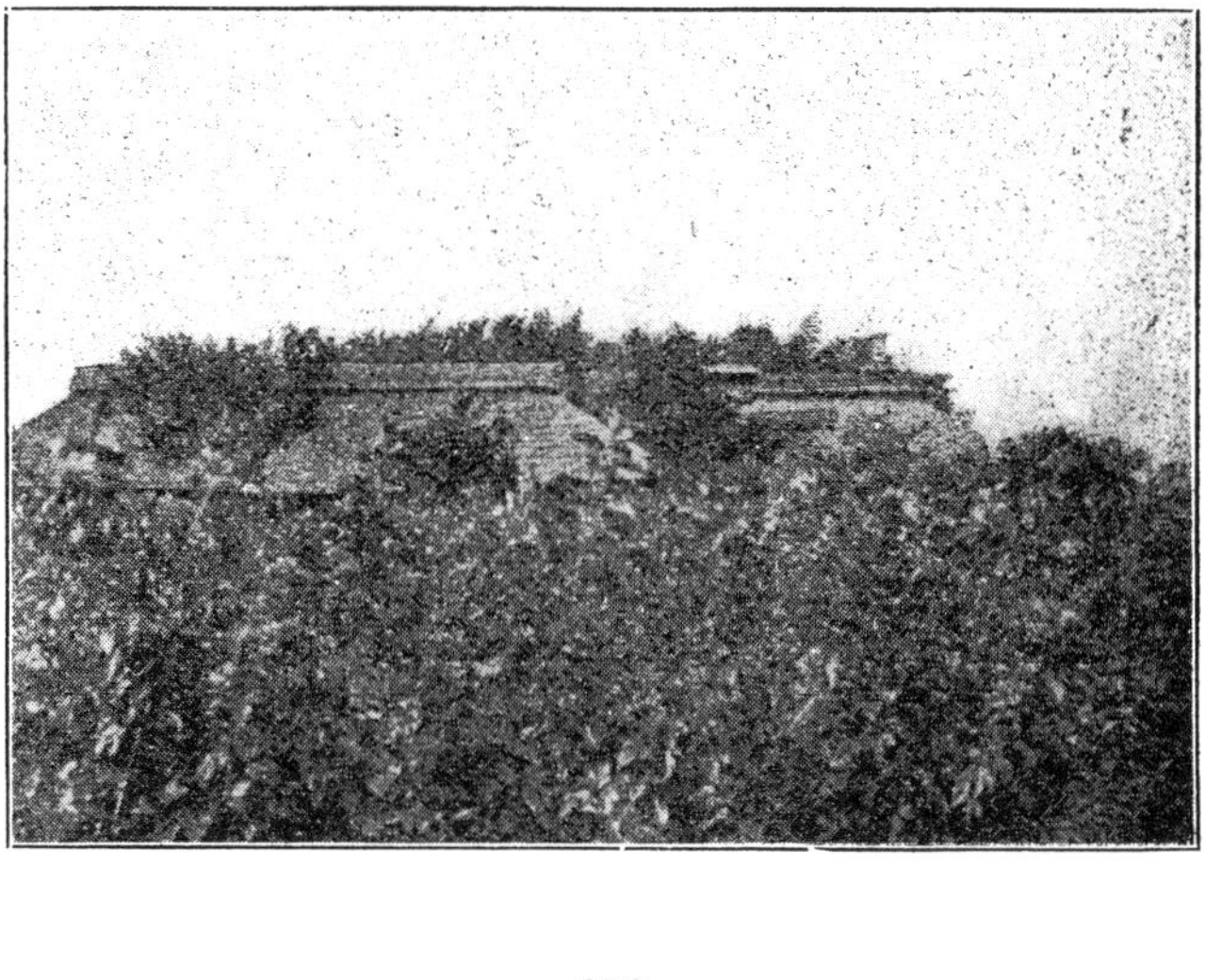

【行路病者救護所】[23]

○○市南端○○町[24]、里俗《りぞく》、○○○にある。平民、農業○○○○の経営による。同人は、市の午砲《ごほう》[25]と降霜予報信号の管理をしており、市からは、行旅病者一人に付き、一日食費十五銭ずつを交付される特殊な規定がある。収容所は間口七間半（一三・七m）、奥行二間半（四・六m）、床下二尺（六〇cm）の南向き、藁《わら》葺《ぶ》きの平屋建てで、桑畑の中にある。

東西の二面は土壁で仕切っている。南側には幅二尺（六〇cm）の板椽《たるき》[26]が備わっている。北側は、西寄り三間（五・五m）と東寄り二カ所に、三尺（九〇cm）の高さから、高さ三尺（九〇cm）の格子窓を開けている。監置室は全部で四室あり、建物全体の九分の五を占め、残りの八坪（二六・四㎡）には、他の種類の行旅病者四人を収容している。

第一室には向○藤○[27]及び鶴○重○[28]の二人が入る[29]。間口一間（一・八m）、奥行九尺（二・七m）、高さは六尺（一・八m）ある。四方の壁は三寸（九cm）角、間隔三寸（九cm）の木材の格子から成り、床と天井は厚さ一寸（三cm）の板で二重張りにしている。格子には上下二カ所に直径三分（九mm）の鉄棒を横貫にし、前面の西寄り半分を同様の格子張りの扉にしている。その中央に高さ五寸（一五cm）、幅八寸（二四cm）の食物差し入れ口がある。扉の高さの半ばに、日本錠一個を備え、その上下に各一個の輪釘が打ち込んである。扉に接する両端の格子には、閂《かんぬき》を通す鉄の角金《かどがね》が打ち込んであるが、現在閂は用いていない。室の北東隅

23　行路病者救護所…市町村によっては、このような救済施設を持っていた。精神病やさまざまな理由で、行方不明、行き倒れが大変多く、伝達手段の乏しい当時は大問題だった。ここは山梨県甲府市にあった行路病者救護所の説明になっている。通称「伊勢寮養所」（伊勢町にあったため）。一八九九年創立だった。
24　甲府市南端伊勢町。
25　午砲…時間を教えるため正午に撃つ空砲。
26　椽…屋根を支えるため、棟から棟先に渡す長い木材。
27　向○藤○…第九十六例の症例。
28　鶴○重○…第九十七例の症例。
29　現代でいえば保護室に二人を収容するのに等しい。

に幅五寸（一五cm）、長さ一尺五寸（四五cm）の排便口がある。床下に壷を埋め置き、三日ごとに掃除している。藤○の所有品は蓆《むしろ》、古蒲団、古単衣《ひとえ》各一枚。重○の所有品は古蒲団、古単衣各一枚、缶詰の空き缶一個、箸一対である。

第二室には、宮○ま○じ[30]を収容していたが、現在昼間は空室である。室内には蓆一枚、蚊帳一張り、団扇《うちわ》一本、巾着、鞠《まり》がある。構造は第一室と同じだが、横貫の鉄棒は三本である。扉は幅二尺八寸（八四cm）、高さ三尺（九〇cm）で、南側の西寄りにある。横貫が一本備わっている。扉の中央あたりに、閂《かんぬき》を通すための角《かど》金《がね》を両側の格子に打ち込んである。片方の角金の上には輪釘があって、これと角金とを通して錠を下ろす仕組みだが、現在は錠を使っていない。扉の上側中央部に、高さ五寸（一五cm）、幅八寸（二四cm）の食物差し入れ口がある。室の北西隅に、幅五寸（一五cm）、長さ一尺五寸（四五cm）の排便口がある。

第三室の構造も第二室と同じである。南側の西寄り半分を扉として、角金で中央の高さに三寸（九cm）角の閂を通す。扉に接する東側の格子上の角金と、閂に打

第九十三例乃至第九十八例　寫眞(第五十八號)

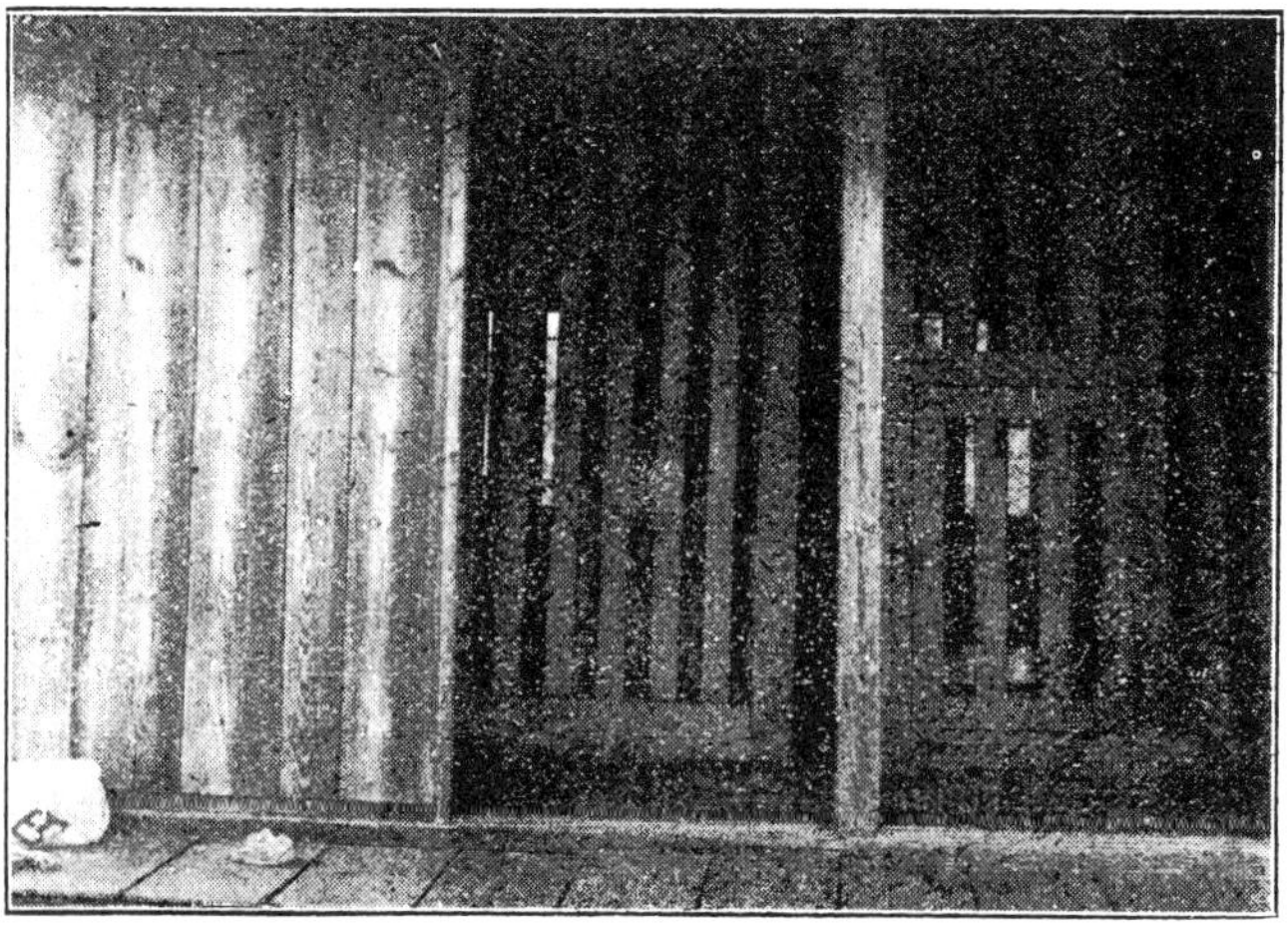

ち込んだ輪釘とを通す日本錠一個がある。扉の中央三分の一の高さに、高さ五寸（一五cm）、幅八寸（二四cm）の食物差し入れ口がある。排便口は室の東南にあり、幅二寸（六cm）、長さ一尺五寸（四五cm）ある。その屋の被監置者は○中○三郎[31]で、しきりに錯乱した言葉を話す。室内には古蒲団、南京米袋各一枚、単衣二枚、茶碗の破片が見える。

第四室には松○○○郎[32]を収容する。構造は第三室と同じである。南側の東寄りに幅二尺八寸（八四cm）の扉があり、その中央に閂として三寸（九cm）角の材木を通し、両側格子に打ち込んだ角金で固定する。その東側の角金と閂に打ち込んだ輪釘とを通す日本錠一個がある。東側三尺（九〇cm）の高さに、高さ五寸（一五cm）、幅八寸（二四cm）の食物差し入れ口がある。室の西南隅に幅三寸（九cm）、長さ一尺二寸（三六cm）の排便口がある。室内には新しい蒲団、小蒲団各一枚、枕一個、缶詰の空き缶一個、日本風景詩集、雑誌「文庫」各一冊と新

第九十三例乃至第九十八例　寫眞（第五十九號）

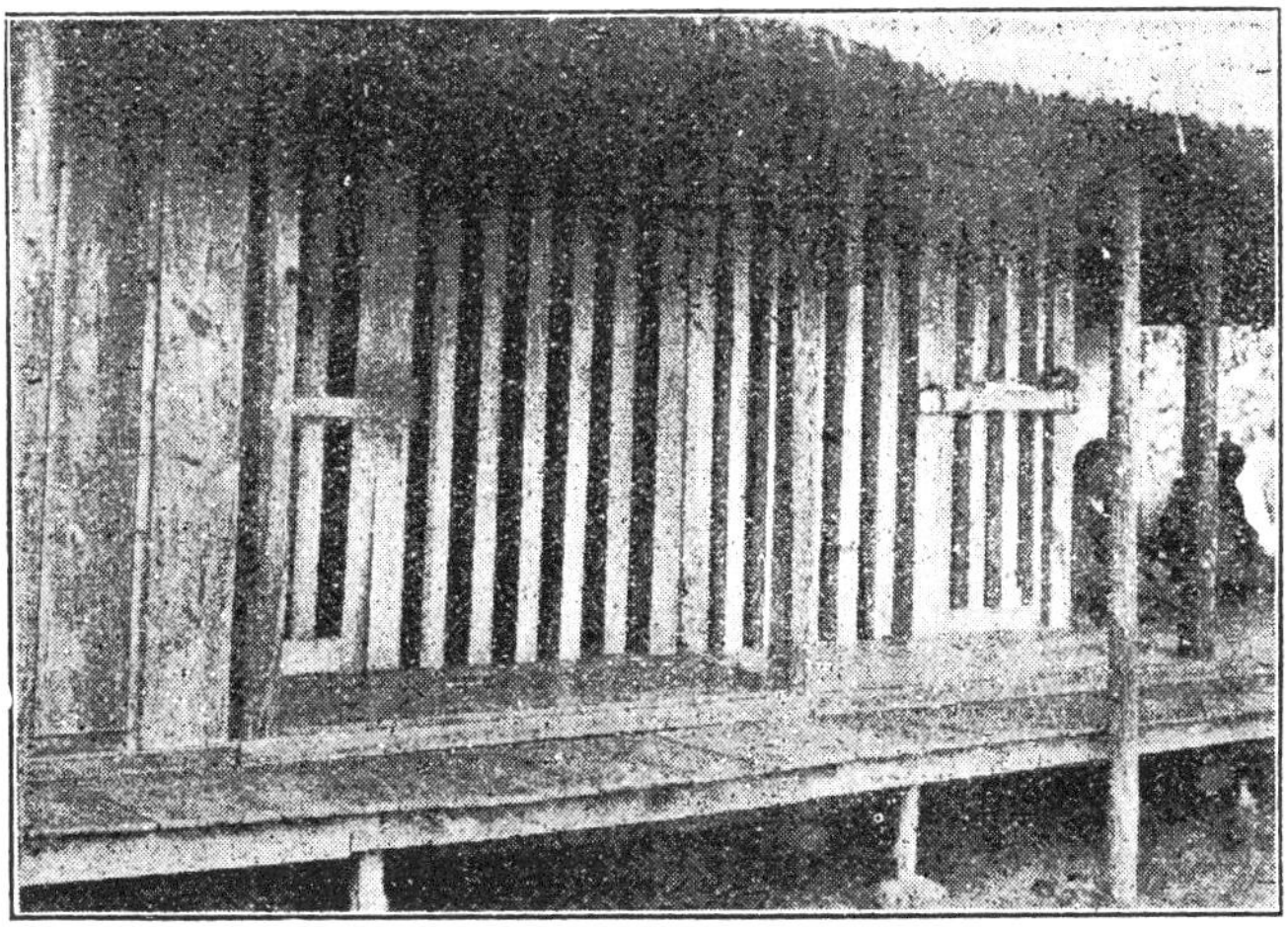

30 宮○ま○じ…第九十八例の症例。
31 ○中○三郎…第九十五例の症例。
32 松○○○郎…第九十四例の症例。

聞紙数枚がある。被監置者は読書に余念がない。
本救護所は半公・半私の特殊な設備である。構造には少し問題があるが、採光、換気が良く、清潔の方法も比較的良い。管理者は、相当の同情により収容患者を処遇しているようである。特に病状が軽快した者を、管理者の監督の下に室外で作業させているのは、格好の家族的看護法として推奨に値する。[33]

第九十九例[34]

住所不明。無職、玉○た○。[35] 三十三歳。

【監置の理由、日時、経過】 明治三十九年三月中、○○市[36]を徘徊するため、同市役所が同市○○町○十五番地某に委託し、同番地所在の市立行路病者収容所に収容させたものであり、監置以来満四年がたっている。**【収容所】** ○○市[37]の南端○○町と称する特殊部落にある。間口三間（五・五m）、奥行二間（三・六m）で、背後に高さ六尺（一・八m）の崖があり、土地は湿潤で、南西に面し、南側と西側の半分には、高さ五尺（一・五m）の板塀を巡らせている。**【監置室】** 収容所の東南隅にあり、間口、奥行ともに六尺（一・八m）、高さ五尺五寸（一・七m）である。東、南、北の三面はすべて板張りで、西側は幅、厚さ各四寸（一二cm）、間隔四寸（一二cm）の木格子で、上下二カ所に厚さ三分（九㎜）、幅五寸（一五cm）の横貫が備わっている。扉は北寄りにある幅三尺（九〇cm）で、同様の板張りの格子で、二カ所を金具で固定され、輪鍵一個が備わっている。天井と床はともに板張りで、東南隅の床に、幅四寸（一二cm）、長さ六寸（一八cm）の排便口を開け、下に木箱を備えている。床の高さは二尺（六〇cm）ある。採光、通気の程度は普通である。**【病状】**被監置者は、経血の付着した不潔な衣を纏《まと》って室の隅にうずくまっている。栄養状態は不良である。普段は顔を洗わず、沐浴をしない。**【管理者の処置】**室内には茶碗、土瓶各一個、ぼろぼろの衣服が少しある。室内の掃除は毎日一回、洗濯は一カ月に二回の割合で行う。**【警察官の視察】**一カ月に十回。**【医薬】**市嘱託医が二カ月に一回ぐらい巡回してくるという。

第九十九例　寫眞（第六十號）

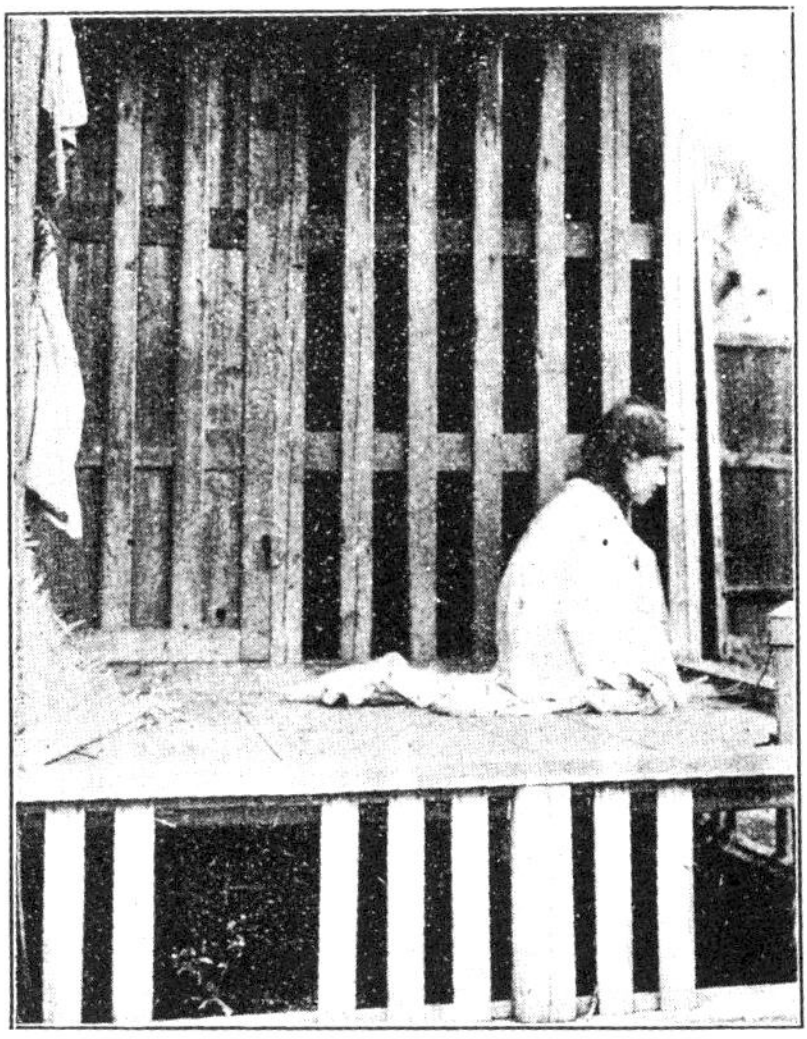

33　齋藤玉男の『山梨県管下精神病者私宅監置状況視察報告』の内容は、雑誌版、冊子版にほとんど活用されたが、最後にまとめた「意見」だけはすべてが掲載されることはなかった。ただ、この行路病者救護所の説明の最後の部分に、齋藤の意見は残った。齋藤はこの行路病者救護所は将来の精神病行政のモデルだとほめている。特に作業療法を評価しているようだ。この場合の「家族的看護法」は、ベルギーのゲールのように、患者を病院周囲の民家で生活させる方法のことを指している。

34　群馬県の市立事例。［被監置者］女性、一八七七年生まれと仮定（本当の年齢は不明）［視察者］齋藤玉男［視察年］一九一〇年（明治四十三年）、『群馬県管下精神病者私宅監置状況視察報告』の第七例——齋藤玉男が群馬県視察報告の中で高崎市と明記しているため、高崎市長から群馬県知事あてに定期的に出された報告書が、群馬県立文書館に残っていることがわかった（同報告書は、岡田靖雄等『精神障害者問題資料集成第四巻』六花出版、二三〜三五頁、二〇一一年に収載されている）。百年以上の歳月を経て、二つの全く異なる報告書が同一人物を指していると特定できた。

35　前記報告書には、自分の姓名も言えず、住所、氏名不詳とある。「女、二十八歳位」と記載され、通称「タマ」と呼ばれていた。推測だが、名字がわからないので、齋藤玉男はこの本では、通称の「タマ」と自分の名前の一字をかけ、症例の名字に「玉」の一字を入れて記載したのかもしれない。前出の報告書には、一九一〇年頃、市が今後の処遇と管理費の負担にあえぎ、県に上申した記録も残っている。

36　高崎市。

37　高崎市。

第百例[38]

○○市○○○町。理髪業、川○幸○。二十八年。

第九十九例　附圖(第六十七號)

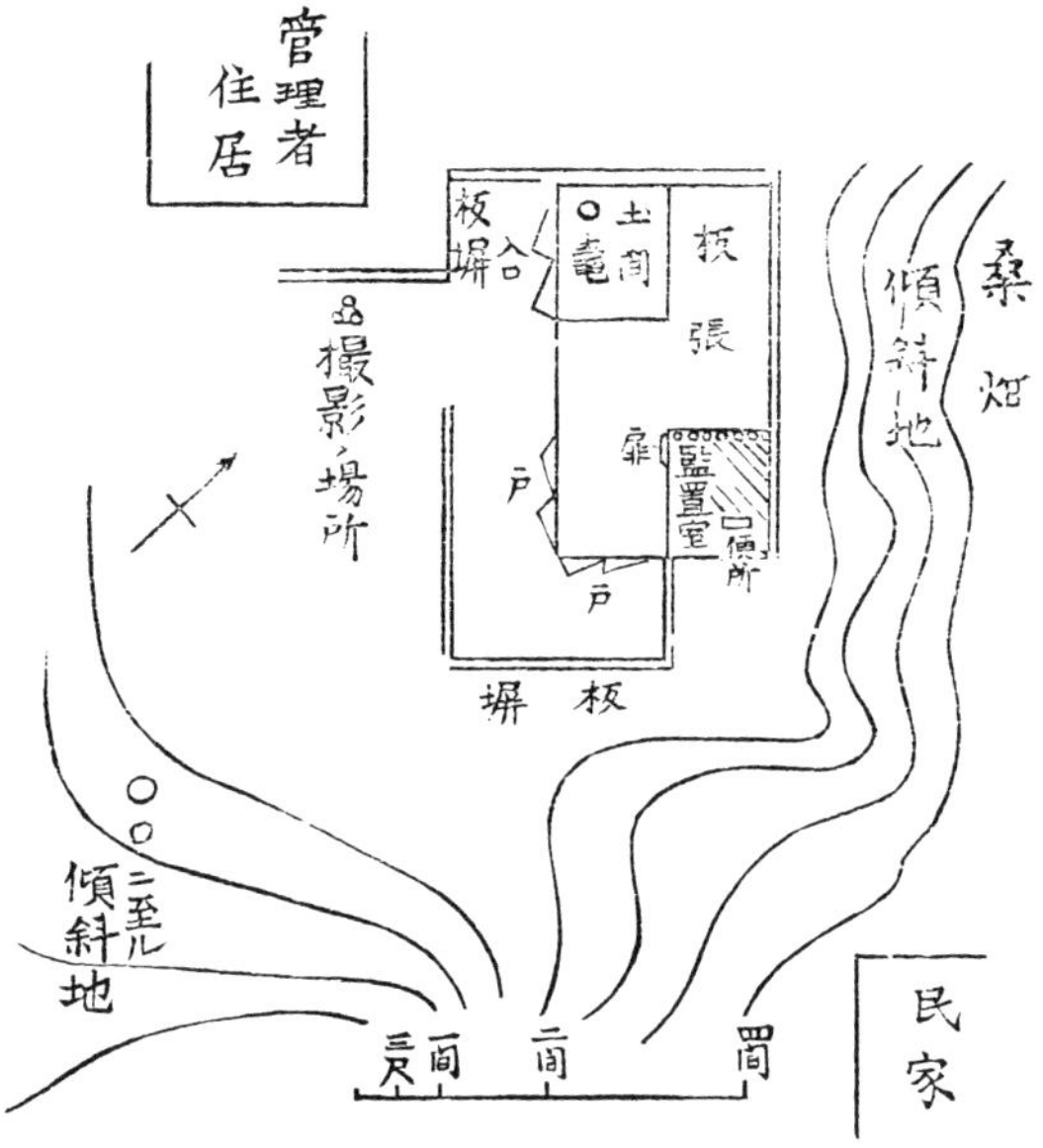

【監置の日時】 被監置者は、明治四十四年四月以来、○○市の救療病室[39]に収容されている。**【監置の理由】** ○○市の某理髪店に奉公中発病し、以来、長髪のまま戸外を徘徊し、他家に侵入して暴行したためである。**【監置の場所】** ○○市が、精神病者監置室として特に設置した別建物である。**【監置室】** 間口一間（一・八m）、奥行二間半（四・六m）ある。向かって右の壁と後方の壁は板壁で囲まれ、その左側と前方には二寸五分（七・五cm）の角材を用いた格子を設けている。室の右後方の一隅に穴があり、排便口にしている。**【管理者の処置】** 室内には蒲団、衣服各一枚、木の椀一個があるが、いずれも不潔を極めている。

思うに、市の施設として精神病者収容所があるところはあまり類がない。視察者は、その設備がある同市に対しては、精神病者の幸福を祝わずにはいられない。本例では、一老婆が市の委託を受けて看護、給食の任に当たっているが、もともと貧しい人の一閑職に過ぎないので、看護に必要な温情の乏しさは、蒲団や衣類等があまりに不潔なこと、そして老婆の話すことから簡単に洞察できるのは遺憾である。さらに一歩進めて、看護、救療の完全を期すことを切に望む。

第百例　寫眞（第六十一號）

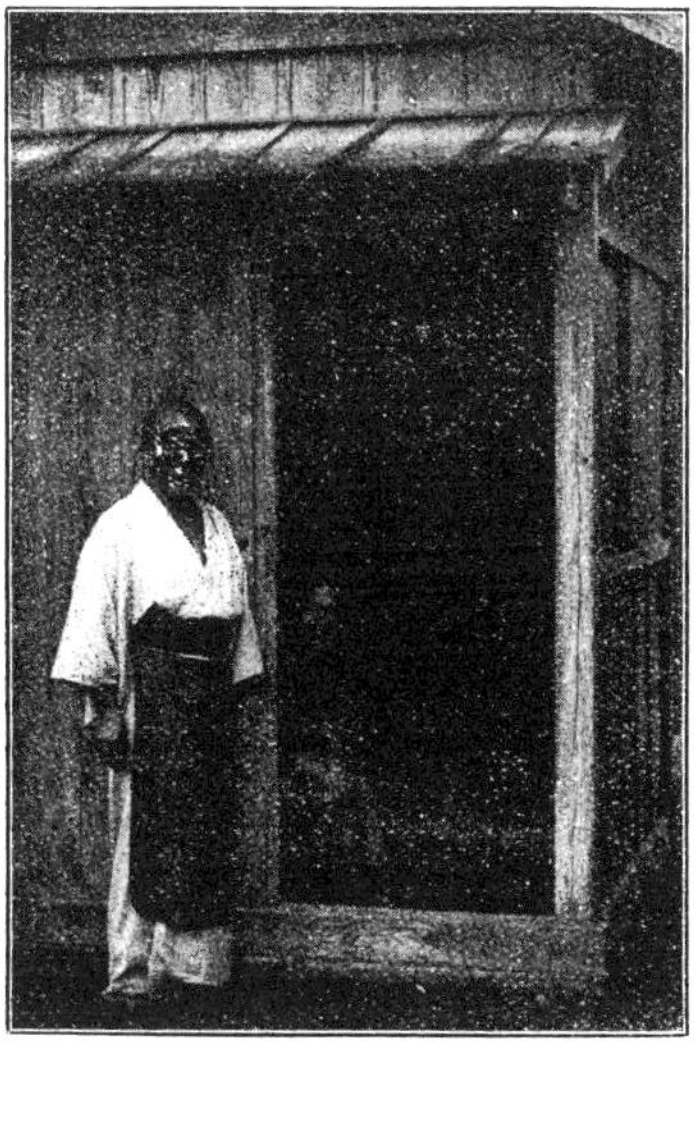

38　市立事例。［被監置者］男性、二十八歳——書き方は中村隆治、千葉県だが、市立となっているので違う。千葉町が千葉市になったのは一九二一年（大正十年）。第五章第九節第十表「監置室の設置場所別」では市立の数が合わないが、文中に「表にはないが茨城県に市立のものが一個ある」と明記してある。そのためこの事例は、千葉県と境を接する茨城県の可能性がある。その場合は水戸市だ。第十表では山梨県の市立事例を四例としているが、実際は第九十三から九十八例までの六例である等、はなはだ不完全な表だ。

39　写真に写る女性が看護しているのかもしれない。

第百一例[40]
○○県○○○郡○○町○字○川○○町○八○○十二番地。平民、○吉長男、農業、松○○○郎。明治十四年二月十九日生まれ。

【資産】なし。**【監護義務者】**実弟、○井○久○。**【監置の日時】**大正三年五月十一日。**【発病】**明治四十二年七月十五日。**【診断】**早発性痴呆。**【遺伝歴】**不明。**【既往歴】**郷里で銀行の書記をしていたが、後に上京して文学博士○○○○の学僕《がくぼく》[41]となる。○○館に通学して哲学を研究中、明治三十七年七月中に精神変調を呈したことがあるが、しばらくして治癒し、その後帰郷した。常に○○博士を崇拝し、その著書を愛読し、感激のあまり厭世観を抱き、明治四十二年七月精神異常を呈した。○○博士の媒介で○○姫と婚約が成立したと言い、また町内に大逆事件を企てる者がいると、たびたび警察に注意したことがある。被監置者の妹はよく兄に仕えてその病気を手厚く看護したが、容易に治癒しないのを悲しみ、兄を毒殺し自らも自殺しようと企て、ある時ひそかに饅頭の中に昇汞錠《しょうこう》[42]を混ぜ兄と食べ、苦しんでいるところを人に発見された。医師の応急手当てを受けたが、妹は死亡し、被監置者は催吐剤により中毒死を免れた。**【監置の理由】**火の気をもてあそび、社会的危険性を帯び、また妹の自殺もいよいよ監置が必要との動機となった。**【監置の場所】**監置室は○○町立伝染病隔離舎内にある。[43]同隔離舎は海岸近くに位置し、十年前の創立なので、視察時には荒廃に傾きつつあった。当地方では伝染病の流行が少なく、創立以来わずかに数名の患者を収容したに過ぎないという。隔離舎は木造で、病室は九室あり、いずれも日本風構造の六畳間である。**【監置室】**東方の六畳間内に設けられ、三寸（九cm）角杉で間口一間半（二・七m）、奥行一間（一・

八m）、高さ一間（一・八m）の欄柵《らんさく》44を設け、天井は板張りである。二畳半は畳を敷き、半畳は床板とする。この床板に排便口を開け、蓋《ふた》で覆う。出入口は高さ三尺（九〇cm）、幅二尺（六〇cm）の引き扉で、横木を渡している。角材の一部を切り、食物差し入れ口としている。【病状】被監置者は不潔な飛白《かすり》の単衣《ひとえ》を着ている。聞くと、一度も洗濯をしたことがないと答える。名前を呼ぶと、「あなたは誰ですか」と反対に聞く。名刺を与えると大いに喜び、しきりに警察の不法監禁への恨みごとを言い、精密な診察の後に出してくれと頼む。神経衰弱ではあるが、精神病ではないと主張し、何年か前に上京した時の医科大学〇〇内科で受診した際の処方箋を見せ、かつ腕を差し出し診察してくれと要求する。診察すると、体格、栄養状態は中等度、身体症状に異常を認めない。精神症状も応需運動は正常で、知力の欠損も著しくないが、ただ被害妄想がある。従来は室内に小さな箒《ほうき》を備え、毎日自分で室内の掃除をしたが、箒が使い物にならなくなってからは支給がないので掃除ができないと言う。【管理者の処置】監置室の畳の上には蒲団、蚊帳、飛白の単衣、袷羽織《あわせばおり》、心理学書、滑稽《こっけい》雑誌、薬瓶等がある。沐浴は、監置されてからいまだ一回も行われないという。排泄物の除去は、十日ごとに一回である。【医薬】主治医某から毎日薬を処方され、毎月二、三回診察を受ける。【警察官の視察】毎月数度である。

第百一例　寫眞(第六十二號)

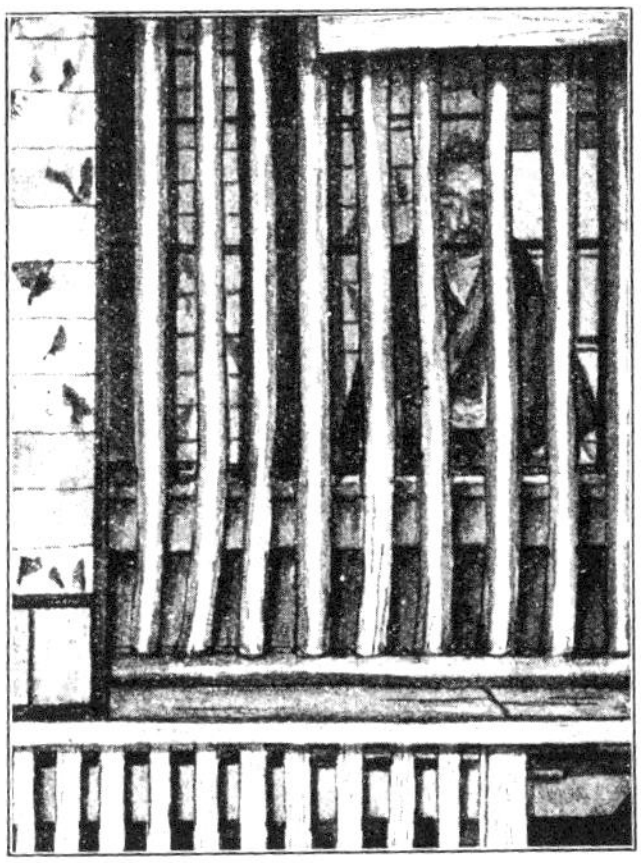

40 富山県の町立事例。［被監置者］男性、一八八一年生まれ、三十三歳［視察者］樫田五郎［視察年］一九一四年（大正三年）。

41 学僕…その家で雑用をしながら学ぶ人、書生ともいう。

42 昇汞…塩化水銀。極めて毒性が強い。

43 緒論で呉が「十二の県においては伝染病隔離病舎内に精神病者が収容されている所もある」と批判している具体例。

44 欄柵…格子のこと。

第百一例　附圖（第六十八號）

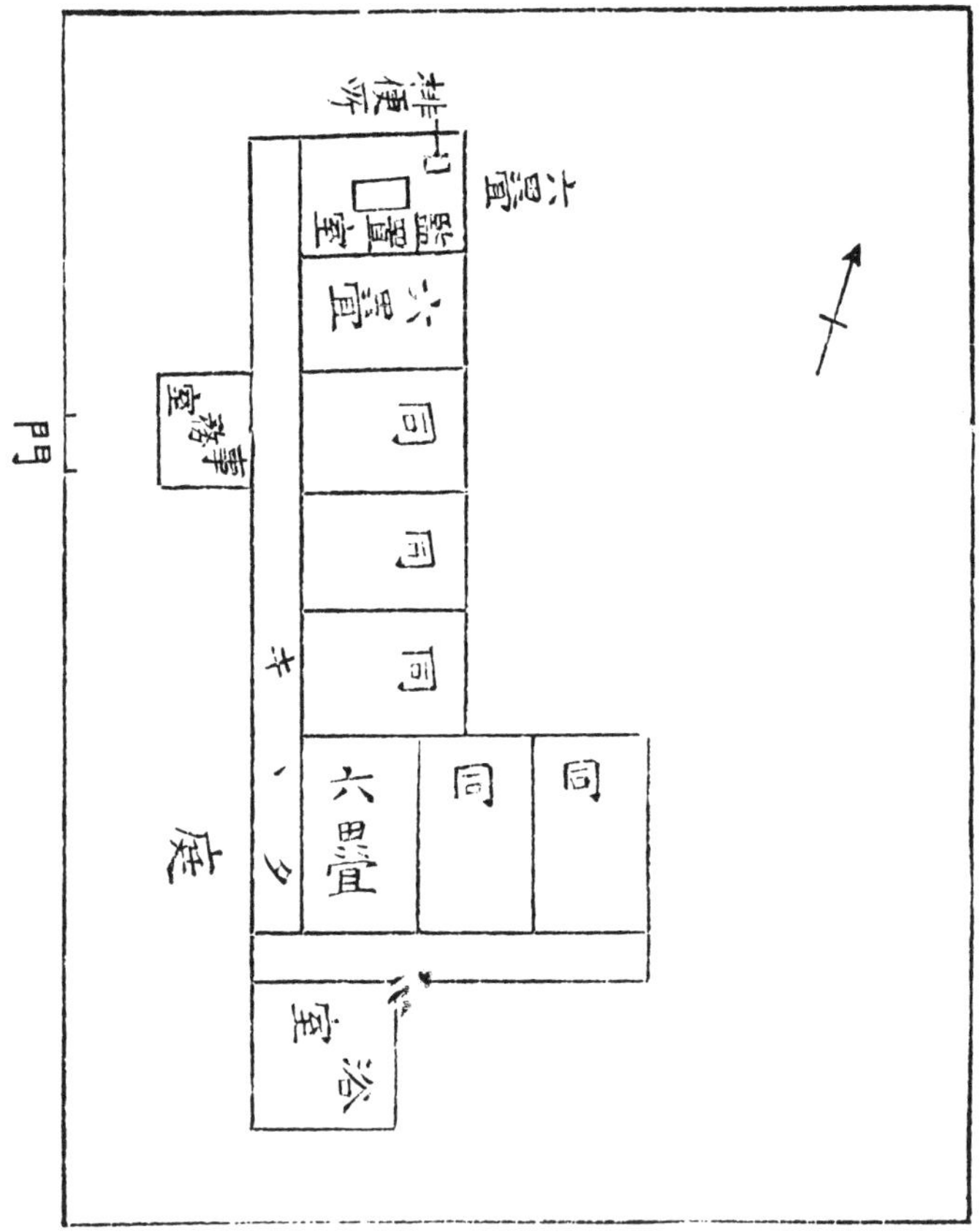

第百二例[45]

○○県○○○郡○○町大字○市村○十一番地。平民、菊○郎長男、魚商、○藤○○郎。明治九年八月三日生まれ。

【資産】 最下等。**【監護義務者】** ○○町長、○○○○。**【発病】** 明治四十年五月上旬。**【監置の日時】** 明治四十三年十二月五日。**【診断】** 早発性痴呆。**【遺伝歴】** 遺伝はないという。**【既往歴】** 明治四十年四月二十日頃、内縁の妻○せは貧苦を嫌い、二人の子どもを打ち捨て○○市へ逃げた。その後本人は追慕し、○○市中を探し、同市○○区○町で妻の所在を発見しめぐり会えたが、妻は長女○つも置き捨て、再び逃走した。明治四十三年五月初旬より精神に異常を呈し、帰郷後も○○町大字○○○字○音町、日蓮宗○○堂住職某が、患者を苦しめる目的で祈祷により苦痛を送ってくると妄想し[46]、その理由をただし、場合によっては殺害し、そうでないと自分の身の安全を確保できないとして、激憤することしばしばであった。**【監置の理由】** 前記の妄想があり、また他人に危害を加えようとしたので監置した。**【監置の場所】** 監置室は町立で、町役場から二丁（二〇〇m）ばかり離れた実母の借家の後方の空地内にある[47]。**【監置室】** 周囲は空地で、一間（一・八m）の高さの板塀を巡らす。**【監置室】**[48] 間口二間（三・六m）、奥行一間（一・八m）、高さ一

45 富山県の町立事例。［被監置者］男性、一八七六年生まれ、三十八歳［視察者］樫田五郎［視察年］一九一四年（大正三年）——診断名が書いてあるので樫田五郎の視察とわかる。

46 現在は電波等で操られる、危害を加えられると訴える人が多い。

47 監護室を町立にし、患者の実母を看護人にして金銭を支給した。法律をうまく利用して、置き去りにされた親子を保護していたという例。

48 なぜか「監置室」という項目が二回出てくる。

第百二例　寫眞（第六十三號）

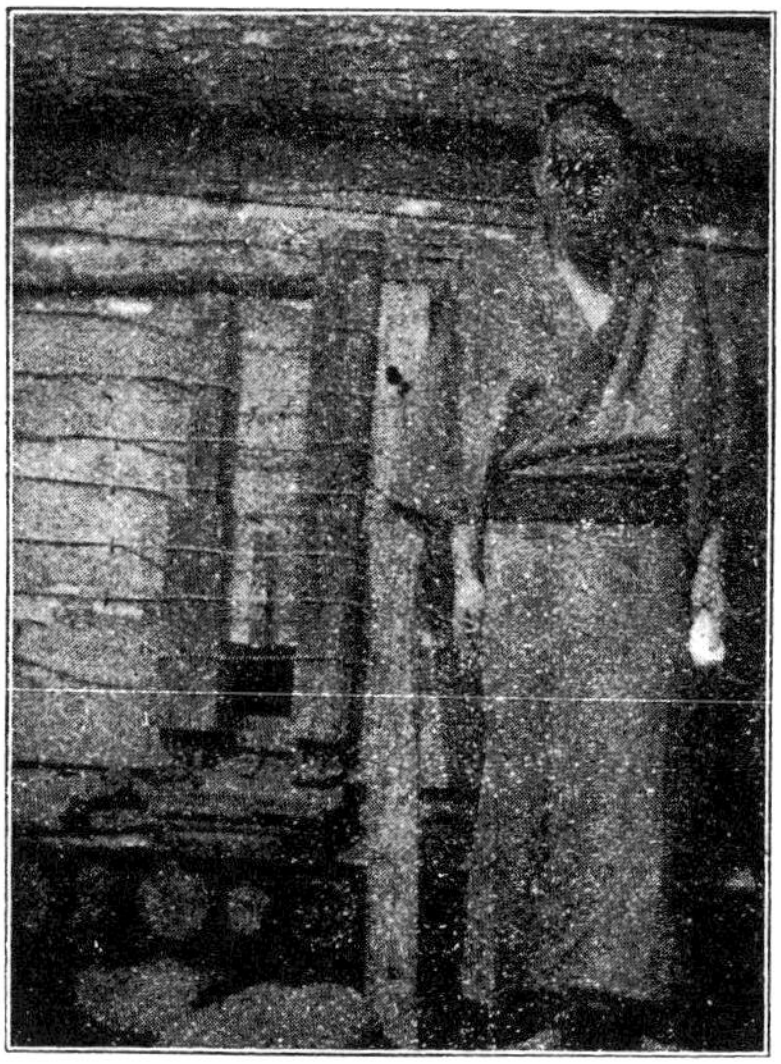

間半（二・七m）、床下二尺（六〇cm）。縦に五寸（一五cm）角材を建て並べ、横に鉄棒を二段に通し、外部の羽目板としては幅一尺（三〇cm）、厚さ二寸（六cm）くらいの厚い板を針金でつないだものを用いる。また、土台としては直径五寸（一五cm）くらいの丸太を敷き、屋根は木の葉葺《ぶ》きである。出入口は間口に当たり、三尺（九〇cm）四方の大きさで、横木と錠と針金で閉じている。食物差し入れ口は、奥行の下部に五寸（一五cm）四方の穴を開ける。室内は四畳の広さで、床は板敷きで、うち一畳に蒲団、雑誌類を置く。ただし蚊帳の備えはない。茣蓙《ござ》一畳を敷き、作業用の糸が一束ある。他の二畳には何も敷かず、ここに便所口がある。対する地面の糞壺には糞塊が溜まっているのを見た。屋根に雨漏りがあり、視察前日からの雨で、これら二畳の所が濡れていた。かつて患者が乱暴して破壊した跡として、五寸（一五cm）角材の一尺（三〇cm）ばかり破損している所が数カ所あった。鉄棒の抜けた所もあった。換気は不良だが、採光は比較的良い。室内温度は八十二度[49]（七月二十五日午前九時）。**【病状】**被監置者は体格が大きく、栄養状態の良い男子で、頭髪を清潔に整え、初めは裸で室内に座っていたが、用件を言うと喜んですぐに自ら服を着た。会話をすると、町役場の処置への不満を述べる。撮影の交渉をすると、大変喜びすぐに室外に出た。[50] 日常は室内にいて読書をし、熟語をノートに抜き書きしている。視察者にその書き抜き帳の一冊をくれたので見ると、字は丁寧で鮮明であった。視察者はこれを持ち帰った。**【管理者の処置】**町役場は、被監置者の食料代として一日十四銭を支給し、また看護人に一日十五銭を与えている。看護人はすなわ

ち患者の実母で、六十七歳。監置室の前の借家に住み、被監置者の子三人を養っている。実母の看護は十分なもののようで、毎日衣服を洗濯し、衣服が破れれば縫うと言っていたが、事実のようだ。時々理髪し、沐浴には銭湯へ連れていくという。**【医薬】**医療は病初から受けていない。**【警察官の視察】**監置室が市街にあり、かつ警察署に近いため、警察官の視察臨検は頻回である。

第百二例　附圖（第六十九號）

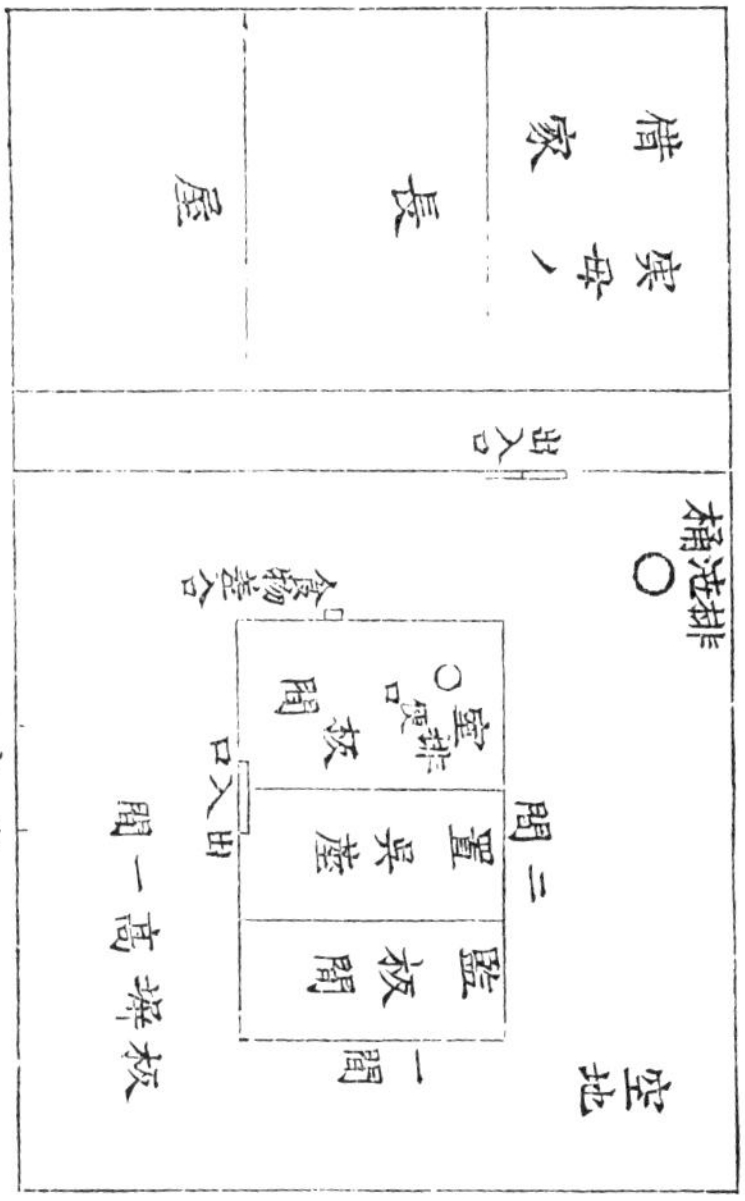

第百三例[51]

○○県○○市南○町○八十○番地。士族、戸主、電信工夫、船○昌○。慶応元年十一月十日生まれ。

49　八十二度は華氏表記。摂氏では二十七・八度。
50　自由に出入りできる監置室だったことがわかる。
51　富山県の市立事例。［視察場所］（富山市南央町、南新町、南田町）か（高岡市南幸町）［被監置者］男性、一八六五年生まれ、四十九歳［視察者］樫田五郎［視察年］一九一四年（大正三年）。

【資産】なし。【監護義務者】〇〇市長。[52]【監置の日時】大正二年七月十九日。【監置の理由】家宅侵入。剃刀で妻に危害を加えようとしたため。【診断】早発性痴呆。【発病】明治四十二年七月五日。【遺伝歴】不明。【既往歴】初めはいわゆる脳病だったが、大正二年七月中より興奮がはなはだしくなり、しばしば他人の家に侵入し、あるいは凶器で妻を殺害しようとする等の危険性を帯びてきたため。【監置室の場所】〇〇市[53]の郊外〇〇村〇田に〇〇院という施療病院がある。この構内に二棟の精神病者監置室があり、〇〇市長が管理している。二棟はほぼ同式の建築法で、視察時の二年前に新築したものだという。【監置室】九尺（二・七ｍ）四方と、九尺（二・七ｍ）に一間（一・八ｍ）という木造二棟で、どちらも高さ一間半（二・七ｍ）、床下一尺（三〇cm）。瓦葺《ぶ》きである。視察時には、精神病者は一名だったので、一棟は倉庫に代用していた。視察した被監置者が住む室は、四方を約八寸（二四cm）の厚板で造り、床を板敷きにしている。出入口は前面にあり、三尺（九〇cm）に五尺（一・五ｍ）である。これに錠を下ろしている。一方に幅約三尺（九〇cm）、高さ約二尺（六〇cm）の窓がある。これに鉄棒（ボート）を縦に並べ、中央に二寸（六cm）幅の横木を貫く。採光、換気は十分ではない。室内は薄暗く、臭気を放つ。排便口は室の一隅にあり、床に五寸（一五cm）に八尺（二四cm）の穴を開けている。【病状】被監置者の栄養状態は普通である。【管理者の処置】被監置者の食料は一食八銭、一日三食（碾割《ひきわり》[54]四合強）二十四銭を支給し、看護人の日給は十五銭である。副食には野菜を与えることが多く、魚類は少ないという。監置室内には、寝具としては藁《わら》蒲団を使用し、掛け蒲団と敷き蒲団との二枚があり、その上にさらに茣蓙《ござ》を重ねる。被監置者の着衣は普通である。食器は木製の飯盒《はんごう》一個、木椀二個である。これは飯と湯の飲食用である。沐浴は月に二、三回行い、洗濯は時々する。便所は毎日掃除するというが、臭気がひどい。【医薬】同病院の医員より治療を受け、毎日服薬をする。【警察官の視察】一カ月に数回。

52 富山市長か高岡市長。

53 富山市か高岡市。

第百三例　寫眞其一（第六十四號）

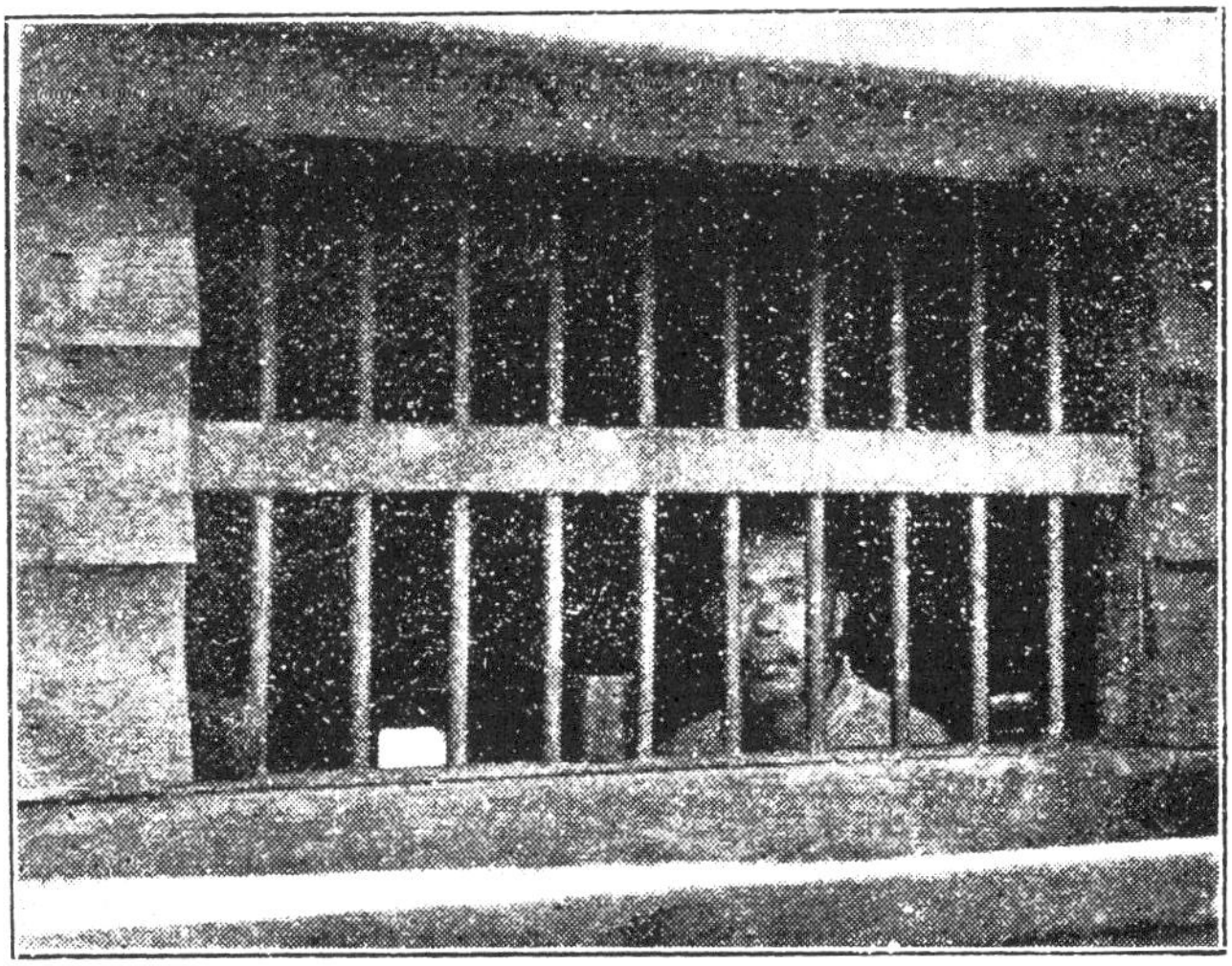

54 碾割……大麦を臼でひいて、荒く砕いたものを、米に混ぜて炊いたもの。

第百三例　寫眞其二（第六十五號）

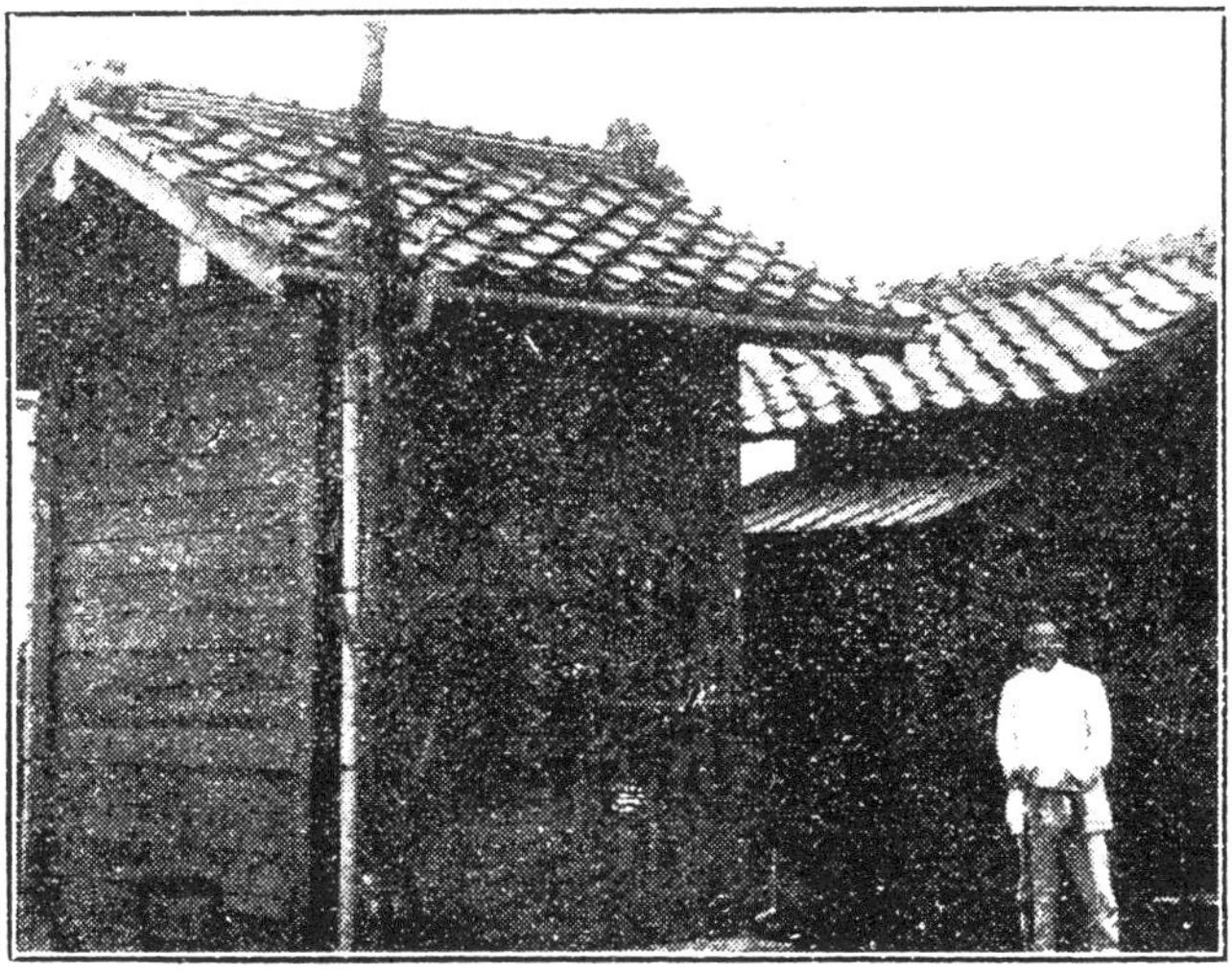

第百四例[55]

○○県○○郡○○町。○本○吉。明治二十七年生まれ。

第百四例　附圖(第七十號)

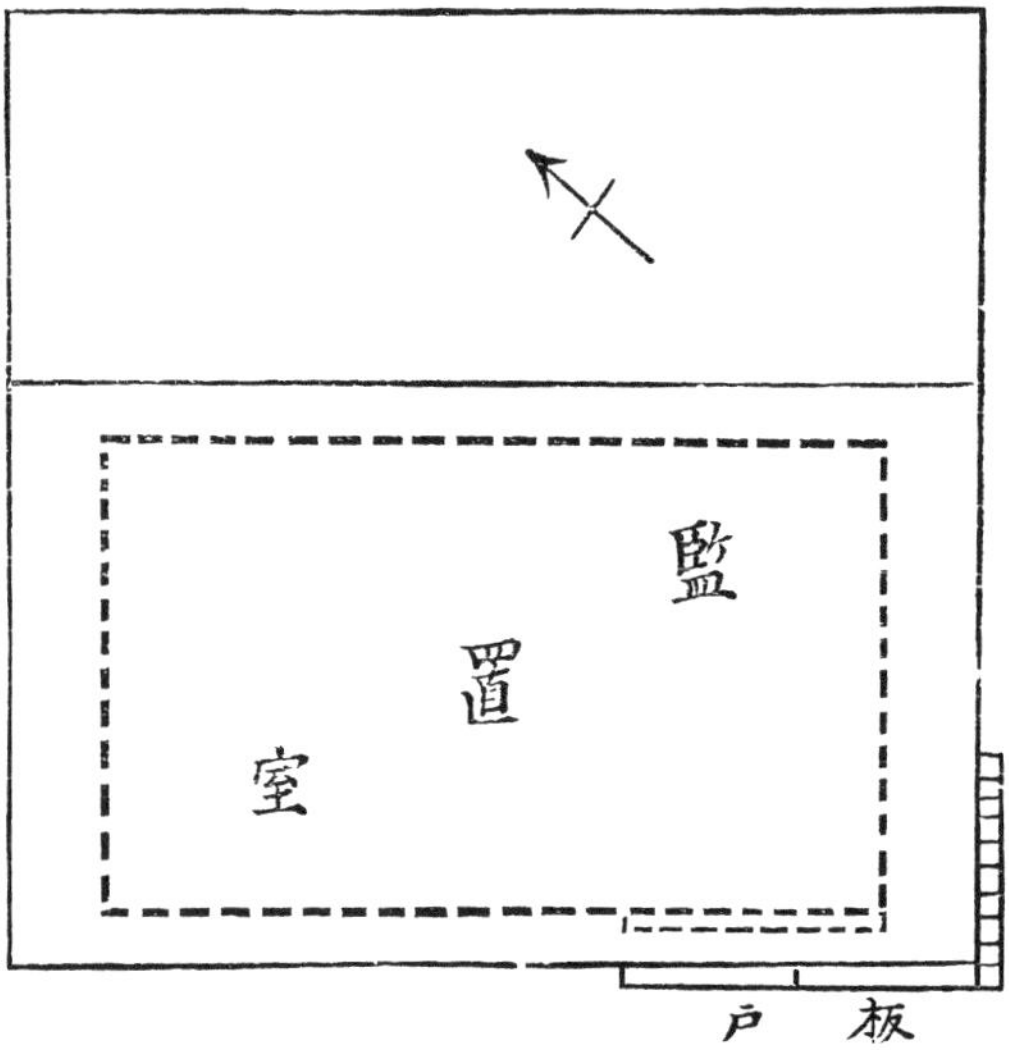

第百四例　寫眞(第六十六號)

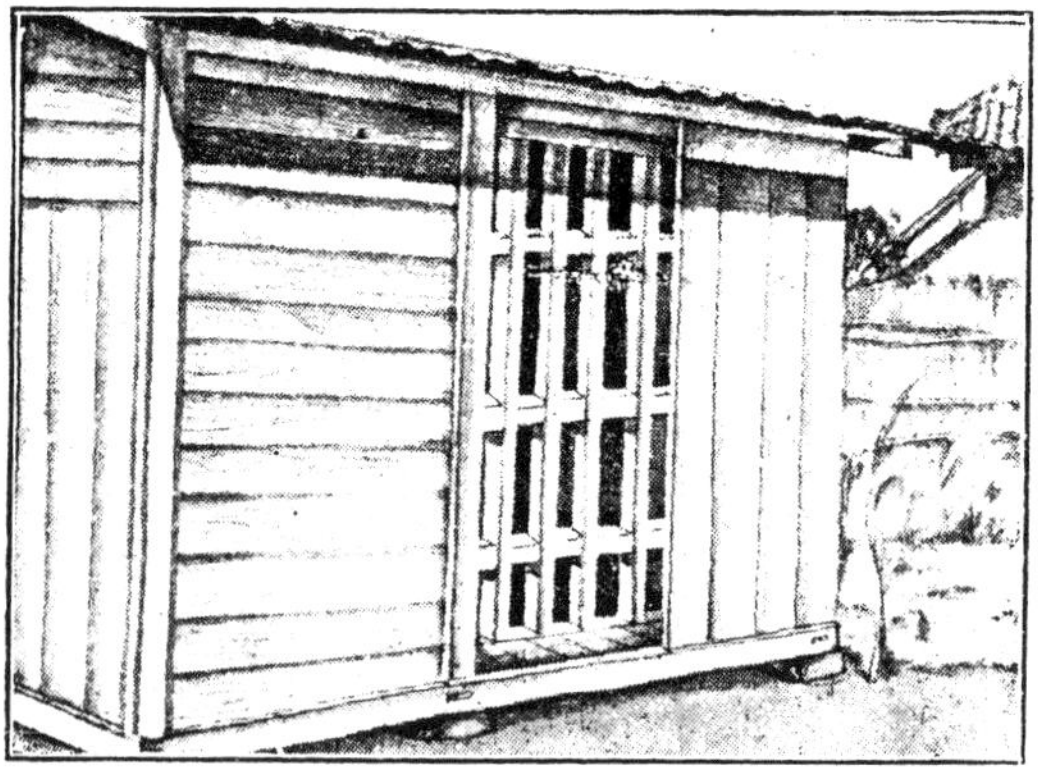

【資産】収入は全くなく、町民の同情で一日に米四合の寄付を受け、一家はようやく生活している。【監護義務者】母、○ん。【監置の理由及び日時】明治四十四年四月、町内で放火したので、町の費用で監置室を建て監置したものである。【監置室】一辺が二間（三・六m）の、亜鉛葺《ぶ》きで板張りの粗末な造りの建物内に、長さ九尺（二・七m）、幅五尺（一・五m）を、三寸（九cm）角材で二寸（六cm）の間隔を置いて格子を造って囲う。地上から七寸（二一cm）の高さに板張りの床がある。一隅に高さ五尺（一・五m）、幅三尺（九〇cm）の入口がある。格子戸（同じく三寸［九cm］角材、二寸［六cm］間隔）を備える。外囲いの一間（一・八m）には二枚の板戸がある。東南面南寄りの上部には窓があり、採光、換気用にしている。建物の東北の一部、街道に面する幅一間（一・八m）には、板を張って監置室と隔て、被監置者の母、○んの居室としている。【病状】被監置者は興奮性の痴愚のようである。栄養状態ははなはだしく不良ではないが、顔面は蒼白で、著しく不潔である。

第百五例[56]

○○県○○市○○町○十○五番地。農業、中○○蔵。弘化二年三月生まれ。

55 町立の事例。［被監置者］男性、一八九四年生まれ——第九十二例と第百四例の書き方が似ている。

56 静岡県の市立の事例。［視察場所］静岡市［被監置者］男性、一八四五年生まれ、六十六歳［視察者］水津信治［視察年］一九一一年（明治四十四年）——第五章第九節第十表「監置室の設置場所別」を見て、市立の施設で他の例を当てはめていくと、残るのは静岡県になる。監置経過が記されている等、書き方も他の静岡県事例に似ている。

【監護義務者】実子、中○○作。**【生活程度】**家族は被監置者と実子との二人だけだが、実子は上肢不具のため自活の手段がなく、赤貧を洗うがごとしである。ゆえに○○市より救貧者として一日に十銭ずつを支給される他に、被監置者の作る草鞋《わらじ》、草履《ぞうり》を売って生活の足しにしている。**【監置の日時】**明治三十三年十月十八日。**【監置経過】**約十一年。**【監置の理由】**十六年前、外出徘徊し、あるいは他家の耕作物を盗んだり、他人に暴行したことがあったためである（実子の陳述）。**【監置の場所】**居宅は、二畳敷きの居間と半坪（一・七㎡）ばかりの土間だけがあるいわゆる掘立小屋であり、監置室はこれに建て増ししたあばら屋に過ぎない。家の周囲は青田で囲まれている。**【監置室】**間口一間（一・八m）、奥行一間半（二・七m）だが、高さは五尺（一・五m）ない。床の高さは一尺（三〇cm）に足らない。四方の壁は極めて粗末な丸太を巡らしたもので、床は素板で一枚の筵《むしろ》があるのみである。便所は床の一隅にある穴をこれに充てている。構造がこのようなので、採光、換気は不良ではないが、四方の壁に雨戸の設備がないため、風雨を防ぐには足らない。**【病状】**視察の際は、被監置者は居宅にいて草鞋を作っていた。姓名を聞くと、「家康である」と言い、年齢を「十歳だ」と答えるように、やや高度の痴呆に陥っているようだが、その作業は生計を助けるには足りている。**【家族の待遇】**家がもともと貧しく衣食は足りていないものの、実子の病父に対する孝行の情は、視察の瞬間にも察することができ、視察者に一種の感動を与え、同情も喚起させた。被監置者は高齢で、しかも平静に寝起きし、屋外運動はしないが、服や居場所も比較的清潔に保たれているのを見た。**【医薬】**発病以来、いまだ医療を受けたことはない。

　上述のように、被監置者は市の救貧者として有名なため、市の職員と警察官等は比較的好意をもって遇している。視察者もまた、この不幸な父子のため小銭を恵んで辞去した。

第百五例　寫眞(第六十七號)

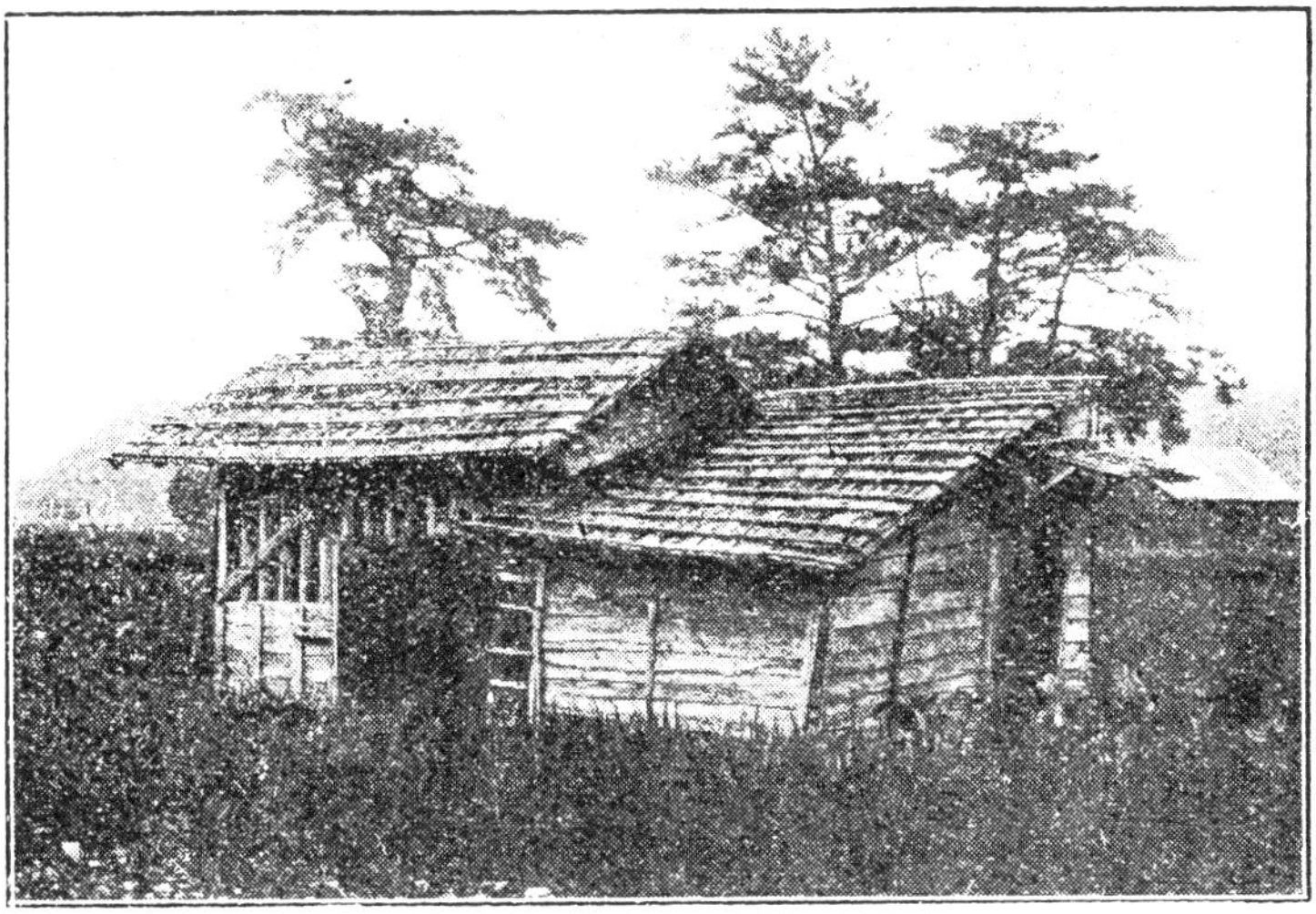

❖コラム……………氏名身元不詳と行き倒れ「行路病者救護所」

時代劇で関所番に見せる道中手形には、人相、身分はもちろんだが、次のようなことも書いてあった。

「万一この者何方にても病死と仕り候とも、この方へ御届けに及ばず、御所の御役人中の御慈悲を以て御取り置き下されたく願い上げ奉り候」(金森敦子『関所抜け 江戸の女たちの冒険』晶文社、二三〜二四頁、二〇〇一年)

一六九一-九二年に長崎オランダ商館付きの医師、エンゲルベルト・ケンペルは商館長に同行して、江戸参府旅行をした。その時の記録『江戸参府旅行日記』に、人々の伊勢神宮参拝の様子をこう記している。

「皆が宿屋に泊ることはできず、そのため、また銭がなくてたくさんの人々が野宿したり、時には路傍で病み疲れて死んでいるのを見ることがある」(神崎宣武『江戸の旅文化』岩波書店、三〜四頁、二〇〇四年)

現在も精神科臨床で経験することだが、発病したまま住所氏名を名乗れず「東京太郎」のような仮名を付けて保護、入院させる例がある。当時はこのような精神病者を救護した場所を「行路病者救護所」といった。室だけが連なる建築構造が多かった。住所が明らかでも、家族が監護できない障害者も保護した。

第九十四から九十八例は名前が伏せられているが、全く同じ写真が呉秀三の『我邦ニ於ケル精神病ニ関スル最近ノ施設』(一九一二年)の七八頁下段に載っていて、山梨県の「甲府市行路病者救護所精神病室」と注釈が付けられている。

二〇一一年八月三十一日、筆者は山梨県で現地調査を行った。行路病者救護所だった所は今では消防署になっている。甲府駅から一本道で、比較的交通の便の良い所にあったようだ。

「精神病室」という名前は当時の文献にたびたび出てくる(例えば陸軍病院精神病室)。資金に余裕のない当時、多くは鍵の掛かる保護室だけを造り、当座の急性期症状をしのいだようだ。第百例では市から委託を受けた女性が、あたかも下宿屋のように監置室を運営していた。

第三章

未監置精神病者の家庭における実況[1]

第百六例[2]

○○県○○○郡○○町常○町二○番地。官吏、星○重○。天保十二年生まれ。

【資産】下等、下級役人である。**【家族の待遇】**家族の住居内で、六畳と二畳をあてがわれているが、畳は腐り果て、その他衣食も十分ではないようだ。患者の子某が家を継いでいるが、温情だけで父を看護しているわけではないようだ。しかし別に、強迫的器具や手段により拘束しているわけではない。**【病気経過】**既に十二年間罹《り》病しているという。**【医薬】**明治四十四年には東京の某精神病院に入院したことがある。

第百七例[3]

○○県○○○郡○○村○○七○六番地。穀物商、増○ま○。二十一歳。

【資産】上等。**【病状】**軽快患者である。病初には被害妄想、追跡妄想が盛んにあったが、視察時は薄らいでいた。**【家族の待遇】**明治四十四年四月六日、病院から帰って以来、家族は病者の自由に任せてあまり干渉をしなかった。患者は寝起き、食事等も家族とともにする。しかし、病気だからといって家族から特別な憐れみや愛情を受けることはなく、むしろ弟、妹とは言い争うこと等も多いほうだ。**【医薬】**かつて東京の某精神病院に二、三回入院したことがある。迷信的手段を用いて患者を処置したことはない。

第百八例[4]
○○県○○郡○山町五○番地。石○信○。小学校教員の弟。

【病状】 躁鬱病より全治した患者だという。**【家族の待遇】** この家の兄は、作業療法の意味で患者に小間物店を開かせ、あえて利益を望まないで仕事をさせている。その傍ら農業の手伝いもさせている。家族は視察者が患者に会うことを好まず、申し出を断った。

1 私宅監置の本に、なぜ未監置例が載っているのかは説明されていない。精神病院入院例が多いので、そこから患者住所を特定したと考えられる。その場合は第百七例に出てくる「東京の某病院」は、視察者たちが所属した巣鴨病院ということもあり得る。入院の既往がない例もあるが、そうした例は警察が把握していたのだろうか。

2 〔視察場所〕埼玉県〔被監置者〕男性、七十歳、一八四一年生まれ〔視察者〕木村男也〔視察年〕一九一一年（明治四十四年）――第百六から百十例までの書き方には共通性がある。東京の病院へ入院歴があったり、祈祷の項目があるので、木村男也の埼玉県視察例と考えられる。

3 〔視察場所〕埼玉県〔被監置者〕男性、一八九〇年生まれ〔視察者〕木村男也〔視察年〕一九一一年（明治四十四年）。

4 〔視察場所〕埼玉県比企郡松山町・現東松山市〔被監置者〕男性〔視察者〕木村男也〔視察年〕一九一一年（明治四十四年）――埼玉県で二文字の郡で山が付くのは松山町のみ。

第百九例[5]

○○県○○郡大○町。大工、田○卓○。二十七歳。

【資産】下等。**【病状】**白痴患者であり、自分の日常生活（衣食、両便排泄等）もかろうじてできる程度である。**【家族の待遇】**家族は病者のなすに任せ、特別に手当てをすることはない。

第百十例[6]

○○県○○郡○○町○町。商人、竹○○ら。四十五歳。

【資産】中等。**【既往歴】**結婚して子どもまでもうけたが離縁となり、弟の家に戻った。**【病状】**妄想性痴呆のようである。被害妄想がはなはだしく、特に妄覚が多く、絶え間なく蛇に苦しめられているという。妄覚は月経前に激しく生じる。**【家族の待遇】**家族は全く放任し、仕事を命じることはないが、患者は自ら仕事を手伝うと言い、わずかな仕事をして大変役立っていると思っているので、弟の嫁等とははなはだしく不和である。時々暴行することがある。**【祈祷《きとう》・禁厭《きんえん》】**（イ）あちこちの行者、先達《せんだつ》等にみてもらったが、蛇の祟《たた》りはないといわれた。（ロ）蛇を体内から追い出すために全身に灸をしたことがあり、手の平、首等にその跡を認める。（八）行者某がこの地方に来た時に熱心に信仰し、七日間毎日通い詰めたという。（二）成田山、御嶽山、三ッ峯山等の神仏を信仰し、祈祷を頼んだが、患者はかえって僧侶、行者等に呪われるという妄想を起こしたことがあるという。

第百十一例[7]

○○県○○郡○○郡[8]○○町○賀。練糸仲買商、根○○郎○。四十四歳。

【資産】下等。**【診断】**麻痺性痴呆。**【既往歴】**十三歳の時に二間半（四・六m）くらいの高い場所から落ちたことがある。青年時、壮年時には非常に重い梅毒と淋病にかかり、しかも少しも手当てをしなかった。明治四十三年秋より著明な健忘症があり、憂鬱症となり、自殺企図があり、不眠症も生じた（この状態がだいたい三カ月間続いた）。**【病状】**現在の症状は、感情転換性で、健忘症が著明である。嗜眠性を呈し、言語蹉《さ》跌《てつ》[9]がある。瞳孔の対光反射が欠如し、膝蓋腱反射《しつがいけんはんしゃ》も欠如している。**【医薬】**病初に医療を受けたが、医師は重症の神経衰弱と診断し、家族に特別な注意もせず予後も話さなかったため、容易に治ると思ったよ

5 ［視察場所］埼玉県［被監置者］男性、一八八四年生まれ［視察者］木村男也［視察年］一九一一年（明治四十四年）。
6 ［視察場所］埼玉県［被監置者］女性、一八六六年生まれ［視察者］木村男也［視察年］一九一一年（明治四十四年）。
7 ［視察場所］富山県［被監置者］男性、一八七〇年生まれ［視察者］樫田五郎［視察年］一九一四年（大正三年）。
8 郡が二つ続く不思議な住所だが、雑誌版も同様の記載である。
9 言語蹉跌…蹉跌とはつまずくという意味で、語の一部を反復したり、語音が抜けたり、順序が逆転する状態。麻痺性痴呆（神経梅毒）で起きる症状。

うだ。【家族】患者以外の家族としては、妻と九歳と七歳の幼児がいるだけで、一家の前途については、茫然として、どうしてよいかわからないようだった。

第百十二例[10]
○○県○○郡○○村○○字大○。戸主、農業、兒○寅○。五十二歳。

第百十三例[11]
同所　兒○○五郎。二十一歳。

第百十四例[12]
同所　兒○や○。二十五歳。

第百十二例から百十四例は同一家族なので、ひとまとめにして述べる。

【資産】中等。**【診断】**○五郎とや○は痴愚である。**【既往歴】**戸主で父の寅○は、もともと被害妄想が著明であった。発病後に○五郎とや○の二子をもうけた。**【病状】**寅○は目下、日々農業に従事しているが、非常な大酒飲みで、普段から機会があれば一升以上を飲む。村の集会等にも出て、普通の人のように交際するが、近所の者は、その精神にやや異なるところがあることを認めているという（受け持ち警察官と妻の陳述）。○五郎は左利きである。上顎歯列の第一門歯二つは非常に長く、大きい。第二門歯は短く、遊離し、端が尖っている。犬歯は左右ともにむしろ臼状に近く、かつ歯根の外面に過剰な歯がある。身体の発育と骨格等は良く、強健である。知識その他を検査すると、五銭白銅を一銭、二銭銅貨を三銭と答える。白銅と銅貨を並べ置き、どちらか好きなほうを取るように言うと、白銅を取る。年齢を問うと、「検査が済んだ」と答える。鼻や眉は知っているが、額を知らない。家族の名は知っている。家族の陳述によれば、発揚、興奮と沈鬱、抑制とを交互に発現するようだ。や○も○五郎とほとんど同じ状態にあり、計算能力が非常に乏しい。**【家族の待遇】**全般的に放任だ。○五郎には、家族が強いて労働の手伝いをさせているが、怠惰で役に立たない。ただ米つき[13]のような仕事はできるという。**【医薬】**寅○は、かつて精神病院に入院し加療したことがある。○五郎とや○は医療を受けたことはない。**【家族】**この家族には他にも跡継ぎの某がいるが、気質異常者で、家庭内が平穏でないため、その妻とともに別居している。

10 ［視察場所］富山県［被監置者］男性、一八六二年生まれ［視察者］樫田五郎［視察年］一九一四年（大正三年）。

11 ［視察場所］富山県［被監置者］男性、一八九三年生まれ［視察者］樫田五郎［視察年］一九一四年（大正三年）。

12 ［視察場所］富山県［被監置者］一八八九年生まれ［視察者］樫田五郎［視察年］一九一四年（大正三年）。

13 米つき…玄米をついて白米にする作業。

第百十五例[14]

○○県○○郡○原村。医師、塚○○次。三十歳。

【資産】中等。【診断】麻痺性痴呆。【既往歴】十年前、医学生として上京し、勉学中に梅毒にかかったことがある。大正二年より易刺激性となり誇大的念慮が出現した。相場に手を出そうとし、事業を企画したりした。その頃から言語蹉跌《さてつ》が生じ、歩行が不確実となり、時々失禁するようになった。大正三年二月頃から病状が悪化し、家庭でも乱暴し、しきりに庭園の樹木を切り倒した。【病状】身体症状としては、麻痺性痴呆の主徴候をすべて備え、精神症状としては、軽度の誇大的念慮、事業企画等がある。痴呆はいまだはなはだしくは進まず、感情は転換性である。栄養状態は中等度。【家族の待遇】患者の家は医者の家なので、衛生上の注意も行き届き、居室も着衣も清潔である。患者の妻と叔父はよく看護をする。【医薬】大正三年四月、○○病院に入院したが、事情があり半月後に退院した。以来自宅にいて、○○町から医師某を呼んで診察を受けているが、医師は精神病学上の知識に乏しく、ただ往診の際に患者と談笑して家族を慰めるに過ぎないという。ゆえに視察者は処方と看病に対する注意を与えた。

14 ［視察場所］富山県（射水郡塚原村・現射水市）か（婦負郡杉原村・現富山市）［被監置者］男性、一八八四年生まれ［視察者］樫田五郎［視察年］一九一四年（大正三年）。

第四章

民間療法の実況

第一節——総説

我が国において古来精神病は一種の疾病とみなされていたが、その思想の背後には宗教的観念が潜在していた観がある。中古以来、草子や物語の類に物気《もののけ》と称するものがあり、これらの多くは皆、精神病のことである。神人の生霊、死霊の祟《たた》りによって生じるものと思われたり、あるいは精神病を狐、狸、犬、猿等が憑依《ひょうい》したものだという迷信も少なくなかった。このためその治療法も医師の手に委ねられるよりは、むしろ神官、僧侶の言葉を聞いて、禁厭《きんえん》、誦経《ずきょう》をもってこれをお祓《はら》いしようとし、その間さらに一種の水治療を応用して病者の治癒を期待するという風習もはなはだ盛んであった。このような因習は綿々と絶えなかった。精神病に対し霊験あらたかであると喧伝されている神社仏閣に参籠《さんろう》する者は今に至ってもすこぶる多く、各府県の寺社を通覧してその例を見ようとすれば、ほとんど枚挙にいとまがないほどである。各宗派について見てみると、このようなことは一般に、真言宗、日蓮宗で最も多く行われており、神道がこれに続き、曹洞宗においてもなお時折これを見聞きする。ただ真宗ではほとんどそうした形跡を認めないようだ。これはおおむねその教義のあり方に起因するものとされている。

次に参籠者の状況に関して概要を述べる。精神病者は家族または関係者に引率されて社寺の所在地に至り、その付近の旅館に宿泊する者もあるが、多くは参籠所で寝起きするものとされる。この参籠所も、精神病者だけを収容するもの、あるいは、他の疾患の患者とともに合宿させるものもあり、一定ではない。その組織も、ほとんど旅館と違わないものであったり、寺社内で寺男等とともに寝食し、信徒とともに雑居している場合もあったり、あるいは家族的待遇を与えているところもある。

僧侶、神官の病者に対する治療法を述べれば、一般にはあえて干渉的に治療行為をしているのではなく、むしろ放任主義を取り、患者側が求めた場合に初めて加持、禁厭を実施するところが多いようである。しかし、僧侶、神官が自分の経験または信念に基づいて、病者を一室に集めて祈祷《きとう》、修法、説教、講話等をすることもある。あるいはまれな例ではあるけれども、多少の日課を定め、炊事、裁縫、風呂焚き、薪《たきぎ》集め等の作業を病者に課し、作業療法を試みるような喜ぶべき事実を見聞きしたこともあった。

また、病者が参集する社寺では、ほとんど常に水治療が行われており、この方法としては主として冷水療法を用い、特に瀧に頭部または背部を打たせる方法が最も多く行われていた。その他、河川で沐浴したり、井戸水を浴びたり、冷水浴をさせていた。温水療法を用いる例は少なく、その方法としては頭部に温かい湯を注ぐ等の種類がある。おおよそこれらの処置が行われる場所の多くは行場《ぎょうば》（瀧場）と称し、一方で水治療を施すとともに祈祷を行い、あるいは病者に呪文を唱えさせるようなこともある。

今このような行の起源を調べてみると、多くは宗教的言い伝えによるもので、昔々何々大師、某上人が行ったのと同じ荒行の功徳、法力により、以降病気が除去、治癒されないことはない等という伝説に由来するようである。なお、瀧を浴びるに当たっては、強力《ごうりき》[1]または付添人と称する介護補助者がいて、静穏な患者には一名、興奮している患者には二名が付き添うことを常としている。これらの荒行を勤めるには、あらかじめ医師の診断を経て来ることを内規としている寺社もあるが、多くはそうした規定を設けていない。また、たとえ定めていても、実際は実行していない所も少なくない。

次に病者の費用について述べれば、自炊する者と参籠所・寺院等に滞在する者とでは費用も異なる。

1 強力…原文は「合力」。一般に強力は山中で物を運んだり、雑用をする者を指す。そこから精神病者が滝に打たれるのを手伝う者も、強力と言ったらしい。だが一部の地域で「力を添え合わせて目的を果たさせる人たち」という意味で「合力」の字を使い、呉もこの字を好んで使っていたようだ。

特別な修法等を受ける者は食費の他に修法料を徴収される等のことがある。一日平均数十銭から一円余りを要する。また社寺によっては慈善の趣意から金銭を徴収しない所もあるが、おそらく稀有な例である。

病者の滞在期に関しては夏期が多く、冬期は少ない。その滞在期間には別に一定の制限はないが、寺社側の行う祈祷《きとう》等の期間に関しては、二、三週間等の規定を設ける所もある。病者の数は寺社一カ所につき平均、年間数名から数十名である。

民間において温浴療法を利用するものははなはだ少数で、山間の温泉でまれに行っているに過ぎない。

精神病の民間薬も他の疾病に比べればはなはだ少ない。思うに、古来精神病は不治と信じられ、神仏の加護によらなければ治癒せず、到底医師・治療の力の及ぶものではないと誤解されてきたためであろう。諸国に古く伝わる秘法には「食事をたたせて五、六日もおけば、おおかた正気になるものなり」、「かまどのかけ土、いかにもふるき程よし。百草霜《ひゃくそうそう》[2]、各等分、水にせんじ、そのうわずみを飲ますべし」、「人糞を密かに黒焼酒にて用ふ」とあり、懐中《かいちゅう》妙薬集《みょうやくしゅう》[3]には「狂病度々おこり、水火を避ざるには、苦参《くじん》を末にし、蜜にてねり豆程に丸じ、二十粒ずつ薄荷《はっか》の煎湯にて用ひてよし」等の記載があり、精神病者に対しては格別の妙薬はないようだ。現在、新聞上においても精神病に対するいわゆる特効薬の広告をほとんど見ることはなく、たまに市中で精神病の妙薬の看板を掲げているのを目にすることもあるが、他の病気の売薬がすこぶる多種多様なのに比べれば、誠に少数である。

最近における民間精神療法としては、何々精神学会あるいは心理学、催眠術、気合い術等の応用と称して、医師ではない者が精神療法を試みているものがところどころにあるのを見聞きする。

被監置精神病者が監置される前に、どのような処置によって家族に処遇されていたか、また未監置者に対する家庭の処置はどのような程度なのか、その一部分を既に我々は記してきた。

次に、我が教室において調査した民間療法の実況について、その二、三を記載して報告しよう。

第二節――神社仏閣における処置・水治療及び温泉場の療法

（一）高尾山[4]薬王院　真言宗（東京府南多摩郡浅川村字小挧田）

甲武線[5]浅川駅[6]から一里（四㎞）余りで高尾山麓に着く。ここに瀧があり、古くから精神病者に霊験があるといわれ、特に約五十年前から病者がここに群がるように集まってくるようになった。病者の多くは近くに住む者で、東京からの者がこれに次ぎ、遠くから来る者もまたまれではない。病者が集まるのは夏期に最も多く、その数五、六十名から七、八十名に及び、精神病者の他には避暑、遊覧客、勉学を目的とする客等もまた少なくないという。

2　百草霜…柴や雑草を燃やした後、かまどや煙突の内部に付着した灰。百草とはさまざまな草のことを指し、この場合の霜とは焼いた後の灰で、いろいろな薬効があると信じられていた。
3　懐中妙薬集…宇田川隆重、一八一一年（文化八年）の著。身近にあるものを薬として用いた記録。
4　高尾山…原文は「高雄山」。本書ではすべて「高尾山」に統一した。
5　甲武線…現在のJR中央線。
6　浅川駅…現在の高尾駅。

【宿泊所】病者や健康者の宿泊する設備としては二つの参籠《さんろう》所と三つの旅館がある。【旅館】二軒茶屋及び三光荘[7]と称する旅館がある。二軒茶屋とは、同じ所に二軒の旅館があるのでそう称する。旅館は普通の旅館と変わらず、二軒茶屋には各五十人くらい、三光荘には二十人くらいが宿泊することができる。一般に、旅館に興奮した精神病者が宿泊することはまれで、普通客の他には軽症な精神病者、または脚気等にかかった人が静養することが多い。宿泊料は、昼食付きで平均約一円[8]である。

【参籠所】[9]精神病者のほとんどすべては二カ所の参籠所に寝起きしている。そのうちの一カ所は、琵琶の瀧から数間（四〜五ｍ）離れた所にある。参籠所はかつて精神病者に放火され焼け落ちてしまったが、信者の寄付を募り、ようやく数年前に再建された。この参籠所は粗末な板葺《ぶ》き屋根の木造二階建ての構造で、およそ間口七間（一二・七ｍ）、奥行が四間（七・三ｍ）ある。間口がある一面には廊下があり、見晴らしが良いが、他の三面には高さ一間（一・八ｍ）の格子造りの窓が全体に巡らせて

寫眞（第六十八號）

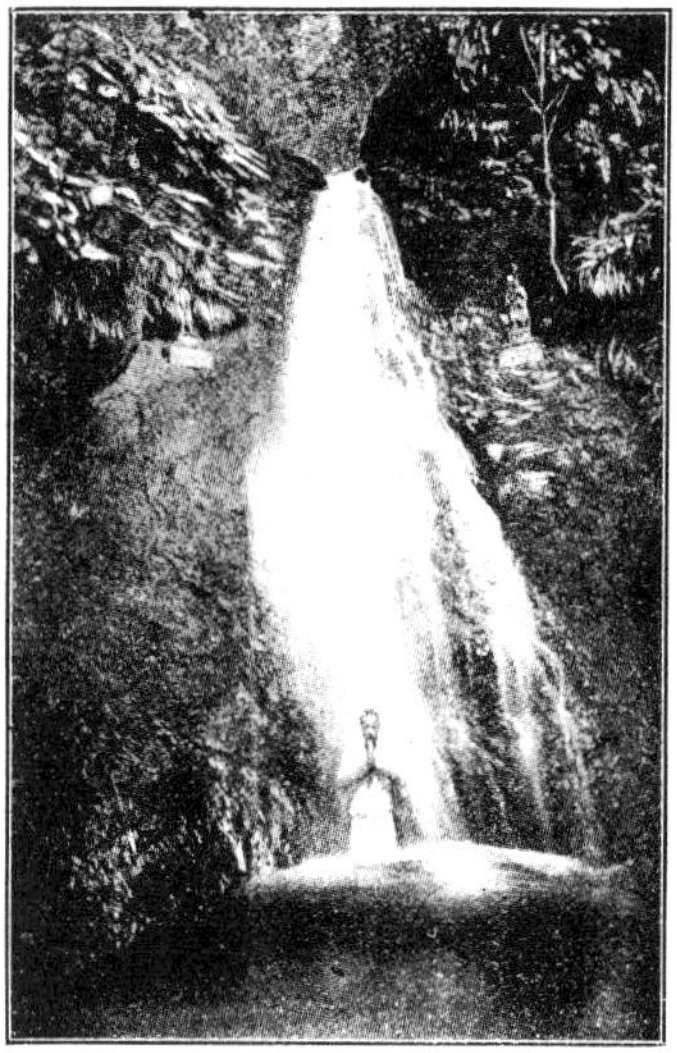

琵琶ノ瀧

寫眞（第六十九號）

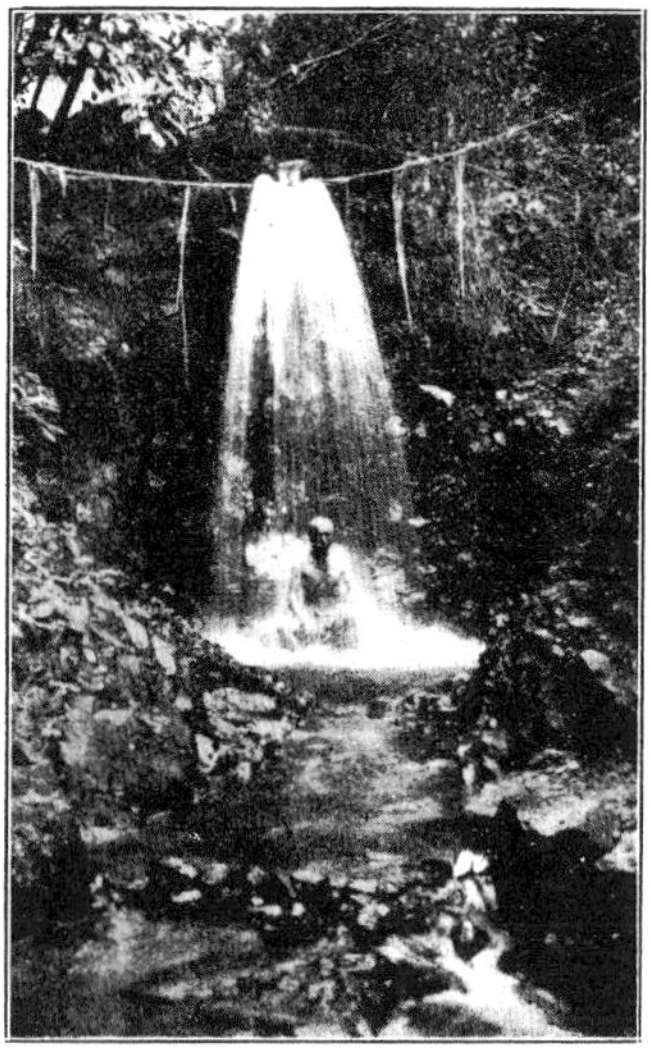

辨天ノ瀧

ある。各格子の棒は約二寸（六cm）の角木材を用い、各棒のすき間は約五寸（一五cm）ある。室は、別々に区割りして五十人以上を収容することができ、大正五年十二月の視察時には三十五人が滞在していた。宿泊料は、食事、寝具ともで一日三十八銭で、食事は精進料理とし、二軒茶屋が賄っている。もう一つの参籠所は、蛇の瀧から数間（四〜五m）離れた所にあり、間口二間（三・六m）、奥行四間（五・二m）ほどで、約十人を収容することができる。前者よりは小規模で、これも十年ほどの歳月を経た粗末な板葺き屋根の平屋である。室は大きな広間が一つあるだけで、別にこれを区割りはしていない。天井板を張らず、梁材がむき出しになっている。窓は格子造りにせず、普通の窓にしている。宿泊料は前記の参籠所と同じである。視察時には、精神病者三名が参籠していた。

参籠所に宿泊する病者には、家族が付き添って来ている。治療の目的で瀧に打たれる際には、強力《ごうりき》という者がいて、瀧に打たれる人を介助する。では次に、瀧と強力について説明しよう。**【瀧】**琵琶の瀧、蛇の瀧、弁天の瀧の三瀧が、別々の場所にある。琵琶の瀧と蛇の瀧[10]との間は二十町（二・二km）ほどある。**【琵琶の瀧】**この瀧に精神病者が打たれることが最も多い。瀧は高さ三丈（九m）、幅一間（一・八m）ほどあり、瀧壺は二坪（六・六m²）の広さで、座ってようやく腰が水に浸かる程度の深さである。瀧は岩石を自然に伝って降下するので、水の勢いは自ずと緩慢である。**【蛇の瀧】**高さ一丈五尺（四・五m）、幅二尺（六m）ほどある。岩壁を伝わらず直接落ちてくるので、水の勢いはすこぶる強い。**【弁天の瀧】**[11]初めは人工的に水流を蛇の瀧から三光荘の前まで導いてきていたが、現在では既に自然の瀧のようになり、高さ一間半（二・七m）、

7 現在は跡地に老人施設がある。
8 一円…当時の一般社会人の月収が十八〜二十五円。一円で米が二、三升買えたという。
9 参籠所…参拝者が泊まる建物。
10 この二つの瀧は峰の両側にあり、現存する。
11 写真第七十号は三光荘。この裏の庭に弁天の瀧がある。現在は老人施設の中庭に当たるが、確認したところ、瀧は現存しない。写真中央に張り出しているのは、月見等に使う露台だったらしい。

寫眞（第七十號）

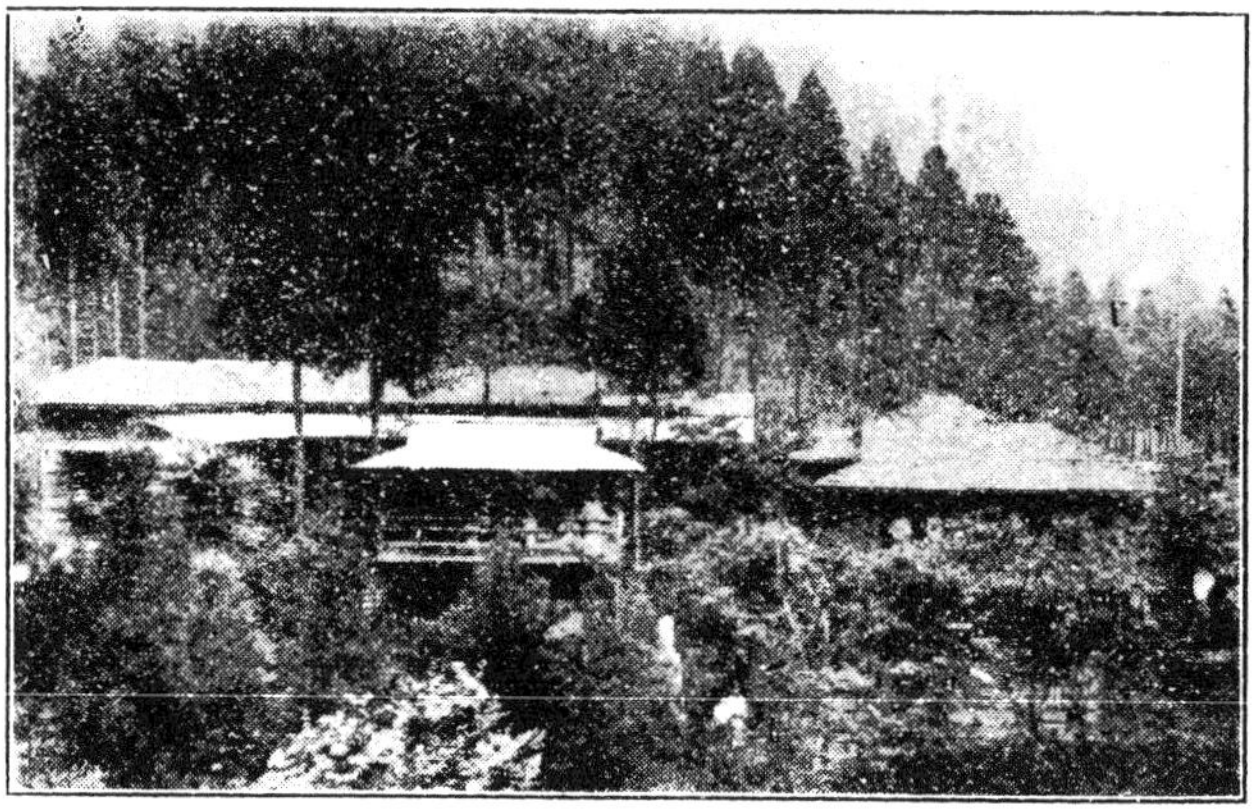

辨天ノ瀧附近ノ光景

幅四尺（一・二m）ほどある。多くは神経衰弱者、軽症精神病者に応用されている。**【強力《ごうりき》】**強力は普段は参籠《さんろう》所内にいて、患者が瀧に打たれる時に補佐する。当山付近の農民が副業としていることが多い。またこの強力を監督する者もいる。強力の日給は六十銭である。琵琶の瀧の参籠所には強力がいるが、蛇の瀧及び弁天の瀧の参籠所にはいない。これは蛇の瀧は水勢が強く、精神病者が打たれることははなはだまれだからである。また弁天の瀧は軽症者の集合地なので、強力が常にいる必要がないためである。**【灌瀧《かんろう》[12]の方法】**瀧に病者を打たせるためには、瀧のそばの休憩小屋に連れていき、ここで脱衣させ裸にするか、あるいは水衣を着せて瀧に打たせる。一名の病者に対し、たいがい一名の強力が付けば用が足りる。病者が瀧に打たれるのを拒否する時は、強力がその人を瀧の下に押しやることもある。家族は瀧壺のそばにいて、信仰心がある者は読経して平癒を祈る。山僧がここに来て読経することはまれだという。瀧に打たれる回数は、一日で多くて十回以上、少なくても三回を下回ることはまれである。一回の持続時間は、約五分から十分が最も多いが、二十分以上打たせることもある。【灌瀧の時期】毎年四月一日から十月三十一日までと定めているが、実際には厳冬期でも打たれる者はいる。瀧を浴びせながら、家族の中には山上の本堂に行って、病者のために祈祷《きとう》、禁厭《きんえん》等を頼み、あるいは呪符《じゅふ》を授けてもらう者もいる。【灌瀧の効果】灌瀧が精神病に及ぼす影響は、まれに良好になることもあるが、一般には不良である。大正五年中、参籠者で死亡した者が八人いたという。

病者の滞在期間は平均三、四十日だが、長いと二、三年に及ぶ者もいる。寺の内規としては、あらかじめ医師から、瀧に打たれて差し支えないとの診断を受けて来た者のみを瀧に打たせると称しているが、実際には、最初から医師の診断を受けずに直接この地に来る者がはなはだ多いようだ。また、医療を試みたが効果がないので来山する者もあるという（医学博士石川貞吉、及び中村忠次郎の報告による）。

（二）正中山法華経寺[13]　日蓮宗（千葉県東葛飾郡中山村大字中山）

日蓮宗大本山の一つである。開基は、北条の家臣、富木胤継《とみきたねつぐ》である。文応元年[14]、日蓮は松葉ヶ谷の法難後、下総《しもうさ》若宮の富木を頼った。富木氏は若宮の館に法華堂を建て、日蓮に百日百座の説法を頼んだ。すなわち、法華経寺は日蓮が最初に教えを説いた地となった。胤継は建治二年に剃髪して、第一代日常となる。このため、同寺には観心本尊鈔をはじめ、日蓮の肉筆、文書、遺物等が今にまで多く伝えられ

12　水に打たせるために、瀧は加工して水量は程よい強さにしてあることが多い。
13　徳川家康が江戸に入城した時に、塩の確保のため行徳の塩田を奨励した。ここから採れた塩を運ぶ際に外海、東京湾に出なくても済むように、江戸と行徳との間に、海岸に平行に小名木川（おなぎがわ）という真っ直ぐな運河を掘った。正中山法華経寺と、次の原木山妙行寺に近い行徳は、電車ができるまで、水運の町として千葉県の玄関口だった。
14　文応元年…一二六〇年。

ている。同寺は以後、盛衰はあったが、第十二代日現に至り、徳川家康の帰依により再び栄えた。当代は第百十八代喜多村日修で、末寺三百余りを有する。同寺の祈祷《きとう》、修法は、日蓮が日常に伝え、以降受け継がれて今に及び、古来、信者の参籠《さんろう》が絶えない。精神病者もまた少なくない。目下、病者が祈祷を受ける鬼子母神刹堂《さつどう》は、徳川家光が鎌倉から移したものである。現在、同寺で行われる処置は、信者または病者が参籠所か修法所に宿泊し、祈祷、水治療、修法等を受けるものである。次に少し詳しく述べよう。

【参籠所】鬼子母神刹堂と隣接してその後方にあり、木造平屋で間口十五間（二七・三m）、奥行は五間（九・一m）ほどある。現在の建物は明治二十五年頃に設立され、参籠者の宿泊に充てられる室は十三室ある。三尺（九〇cm）の廊下で左右に分かれ、八畳と六畳との二種がある。光線の入りや空気の流通は不十分で、薄暗い。食事は合図により広間に集まって食べるが、ここは採光が十分である。参籠者の中には健康な信者もいるが、多くは病者で、精神病者も同じ参籠所に合宿している。病者には、家族が一名から二、三名付き添うのが通例だが、寺付属の付き添い人もいる。賄料は一日四十銭、その他室代として一日四銭が徴収される。食事は精進料理である。監督は刹堂管理人に任され、寺内各院の住職が一カ月交代で輪番としている。**【参籠者】**視察時の参籠者は、東京、千葉、茨城、群馬、静岡、栃木の各地方から集まってきた者で、総計二十五名を数える。そのうち十四名（男九名、女五名）が精神病者、九名は付き添いの家族である。病者の年齢は十八歳から六十六歳である。この他、寺内の浄光院、安西院、蓮壽院《れんじゅ》、本妙坊にも一名から二名の精神病者が宿泊していた。**【祈祷】**祖師堂（徳輝殿）の後ろの丘にある刹堂で行われるもので、参籠所から堂まで廊下伝いに行ける。参籠者は、鬼子母神を祀《まつ》る壇の前、五十畳余りの広間に座り、合掌して太鼓に合わせて大声で南無妙法蓮華経を唱える。大太鼓が二個備えられ、二名の参籠者がこれを叩く。僧侶は傍らで一同を監督している。二十分間題目を唱えた後、三十分間休憩し、

寫眞(第七十一號)

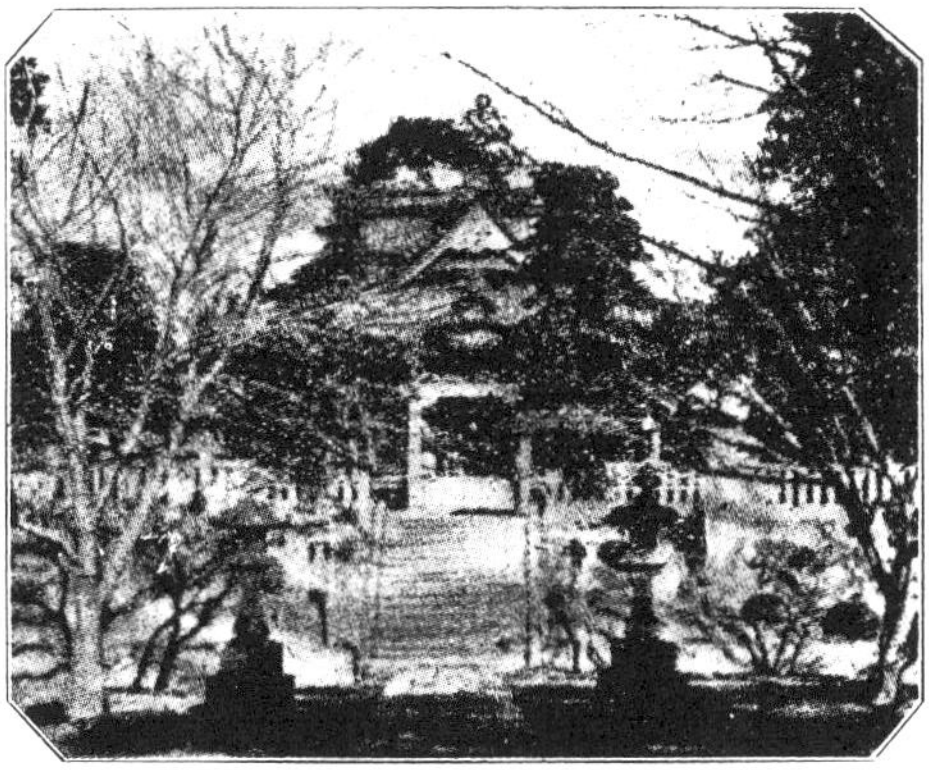

鬼子母神刹堂

食事の後一時間休憩する。このようにして朝五時から晩九時まで勤行する。視察時は折り良く祈祷の時間に当たり、精神病者も他の健康者、または他の病者と同じように合掌して熱心に題目を唱えていた。早発性痴呆によって痴呆状態に陥っていると思われる四名は行儀が悪く、きょろきょろ辺りを見回し、題目も唱えず、空笑、顰眉《ひそめまゆ》、作嘴《さくし》等を示していた。躁病と思われる二十二、三歳の女は、一心不乱に題目を唱えながら、合掌した手を身体とともに左右に盛んに動かしていた。四十四、五歳の麻痺性痴呆らしき男は、神前に座っていたが、衣服をはだけて胸や腹をあらわにし、堂外の空を眺め、臍《へそ》の辺りを叩き、作嘴、空笑していたのは特に人目を引いた。**【修法】**寺内の院坊でも行われる。視察した浄光院は四室を持つ小院で、奥の六畳二間を宿泊用にしている。修法料は一週間四円である。水治療は井戸の傍らで、頭部から井戸水を浴びせるものである。一日一回行うのが普通だという。瀧は寺内にないので、灌瀧《かんろう》は行われていない。寺僧の語るところによれば、これらの諸方法によって治癒する者が十分の七で、十分の三は治らないという。かつて好ましくない出来事が起こったことはないというが、ある者の話では、参籠所から逃走する精神病者の数は少なくないという。**【医薬】**参籠所の嘱託医は◯

寫眞（第七十二號）

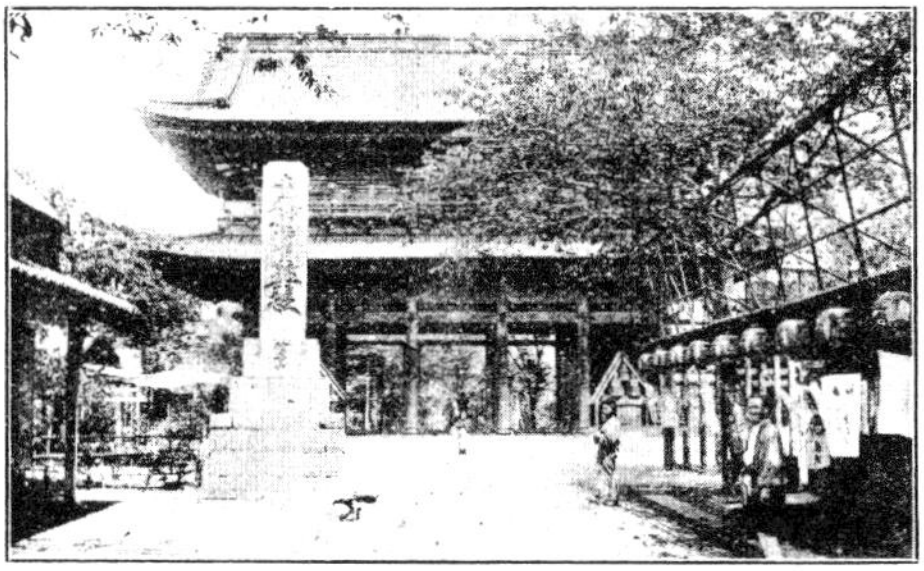

正中山法華經寺山門

○○○で、時々診察に来るという。参籠《さんろう》者は、特別の疾病でない限り、普段は服薬しない。【病院】同寺のこれまでの処置だけでは医師法に違反するところがあるので、明治四十二年、告森千葉県知事の勧告に基づき、本山と信徒側とが協議し、会員組織で二万三千円かけて、中山療養院を刹堂の背後の丘に建設した。明治四十三年二月起工し、大正六年五月落成した。洋式二階建て木造で、平面図は山形を示し、間口十六間（二九m）、奥行七間（一二・七m）、室は一間（一・八m）の廊下で左右に分けられている。院長室、医員室、薬局、事務室、内科室、外科室、外来患者控室、応接室、研究室、看護人室、看護婦室、当直室等がある。病室は主に階上を充て、階上の一端は修法所に充てる広間である。この本館の後ろに、浴室、水治療室、炊事場がある。加持祈祷《かじきとう》による精神療法と医学的療法とを併用し、病者、特に精神病者の治療を試みる目的で、近く開院の運びになるという。[15]

（三）原木山妙行寺《ばらきさんみょうぎょうじ》　日蓮宗（千葉県東葛飾郡行徳町大字原木）

本寺は永禄[16]年中、日進の開基である。寛政[17]年間に日運が再興した。明治に入ってから、前住職石井日淳の修理によって現在の建物となる。明治二十年頃から精神病者で参籠する者が多い。現住職は石井日晃である。街道に沿った山門を入ると、正面に祖師堂、左に参籠所、右に修法所がある。【参籠所】二棟の参籠所は前後に並び建ち、前棟は男子を収容し、長さ十間（一八・二m）、幅四間（七・三m）を有する木造平屋である。四十畳を一列に四室に区切っている。室に沿って一間（一・八m）の廊下がある。女子棟はその後ろにあり、間口七間（一二・七m）、奥行三間（五・五m）、二室で二十畳ある。賄料《まかないりょう》は、寝具等一切含めて一日二十八銭である。

【参籠者】多い時は五、六十名も滞在し、精神病者は平均一日三、四名の割合である。病者一名につき一、二名の家族が付き添う。視察時には、去る十月一日夜半に起きた大暴風雨の被害のため、参籠者はほとんど帰宅し、ただ一名の精神病者が滞在するに過ぎなかった。**【参籠者の日課】**午前四時に起床し、六時半まで題目を唱え、七時に朝食を取り、七時半まで境内の掃除を行う。境内は中山に比べればはるかに狭い。その後また題目を唱え、十時から十二時までは修法所に集まって経文の講義、忠孝の講話を聴く。この時にも修法を行うという。昼食後も午前と同じく題目を唱え、二時から四時まで再び修法、講話が行われる。四時半から境内の夕掃除をし、これで日課を終え、六時に夕食を取る。題目を三十分ごとの休憩を交えつつ続行するのは、中山と同様である。毎食後には三十分の休憩がある。**【修法】**視察時には日淳氏が修法を行っていた。座敷は五十畳敷余りの四角形である。一端に鬼子母神を祀《まつ》る壇がある。日淳氏は七十一歳の自身の老体に緋《ひ》の袈裟《けさ》を掛けて壇の前に端坐し、これに対面する形で三十二人の男女が座っている（女二十人、男十二人で、病者、付き添い人、外来者、参籠者等のすべてを含む）。この修法時間に施法される病者十名は、二列になり修法者の直前に合掌して座り、施法されない他の者は一間（一・八m）余りの間隔を保ちその後ろに座る。二十歳くらいの精神病者は、髪を長くし、修法を受けない後ろ組の端でう

15 視察者は、このような環境において加持祈祷による精神療法と医学的療法とが提供される試みを高く評価している。

16 永禄…一五五八年〜一五七〇年。

17 寛政…一七八九年〜一八〇一年。

つむいていた。この時修法を受けた者は四十歳くらいの女で、わき腹に疼痛があるのが症状の特徴だった。修法者は、手に一種の柝《たく》[18]の上に珠数を添えたものを携えていた。これは強い音を出すための装置である。修法者は柝を鳴らして、「何年前から人間の身体に入って苦しめているのか」と問い詰めた。耳をつんざく鋭い音は静寂の室内に冴えわたり、二、三の病者は身震いするほどだった。女は、「二十三年前から」と答えた。その他二、三の問答が済んだ後、「明日までに病気は治る」と宣言した。[19]これがいわゆる修法である。**【収容法】**同寺では、祈祷《きとう》、修法でも三週間後に治らなかった者はいったん帰宅させ、希望があれば再び入所させる方法を取っているという。また修法後一週間以内にほぼ予後の良否を推定できるという。[20]参籠《さんろう》所には、講中の紹介状を有する者だけを収容する。

要するに、中山及び原木の二寺における精神病者に対する処置は、主に宗教的精神療法である。修法は病気を憑き物、祟《たた》りとし、催眠術に類する方法で治療を試みようとするものである。収容方法は開放的制度を採用している。この他、中山は水治療法を用い、原木は多少の作業を課している。中山では参籠所、修法所等が広大な境内に点々と散在しているのは、一種の分棟式病室にも似たものである。中山でも原木でも多少家族的看護の面影を認めた。ただ毎日の勤行《ごんぎょう》があまりに長時間にわたるのは、一般に、精神病者の興奮や疲労の度を増すおそれがあり、改良の余地が大いにあると思われる。中山で見たような開放的療養所は、監督がうまくいき、かつ宗教的精神療法と薬理療法とがよく調和を保てば、環境の静寂、奥深く静かなことと相まって、一種の新しい試みと考えられる（以上の二項は大正六年十月、医学博士三宅鑛一の視察報告による）。

（四）穂積神社

郷社《ごうしゃ》（静岡県庵原《いはら》郡西本村[21]平山）は龍爪山《りゅうそうざん》にある。

祠《ほこら》は往古同山の微雨嶽亀石にあったが、慶長十二年一月十七日、当時の神主瀧権兵衛（現社司の祖先）が現在の地に移し、再興した。祭神《まつりがみ》は大巳貴《おおなむち》、少彦名《すくなひこな》の二神で、古来、霊験あらたかといわれ、いつの頃からか、精神病者の治癒を祈る者が多く集まるようになった。龍爪山は静岡市の北方三里（一一・八㎞）に位置し、庵原、安倍の両郡にまたがり海抜七千尺（二一二一m）ある。上り二里（七・九m）の険しい道[22]を経てようやく頂上に達することができる。旅客となって、静岡市近くで車窓から北方を仰げば、高くそびえ立つ山が中空に見え、その山稜に杉の森が規則正しく整列しているのが見えるだろう。これが龍爪山である。山頂は二段余りの平地で、南方はるかに駿河湾を見下ろし、東西北の三方は深い森、または丘陵が囲んで

第百十五例[23]　其一　寫眞（第七十三號）
龍爪山

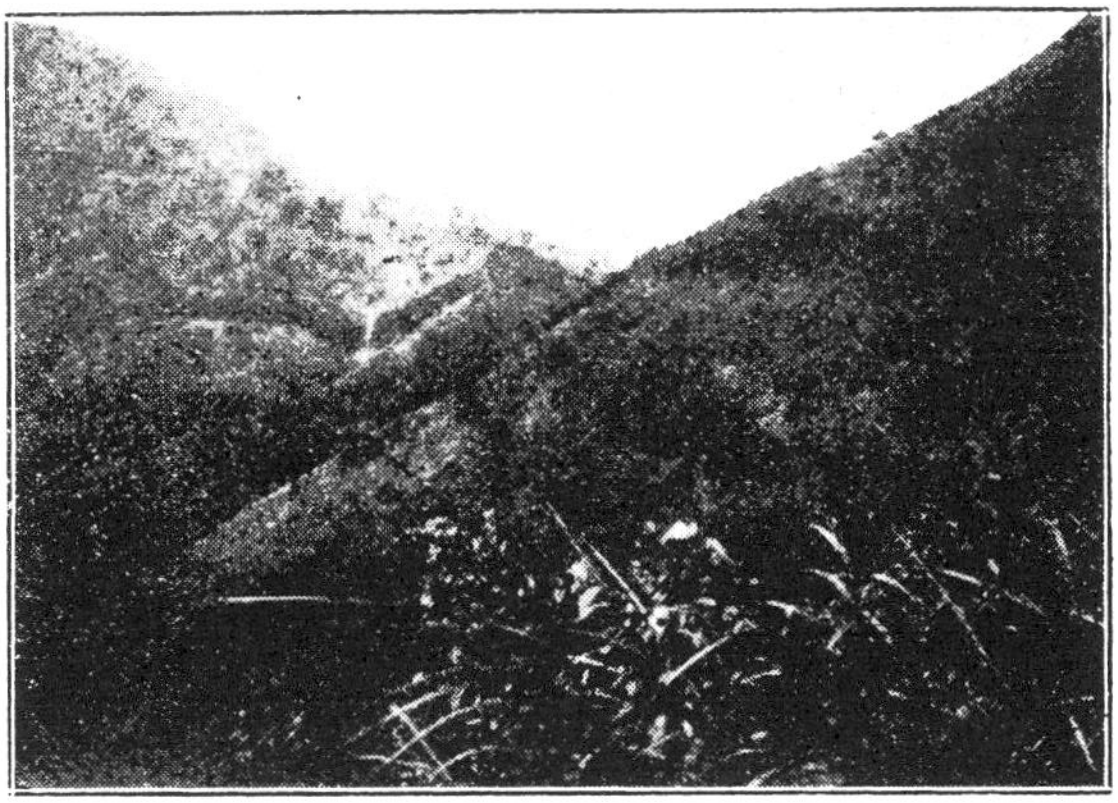

18 析…拍子木。
19 このような憑き物落としは、世界中でいまだに行われている。
20 長らく依頼者をみてきた経験から、神経症性障害か、重い精神障害かがある程度判断できたのだろう。
21 西奈村が正しい。
22 現在、東海自然歩道に指定。当時は登るのが本当に大変だったと想像できる。
23 二五三〜二五九頁に「第百十五例」として出てくる七点の写真と図は、「第百十六例」の誤りだろう。

同上其二

寫眞（第七十四號）

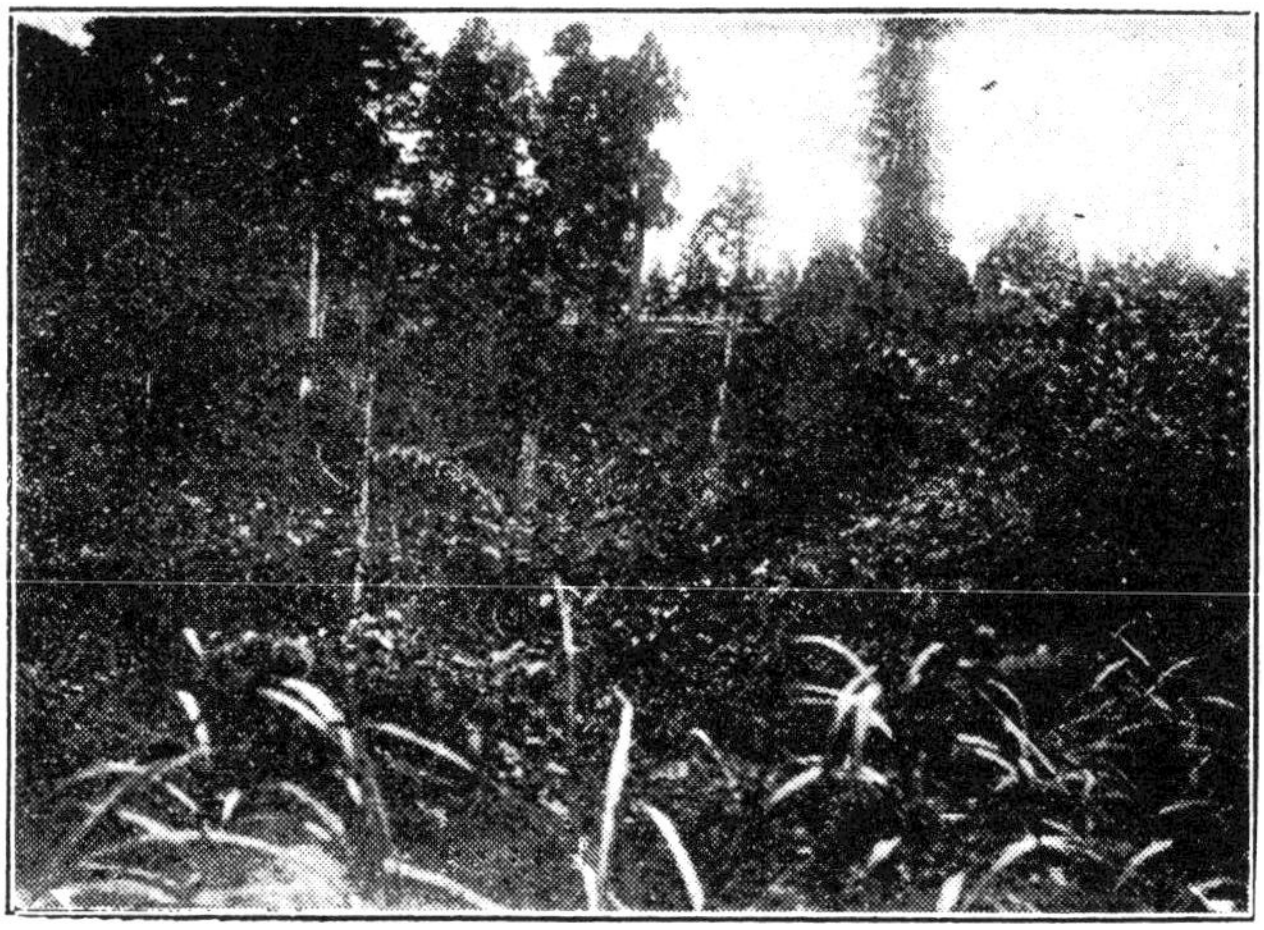

いる。その奥深い所に郷社穂積神社（三間〔五・五m〕四方）がある。さらにこの本殿から四丁（四四〇m）上方に奥の院がある。本社の前庭には一辺二間（三・六m）を区切って七五三縄《しめなわ》を張り、その中央に八升炊きの釜を備えて祈祷《きとう》用にしている。神殿に対して二棟の独立家屋があり（写真参照[24]）、これが精神病者を収容する所である。当神社の沿革を、教導職の細澤雄八（明治四十四年に七十一歳）に尋ねると、既に七、八百年を経ているという。徳川時代には初代神官瀧大和が司り、二代瀧長門、三代瀧寛七を経て現職瀧藤太郎に及ぶ。

【参籠《さんろう》者】 毎年二、三月と八月頃に最も多く集まり、時には一日に十人を超えることもあるが、一日の平均は約二人である。参籠する者の多くは精神病者である。室料と祈祷料として一人につき一日三、四十銭を徴収する。**【治療法】** 神官が毎日朝夕二回、神前に病者を伴い祈祷するのを例としている。その他に一回ずつ、前記の釜に湯を沸かし、温湯を患者の頭部より注ぐ。これを湯祈祷[25]という。躁暴な病者を縛ったり、手錠をしたり、収容する

同上 其三 寫眞(第七十五號)
穂積神社

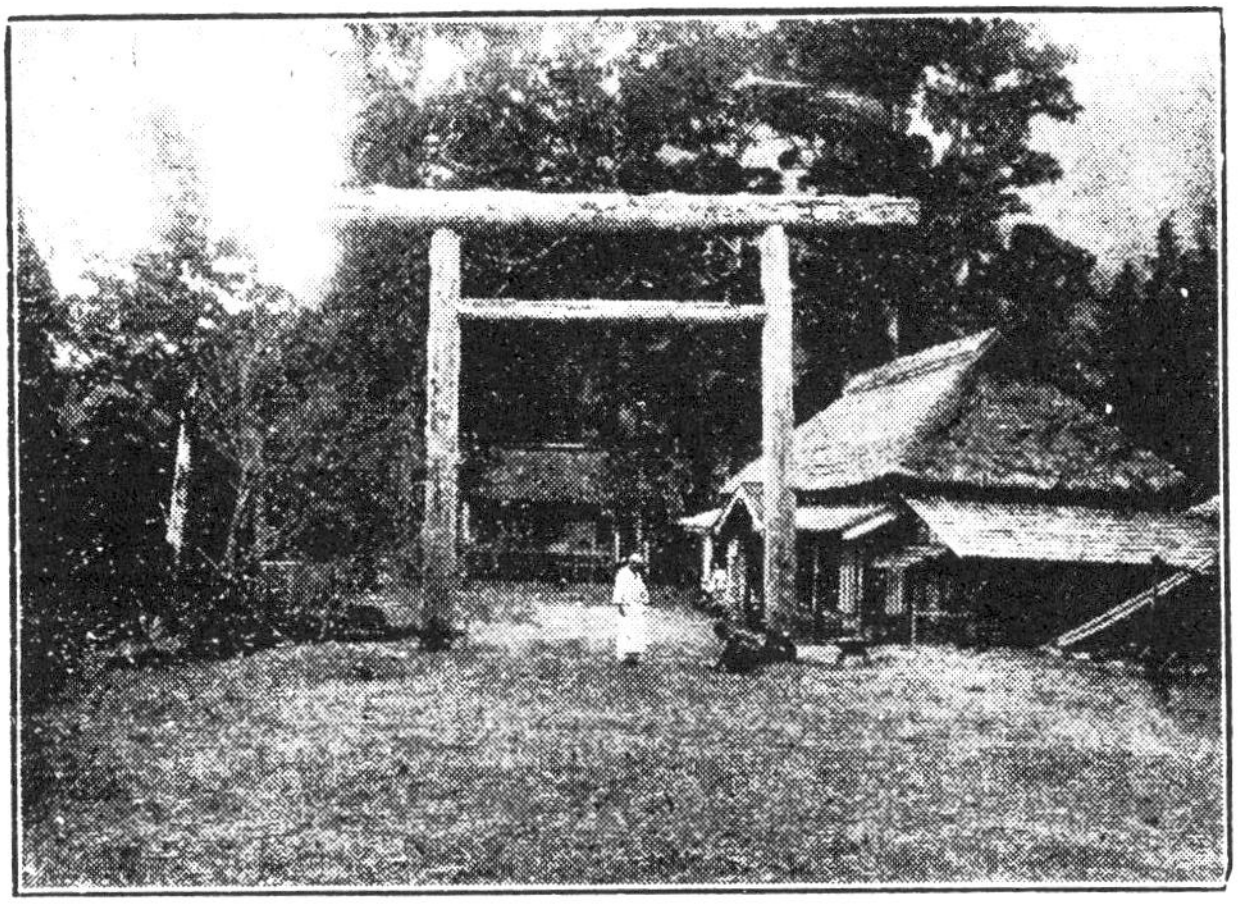

ための設備がある。明治四十三年四月から視察時までの約一年半の間に、細澤教導職の祈祷を受けた者は八十四名に達し、その多くは三十歳前後の男子だという。予後は全治または軽快して帰宅する者の他に、合併症で亡くなった者もいるが、自殺者は今までいなかったという。**【収容室】**第一棟は本社と向かいあう板葺《ぶ》きの平屋で、間口五間(九・一m)、奥行二間(三・六m)の独立した家屋である。精神病者をここに収容する。前方は幅三尺(九〇cm)の廊下で、自由に外に出ることができる。他の三方は壁で覆われ、向かって左側に便所を設ける。一見普通の家屋と変わらない。内部は中仕切りで二室に分けられている。その一室の中央に二尺(六〇cm)四方の爐《いろり》を備えている。床の上には不潔な薄畳が敷いてある。他の一室も構造は前者と同様だが、中央に爐はなく、かつその一隅に広さ約一坪(三・三㎡)、高さ約一間(一・八m)の監置室がある。その構造は、約三寸(九cm)間隔で三寸径(九cm)の角材を縦柵に巡らし、床は板で造ってある。向かって左に、長さ四尺(一・二m)、幅二

24 一九三二年の台風で倒壊し、本社は土台しか残っていない。
25 各地の神社に同様の神事があった。例えば神奈川県の「鎌倉神楽」は「湯立神楽」とも呼ばれている。神前で大鍋に沸騰した湯を囲んで行い、湯を振り掛けて身を清めたりする。高尾山薬王院の火祭りでも、火渡りと並行して湯立を行う。

寫眞（第七十六號）同上其四

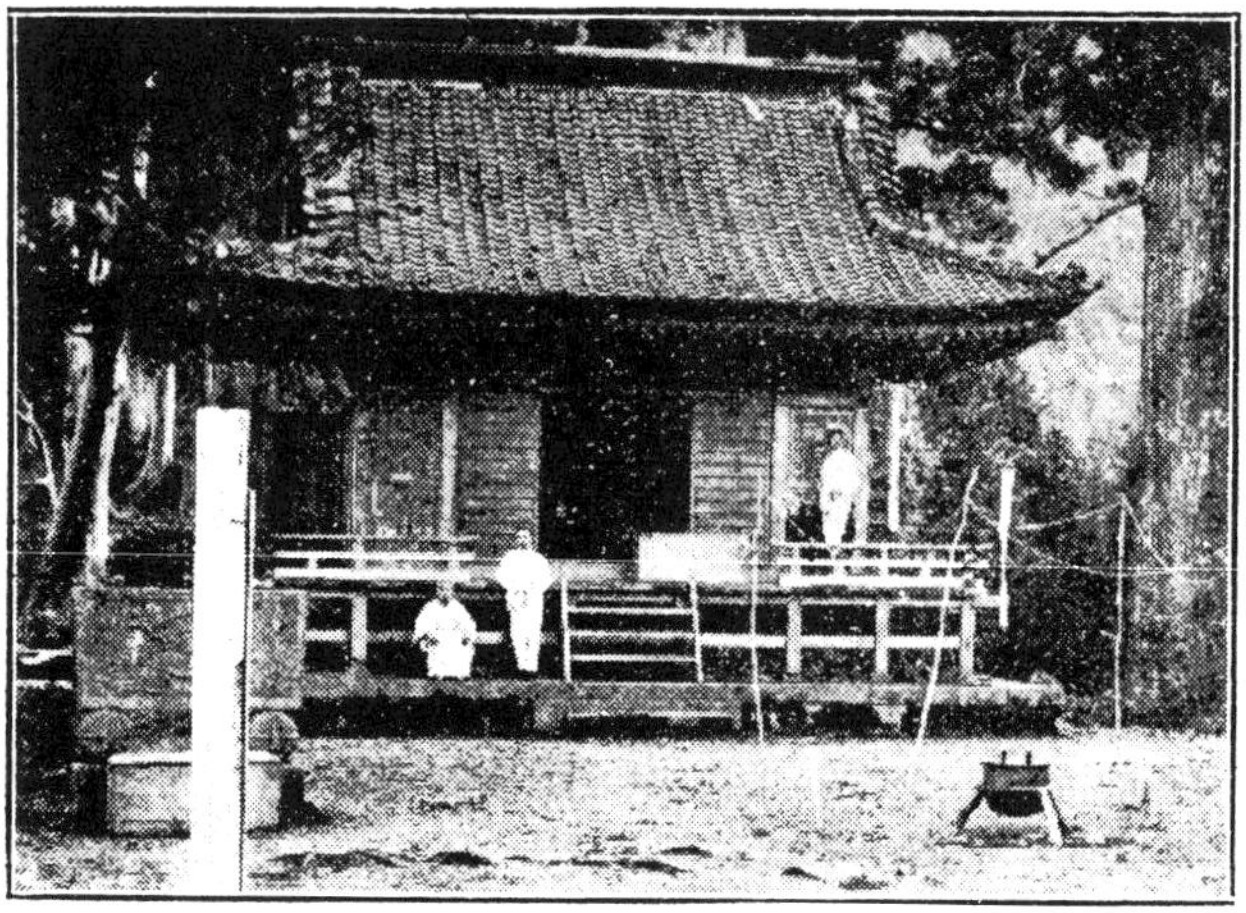

尺（六〇cm）の扉がある。これが出入口である。視察当時は収容患者が一人もなく、全く荒れ果てており、物置同様となっていた。第二棟は第一棟の前方にある。南方に面する藁葺《わらぶ》きの平屋で、間口二間（三・六m）、奥行一間半（二・七m）。前方だけ自由に前の庭に開放され、他の三方は壁で囲まれている。室の中央に一辺三尺（九〇cm）余りの爐《いろり》がある。床に畳はない。室は全部煤煙のため黒色に汚れ、住人がいないために荒れ放題であった。**【収容患者】**視察時には、左記の未監置精神病者一名のみだった。

第百十六例[26]

○○県○○郡○○見村字○松。農業、井○幸○。二十八歳。

【資産】 中等程度の生活を営む。**【発病及び経過】** 三年前、妻に向かって斧を投げつけ頭部を傷つけ、すぐに後悔して自首したことがある。それ以来病勢が次第に進み、明治四十四年七月十二日から当所で治療を試みている。**【収容の場所】** 前記第一棟左室にいる。**【室内の模様】** 器具としては、一組の蒲団の他に食器を収める膳が一つある。また爐の上に古い土瓶等が置いてある。いずれも秩序は整然としている。室は、煤煙のためはなはだしく汚れているが、構造は普通の住家と変わらないので、採光、換気等は良好だ。便所は室の左側にある。洗面所の設備はないが、患者は潔癖で、毎朝廊下で父の運んでくる手洗い水で清潔に洗面している。**【家族の待遇】** 患者は応答が滞るが、正確さを失うことはない。記憶力も比較的良好である。終日いろいろな仕事に手を出すが、まとまったことを成し遂げることはできない。例えば、父が薪《たきぎ》を割るのを見れば来て手伝うが、すぐに中止して草取りをし、または草鞋《わらじ》を作ろうとしたりする。仕事をしながら、時々「クイ」「スクッ、スクッ」「畜生」等、いわゆる糞語を突然発し、顔をゆがめ首を振る等、「チック」[27]病者に見るような症状を呈している。一方で軽度の拒絶症があり、撮影を求めたが応じなかった。実父は患者の付き添いとして、常に寝起きをともにし、熱心に看護に従事している。患

26 ［視察場所］静岡県浜名郡伊佐見村・現浜松市西区［被監置者］男性、一八八三年生まれ［視察者］水津信治［視察年］一九一一年（明治四十四年）。

27 チック…本人の意思とは関係なく繰り返し起きてしまう素早い動き、不随運動。

第百十五例　其　五　平面略圖

附圖（第七十一號）

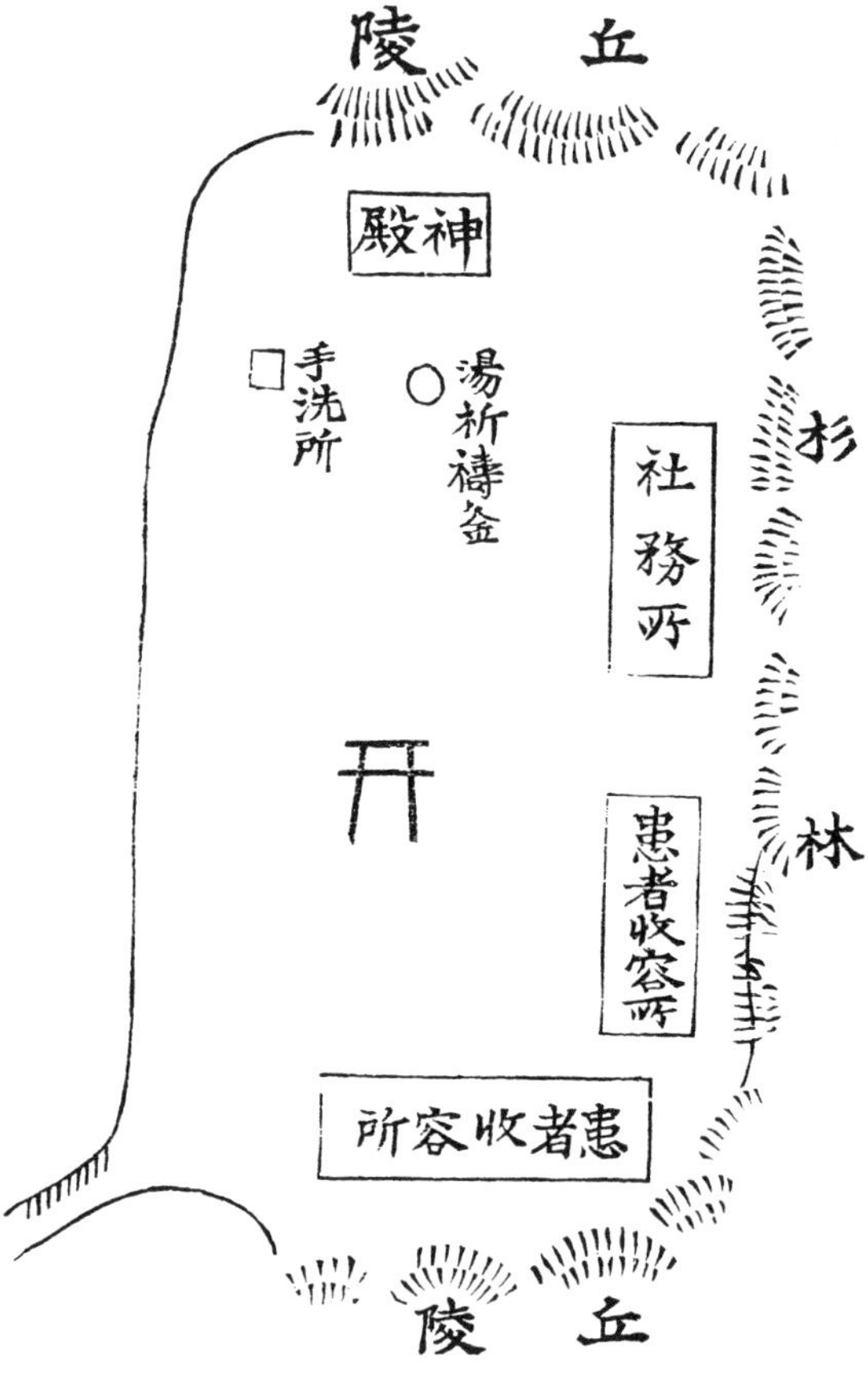

者は潔癖なので、夏はほとんど毎日のように沐浴する。屋外運動は患者の自由に任せてやらせている。

以上略述したように、当所の精神病者収容数ははなはだ少数で、設備も、都市に比較してほとんど論ずるほどの価値はない。しかし、土地が高燥《こうそう》[28]で三伏《さんぷく》[29]炎熱の時期でも清涼な気が室に満ち、室の構造、採光、運動等すべての点において、普通の監置室に見られるような弊害がない（明治四十四年八月、水津信治の視察報告による）。

同上　其七　收容室内部ノ平面略圖
附圖　第七十二號

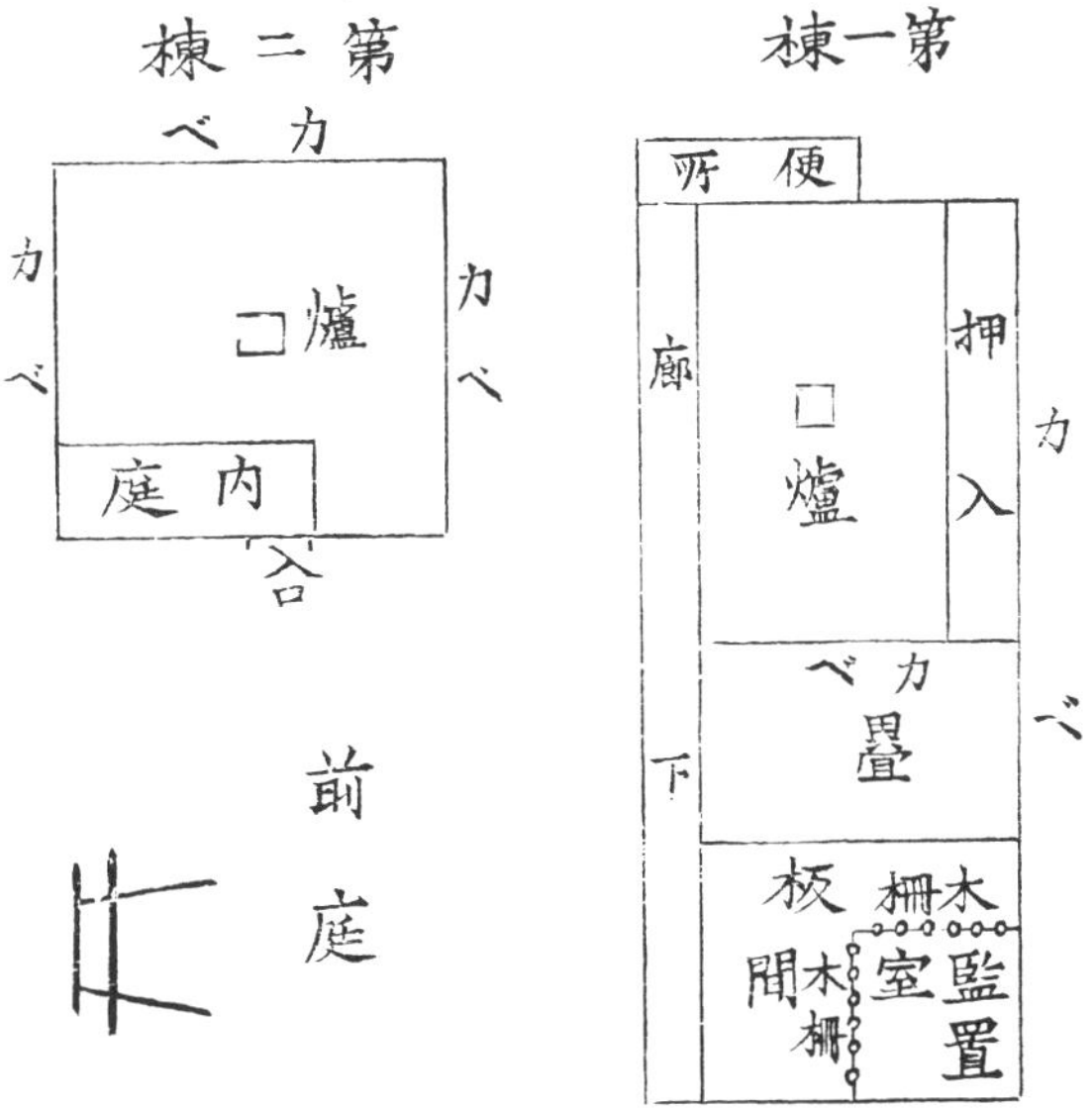

第百五十例　其六
二棟ノ精神病者收容室　寫眞(第七十六號)

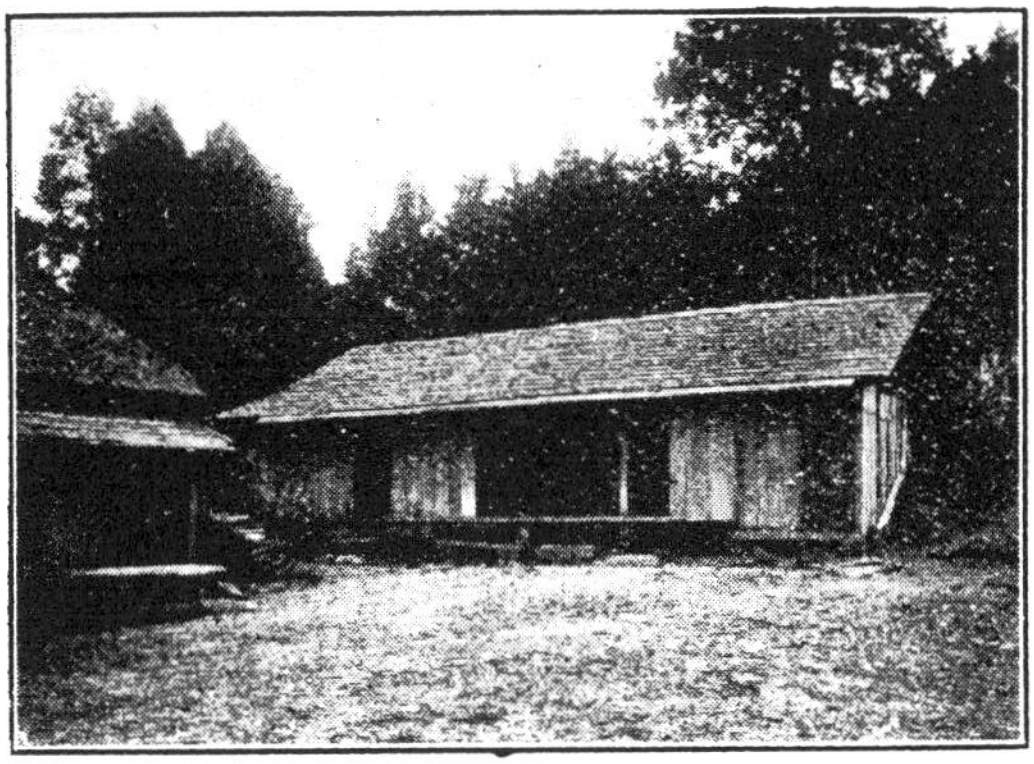

28　高燥……土地が高くて湿気が少ない。
29　三伏……七月後半から八月前半にかけての夏の暑い盛りの時期。立秋後の最初の庚（かのえ）の日を初伏、十日後を中伏、さらに十日後を末伏というが、この期間は陽気に抑えられて陰気が出られないので暑いという考えから、三伏という。

（五）大岩山日石寺　真言宗（富山県中新川郡大岩村大字茗荷谷）

富山市の東南六里（二四㎞）に位置し、俗に大岩の不動と呼ばれ、その名は北陸で著名である。地は静かで奥深く趣きのある高地で、四季遊覧の客が絶えず、絶好の避暑地である。信仰者や病者は遠くからこの地に来て祈祷を受け、参籠《さんろう》し、水垢離《みずごり》[30]を行い、瀧に浴することは、関東の成田不動尊、高尾山に比すべきものがある。まず、茗荷谷《みょうがだに》村の東に至り大岩川に懸かる雲臺橋を渡り、石段を登れば仁王門に達する。正面に本堂がある。その南にこれと長い廊下でつながった不動堂の拝殿があり、その背後に不動堂がある。

【参籠所】不動堂の右に参籠堂があり、二十畳の広さがある。旅客、病者は、参籠堂に宿泊する者と、寺内の数軒の旅館に投宿する者とがある。参籠者は別に宿泊料を徴収されない。毎日自炊を営み、ただ寝具を旅館から借りてくる。ゆえに、真の参籠所というよりは、生計の豊かでない病者に対する合宿所の観がある。**【祈祷《きとう》】**当寺に来る病者の中では眼病者が最も多く、精神病者がこれに次ぐ。僧侶は家族の請託を受けて加持《かじ》祈祷をする。大護摩には一円、小護摩には五十銭を徴収する。瀧を浴びる者よりも、祈祷を受ける者が多いという。**【瀧】**不動堂の傍らに六筋の瀧があって、筧《かけい》[31]から流れ落ちる。これを不動の瀧という。瀧はいずれも高さ約三間（五・五ｍ）、幅二、三寸（六〜九㎝）である[32]。その水は寺の背後の経ヶ峯の頂上にある円池《まるいけ》、釜池《かまいけ》より発していて、水の勢いははなはだ強い。**【灌瀧《かんろう》の方法】**灌瀧に際しては、付き添いとして来た家族は、宿屋の強力《ごうりき》の力を借りて病者を瀧場へ連れていく。興奮している者は手足を縛って運び、拒絶、反抗する者は強制的に瀧下に押しやる。患者の頭部は手拭いで覆うが、直接頭部へ強い水の勢いがかかる。精神病者は少なくとも一日に三、四回沐浴し、一回の持続時間は平均五分から十分である。男子はふんどし以外は全く裸であるが、女子は水衣を着ている。一般に、瀧を浴びる者は、その回数が多ければ効果があると信じ、日に数回、少なくとも二、三回は沐浴する。多数の人が並列して数筋の瀧を浴びるために、一回の持続時間がなるべく長くなるのをお互いに誇っているかのようだ。このようなことは、他でも見聞きすることだが、誤解もはなはだしいので、視察者はこれに関し注意を与えた。同寺の住職によれば、同寺では、精神病者に強いて灌瀧を勧めているわけではなく、ただ患者家族の自由に任せているとのことだった。灌瀧する精神病者は夏に最も多いが、冬にもごく少数が沐浴するという。**【灌瀧の効果】** 概して不良である。そのためにかえって病勢が増悪する者が多く、大正三年七月二十四日、樫田が視察した時の例では、皆不良の結果であると見た。次にその例を挙げよう。

30 水垢離…水行や入山時に身を清め、けがれをのぞくために行った。

31 筧…地上にかけ渡して水を導く樋（とい）。竹節に穴を開け筒状にしたものや、木の樋を使った。

32 このような瀧は日本全国にあったらしい。例えば山梨県でも「向昌院藤岱（こうしょういんふじぬた）の瀧」があり、木の樋と竹を使って八筋の瀧となっている。二〇一一年八月三十一日に「向昌院藤岱の瀧」を調査したが、正確に言うと、瀧というより打たせやすいように人工的に作られた流れだ。源流は山の中腹より突然湧き、かなり水量が豊かで小川のように流れていて、飲料にも適する。民間施設は、灌瀧も含めて水と深い関係がある。前述の「湯祈祷」のように、清い水を「神聖」とありがたがる文化があったようだ。そこにもやはり、以前は精神病者施設があり、瀧に打たせ、付近に旅館もあった。

寫眞（第七十八號）大岩山遠望

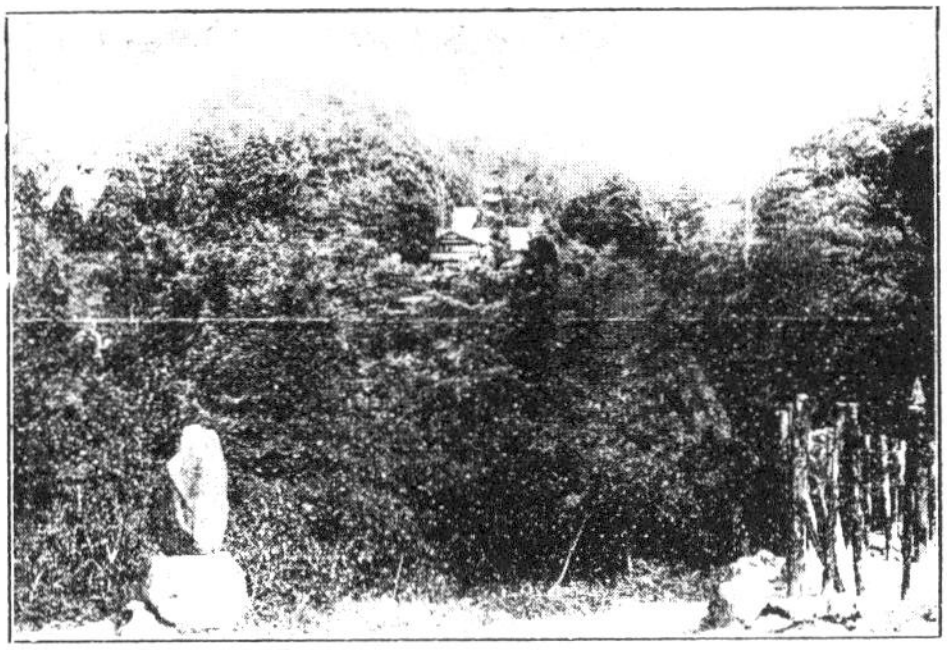

寫眞（第七十九號）大岩山全景

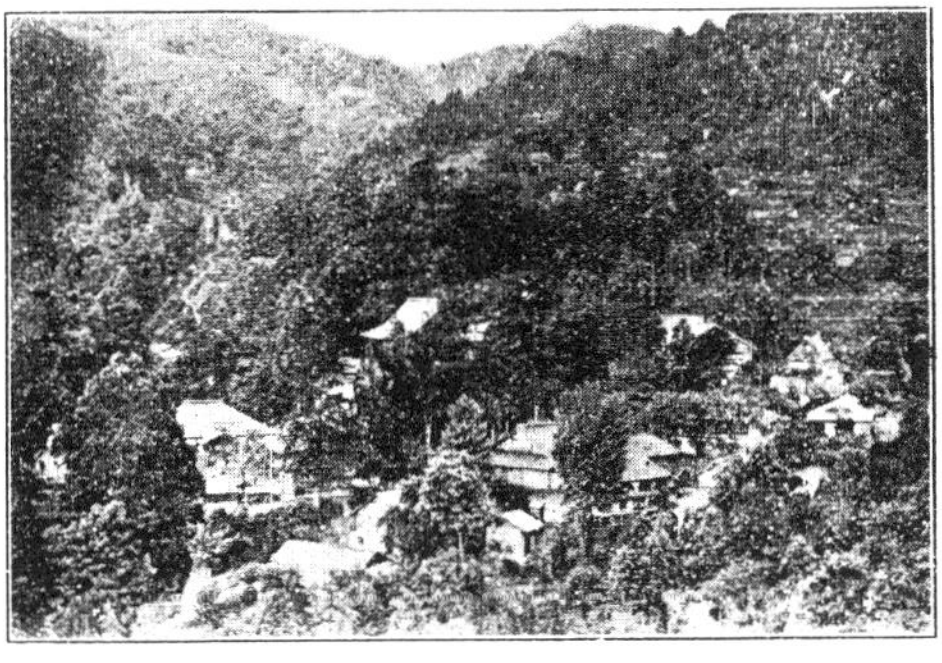

第百十七例[33]

○○県○○○郡○○村。農業、向○文○。十八歳。

破瓜《はか》病[34]で知力減退・言動錯乱・興奮がある。右耳介が奇形である。父が付き添い、旅館に宿泊していた。患者は興奮するので強力二人で抱き上げ、手拭いで両上肢を後ろ手に縛り、両脚も手拭いでつないで、瀧壺に連れていく。患者が嫌がるにもかかわらず、強いて頭部から瀧に浴びせたため、約五分後に帰宿するが、患者はたちまち頭痛・耳痛を訴え、瀧を浴びる前より独語が多くなり、小声でしゃべり続けていた。

第百十八例[35]

○○県○○○郡○動町。農業、大○つ○。二十二歳。

大正三年四月十七日、二回目の分娩をし、出産は正常だったが、出産後の疲労が回復しなかった。七月十七日より不可解な言語を発し、胸の苦悶があった。当時、家族は、患者の心臓と頭部に水嚢《すいのう》を当てる等の処置をしたが、病状が軽快しないので、同年七月二十四日、夫と親戚二人が付き添って、大岩山に来て投宿した。到着後すぐに、旅の疲れの回復をまたず、夫と強力《ごうりき》が付き添って瀧壺に連れていった。頭部に手拭をかぶせ、襦袢、腰巻を着せて、頭部には瀧の水を当てずに背部だけ瀧に打たせた。わずか三分で旅館に帰るが、四肢が冷たくなり、軽いせん妄状態に陥った。視察者の応急処置により翌朝やや回復し、夫は視察者の入院勧告を受け入れて、妻を○○病院に連れていった。十日後、視察者が同病院に○○博士を訪ねて病室を参観した時再び同患者に面会する機会を得たが、既にほとんど治癒し、疲憊《ひはい》[36]性精神病であることは明らかだった。

33 ［患者の住所］富山県［患者］男性、一八九六年生まれ［視察者］樫田五郎［視察年］一九一四年（大正三年）。

34 統合失調症の三型の一つ。「破瓜」は思春期の意味。その名の通り発症年齢が若い。

35 ［患者の住所］富山県西礪波（となみ）郡石動（いするぎ）町・現小矢部市［患者］女性、一八九二年生まれ［視察者］樫田五郎［視察年］一九一四年（大正三年）。

36 疲憊…疲労という意味。現在で言うとマタニティーブルーのようなものだろうか。写真を見ると、頭に手拭いがあるが、ここだけの習慣か他の場所でも行われていたかは不明である。

第百十七例　寫眞(第八十圖)

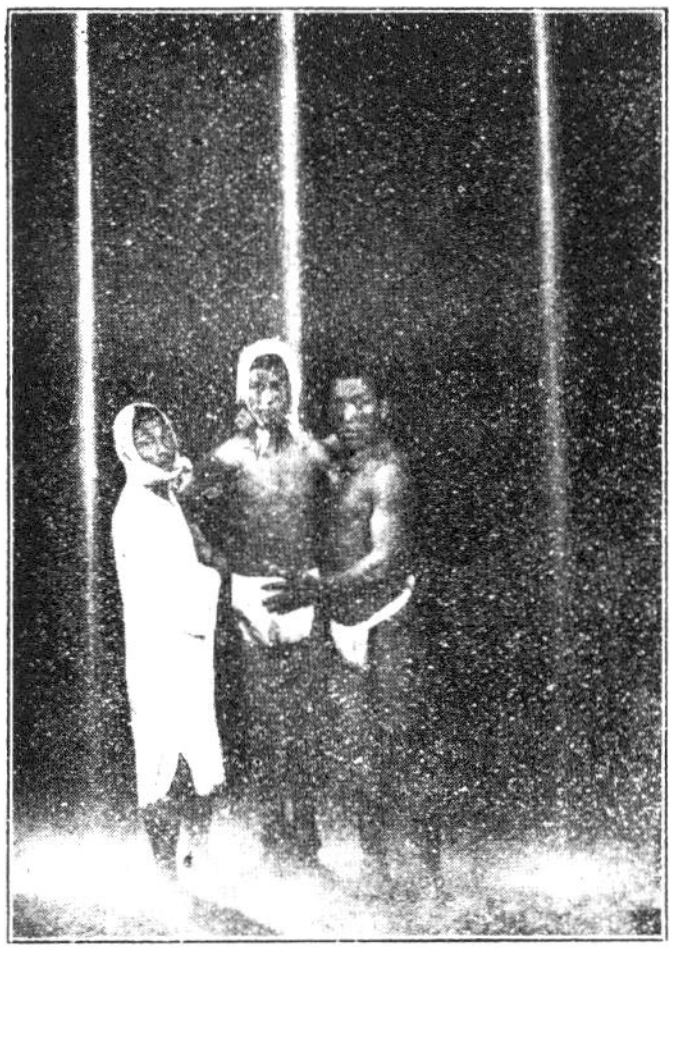

第百十八例　寫眞(第八十一號)

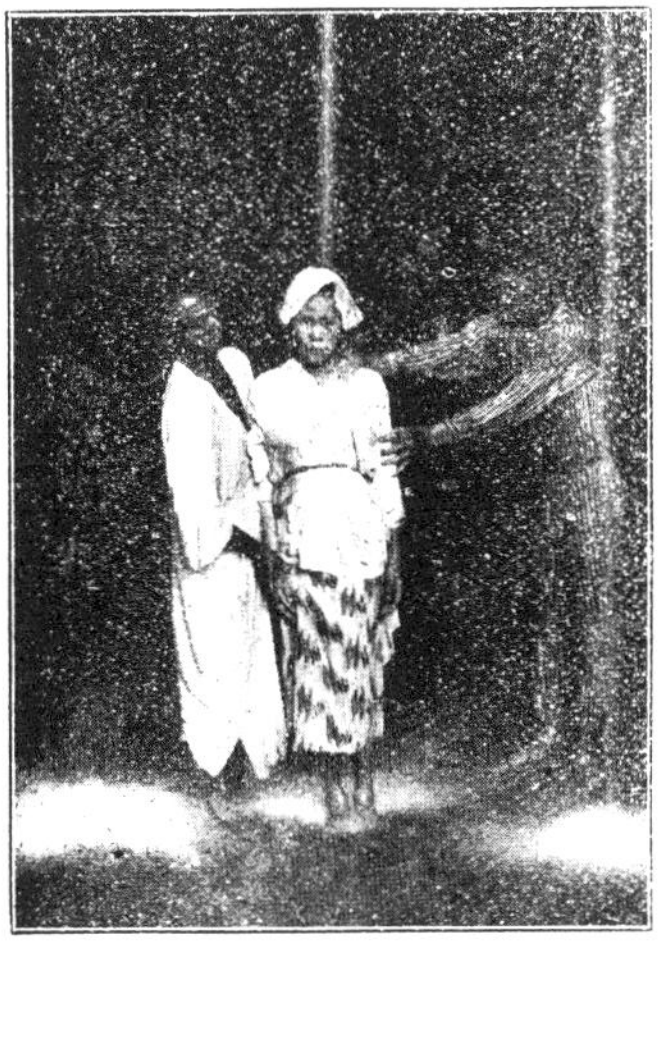

第百十九例[37]

○○県○○郡○底○村。旅館の主人、上○○太郎。五十四歳。

灌瀧《かんろう》を目的として○○県から来て、七月二十三日不動瀧を浴びたが、かえって心身の不調を感じ、翌朝帰郷を思い立った。同山[38]で知り合いになった者とともに、約二里（八㎞）離れた大岩口停車場[39]に人力車で向かう途中、興奮して暴行に及ぼうとして車夫[40]に乗車を拒否され、歩いて同停車場前の茶屋まで行った。休憩中、人のすきをうかがって台所から出刃庖丁を取り出し、咽喉部を突いたが、すぐに発見され、医師の応急処置を受けた。同日午後、至急電報で駆け付けた家族に引き渡された（大正三年七月、樫田五郎の視察報告による）。

（六）定義《じょうぎ》温泉　（宮城県宮城郡大澤村大倉）

この温泉は大倉温泉ともいい、仙台市から山路で七里（二七㎞）で着く。道のりの半ばは人力車の便がある。白髭山麓の岩を削り、約九尺（二・七m）四方の浴槽を造り、底岩の割れ目から湧き出る温泉を利用したものである。石垣長左衛門一家がこの場を監督し、旅館を経営している。温泉の所在地から一里（四㎞）離れた定義村までは人家がなく、奥深く静寂で、静養にちょうど良い。温泉の自然温度は摂氏三十七度、すなわち専門家が、持続温浴療法に最適とする温度に全く一致しているのは奇遇である。この温泉が精神病者に効果があることは既に五十年前から認められ、現在ではこの地方に広く知られ、近県の精神病者もここに集まってくる。視察時には、麻痺性痴呆二名、躁状態二名、早発性痴呆六名、神経衰弱三名、抑鬱状態二名、白痴一名、胃病患者三名を見た。これらの精神病者にはたいてい二、三人の家族が付き添って来ていて、それらの男女が病者と一緒に入浴している様は、大変不思議な光景である。

かつて、中村（古峡）文学士[41]は、仙南仙北温泉遊記[42]において、「定義の癲狂村」と題して、この地を紹介している。この温泉は、経験上長く入浴しないと効果が現れないと言い伝えられ、短くても二、三時間、長い時は終日終夜入浴する。これもまた、現在の治療学説と一致する現象である。

このように大多数で入浴するので患者も興味を示すのか、決して浴槽を出ようとせず、かえってうれしそうである。たまたま出ようとすると、一緒に入浴する家族が制止するが、別に暴行するようなことはない。付き添い人も一緒に湯槽の中にいること、浴槽が非常に広いことは、患者に安心と興味とを与えているようで、入浴を嫌がる患者は一人もいない。はなはだしく興奮して他人の妨げとなるような患者のために、別に隔離浴装置がある。定義温泉は、精神病院の民間水治療法の場として、理想に近いものである（大正六年、下田光造の視察報告による）。[43]

37 ［患者の住所］富山県［患者］男性、一八六〇年生まれ［視察者］樫田五郎［視察年］一九一四年（大正三年）。

38 立山は、黒部川の西側に連なる立山連峰の主峰。火山性の立山を地獄や浄土に見立て、絵にした立山曼陀羅で有名な地域である。大岩山日石寺は、立山信仰と深く結びついた山麓にある寺。

39 大岩口停車場…一九一三年六月二十五日に開通した立山軽便鉄道の駅。軽便鉄道とは、レール幅が七六二㎜で狭いものを指す。後に廃止。

40 車夫…人力車を引く人。車引き。

41 中村（古峡）文学士…中村古峡（こきょう）はペンネーム。本名は中村蓊（しげる）。最初は作家を目指し『殻』を書く。雑誌『変態心理』を発刊。この場合の「変態」は超常現象も含む意味合いである。後に千葉県に精神科病院を創設する。

42 仙南仙北温泉遊記…中村古峡『温泉遊記 仙南仙北』古峡社、一九一六年。

43 「緒論」では、調査期間が「大正五年まで」と記してあるが、下田光造の調査は「大正六年」と書いてあるので矛盾している。

❖コラム……施設のその後

（一）高尾山薬王院──現在の様子は、金川英雄『精神病院の社会史』（青弓社、二〇〇九年）に詳しく述べたので参照されたい。当時の旅館の宿帳に病名欄があり、精神病者の他に眼病の人も集まった記録がある。高尾山まで徒歩で行くのは困難を伴うので、多摩川の水運を使った可能性がある。筆者は東京日本橋から、高尾山、さらに甲府まで甲州街道を歩いてみた。また多摩川河口、羽田空港から浅川を通り高尾山まで川岸も歩行調査した（二〇一二年四月二十九日完歩）。川幅も広く、最低でも八王子周辺まで舟で行くことは可能だったろう。

（二）正中山法華経寺──筆者は二〇〇七年六月九日に調査した。一八九二年頃設立の平屋の参籠《さんろう》所は現存したが、中には入れなかった。隣に大正時代に建てられた二階建ての参籠所がある。水治療に使われた井戸は八つ、その一つを見ることができたが枯れていた。寺内に現在も宿坊が点在する。

住宅街に囲まれて当時の面影はないが、広大な境内に参籠所、修法所等が点々とあり「一種の分棟式病室にも似たもの」と記された様子がうかがえる。これは、呉が当時府立松沢病院で目指した方式だ。

中山と原木を視察したのは三宅鑛一だ。どちらも、宿坊が病者を世話する家族的看護の面影があると評している。二つの施設の記録を、三宅鑛一は「中山の法華経寺及び原木の妙行寺視察記」として、一九一七年の『神経学雑誌』十六巻十二号、七九七〜八〇〇頁に掲載した。

呉秀三・樫田五郎『我邦ニ於ケル精神病ニ関スル最近ノ施設』（一九一二年）に、「附」として後半に、樫田五郎が書いた「日本ニ於ケル精神病学ノ日乗」が載っており、その一九一七年十月二十八日の項に中山の記載がある。それによると三宅の他に、内務省保健衛生調査会第五部主査・柳沢保恵、嘱託医・杉江董、同・武崎宗三、内務省・大島辰次郎そして樫田五郎が加わった。調査というより、内務省と呉教室との合同視察だったと考えられる。内務省が寺に強く病院設立をはたらきかけて、中山療養院が落成、一九一八年に開院した。その後、一九二三年に中山済生院と名を改め、正中山法華経寺とは分離した。一九二八年に中山脳病院と改称した後、閉院となった。現在同じ所にある中山病院は別組織である。

（三）原木《ばらき》山妙行寺《さんみょうぎょうじ》──筆者は二〇〇七年六月九日に調査した。

明治の中頃、石井日淳が再興した寺で、憑き物落としを行ったようである。原木山妙行寺は単立寺院で、同じ千葉県葛飾郡の日蓮宗同士であっても正中山法華経寺とは関係がないようだ。今は高速道路に覆われている日本橋行徳河岸から、荷揚げされた千葉の塩や醤油の代わりに人々は舟に乗り込んだ。運河である小名木川《おなぎがわ》（二〇一二年五月二日現地調査）を通り行徳で船を降りると、木下《きおろし》街道沿いに正中山法華経寺がある。この街道は利根川沿いの印西市、木下へ至る約三六㎞の道だ。松尾芭蕉も歩いて「鹿島詣」を書いた。江戸川をさかのぼり、関宿で利根川に入る水運ルートもあったがかなり遠回りになる。行徳ですぐに佐倉（成田）街道のほうに分かれると、しばらくしてから原木が見えてくる。両寺は近くても別々の街道の脇にあるのだ。もう一つ重要なのは水運、舟を使うため、多少精神的に不安定な精神病者でも二つの寺に来られたということだ。過去には人車鉄道（人がレールの上の客車を押す）や川蒸気船などが、この付近では運行されていた。

（四）穂積神社――龍爪山《りゅうそうざん》は、今でこそ名が知られていないが、戦前は有名な山だった。昔は山にも格付けがあった。『天狗考　上巻』（知切光歳著、濤書房、一九七三年）には「太古から山の主として、人の思惟や常識をはるかに超えた大魔王神たる駿河竜爪山の竜爪権現（略）初めから神格を具えた、山伏如きの行力などは受け付けない」と書かれている。筆者は二〇〇六年二月四日に調査した。戦争中は弾よけの神社として、お祭りも大変な人出だったという。お菓子屋のおばさんに神様が乗り移って、正座したまま跳びはねるというのがクライマックスだったそうだ。平山の三枝庵の本堂で奥田賢山前住職（二〇一一年二月逝去）から話が聞けた。山頂の生活は大変なので、神主は昭和の初めにふもとの平山に下りてきて、そこでやはり湯祈《き》祷《とう》で病者を癒していたという。一九七〇年代後半、この地を訪れた木村健一も同じ報告をしている（木村健一「静岡県龍爪山穂積神社における「精神障害者」治療のその後」、『社会精神医学』三巻一号、四〇～四四頁、一九八〇年）。

（五）大岩山日石寺――現存し、瀧もある。

（六）定義《じょうぎ》温泉――筆者は二〇〇六年七月十六日に調査した。温泉の手前の定義如来西方寺、庄司透総務部長から話を聞くことができた。「定義温泉の石垣家は旧家で大地主。五十年くらい前に祖父と温泉に浸かった。普通の浴槽と、暴れる患者用の浴槽とがあった。近所で夜中に騒いでいる人がいて、温泉から迎えが来たりした」。父親の庄司今朝之進さん（九十歳）からも話を聞くことができた。興奮している人を低温持続浴させるための一人用の浴室があったという。付き添いが付いて、隔離的に処置をすると、数日で精神症状が安定する。それが当時松沢病院でやっていた水治療と似ていたので、視察者から高い評価を得たのだという。落ち着くと別の広い浴槽に移り、精神病者も家族も皆で混浴するという方式だった。二、三カ月から一年くらい投宿した人もいて、開放病棟としての役割も果たしていたようだ。

第三節――精神病の民間薬並びに迷信薬

樫田は大正三年に富山県下の私宅監置の状況を視察するに当たり、売薬で有名な富山市で、精神病またはいわゆる脳病[44]に対し効き目があると称する売薬について調査し、その種類に次のようなものがあると知った。

猿頭《さるがしら》
狐舌の黒焼き
鹿の胎児の黒焼き

玉牛黄《たまごおう》
川芎《せんきゅう》（芎窮《きゅうきゅう》）
蕗《ふき》の根

猿頭は猿の頭蓋骨を黒焼きにしたもので、頭蓋骨の原型を有するものは一個三、四円の値が付く。多くは粉末にしたものを一匁《もんめ》（三・七g）あたり幾銭かで販売している。狐舌の黒焼きも粉末とされる。鹿の胎児の黒焼きは、血の道に効果があると言われる。玉牛黄は老牛の胆石であり、オーストリア産[45]のものが最上等とされ、五疳《ごかん》、驚風、中風[46]に効果があるといわれる。結石を削り粉末にして販売する。

以上の諸薬はすべてお湯に入れて服用する。蕗《ふき》の根は売薬ではないが、これをすりおろして服用すれば、治疳または祛痰の薬剤にもなるといわれる。川芎は和漢薬の中で最も知れ渡ったもので、古来、脳病、痢病[47]または婦人病に効果があるといわれてきた。本草の根をさらして乾燥させたものを販売する。富山の売薬行商人は全国至るところに足跡を残さない場所がないほどなので、このような売薬も、あるいは広く各地方において応用されているのかもしれない。

報告書中には鳶《とび》の黒焼または酸漿《ほおずき》の根と柘榴《ざくろ》の皮とを煎じ薬にして服用させたり（第三例）、穿山甲《せんざんこう》の粉末を服用させたり、茗荷《みょうが》の古根をすりおろして服用させたり、墓木[48]を煎じたものを服用させていた例

44 脳病…精神病が脳の生物学的病気であることを強調して一時「脳病」という表現が使われた。当時は病院名をわざわざ脳病院に変えた例もあったほどだ。
45 オーストラリア産の間違い。二七一頁コラム「精神科の民間薬」参照のこと。
46 五疳、驚風、中風…すべて漢方医学上の病名。五疳とは胆疳、心疳、脾疳、肺疳、腎疳の総称。
47 痢病…激しい腹痛や下痢をともなう病気。赤痢の類。
48 墓木…墓に植えた木。

もあった（第三十九例）。なお戦慄すべき迷信的な煎じ薬を用いていた実例もあった。それは、臍《へそ》の緒の乾燥させたものを煎じ浸して用いたもの、また人知れず墓を発掘してお棺に穴を開け、死体の骨を盗み取ってこれを煎じ浸して服用させていた（第七十四例）ものである。墓場から人骨が交じっていると思われる土の塊を取ってきて、これを煎じて服用させていたものも、そうした例である（第四十二例）。

❖コラム……精神科の民間薬

本節は、樫田五郎が担当して書いた部分だ。樫田は一九一四年（大正三年）に富山を調べ、猿頭《さるがしら》、狐舌、鹿の胎児等の黒焼きがあると記している。薬効があると信じられた動植物を黒焼きにして薬にするのは、江戸時代まで広く行われていた。黒焼きは燃やすのではなく、酸素を遮断して炭化させることをいう。木材を燃やすと灰になるが、蒸し焼き状にすると炭になる。材料本来の隠れた性質を得たかのようになり、その効果を狙ったものらしい。イモリの黒焼きは、〝ほれ〟薬等と言われてきた。『黒焼の研究』（小泉栄次郎著、宮沢書店、五頁、一九二一年。復刻版がたにぐち書店から一九八七年に出ている）では黒焼きは単純な炭素質ではないという主張がなされているが、その後の成分研究では証明されなかった。猿頭霜《えんとうそう》（猿の頭を黒焼きにしたもの）は頭痛や精神の薬として珍重された。驚くことに現在も民間で販売されている。前記の本によれば購入者が偽物をつかまされるのを恐れて、昔から原形を保持したものが好まれた。黒焼き商という専門家がいて、ありとあらゆる動植物が黒焼きの対象となった。生薬と一緒に混ぜ、漢方薬とすることもあった。二〇一一年六月十七日に宇都宮市内で、筆者は明治二十五年（一八九二年）創業の猿頭を陳列している店から話を聞くことができた。

第三十九例に「穿山甲《せんざんこう》の粉末」、第七十四例に「臍の緒」がある。両者とも『黒焼の研究』一六五頁と一三二頁にそれぞれ載っている。穿山甲は硬いうろこを持つ唯一の哺乳類。腹部を内側にして丸まると、外側のうろこには普通の動物では歯が立たない。世界中に分布して、現在でも漢方薬の原料として密猟されている。台湾にも生息しており、台湾が一八九五年に日本の統治下に入ったため、当時は日本国内でも簡単に手に入ったようだ。玉牛黄は牛の胆石。樫田は墺地利（オーストリア）産のものを最上等と書いているが、これは濠太剌利（オーストラリア、他にも当て字あり）の間違い。一九一四年十月十二日に行われた「精神病科談話会例会」で樫田は「第一席 富山県下に於ける精神病状況視察報告」を講演し、後に『神経学雑誌』に抄録を載せ、玉牛黄に触れ、「アウストラリエン産」を最良と書いている。これを漢字に換える時に間違えたらしい。

川芎《せんきゅう》（芎藭《きゅうきゅう》）はセリ科の多年草センキュウの根茎を干したもの。これを煎じて漢方薬に使う。中国四川省で良いものが採れたのでこの名が付いたといい、現在でも漢方薬に使用する。本章第一節に出てきた苦参《くじん》は本州、四国、九州の日当たりの良い草原等に自生する。六月から七月に花が咲く。根が苦参という生薬であり、大変に苦い。消炎作用があるとされ、日本薬局方にも収録されている。

第四節――精神病者輸送法の実況[49]

精神病者を入院させる場合、自宅から精神病院までどのような方法で輸送すべきかは多くの家族の苦慮するところである。患者が従順で自ら入院に対して同意を表す場合には少しも焦燥しないだろうが、そうでない場合には種々の困難に遭遇することがある。例えば患者が比較的静穏な状態にあっても、入院を嫌がる場合は、家族はほとんどだまして病院に連れていき、そのまま入院手続きをしてしまうために、患者は入院後も長く家族を恨み嘆いてやまない例があるのは注意すべきことだ。

家族が最も憂慮するのは、患者が興奮し乱暴を行う時である。資力がある者は自動車、馬車、あるいは人力車を用いて患者を輸送するが、その際にも往々にして手足を縛っている例があるのを見る。あるいは病院に依頼して、医員、看護人に出張してもらい、患者を連れていってもらう例もある。しかし資産の乏しい者はこのような方法を取ることができない。患者の身体に種々の拘束を施して、家族自ら道々警戒しつつ病院に至る例が少なくない。例えば患者の手を縛り、腰を縄で結び、徒歩で引率する様は、まるで警官が罪人を護送するような観を呈する。あるいは荷車の上に籠《かご》を乗せ、その中に蒲団を敷いて患者を横たえ、戸板で籠をふさぎ、さらに縄で幾重にも縛って牽引してくる様子は、子牛、豚等を荷車に乗せて市中を運搬している姿を彷彿とさせる。あるいはまた、患者を蒲団[50]でくるんでこれに縄をかけて暴れられないようにして、それを荷車に乗せて病院等に連れてくる例もある。ここに掲げた写真（第八十二号から第八十六号）は、いずれも皆、輦轂《れんこく》[51]の下で行われた実際の状況である。僻地や片田舎での輸送方法に至っては、おそらく想像を絶するものがあるだろう。このような悲惨ではなはだしく恥辱を与える処置、待遇を受けることによる患者の不幸、不面目は実にはなはだしいというべきである。このような醜態が人心に与える影響はどれほどのものだろうか。それが都市の外観を損ない、民俗の儀表を乱す[52]こともはなはだしいのは、誠に痛恨の極みと言わざるを得ない。

寫眞(第八十二號)

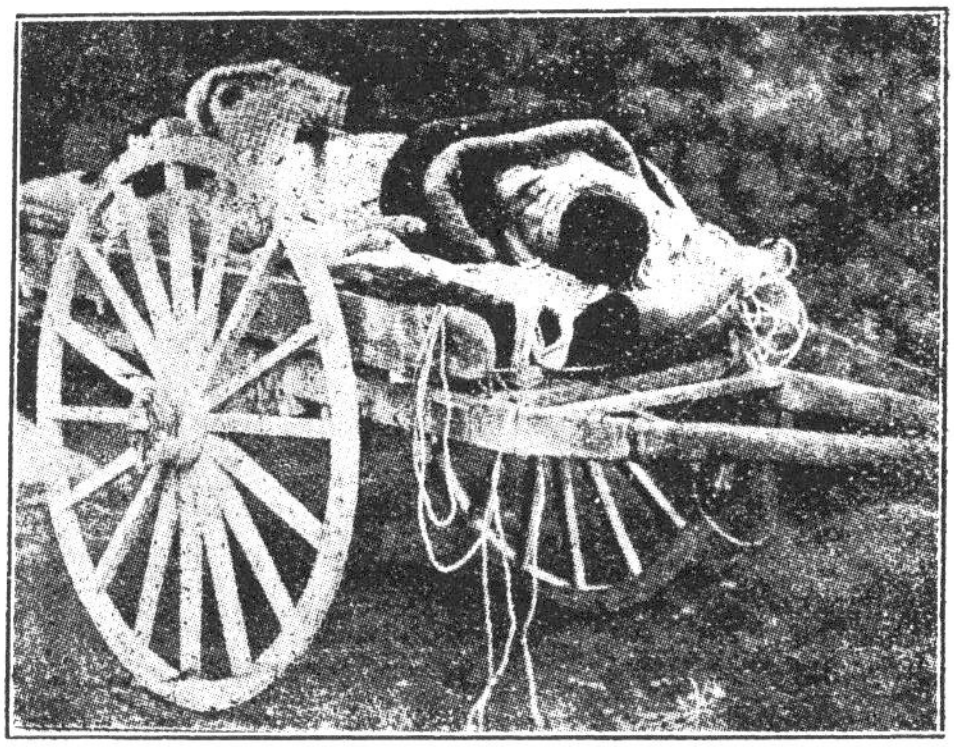

寫眞(第八十三號)

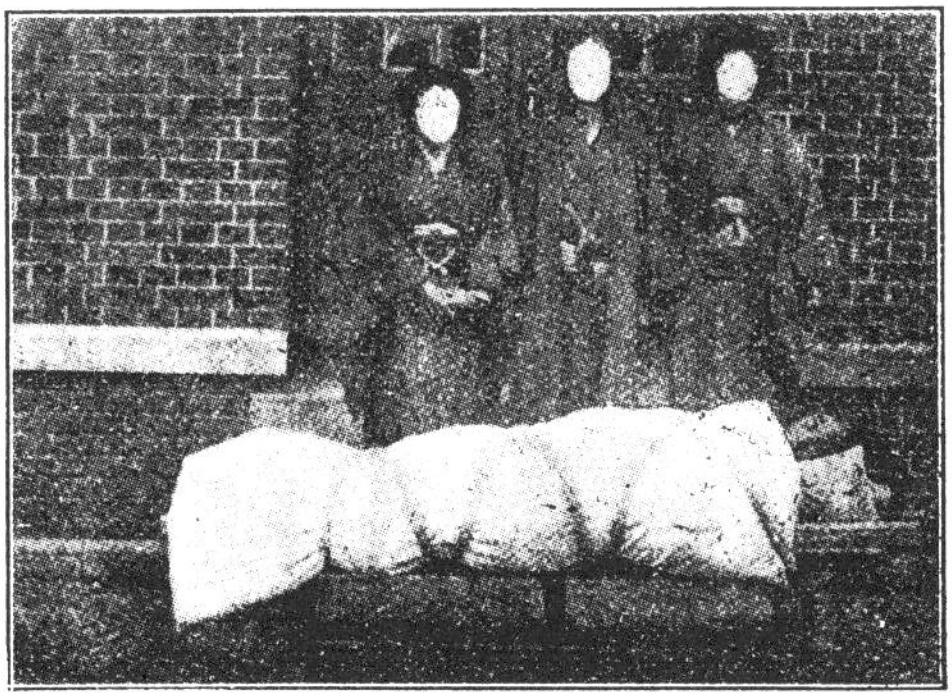

49　第四節は大変短い節だが、雑誌版と冊子版で七カ所もの異同がある。これは比率からすると最多。「輦轂の下」「民俗の儀表を乱る」等の表現から、呉が急性期患者の移送という問題に心を痛めていたことがわかる。

50　原文は「薄団」。「蒲団」の誤植と思われる。

51　輦轂…天子の乗る車という意味。それが置かれている所なので、「首都」を指す。

52　民俗の儀表を乱す…儀表とは手本、模範という意味。よって、風俗の模範を乱すという意味。

寫眞(第八十四號)

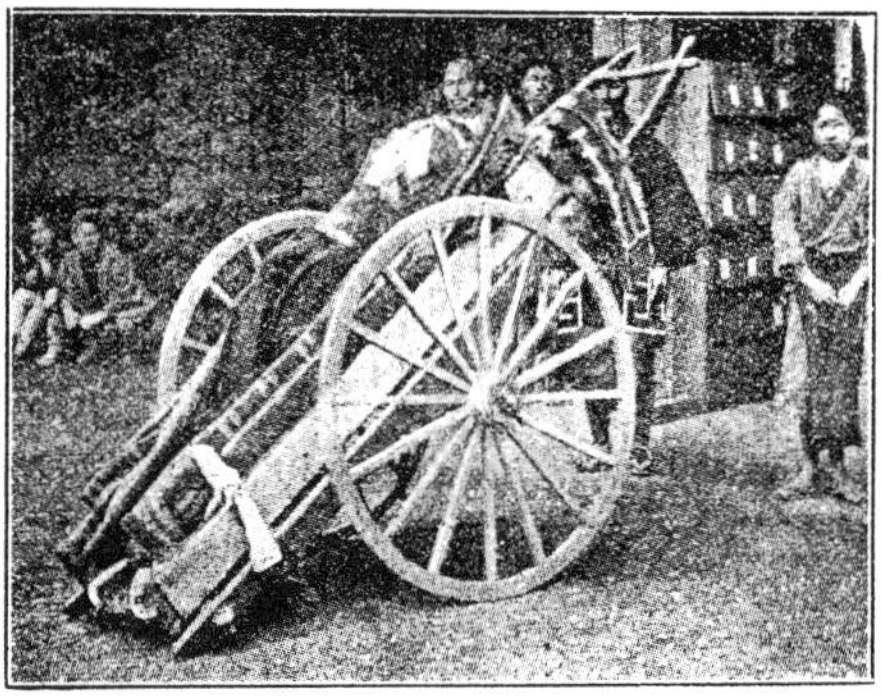

寫眞(第八十五號)

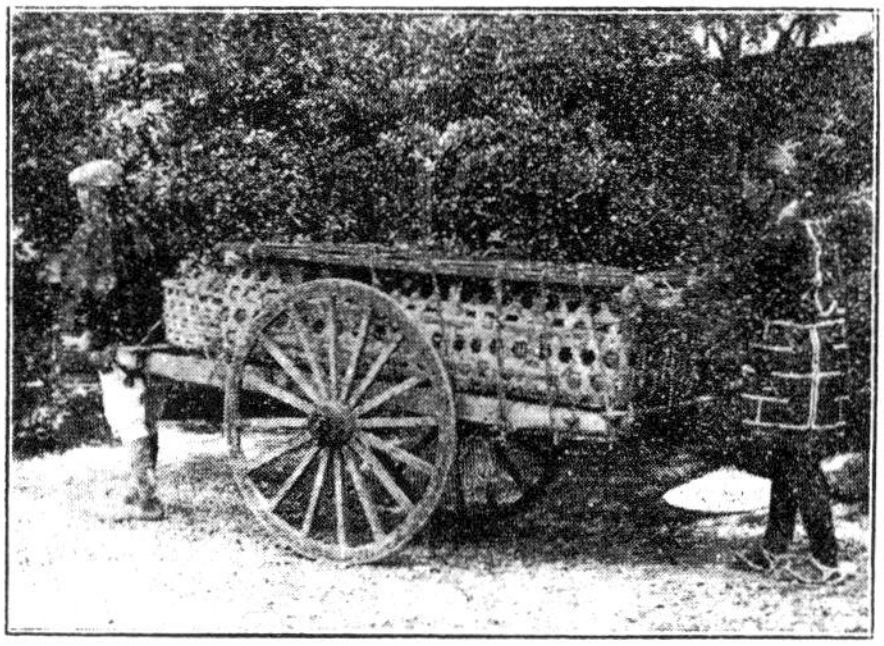

寫眞(第八十六號)

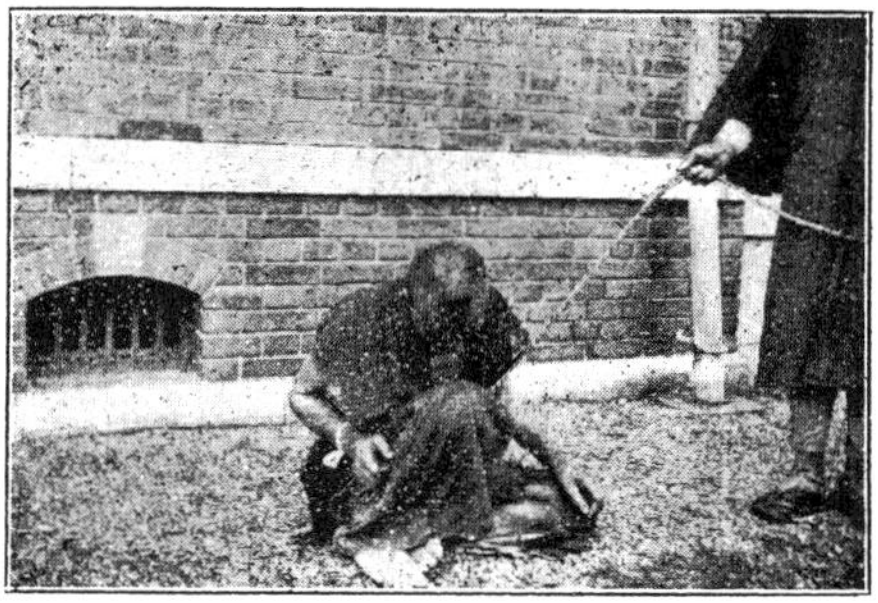

第五章

私宅監置の統計的観察

第一節——総説

我が教室で私宅監置の視察を行ったのは一府十四県であり、[1] 全国道府県の約三分の一に当たる。我々は前述した諸実例についてはその実況の一部を知ることができた。各府県における実況はいずれも大同小異で、府県によって特別な相違があるのを認めなかった。ゆえに、視察した全例についてその統計的観察を行えば、全国における私宅監置の一般情勢をうかがうに足りるのではなかろうか。順次、左に列挙する統計表の中で、府県の記載のないものがあるのは、当該の報告書中にその事項に関する詳細な記事を欠いていたためである。

静岡県では視察時に被監置者が外出中で、直接観察できなかった者が一名いたため、被監置者総数を算出する場合は、当該県の患者計十六は十五として計算した。長野県では視察した監置室中、その収容していた監置者で既に死亡していた者が一名いた。ゆえに同県の患者の合計は統計事項の種類に従って、ある場合は二十五とし、ある場合は二十六と記載した。なお、山梨県では同一被監置者で新旧二つの監置室を有するものと、同一監置室に二名の被監置者がいるものがあったが、患者の合計は差し引きで常に同一（十三）である。また富山県では被監置者のいない市立監置室一個を観察した。ゆえに同県の合計は、監置室に関する分は三十一とし、被監置者に関する分は三十と記載した。

第二節――男女

被監置者の男女別　被監置者を男女で区別すると、男子は女子に比べてはるかに多数で、実数二百九十九人中、男子二百四十一人、女子五十八人である。これを百分率にすれば男子八〇・六パーセントに対し、女子一九・四パーセントで、おおよそ男子四人に女子一人の割合である。

1　一府十四県を強調しているが、第五章は「節」によって県の数が不ぞろいだ。データをきちんと提出しなかった者がいたと思われる。例えば「男女」の表さえ十三県で、岐阜県と三重県がない。「職業」の表は十県。「監置の理由」の表は九県だ。「監置室の大きさ」は八県に過ぎない。なお、統計部分の表と解説は樫田五郎の担当だったようだ。

第一表　被監置者ノ男女別

府縣別／男女別	男	女	計
東京府	一一	四	一五
神奈川縣	一〇	四	一四
埼玉縣	一二	三	一五
群馬縣	八	二	一〇
千葉縣	一七	五	二二
茨城縣	七一	一〇	八一
靜岡縣	一三	三	一六
山梨縣	九	四	一三
長野縣	一九	七	二六
福島縣	二四	三	二七
青森縣	一二	八	二〇
富山縣	二八	二	三〇
廣島縣	七	三	一〇
合計	二四一	五八	二九九
百分比例	八〇・六	一九・四	一〇〇

第三節　年齢

第二表　視察時ニ於ケル被監置者ノ年齢別

年齢別／府縣別	東京府	埼玉縣	群馬縣	千葉縣	茨城縣	靜岡縣	山梨縣	長野縣	福島縣	富山縣	廣島縣	合計	百分比例
十六歳 二十歳	|	一	|	|	三	|	|	|	|	一	|	五	一・九
二十一歳 二十五歳	三	一	|	三	八	二	一	二	一	三	|	二四	九・一
二十六歳 三十歳	三	三	|	二	一六	二	|	二	四	二	|	三四	一二・九
三十一歳 三十五歳	三	二	三	二	一六	二	三	三	二	七	三	四六	一七・四
三十六歳 四十歳	二	|	一	五	八	三	二	九	三	八	四	四五	一七・〇
四十一歳 四十五歳	一	二	一	四	六	一	二	三	二	三	二	二七	一〇・二
四十六歳 五十歳	二	三	三	二	一〇	四	一	一	五	二	|	三三	一二・五
五十一歳 五十五歳	一	二	|	|	五	|	二	二	五	二	|	一九	七・二
五十六歳 六十歳	|	一	一	|	七	一	|	一	一	二	一	一五	五・七
六十一歳 六十五歳	|	|	一	一	一	一	|	|	一	|	|	五	一・九
六十六歳 七十歳	|	|	|	一	|	|	|	二	一	|	|	四	一・五
七十一歳 七十五歳	|	|	|	|	一	|	|	|	|	|	|	一	〇・四
八十一歳 八十五歳	|	|	|	一	|	|	|	|	|	|	|	一	〇・四
未詳	|	|	|	一	|	|	二	|	二	|	|	五	一・九
計	一五	一五	一〇	二二	八一	一六	一三	二五	二七	三〇	一〇	二六四	一〇〇

被監置者の年齢　最高は八十五歳（第四十六例）で、最低は十八歳（前記実例以外）である。これを両極として、被監置者が最も多い年齢は、三十一歳から三十五歳（一七・四パーセント）及び三十六歳から四十歳（一七・〇パーセント）である。すなわち、三十歳から四十歳の成年者の多数（三四・四パーセント）が空しく一室に監置されていることになる。これに次いで多いのは二十六歳から三十歳の壮年者（一二・九パーセント）及び四十六歳から五十歳の初老者（一二・五パーセント）である。さらにこれに次ぐのは四十一歳から四十五歳（一〇・二パーセント）と二十一歳から二十五歳（九・一パーセント）である。五十歳以後の者はその数が次第に減り、五十一歳から五十五歳の者が七・二パーセント、五十六歳から六十歳の者も五・七パーセントで、六十一歳以上の老年者は激減して、各区分で一・九パーセントから〇・四パーセントになる。二十歳以下の未成年者も同じく少数で、一・九パーセントに過ぎない。

第四節——資産

被監置者の資産の程度は便宜上これを上、中、下の三等に大別して、さらにその各等について上、中、下の三つの小区分を立てた。資産の多寡の標準は納税額に依拠するか、または警察署、あるいは患家の近隣一般人の推定を基礎にしてこれを定めた。上の上等に属するものも、その居住地付近において第一

第三表　被監置者ノ資産別

縣別＼資産別	上等			中等			下等			計
	上	中	下	上	中	下	上	中	下	
埼玉縣	｜	一	一	｜	四	二	二	二	三	一五
群馬縣	｜	｜	一	一	二	一	｜	三	二	一〇
千葉縣	一	一	｜	五	六	一	｜	一	七	二二
茨城縣	｜	二	三	七	八	一二	一三	一一	二五	八一
静岡縣	二	｜	｜	｜	二	三	一	二	六	一六
山梨縣	｜	｜	一	一	三	一	一	｜	六	一三
長野縣	｜	三	三	三	七	五	一	一	三	二六
福島縣	｜	｜	三	一	三	六	七	四	三	二七
青森縣	｜	四	｜	｜	四	｜	｜	六	六	二〇
富山縣	｜	二	三	三	三	四	四	四	七	三〇
廣島縣	｜	｜	一	一	一	一	二	一	三	一〇
合計	三二			一〇一			一三七			二七〇
百分比例	一一・八			三七・四			五〇・八			一〇〇

流と目されているに過ぎず、日本全国での富豪の標準に比較したものではない。中等と称するものは一定の資産や安定した職業を有し、相当に不自由なく生活できる程度のものをいい、下の下等に編入した

ものは赤貧で何とかその日暮らしをしているもので、例えば雇人、小作人、日雇人等をいい、親戚の扶助を受けているもの、近隣、地域住民の扶助を受けているもの、市町村より貧窮者として扶助金を受けているもの、資産が全くないもの等を指す。行旅病者等もこれに属することにした。その他の各等級はそれぞれ以上に挙げた各等級の間に位置するものとする。

被監置者は貧困でもその扶養義務者は相当の資産を有するものもある（例えば第六十八例等）。また被監置者も扶養義務者もともに貧窮なものもいる（例えば第六十六例、第六十七例、第九十二例）。これらはいずれも下等の部に編入した。

同一の家に二人の被監置者がいる場合には（例えば第十五例、第十六例等）、資産を示す数はこれを一個としないで二個として計算した。

資産と生活程度とは多くの場合一致するのが常だが、時として例外もある。第五十三例はその一例である。

被監置者を永年扶養したために財力を消耗させ、かつては相当の生活を営んでいたが貧困に陥っているものもある。第三十九例、第五十一例、第五十二例等がその例である。

被監置者の資産程度　第三表に見られるように、実数二百七十名について調査したところ、最も多いのは下等で、全体の過半数を占め、百三十七名（五〇・八パーセント）、次に多いのは中等百一名（三七・四パーセント）、最も少ないのは上等の三十二名（一一・八パーセント）であった。さらにこれを細別すれば、最も多いのは最貧困者である下の下二六・三パーセントで、すなわち総数の四分の一強を占め、これに次ぐのは中の中一五・九パーセント、中の下一三・四パーセント、さらにこれに次ぐのは下の中一三・〇パーセント、下の上一一・五パーセント、中の上八・一パーセントである。少ないのは上等内の各等で、上の下は五・九パーセント、上の中は四・八パーセント、上の上は最少でわずか一・一パーセントに過ぎない。

第五節――職業

表中に記載した「庶業」とは僧侶、教師、官吏、書記、学生、仲買人、理髪師、用務員、車夫、日雇人等をいい、「工業」とは大工、塗物師、活版職、桶職、製糸業、時計製造職、職工等をいい、「商業」とは酒商、油商、茶商、穀商、小間物商、魚商、青物商、菓子商、下駄商、肥料商等をいう。本業の他に副業を兼ねるもの及び女子または職業を持たないものは、いずれも家計を支える主な職業をもってその職業とみなした。はなはだまれだが、職業が不詳なものがあった。これは仮に「庶業」の中に編入した。

被監置者の職業（職業のないものは家計の主な職業）

「農業」は六四・八パーセントで過半数を占め、次に位置するのは「庶業」の二〇・八パーセント、「商業」八・四パーセント、「工業」六・〇パーセントである。

第四表　被監置者ノ職業別

縣別＼職業別	庶業	農業	工業	商業	計
埼玉縣	二	八	三	二	一五
群馬縣	四	四	二	―	一〇
千葉縣	八	一二	一	一	二二
茨城縣	一五	五九	三	四	八一
静岡縣	五	九	―	二	一六
山梨縣	三	八	―	二	一三
長野縣	七	一五	二	二	二六
福島縣	―	二四	―	三	二七
富山縣	五	一九	三	三	三〇
廣島縣	三	四	一	二	一〇
合計	五二	一六二	一五	二一	二五〇
百分比例	二〇・八	六四・八	六・〇	八・四	一〇〇

第六節——監護義務者

第五表　監護義務者別

縣別	群馬縣	千葉縣	茨城縣	静岡縣	山梨縣	長野縣	福島縣	富山縣	廣島縣	合計	百分比例
祖父	二	一	一	｜	｜	｜	｜	｜	｜	四	一・七
實父	一	一〇	二四	三	二	四	六	七	二	五九	二五・〇
養父	｜	一	｜	｜	｜	｜	｜	｜	｜	二	〇・八
實母	二	二	一〇	三	｜	三	四	八	｜	三二	一三・六
繼母	｜	｜	一	一	｜	｜	｜	｜	｜	二	〇・八
夫	｜	｜	｜	｜	｜	一	二	一	二	六	二・五
妻	三	三	二一	一	二	四	五	五	二	四六	一九・五
實子	｜	一	六	二	｜	二	一	｜	｜	一二	五・一
養子	｜	一	一	｜	｜	一	一	｜	｜	四	一・七
兄	｜	一	三	一	｜	六	六	三	一	二一	八・九
弟	｜	｜	四	一	二	三	一	一	一	一三	五・五
姉	｜	｜	｜	｜	｜	一	｜	｜	一	二	〇・八
妹	｜	｜	二	｜	｜	｜	｜	｜	一	三	一・三
伯叔父	｜	｜	一	｜	｜	｜	｜	｜	｜	一	〇・四
伯叔母	｜	｜	一	｜	｜	｜	｜	｜	｜	一	〇・四
甥	｜	｜	二	｜	一	｜	一	｜	｜	四	一・七
從兄弟	一	一	｜	｜	｜	｜	｜	一	｜	三	一・三
其他	｜	一	二	三	｜	一	｜	｜	｜	七	二・九
市長	一	｜	一	一	六	｜	｜	一	｜	一〇	四・二
町長	｜	｜	｜	｜	｜	｜	｜	三	｜	三	一・三
計	一〇	二二	八一	一六	一三	二六	二七	三〇	一〇	二三五	一〇〇

監護義務者の被監置者に対する婚姻関係　監護義務者の中で最も多いのは父（実父二五・〇パーセント、養父〇・八パーセント、合計二五・八パーセント）で、次に多いのは妻（一九・五パーセント）、母（実母一三・六パーセント、継母〇・八パーセント、合計一四・四パーセント）。また次は兄（八・九パーセント）、子（実子五・一パーセント、養子一・七パーセント、合計六・八パーセント）、弟（五・五パーセント）である。その他、夫（二・五パーセント）、祖父（一・七パーセント）、姉（〇・八パーセント）、妹（一・三パーセント）は少ない。また、叔父や叔母もいずれもはなはだ少なく（〇・四パーセント）、それに比べると甥（二・一パーセント）[2]、従兄弟（一・三パーセント）のほうが比較的多い。

監護扶養義務者のない者（窮民・行旅病者等）に対しては、法律の定めるところに従い市長、町長が監護義務者になっているものが十四例あったが（第五表以外に埼玉県で町長の一例があった）、区長、村長が監護義務者であるものは視察例の中には認められなかった。すなわち被監置者全数三百六十一人中、私人の監護義務者は三百四十七人（九六・一パーセント）で、公吏[3]が十四人（三・九パーセント）だった。

第七節——監置の理由

第六表は被監置者がかつて監置前に法に触れた[4]事件を分類して掲げたものである。同一人物が一件以上に関係したものは各個別々に計算した。表中「その他」と記載したのは、飲酒後の悪癖がはなはだし

第六表 監置ノ理由別

件別＼縣別	群馬縣	千葉縣	茨城縣	靜岡縣	山梨縣	長野縣	福島縣	富山縣	廣島縣	合計	百分比例
家人ニ暴行家財破毀	九	二	四七	五	二	一三	一四	一三	七	一一二	二七・七
外出徘徊遠隔ノ地又ハ山中ニ入ル	六	三	一〇	七	七	一六	九	九	—	六七	一六・五
官衙闖入	一	—	—	—	—	三	—	二	—	六	一・五
家宅侵入他人ノ物品ヲ盗出ス	—	四	五	二	一	四	二	三	一	二二	五・四
他人ノ森林田畑ヲ荒ス	一	—	—	二	—	一	一	二	—	七	一・七
他人ニ暴行	—	—	三一	五	—	一	—	—	—	三七	九・一
風俗壞亂	—	—	六	—	—	—	一	—	二	九	二・二
浮浪	—	二	—	—	一	—	—	一	一	五	一・二
放火	—	一	八	—	一	—	二	三	—	一五	三・七
火氣ヲ弄ス	—	一	七	—	二	—	三	二	一	一六	四・〇
家人殺害	—	一	—	—	—	—	一	二	一	五	一・二
家人殺害未遂	—	四	一	—	—	一	—	四	—	一〇	二・五
家人傷害	—	一	—	二	—	一	三	一	—	八	二・〇
他人傷害	—	一	一〇	—	—	二	三	二	—	一八	四・四
傷害未遂	—	二	五	—	—	二	二	二	—	一三	三・二
自殺企圖	—	一	五	—	—	一	一	一	—	九	二・二
神社佛閣破壞	—	—	—	—	—	一	—	一	—	二	〇・五
不敬事件	—	一	—	—	—	—	—	—	—	一	〇・二
其他	六	三	九	二	四	五	三	六	五	四三	一〇・六
件數合計	二三	二七	一四四	二五	一八	五一	四五	五四	一八	四〇五	一〇〇

2 「甥が二・一パーセント」とあるが、表中では「甥は一・七パーセント」となっている。これは雑誌版でも冊子版でも同じ。

3 公吏…明治憲法下の地方公共団体の職員を指す。

4 現代では「触法」という言葉が使われる。刑事責任能力の有無によって、「犯罪」という言葉と区別される。原文は「犯触したる事件」。

かったもの、無銭遊興、無銭乗汽車、乱費、放火、脅迫、怒声叫喚、誘拐されたもの、放火または殺人念慮のあるもの、不詳等を含む。

監置の理由　すべて、被監置者に社会的に危険な行為があったという理由に基づく。[5]その主なものを挙げれば、危険行為の中で最も多いのは家族に対する暴行、家財破棄二七・四パーセントで、[6]全件数の四分の一強を示し、次に多いのは外出徘徊で、そのうちには遠隔地に走ったものや山中を彷徨したもの等を含み、一六・五パーセントである。またこれに次ぐのは最も危険性を帯びたもので、家族または他人を殺害し、または傷害を加えたもので、その行為の既遂、未遂合わせて一三・三パーセントである。これをさらに細分化すると、家族殺害の既遂は一・二パーセント、同未遂は二・五パーセントである。家族傷害の既遂は二・〇パーセント、他人傷害の既遂は四・四パーセント、同未遂は三・二パーセントである。その次は他人に暴行を加えたもので九・一パーセント、火の気をもてあそんだもの四・〇パーセント、放火を実行したもの三・七パーセントである。最も少ないのは不敬事件[7]の〇・二パーセントである。

5　現在の措置入院の基準は「自傷、他害」。自分を傷つけるおそれがある場合にも適用になる。精神病者監護法の下では、他人に危害を及ぼすことのみが理由だった。どのような理由でこのような行為を行うのか、統合失調症の精神病理的解釈はいろいろあるが、ひとことで言えば自我の障害ということができる。その中の重要な症状、思考の障害などと並んで、作為体験がある。これは統合失調症に特異的で、別名「させられ体験」ともいう。自分の身体や精神が誰か別の人に操られていると感じ、第六表のような、周囲に了解不能な行動や破壊行為をしてしまう。昔の人は病人の作為体験を聞いて、何か別の物に操られていると解釈し、それが狐憑きとなったようだ。地方によって、憑く物は狐とは限らない。なお本文中、原木山妙行寺での憑き物落としは、心理的葛藤から起きる解離性障害が疑われる。この場合は作為体験と違い、憑き物が容易に落ちる。すぐれた憑き物落とし役は疾病の違いを見極めて、あらかじめ家族に説明をして行を行ったようだ。

6　「家族に対する暴行、家財破棄は二七・四パーセント」としているが、表中では二七・七パーセントとなっている。雑誌版でも同じ。

7　不敬事件…皇室や皇陵に対する敬いを欠いた言動。旧刑法には不敬罪があった。

第八節——監置の経過

第七表　監置經過年別

年別／縣別	群馬縣	千葉縣	茨城縣	靜岡縣	山梨縣	長野縣	福島縣	富山縣	廣島縣	合計	百分比例
假監置	一	—	—	—	—	—	一	—	—	二	〇・九
一年未滿	一	三	一五	一	二	一	—	七	一	三一	一三・二
一年	—	三	八	一	二	二	一	一	—	一八	七・七
二年	一	三	六	一	—	三	三	三	二	二二	九・四
三年	一	三	八	—	—	二	三	一	二	二〇	八・六
四年	一	—	八	一	一	四	—	七	一	二三	九・八
五年	—	一	四	一	二	三	二	六	一	二〇	八・六
六年	一	一	五	二	一	三	三	一	—	一七	七・三
七年	—	一	六	—	—	—	一	—	—	八	三・四
八年	一	—	三	二	一	一	一	一	一	一一	四・七
九年	—	一	一	二	—	二	一	一	—	八	三・四
十年	一	一	三	—	一	—	三	一	二	一二	五・一
十一年	—	一	五	三	一	一	三	一	—	一五	六・四
十二年	一	二	一	一	一	—	—	—	—	六	二・六
十三年	一	二	四	—	—	—	四	—	—	一一	四・七
十四年	—	—	四	—	—	一	—	—	—	五	二・一
十五年	—	—	—	—	—	一	—	—	—	一	〇・四
十六年	—	—	—	—	一	一	—	—	—	一	〇・四
二十一年	—	—	—	—	—	一	—	—	—	一	〇・四
二十三年	—	—	—	一	—	—	—	—	—	一	〇・四
二十七年	—	—	—	—	—	—	一	—	—	一	〇・四
計	一〇	二二	八一	一六	一三	二五	二七	三〇	一〇	二三四	一〇〇

精神病者監護法が発布されたのは明治三十三年であり、我が教室による最近時の視察である大正五年までに十七年が経過している。にもかかわらず表中に十七年以上のものが三名見られるのは、監護法発布以前から既に自宅に監禁され閉じ込められていたものがいた理由による。第七表の監置経過年別とは、同法実施以後の被監置者については、監置許可または監置室使用許可が下りた年月より起算して各視察者の調査した時点までの経過期間を挙げたものである。表中一年、二年とあるのは一年以上二年以下、二年以上三年以下等の意味であって、月数は省略した。また、ここに挙げた仮監置とは警察署の同意を得て、本監置を実行するまで仮に監置していたものをいう。その期間は三十日以内とされる（内務省令第三十五号第四条）。

一度監置されたもので、全快または軽快によって監置廃止となったもの、また病気再発により再三監置を繰り返したものもあったが、これらは最後に監置された日時から起算した。

監置経過年別　その最長例は福島県の二十七年で、最短は同じく福島県及び群馬県の仮監置の三十日以内である。今経過期間の多寡を順次列記すれば、一年未満（仮監置を含む、一四・一パーセント）、二年（九・四パーセント）、四年（九・八パーセント）、三年並びにいずれも（五年八・六パーセント）[8]、一年（七・七パーセント）、六年（七・三パーセント）、十一年（六・四パーセント）、十年（五・一パーセント）、十三年（四・七パーセント）、八年（四・七パーセント）、七年（三・四パーセント）、九年[9]（三・四パーセント）、十二年（二・六パーセント）、十四年（二・一パーセント）で、十五年、十六年、二十一年、二十三年、二十七年はいずれも少数で〇・四パーセントであった。さらにこれを五年ごとに区分して見てみると、五年以下のものが最も多く（五八・二パーセント）、六年以上十年以下のものがこれに次ぎ（二三・九パーセント）、十一年以上十五年以下のものが続き（一六・二パーセント）、十六年以上のものは最も少なく一・六パーセントだった。換言すれば、一般に経過期間が短いほど被監置者数は多く、反対に経過期間が長くなるに従ってその数が減少していくといえる。

第九節——監置室

監置室については、その構造、広さ、採光、換気、周囲の状況等を参考にして、その衛生上の設備について適否を考察した。その結果は表に示した通りである。この概要を見ると左記の通りである。

監置室の良否　不良及びはなはだ不良なものが最も多く、その合計は過半数の五八・九パーセントを占め、そのうち不良なものは三七・三パーセント、はなはだ不良なものは二一・六パーセントである。普通なものは三〇・三パーセントで、良いものは最も少なく一〇・八パーセントに過ぎない。

さらにこれを採光、換気の良否、監置室設置場所、監置室の大きさについて記載すると、左記の通り。

第九表中、採光、換気が良好、または普通と記載しているものは、採光、換気がいずれも良好または普通で、不良と記されているもののうちには、採光、換気ともに不良なものの他に、採光のみ不良のもの、または換気のみ不良のものを含む。このように区別して左記の結果を得た。

監置室の採光、換気　不良（五一・六パーセント）が最も多く、良好と普通は同数（二四・二パーセント）である。なお採光の不良は換気の不良に比べてその数が多く、そのはなはだしい例に至っては、室内が真っ暗で外部から被監置者の存在すら見えないものもあった。

8　「三年並びにいずれも（五年八・六パーセント）」という表記は、かっこの位置も含めて変だが、「三年と五年は両方とも八・六パーセント」という意味と考えられる。雑誌版には三年が入っていない。

9　「九年」を、雑誌版では「十年」と誤って表記している。

第八表　監置室ノ良否別

良否別＼府縣別	東京府	埼玉縣	群馬縣	千葉縣	靜岡縣	山梨縣	長野縣	福島縣	富山縣	廣島縣	合計	百分比例
大體ニ於テ佳良ナルモノ	一	一	｜	一	二	六	四	一	三	一	二〇	一〇・八
大體ニ於テ普通ナルモノ	一	四	二	五	四	一	一三	一〇	一〇	六	五六	三〇・三
大體ニ於テ不良ナルモノ　不良ナル者	一〇	七	六	一一	五	四	四	一〇	一〇	二	六九	三七・三
大體ニ於テ不良ナルモノ　甚不良ナル者	三	三	二	五	五	二	五	六	八	一	四〇	二一・六
計	一五	一五	一〇	二二	一六	一三	二六	二七	三一	一〇	一八五	一〇〇

第九表　監置室ノ採光・換氣ノ良否別

府縣別／良否別	良好	普通	不良	計
埼玉縣	三	七	五	一五
群馬縣	二	三	五	一〇
千葉縣	七	四	一一	二二
靜岡縣	四	三	九	一六
山梨縣	六	一	六	一三
長野縣	四	六	一六	二六
福島縣	四	四	一九	二七
青森縣	六	四	一〇	二〇
富山縣	六	一一	一四	三一
廣島縣	四	三	三	一〇
合計	四六	四六	九八	一九〇
百分比例	二四・二	二四・二	五一・六	一〇〇

視察した監置室の総実数は三百六十四個で、そのうち私設は三百五十個[10]（九六・二パーセント）、公設は十四個である（三・八パーセント、表にはないが茨城県に市立のものが一個ある[11]）。

監置室の設置場所　母屋の座敷内あるいは物置内が最も多く（いずれも二四・六パーセント）、これに次ぐのが監置室用として特別に建設したもの（一〇・九パーセント）及び住宅に隣接して増設したもの（一〇・三パーセント、このうちには住宅の庇《ひさし》の下に差し掛けて造ったものも含む）。この次が土蔵内（六・九パーセント）、土蔵に連接して設けたもの（一・三パーセント）、母屋とは離れた独立家屋の座敷内（四・六パーセント）、土間内（四・一パーセント）[12]、台所内（一・七パーセント）等である。

10 第十表では、私立を合計すると百六十二個になる。「三百五十個」と記載しているのは、視察したが、細かい記載がない例が多かったためだろう。

11 なぜか表に載せていない。これを第百例とも考えられる。

12 「土間内　四・一パーセント」とあるが、第十表では「土間内　四・〇パーセント」である。

第十表　監置室ノ設置場所別

公私別	場所別 ＼ 府縣別	東京府	埼玉縣	群馬縣	千葉縣	静岡縣	山梨縣	長野縣	福島縣	富山縣	合計		百分比例
私設	母屋ノ座敷内	一	一	三	六	二	二	一〇	一一	七	四三		二四・六
	物置ノ内	四	八	二	六	四	一	六	九	三	四三		二四・六
	土藏内	一	一	一	二	|	|	三	一	三	一二		六・九
	臺所内	|	|	|	|	|	|	|	一	二	三		一・七
	土間内	一	|	一	|	|	|	|	一	四	七		四・〇
	別棟トシテ建造	三	二	|	三	三	二	三	一	二	一九		一〇・九
	住宅ニ接シ監置室増設	四	一	二	三	三	一	二	|	二	一八		一〇・三
	母屋トハ離レタル獨立家屋座敷内	一	|	|	一	二	一	|	三	|	八		四・六
	土藏ニ連接シテ建造	|	|	|	|	一	|	|	|	三	四		二・三
	其他	|	一	|	|	|	二	二	|	|	五		二・九
公設	市立	|	|	一	|	一	四	|	|	二	八	一三	七・四
	町立	|	一	|	一	|	|	|	|	三	五		
合計		一五	一五	一〇	一二	一六	一三	二六	二七	三一	一七五		一〇〇

監置室の大きさ　監置室の大きさ（建坪）は、間口（または奥行き）一間（一・八m）に奥行き（または間口）一間半（二・七m）という一坪半（五㎡）のものが三一・六パーセントで第一位を占め、これに次いで多いのは、一間（一・八m）に一間（一・八m）という一坪（三・三㎡）のものが二〇・六パーセント、及び一間半（二・七m）

に二間（三・六m）という三坪（九・九㎡）のものが一〇・七パーセントである。その他は、これらに比べれば数が少なく、一間（一・八m）に二間（三・六m）という二坪（六・六㎡）のものが七・七パーセント、一間半（二・七m）に一間半（二・七m）という二坪二合五勺（七・四㎡）のものが七・一パーセント、一間（一・八m）に二間半（四・五m）という二坪五合（八・三㎡）のものが一・九パーセントである。二間（三・六m）に二間半（四・五m）という五坪（一六・五㎡）のもの、七尺（二・一m）に一間（一・八m）という一坪一合七勺（三・九㎡）のもの、五尺（一・五m）に一間（一・八m）という八合三勺（二・七㎡）のもの、四尺（一・二m）に一間（一・八m）という六合七勺（二・二㎡）のものの四つは、各一・三パーセントでさらに少ない。最も少ないのは三間（五・四m）に一間半（二・七m）という四坪五合（一四・六㎡）のもの、一間半（二・七m）に二間半（四・五m）という三坪七合五勺（一二・四㎡）のもの、二間（三・六m）に八尺（二・四m）という二坪四合（七・九㎡）のもの、八尺（二・四m）に九尺（二・七m）という二坪（六・六㎡）のもの、七尺（二・一m）に一間半（二・七m）という一坪七合四勺（五・七㎡）のもの、一間（一・八m）に一丈（三m）という一坪六合六勺（五・八㎡）のもの、七尺（二・一m）に七尺（二・一m）という一坪三合六勺（四・五㎡）のもの、八尺（二・四m）に一間（一・八m）という一坪三合三勺（四・四㎡）のもの、一間半（二・七m）に五尺（一・五m）という一坪二合四勺（四・一㎡）のもの、五尺（一・五m）に八尺（二・四m）という一坪一合（三・六㎡）のものの各〇・六パーセントである。なお一坪（三・三㎡）以下のものも五例あった。五尺（一・五m）に一間（一・八m）（第五十六例・第八十例）、四尺（一・二m）に一間（一・八m）（第七十八例、実例外で一例）、三尺（九〇㎝）に一間（一・八m）（実例外で一例）がそれである。また静岡県、埼玉県には、初めは一坪（三・三㎡）以下であったが、その後警察署の注意によってこれを改めたものが一例ずつあった。

よって、建坪の最大は五坪（一六・五㎡）で、最小は半坪（一・七㎡）であった。

第十一表　監置室ノ大サ別

間口（又ハ奥行）及ビ奥行（又ハ間口）

間口・奥行別		坪數別	群馬縣	千葉縣	靜岡縣	山梨縣	長野縣	福島縣	富山縣	廣島縣	合計	百分比例
二間	二間半	五坪	—	—	—	—	—	二	—	—	二	一・三
三間	一間半	四・五坪	—	—	—	一	—	—	—	—	一	〇・六
二間	二間	四坪	—	二	一	二	一	二	—	—	八	五・二
一間半	二間半	三・七五坪	—	—	—	—	—	一	—	—	一	〇・六
一間半	二間	三坪	一	—	三	—	二	二	九	—	一七	一〇・七
一間	二間半	二・五坪	一	—	二	—	—	—	—	—	三	一・九
二間	八尺	二・四坪	—	一	—	—	—	—	—	—	一	〇・六
一間半	一間半	二・二五坪	一	—	—	—	—	三	五	二	一一	七・一
一間	二間	二坪	—	二	三	一	—	二	四	—	一二	七・七
八尺	九尺	二坪	—	一	—	—	—	—	—	—	一	〇・六
七尺	一間半	一・七四坪	—	—	—	—	一	—	—	—	一	〇・六
一間	一丈	一・六六坪	—	一	—	—	—	—	—	—	一	〇・六
一間	一間半	一・五坪	三	一一	四	六	六	六	九	四	四九	三一・六
七尺	七尺	一・三六坪	一	—	—	—	—	—	—	—	一	〇・六
八尺	一間	一・三三坪	—	—	—	—	一	—	—	—	一	〇・六
一間半	五尺	一・二四坪	—	一	—	—	—	—	—	—	一	〇・六
一間	七尺	一・一七坪	—	一	—	—	一	—	—	—	二	一・三
八尺	五尺	一・一坪	一	—	—	—	—	—	—	—	一	〇・六
一間	一間	一坪	二	—	—	—	一四	八	四	四	三二	二〇・六
五尺	一間	〇・八三坪	—	—	一	一	—	—	—	—	二	一・三
四尺	一間	〇・六七坪	—	—	一	—	—	一	—	—	二	一・三
其他			—	二	一	二	—	—	—	—	五	三・二
計			一〇	二二	一六	一三	二六	二七	三一	一〇	一五五	一〇〇

甲　監置室の構造

次に監置室の構造について述べる。

町立の監置室で四面、天井、床を鉄板で張ったものが一例（例示したものの他に）、私設の監置室で室の前面を鉄格子にして、他の三面、天井、床の内面を薄い鉄板張りにしたものが一例（第十七例）あった他は、すべての例でそのだいたいの構造は木造である。

監置室の周壁　木柵を縦に並べて、格子造りとしているものが最も多く、木材の多くは杉を用い、その太さは五寸（一五cm）角、三寸（九cm）角等で、その角を削って丸みをつけたものもあった。また、丸太をそのまま用いたものもあって、古材木を寄せ集めて造ったものもあった。各格子（木柵）のすき間は多くの場合二寸（六cm）から八寸（二四cm）あり、三寸（九cm）のすき間のあるもの、または五寸（一五cm）のすき間のあるものが最も多かった。縦列の木柵には横に一本から三本の横木を貫く。鉄棒で貫く場合もあった。全く横貫がないものも少数だが見受けられた。格子のすき間の狭いものは光線の入射を遮ってしまうことはもちろんである。また、四方を格子造りにしているものもあった。一面から三面を格子造りとし、他の面は板張りまたは塗り壁としていたものがあった。まれには四方を塗り壁とするものもあった。これは採光がはなはだ不良で室内は真っ暗であった。

天井　天井は格子造りにしているもの、格子に板張りをしたもの、板張りのもの、また第十例、第七十八例、第八十三例等のように天井を張っていないもの等もあった。

床から天井までの高さ　一丈（三m）（第五十七例）が最高で、四尺（一・二m）に満たないもの（第七十八例）が最低である。その他では六尺（一・八m）が最も多く、九尺（二・七m）がこれに次ぎ、七尺（二・一m）は少ない。最も少ないものは、八尺（二・四m）、七尺八寸（二・三m）、六尺八寸（二m）、六尺五寸（二m）、六尺二寸（一・九m）、五尺五寸（一・七m）、五尺（一・五m）等である。五尺（一・五m）以下の高さでは被監置者は室内で直立することができない。しかし、五尺（一・五m）のもの一例（例示したものの他に一例）、五尺（一・五m）未満のもの一例（第百五例）、四尺（一・二m）のもの一例（第七十四例）、四尺（一・二m）未満のもの一例（第七十八例）を見た。

床下の高さ　一尺（三〇cm）から二尺（六〇cm）のものが多く、三尺（九〇cm）及び一尺（三〇cm）未満のものは少ない。五寸（一五cm）のものは第五十三例、第五十四例、第五十九例、第七十七例、第八十例等にこれを認めた。また床が低く地面に接近し、床板または室内が湿潤しているものがあった。第三十七例、第四十例、第七十例、第七十五例、第七十六例等がこの例である。

屋根　屋根は藁葺《わらぶ》き、茅葺き、板葺きのものが多く、また亜鉛葺きのものもあった。瓦葺きは少ない。

窓　窓の装置は多くの場合にあった。採光、換気に対して十分な装置であるものも認められたが、不良な場合には、四方合わせてただ一カ所、三寸（九cm）に五寸（一五cm）または五寸（一五cm）に一尺（三〇cm）くらいの小穴を開けているに過ぎないものもあり、全く窓のないものもまた見受けられた。

出入口　出入口の大きさは高さ三尺（九〇cm）から四尺（一・二m）、幅三尺（九〇cm）のものが最も多く、その他には七尺（二・一m）に三尺（九〇cm）、五尺（一・五m）に三尺（九〇cm）、四尺（一・二m）に二尺五寸（七五cm）、三尺五寸（一・一m）に二尺（六〇cm）、三尺（九〇cm）に二尺（六〇cm）、二尺五寸（七五cm）に二尺（六〇cm）のもの等があった。その構造は格子造りのままのもの、格子に板を張ったもの、格子造りとせず板張りにし蝶番《ちょうつがい》を付けて開閉できるようにしたもの等があった。この施錠には錠前を用いるものが多く、錠前が壊れて使用に堪えない場合は、針金や縄等で木材を出入口に縛り付けその代用とさせているものがあった。また第八十一例のような一種独特の装置[13]を用いているものもあった。寛解または静穏な状態にある患者には、出入口に錠前を施さず、家族の居間と自由に行き来できる仕組みにしている例もあった（第八例、第四十六例等）。これと反対に施錠のはなはだ厳重な例としては、出入口を全く釘付けにしたものが一例あった（前記実例以外の例）[14]。また第六十九例は錠前が錆びついて出入口が開けられないものだった。これらは万一、火災、水害等の非常時に際してはすこぶる危険であり、ぞっとせざるを得ない。

食物の挿入口　食物の挿入口は木柵の一部を彫り抜いて六、七寸（一八cm、二一cm）四方のすき間を作り、これに充てているものが多い。または板壁の一部を同様に切り抜き、ここから椀等を差し入れるものもあった。また挿入口の仕組みがないものも少数あったが、この場合は格子のすき間、または窓から食物を支給する方法を取っているのが常だった。

乙　監置室内の状況

左記にこれを述べる。

便所装置　室内に便所を設けているものが最も多く、その装置としては床板に四角形の小穴（五寸［一五cm］に八寸［二四cm］、一尺［三〇cm］に一尺五寸［四五cm］くらい等）を開けたものが最も多く、この場合にはこれに対応する地上または地中に受ける器（甕《かめ》、樽《たる》、箱等）を置く。時として藁を敷くものもある。室内に排便口を設けない場合には、便器を支給しているものが多く、時として便器の代用として細い板を用いるものもあった（第五十六例）。監置室外に室と密接して便所を設けていたものもあった。第五例、第七例、第十二例等の少数にこの例を認めた。

洗面所　室内に特別に洗面所を設けていたものははなはだまれで、四例（一・一パーセント、第八例等）に過ぎない。

室内の敷物　室内には全体に畳を敷いたもの、一部だけ畳を敷き他は板敷きのままとしているもの、また板敷きに蓆《むしろ》、茣蓙《ござ》、薄縁《うすべり》、古布の類を敷いたもの、全く何も敷かず板敷きのままにしているもの等があり、これらの類例の多寡の比率はほぼ同じである。敷物の多くは新しくきれいなものではなく、古く汚れたものか、あるいは破れたものである。板敷きのままにしていたもののうちには、以前には敷物を

13　第八十一例は木で打ち付けてあり、出入口がない事例だった。

14　当時は水害も多く、脅威だった。精神病院でも水害に遭い、被害を受けた例があった。

与えていたことがあったが、被監置者がこれを破り壊してしまうことがはなはだしかったために、撤去した例もあった。

室内の清潔状態　室内は一般に掃除が行き届いておらず、不潔なものが多かった。放尿、脱糞、不潔な衣服または寝具等のため悪臭を発する室は実に少なくなかった（第三十七例、第四十一例、第五十一例、第五十二例、第五十六例、第六十三例、第六十四例等）。

丙　監置室の周囲の状況

監置室を特に別の建物として造ったものでは、その周囲の状況も一般に良好だけれども、物置内、または土蔵内に設けているものは、室の採光、換気等が不良になってしまうのは当然である。また監置室の周囲にごみ、積み草その他不潔なものが堆積していたものがあり（第四十九例、第八十一例、第八十七例、第八十八例、第八十九例等）、室に接近して厩《うまや》（第五十四例、第八十五例等）または不潔な溝（第五十二例等）のある例があった。あるいは第十七例のように室の窓にはなはだ接近して板塀を設けたために、室内が陰鬱になってしまったものもあった。これら不良な状態は前記実例のあちこちに認めることができた。

第十節——被監置者の状態

栄養状態　まず被監置者の栄養状態について観察すると、不良なものが最も多く、普通なものはこれに次ぎ、良いものは少ない。もっとも、精神病者は興奮の続く時にはやせ細り、痴呆に陥れば肥え太ることがなくはないのだが、食物の量及び質の不足・不良なこと、室外運動のほとんどないこと、監置室に衛生上の設備を欠くこと等が、その栄養不良を招く原因であるのは動かし難い事実である。

病状　次に被監置者の病状について観察すると、興奮状態にある者が多く、そのうちには器物を投げ捨てる等の衝動性行動を伴い、危険性を帯びる者がいた。痴呆状態にある者もまた多く、そのうち全く高度の痴呆状態に陥った者が十二例（三・三パーセント　埼玉県一例、群馬県二例、静岡県四例、山梨県三例、富山県二例）あった。寛解《かんかい》[15]状態にある者十一名（三・〇パーセント　千葉県二例、静岡県四例、長野県一例、福島県一例、富山県三例）を見受けた。不潔症を有する患者もはなはだ多かった。

作業　監置室内において作業に従事する者は二十例を数え、五・五パーセントに相当する。すなわち第九例、第二十二例、第三十六例、第四十七例、第五十四例、第五十九例、第六十一例、第七十一例、第七十五例、第九十七例、第百二例、第百五例がこれである。しかし、作業に従事する者は必ずしも寛解状態にある者とは限らない。痴呆状態にある者で、なおかつ作業する者がいた。また、その作業で家計の足しにしていたものがあった。第百五例がそれである。

15　寛解…治癒はしていないが、かなり改善、安定した状態。

拘束　手かせ足かせでかつて制縛されていた患者、及び視察当時に制縛されていた患者は七例（一・九パーセント）見受けられた。

合併症　精神病以外に他の身体的疾患を有するものは、軽微な合併症を除き、重症状態にあるものが十一例（三・〇パーセント　第四十六例、第五十例、第七十例、第八十七例、その他七例）あった。

逃走　かつて監置室を壊して逃走したものが十二例（三・三パーセント　第九例、第四十八例、第六十三例、第七十九例、第八十九例、第九十三例、その他六例）あった。破室の方法としては、釘を用いて床板を破る、屋根裏を破る、または放火等を行ったものもあった。

第十一節――家族の待遇

家族の被監置者に対する待遇　良いものは少なく（二六・八パーセント）、普通なものが多く（四二・八パーセント）、不良なものはその中間（三〇・四パーセント）に位置していた。

待遇の良否は必ずしも資産及び生活程度と一致しない。例えば、第四十五例、第八十七例、第八十八例のように相当な財産を有するにもかかわらず、病者に対する待遇がはなはだ不十分なものがある。またその反対に、第百五例のように貧困の中にあっても、看護に誠意を尽くし、見る者を感涙させる例も

第十二表　家人ノ被監置者ニ對スル待遇別

縣別＼待遇別	佳良	普通	不良	計
埼玉縣	四	四	七	一五
群馬縣	一	五	四	一〇
千葉縣	五	八	九	二二
靜岡縣	四	六	六	一六
山梨縣	八	二	三	一三
長野縣	六	一七	二	二五
福島縣	五	一二	一〇	二七
富山縣	七	一五	八	三〇
廣島縣	五	三	二	一〇
合計	四五	七二	五一	一六八
百分比例	二六・八	四二・八	三〇・四	一〇〇

あった。

さらに待遇について細かく論じれば、左記の通りである。

食物　毎日三回食事を与えることが多いが、患家の多数は農家であるために、その常食としている粗末な食物に過ぎない。食べ物は木の椀に盛りつけて与えるか、または握り飯として与えることが多い。家計が豊かなもの、または被監置者に同情を持つ家庭では、膳立てで食事をさせ（第一例、第二例等）、あるいは嗜好品を与え（第三例等）、あるいは間食を与えるものもあった（第三十二例、第三十四例等）。これと全く反対に、牛馬に飼料を投げ与えるよりもなおはなはだしい感情や態度で被監置者に対するものもあった（第三十七例等）。食料の不足しているものもあり、食事の支給が忘れられることもある。時には腐敗した食物が見受けられることもあった（第八十例等）。

寝具　寝具の支給が全くないものはまれだが、四例にそれを見た（一・一パーセント）。供給が十分なものより不十分なもののほうが多く、かつ清潔な寝具を供給されている例は少なく、はなはだ不潔なものを供給している例が多い。

衣服　衣服の供給も寝具と同様、不十分なものが多く、また不潔なものが多い。寝具、衣服は破棄行為や不潔行為の全くない患者であっても不潔で、あるいは破れ、悪臭を放ち、また垢脂《あかあぶら》にまみれたものがはなはだ多い。これは更衣や洗濯を行うのがまれなのが理由である。監置室に入って以来、二、三年に一回も洗濯が行われないような極端な例もあった。衣服が糞尿で汚れたままのものもかなり多く、経血で汚れたものも見た。

沐浴　沐浴もたびたび行う例があるが（第一例、第十一例、第十三例、第十九例等）それは少ない。時々行われるもののほうが多数で、一年間に一、二回（第三十七例等）、あるいは二年間に一回（第三十六例等）に過ぎないものもあった。はなはだしいものに至っては、入室以来一回も沐浴をしていないものがあった（第二十八例［一年半］、第三十九例［七カ月］、第五十例［十三年間］等）。ゆえに清潔な被監置者を視察する例は極めてまれであった。家族が被監置者を沐浴させるには、室から被監置者を出して、自宅の浴槽に入れるか、盥《たらい》を用いて行水をさせるか、銭湯に連れていくことになる。その際は家族の補佐はもちろん、親戚、近隣者の助力に頼ることもある。また、警察官がこれに立ち会うこともある。興奮した患者は言うに及ばず、静穏な患者に対しても、あらかじめ入浴中の危険行為に配慮し、その手足を束縛して体を洗うようなこともある。沐浴の代わりに身体を拭くこともあるが、時には患者自ら身体を拭くこともあるが、興奮興奮している者、痴呆に陥っている者等にあってはそのようなことは望むべくもない。

理髪　たまに行うに過ぎない。よって被監置者はざんばら髪で垢だらけの顔をしているものがすこぶる多く、特にはなはだしいものを七例（一・九パーセント）見た。第三十六例、第四十八例、第五十一例、第五十二例、第七十五例、第七十七例等がその例証である。

室内の掃除　室内の掃除は家族によってまれに、または時々行われていた。毎日またはたびたび行うものは少なく、ただ行き届いた家庭か、もしくは被監置者が静穏であって自ら掃除を行う場合においてのみこうしたことが認められた。室内が不潔で塵《ちり》や埃《ほこり》の散乱、または堆積が見られることがごくありふれた状態である。

便所の掃除　毎日または隔日等頻繁に行うものはまれである。一カ月に数回なのはまず行き届いたほうであり、一、二回なのが普通である。糞塊が堆積して悪臭を放つものが多く、また入室以来一、二年も掃除を行わないものもある。第三十六例（二年間）、第三十九例（一年七カ月）等がこれである。室内もまた糞尿で汚くなり、被監置者の身体、衣服もこのせいで汚れているものが少なくない。

洗面装置　特別に洗面所を設けたものは前述したように四例に過ぎない。洗面器を室内に備えるものもまた多くない。被監置者の多くは顔を洗わず、歯を磨かない。

防寒・防暑装置（一）　防暑装置として室に簾《すだれ》等を掛け（第四例、第四十五例等）、日光を遮へいしているものは極めて少数である。室内に団扇《うちわ》、扇等を備え置くものは比較的多く認められた。蚊帳を支給しない例は、支給している例より多かった。時として用意周到な装置を見かけないわけではないが、それはまれな例である。

（二）　防寒装置として特別な用意があるものはほとんどない。八例（二・二パーセント　第九例、第六十三例等）にこれを見たが、これであっても監置室が囲炉裏のそばにあり、たまたま自然の温暖法になっただけである。その他は冬期に蒲団を重ね、あるいは藁《わら》を多めに支給するようなことに過ぎない。これらをまとめると、被監置者の居宅である監置室は、風雨、霜雪、寒暑に際して、これらに応じる変化が常にないというべきである。

娯楽、気晴らし16　雑誌（第五例、第九十六例、第百一例、第百二例等）、新聞紙（第十例、第二十八例、第六十六例、第九十四例等）、書籍（第十一例、第四十一例、第五十六例、第九十四例、第百一例、第百二例等）を閲覧させている例は二十一例（五・八パーセント）あった。将棋盤を備えて、柵の間から人と競技させている例もあった。戸外を散歩させ運動を行わせているものははなはだ少なく、十五例（四・二パーセント、第一例、第十例、第十一例、第二十例、第九十三例、第九十八例等）あったに過ぎない。被監置者の大部分は終始幽閉されたままの状態である。警察官も家族も被監置者を戸外に出さないことをもって、監督が行き届いているものと誤解していることが多い。喫煙を好むものには煙草を支給している家庭もあり、時々この例を見かけたが（第九例、第十五例、第二十八例、第九十例等）、酒を飲ませている例は見なかった。

作業　前にも記したように、室内で作業をさせているものが二十例あった。作業の種類は縄を綯《な》う、草鞋《わらじ》を作る、藁仕事をするものが最も多かった。その他糸継ぎ、畳細工、漁網、蚕網作り、糸撚《よ》り等をしていた。寛解状態にあって室から出て、家事の手伝い、掃除等をしている者もいた。

拘束　娯楽品の供給、戸外運動、作業がわずかでも行われているのは喜ばしい現象だが、これと反対に、被監置者に拘束を施す例を七例見かけたのは痛ましいことである。第十五例、第十六例のように指先ほどの太さの鉄の鎖で長さ三尺（九〇㎝）余りのものを用い、足部を縛り付けたものがあった。第三十七例のように妊婦患者を裸体にして、鉄の鎖で腹部をきつく縛って柱につなぎ虐待している例があった。第七十五例のように角材に丸穴を開け、これを長軸に沿って二つ割りにして患者の膝から下の足をこの穴に挿入させて、角材の両側を太い釘でしっかりと打ち付け、これを柱につないでいるものもあった。第三十八例は、監置室が建造されるまで十二日間、患者の両腕両足を布片できつく縛ったため、当該部の皮膚は剥離し、化膿して傷跡が残っていた。第八十八例にあっては手かせ足かせこそしていないが、室の板戸の内側に釘を密に打ち付けて、被監置者が戸を乱打して近隣を騒がせるのを防ぐような無謀な装置を施していた。また前記の実例以外にも、監置室の修繕中に、興奮が著しい患者の右足に足かせをし、柱につないだ一例があった。

　合併症がある患者等に対する処置にも冷酷を極めたものがあった。第七十八例[17]の被監置者は四肢に拘縮を来し、栄養状態もはなはだしく衰えているのにもかかわらず、裸体のまま放置していささかも手当てを加えないのは、消極的に残酷な処置を受けている例である。第七十例にあっても、浮腫を呈している重病患者を床下の湿潤した室内に裸体のまま寝かせ、敷物にしても蓆《むしろ》一枚があるだけである。第五十例のごときは医師の住宅の一部に監置室を設けながら、患者に対して医療的な手立てを施さず、大小便、経血の処置を助けることもほとんどせず、患者は栄養状態が極めて不良で、全身に著明な浮腫を呈するような処置を認めた。

16 気晴らし…原文は「遣散」。気分転換のこと。
17 第七十八例とあるが、第八十七例の間違いと思われる。第八十七例の患者には、ここで言われるような拘縮が見られる。

第十二節――医療

精神病者を監置するに当たっては医師の診断書を必要とすることは法律の定めるところなので、監置者のすべては少なくとも一回は医師の診断を受けているものとされる。しかし表中に「医法[18]を受けざるもの」と記載があるのは、この最初の診察を除いては、発病後特別に医療といえるほどの治療が行われていなかったものを意味する。

反対に、病の初期にのみ自宅で医療を受け、その後は廃止したもの、または、かつて精神病院に入院したことがあるが、中途で退院後は医療を受けていないもの、及び視察当時、実際に主治医より治療を受けていたものは皆「医療を受けたるもの」と記述した。また視察時、警察署台帳に主治医の名義の記載はあるが、実際に医療を受けていないものは「主治医あるもの」の中に加算しなかった。

医療　医療を受けていたものは四八・二パーセントで、医療を受けていないものの五一・八パーセントより少なく、とりわけ主治医の診察を受けているものは二一・〇パーセントに過ぎない。従って、七八・〇パーセントは実際において全く治療を加えられていないものである。

第十三表　被監置者ノ醫療別

縣別＼醫療別	醫治ヲ受ケタルモノ 主治醫アルモノ	醫治ヲ受ケタルモノ 精神病院ニ入リシコトアルモノ	醫治ヲ受ケタルモノ 病初ニ治療ヲ受ケタルモノ	小計	醫治ヲ受ケザルモノ	合計
埼玉縣	二	二	三	七	八	一五
千葉縣	六	五	三	一四	八	二二
靜岡縣	二	—	一	三	一三	一六
山梨縣	六	—	二	八	五	一三
長野縣	四	三	三	一〇	一五	二五
群馬縣	五	—	一	六	四	一〇
富山縣	五	二	七	一四	一六	三〇
廣島縣	一	一	四	六	四	一〇
合計	三一	一三	二四	六八	七三	一四一
百分比例	二二・〇	九・二	一七・〇	四八・二	五一・八	一〇〇

18　文章は「医法を受けざるもの」だが、表中では「医治を受けざるもの」となっている（なお、本書の他の部分では医治は医療と訳した）。

第十三節――精神病の種類

第十四表は富山県のみについての調査だが、これによって病名別のだいたいのところをうかがい知ることができる。

精神病の種別　早発性痴呆（五六・七パーセント）が最も多く、麻痺性痴呆[19]（一三・三パーセント）、躁鬱病（一〇・〇パーセント）がこれに次ぐ。さらに痴愚（六・七パーセント）がこれに次ぐ。中酒性精神病、癲癇《てんかん》性精神病、白痴、変質性精神病は少なく、皆三・三パーセントである。他府県の病名別は報告書中に系統的記述を認めることができないので、遺憾ながら省略する。しかし、早発性痴呆が多数存在する事実は、諸報告書中に容易に見て取ることができる。

第十四表　精神病ノ種別（富山縣）

病名＼男女別	男	女	計	百分比例
早發性癡呆	一六	一	一七	五六・七
麻痹性癡呆	四	｜	四	一三・三
躁鬱病	三	｜	三	一〇・〇
中酒性精神病	一	｜	一	三・三
癲癇性精神病	一	｜	一	三・三
癡愚	二	｜	二	六・七
白癡	｜	一	一	三・三
變質性精神病	一	｜	一	三・三
合計	二八	二	三〇	｜
百分比例	九三・三	六・七	｜	一〇〇

第十四節——警察官の視察臨検回数

警察官の臨検回数　各府県を通じて一カ月に二回または三回のものが最も多く、これに次ぐのが一カ月に一回及び四、五回のものである。しかし左表に示すように十回または八、九回のもの、あるいは第五十四例（仮監置）のように隔日で臨検を行っているものもあった。またはなはだ少数だが、臨検がはなはだまれな例もある。

第十五表　警察官ノ視察臨検回数別

縣別＼一箇月回數	十回又ハ八・九回	四・五回	二・三回	一回	隔日	計
群馬縣	二	三	三	一	一	一〇
山梨縣	六	一	五	一	—	一三
廣島縣	一	—	五	四	—	一〇
合計	九	四	一三	六	一	三三

19　麻痺性痴呆…進行麻痺、いわゆる脳梅毒の古い言い方。既出の例に見た通り、精神、神経症状も出る。梅毒はスピロヘータの一種の梅毒トレポネーマという病原体で発症し、神経系統に症状が出るのを、まとめて神経梅毒という。第二次世界大戦後、抗生物質が現れ梅毒自体が激減したため、進行麻痺もほとんど見なくなった。それまでは精神科の病院への入院では統合失調症に次いで多かった。

第六章

批判

第一節――私宅監置に対する批判

私宅監置の実情は前二章に掲載した実例と統計とによってほぼその概略を伝えられたと信じる。我々はここでさらに私宅監置の一般状況について批判、講評をするに先立って、府県庁がその管轄下で訓令した精神病者監護法施行手続（または県によっては取扱手続と称する）に関し、その多くがいかなる事項を規定し、またこれをどのような程度で私宅監置において要求しているのか、その概略を述べてみたい。

私人が精神病者を私宅に監置しようとする時には、監護義務者が医師の診断書を添えて警察署を経て地方長官（東京府では警視総監）に願い出ることが必要である。行政庁は警察署におおよそ次の事項について調査させ、意見とともに上申させる。すなわち警察官は病者自身について、その性質、素行、経歴、発病、原因、発病の日時、病者の容態、動作、資産（生計の程度）を調査し、また監置室に関し、その監置の場所、監置の方法、監置室の構造及びその設備を調査し、監護義務者について、その資産（生計の程度）、その性質、素行、経歴を調査し、さらに病者の家族、親族、その他関係者の病者に対する待遇の状況、主治医と監護義務者及び家族との関係等を調査して、これらを行政庁長官に報告し、その指揮をまって処置を行うものとされている。これらの事務は、県においては警察部保安課で取り扱われるものとされている。

警察署には施行手続の定めに従って作成された監置精神病者台帳が備えられており、これに病者の住所、氏名、年齢、職業、監護義務者の上記事項及び病者との関係、監置室、警察署許可、地方長官監置許可、廃監置等の日時、監置場所、監置室の構造、病名、発病の原因、病歴の大要、主治医の住所氏名等を記入し、備考中に移転、治癒、死亡、行方不明、監置方法変更等に関し記載することとされている。

さらに詳細にわたり監置室の構造に関し監督官庁の要求する点を挙げれば、建築が堅牢なこと、室の平方面積は一坪（三・三㎡）以上、床の表面と天井の距離は六尺（一・八m）以上、床と地表面との距離は一尺（三〇cm）以上という四点は、だいたい各府県を通じて一致しているところである。採光、換気に対する設備に関しては、特に規定を設けて「室の前面は格子造りとし、後方は換気窓を設けるか、または格子造りとして、その他はことごとく板張りとすること」等と定めているところもある。また特別の規定を設けないで、単に「衛生上支障のないものであること」としているものもある。

便所に関しては「室の一隅に幅五寸（一五cm）、長さ八寸（二四cm）の便所口を設け、下に挿入便器を備え置くべし」等と規定するものもあり、あるいは「衛生上支障のないものであること」として制限を加えていないものもある。室内で使用する器具に関しても、金属製器具、陶器、磁器等を禁じ、木製に限るべき等の制限を設けているものが一般的に見受けられた。その他の事項、すなわち、室の柱木、出入口、錠と鍵、室内の敷物、防寒・防暑の装置、室内の清潔法、便所掃除、沐浴等については、ある府県においては規定を設けているものの、他府県においては何ら規定していないこともあった。

監置室の構造は以上のように規定されているが、被監置者の資産または扶養義務者の扶養の程度によって、多少の考慮を加える余地があると容認しているのは各府県とも同じである。

その他看護、給養、待遇、病歴の模様、衛生の状況等に関しては、警察官の臨検に際してこれを視察することとし、その際に医師が関与することはない。臨検回数は府県によって相違がある。ある県においては「時々」とし、あるいは「必要に応じ、また程度を定め」、あるいは漫然としてこれを定めないものもあるが、概して言えば、受け持ちの巡査が毎月一、二回以上、巡査部長が毎月または三カ月に一回以上視察するべきことを規定しているが、警部及び警察署長の臨検は毎年二、三回と規定されている。

今我々が実地観察した監置室三百六十四個について、その構造を批判すると、室の大きさ及び高さは多数の例において規定に対照して特に大きな隔たりを認めない。富山県では大体において間口一間（一・八m）、奥行一間半（二・七m）、高さ一間（一・八m）、床下一尺五寸（四五㎝）の監置室と、間口一間半（二・七m）、奥行二間（三・六m）、高さ一間半（二・七m）、床下二尺（六〇㎝）の監置室との二種を類別することができた。また一般に各府県における監置室の構造は、その堅固な点において府県の規定をよく順守しているというべきである。

けれどもこれを衛生上の点から観察すると、ほとんど全くそうした設備を欠いているというべきである。採光、換気に対する注意は条項中にその規定を備えているといっても、実際においてはその装置が大変に不完全なものが多いのは、前記統計第九表に示した通りである。そのはなはだしい場合は、室内の被監置者の存在すらも識別できないほど真っ暗なものもあった。監置室の場所も前に記したように、物置、土蔵の一隅に設けたもの、あるいは床下がなく湿地にじかに接して建てたもの、あるいは便所の傍らに造ったものもあった。あるいは厩《うまや》に接近して置かれたものもあった。

監護義務者がはなはだ貧しく、この規定を適用できないものに至っては、室の広さは一坪（三・三㎡）に足りず、床から天井までの高さは五尺（一・五m）に満たない。大げさに言えばわずか身体を容れる余地もないほどのものがあった。あるいはぼろぼろでまさに倒壊せんばかりのものもあった。またその状況が全く動物小屋と違わないようなものも認めた。防寒、防暑の装置に関しても、ほとんど何らの設備もなく、寒暑、雨雪に際し戸外に寝起きするのとさして違いがないようなものがあった。その他洗面所の設備があるものは数個を数えるのみで、便所の設備も大多数においては不完全であった。

これらをまとめてみると、今日のいわゆる監置室は、すなわち監禁室に過ぎない。監督官庁は最小限度の設備でその使用を許可し、しかもその構造についてはひたすら堅固なことを望み、被監置者の逃走または自殺を防げることで目的が達せられているかのような観がないではない。実際、患者が逃走を遂げたような例も、少数だがないわけではない。けれどもこの少数者のために、多数の監置室を律して、昔の牢獄を彷彿とさせるような構造にさせ、衛生上の設備に不備を伴わせるようなことには、我々は賛成できない。

家族の被監置者に対する待遇は統計第十二表[2]に示したように、良好なものは少ないが、不良なものもまた少数で、それらよりも普通なものが多数を占めているのは最も喜ぶべき現象である。しかし、今ここに良好または普通として挙げたものといえども、前記諸実例について容易に見て取れるように、患者を処遇するのにせいぜい人間扱いしている程度であり、何とか見る人に嫌悪の念を抱かせないほどのものに過ぎない。その不良なものに至っては、衣食の提供の希薄さ、看護のおろそかにされている様はむごたらしさを極め、同情の念を到底抑えきれない。しかしながら我々は、これをもって家族が故意にこのような軽薄、冷酷な待遇をしているとは解釈しない。この点は十分善意に解釈したい。

思うに、たいがいの人は同情や哀れみの心がないのではない。まして親子、兄弟、夫婦の間柄である。病者の看護をなおざりにし、あるいはこれに手かせ足かせを施し、虐待を加えるようなことは、自ら喜んでしているのでは決してない。家財も既に尽きて赤貧洗うがごとき家にあって、なおかつ病者のために心血を注いで看護に力を尽くしているような例は、人の真心の発露と言うべきである。

そもそも待遇不良とされたものの中の、室内の不潔、脱糞、放尿等に対する清潔方法のなおざりなことや、沐浴、更衣、掃除等のまれなこと、被監置者の栄養不良等のようなものは、一面には家族の看護

1 第九表…第九節第九表「監置室の採光・換気の良否別」。
2 第十二表…第十一節第十二表「家人の被監置者に対する待遇別」。

の怠慢にもよることは疑いない。けれどもまたその一面では、被監置者の症状として不潔症、拒絶症等があり、このような病の看護の経験のない家族にとってはどうしていいのかわからず、困難と心労のあまり、ついにこのような状態に至っていることも顧みるべきである。

まして府県によっては被監置者を監置室外に出す場合には、そのつど警察署の許可を受けることが必要で、沐浴に際しては警察官の立ち会いを定めているような事実があるのだからなおさらである。このために、ほとんどの場合は被監置者に運動を勧めることもなく、作業を与えることもなく、慰みや楽しみを講じることもなく、ただ狭苦しい室内に監禁し、あるいは手かせ足かせを施し、または室外へ一歩も出ることを許さないような例があるのである。思うに、手かせ足かせをして身体を束縛するのは、これによって病者の興奮に対する予防、または病者が被監置前に行ったような暴挙を再びさせないための、最も便利な方法と考えてのことであろう。

これらの処置については、いろいろと遺憾な点が少なくない。これに対しては監督官庁もまたその責任を分け合わねばならないものと信じる。なぜならば、監督官庁並びに警察署が、ひたすら被監置者を室外に出さないことをもって監督の要点を尽くしているものと誤解している形跡があるからである。

かつ、被監置者の医療に関して論じれば、世間の人々が一般に誤解しているように、患家においても精神病を一も二もなく不治の病とみて、たとえ病初には多少の医療を試みたり、あるいは神仏の加護を祈るようなことがあっても、その効き目がすぐに現れないのを見ると、即座に病者を監置室に投じ、たちまち医療をなおざりにし、あるいは全くこれをやめてしまうのはやむを得ないところである。

これに加え、患者の家族の資産程度を調べてみると、統計第三表[3]に示したように下等な例がはなはだ多いがために、不治と見た病人の看護に時間と労力を費やすことは、その生計の上から考えてもなかなかできることではないのである。たとえ日々の生活に追われるほどの貧困ではないものであっても、地方一般の習慣として肉体労働で生計を立てるものが多いために、一意専心に被監置者の看護に従事できる例ははなはだ少ないのである。その他、いろいろな理由によって、家族は時の経過とともに次第に患者の保護に嫌気が差し、看護は一層粗略となり、処置は心ならずも冷淡になる。あるいは酷薄に流れる場合もある。

病者が重症に陥って合併症を発症しても、いささかもこれを顧みず、あるいは速やかに死が訪れることを希望するまでになってしまう。そのため被監置者の大多数は何ら医療を受けず、医薬はかろうじて比較的裕福な家族の一部が提供しているだけである。警察署に備え付けの精神病者名簿[4]には主治医の名義の記載はあるのだが、実際は帳簿が示すようには、被監置者の多数が日頃主治医から加療されてはいない。その多くはかつて患者が反社会的行為をして、監置の必要が生じた際に診察をした医師の姓名を記入したものがそのまま残っているだけである。

これは要するに、被監置者に対する待遇の分かれ目は、患家及び被監置者についてみれば、その資産、生計の程度、家族の病者に対する同情、監置経過の長短、病者の家庭における地位、病症の状況等に関係しており、また他の一面においては、監督官吏及び患家の精神病に対する知識の欠如が、待遇不良の数を多くさせている原因である。

ひるがえって被監置者自身について見てみると、監置の理由（第六表）[5]が示すように、皆過去において社会的危険行為があった者でなければならない。それが目下の監置施行の実情から考えると、むしろ当然の結果といえる。なぜなら現行の監置は病者に公安上の危険性行為の発現があった場合に初めてその

3　第三表…第四節第三表「被監置者の資産別」。
4　視察者は、監置精神病者台帳をチェックしていたことが、ここにも記載されている。
5　第六表…第七節第六表「監置の理由別」。

必要を認めるもので、病者の監禁によって社会の安寧、秩序を維持することが目的だからである。

監置の当初においては実際このような必要もあったであろう。けれども、監置開始後、多くの年月が経過すれば、患者の病状はたいていは興奮状態にはなく、長年の経過のため痴呆状態に陥っている。そうした痴呆状態に陥っている者は、監置室の外に出して拘束をしない生活を送らせても、もはやいささかも公安を害するおそれはないにもかかわらず、医学的監督がほとんど全く行われない私宅監置の現状では、家族はただいたずらに患者が再び危険行為をすることがないようにと根拠のない心配をし、なお永く一室に閉じ込めている。そのはなはだしい例に至っては、高度の痴呆に陥り、何ら感情も意志もないような者にまで手かせ足かせを施し、少しもこの事態を疑っていないのである。

つまり被監置者の運命は、実に憐れむべき、そして悲しむべきものである。彼らは一度監置されると、陰鬱で狭い一室に身を縮め、医薬も与えられず、看護もされず、一方家族はなおこのようにして多少とも回復の機会が来るのを期待しているのである。この間にも病勢は日に日に痴呆に傾いていって、治るべきものも不治となってしまうのが自然の道理であることをわかっていないのである。このため病者はついに終生幽閉の身となり再び太陽を仰ぐ機会がないのは、無期徒刑囚に似ているようだが、かえってそれにもはるかに劣ると言うべきである。囚人にあっては、この病者より多少広々とした自由の天地がある。狭いけれどもなお清潔な監房があり、疾病があればまた監獄医の診療を受けることができる。精神病者で私宅に監置されている者に至っては、実に囚人以下の冷遇を受けていると言うべきである。

資産に関して調査すると、被監置者にも監護義務者にも安定した資産がないものが多数なのは、第三表の統計の示す通りである。一家に精神病者が発生すると、病者の所得は消失しその資産が減額するのはもちろん、家族の活動力もこのために衰耗し、一家の被る物質的及び精神的損失は莫大なものである。監置経過の年月が長期にわたるに従って、中産以下の者では、資産を失い貧困に陥るものもまた少なくない。

警察署による監督の実際の状況について批評すると、警察官は毎月一回または二回、あるいは数回、各私宅を訪れて監置室を臨検するとされていて、施行手続の定める形式は一般によく実行されていると言うべきである。だが、警察官がその臨検に当たって被監置者に対する衛生上の注意、家族の待遇等を十分に視察し、あるいは家族に衛生上の忠告を与えるようなことはほとんど全く見かけなかった。医学の素養のない警察官が医学的、衛生的な観察を十分にできないのはもとより仕方がないことである。

十二府県においては、警察医または市の医師が視察、臨検を行うことがあったが、これは実に破格のことといえる。我々はこの点に関して、監護法の改正を望み、または行政庁の臨機応変な処置によって、警察医その他公に属する医師が、監置室及び被監置者を視察、監督することの実現を切望してやまない。[6]

なおここで遺憾とすべきなのは、警察署における精神病者名簿の記事と実際とが食い違っていることがあることである。台帳には明らかに被監置者として記入されているのに、実際には既に死亡または移転している者等がいた。また、室の構造を改造、修復したものがあっても、当初、室の使用許可を与えた際に記入したまま、これを改訂していないもの等があり、このような部分を見ても臨検、監督が十分に行われていないことは推測して余りある。

以上記載したことは、視察した一府十四県についてほぼ共通する項目を指摘して批判したものである。府県はそれぞれ異なるが、私宅監置の状況はだいたいにおいて大同小異である。けれども、その間に多少府県による特徴といえる点を挙げることができないわけではない。すなわち一般的に富裕な地方にお

6 呉秀三はこの本でいくつかの前向きな現実的改革を提案しているが、これもその一つである。

いては私宅監置の状況もまた良好である。

例えば、山梨県のように小資本産業の地で貧富の差がいまだ著しくなく、家々が多少の資産を持ち、風俗がまだはなはだしく荒廃していない地方[7]にあっては、経久性[8]の精神病者であってもその近親者や近隣の庇護を受けて、比較的良好な待遇を受けている。また長野県の場合も養蚕事業の繁盛によって、本業あるいは副業として家々がほとんど養蚕業を営んでいるので、家々は皆相当蓄財をしており、中流の生活を営む人々が多いために、その地方における精神病者監置室の構造及び家族が病人を待遇する状況は良好なものが多いとされる。富山県においても監置室の構造はだいたいにおいてほぼ整っていると見受けられる。

7 山間部は生糸、林業が盛んで比較的裕福だった。山梨県の行路病者収容所が立派だったことを評価している。

8 経久性…症状が持続するという意味。

❖コラム……………監置の手順

警察署に監置精神病者台帳があり、病名その他を記すこととなっていた。視察者は限られた時間で多数の私宅監置室を回らなければならなかった。そのためまずその地方の警察に行き、警察官から説明を聞きながら台帳を閲覧し、重要点を書き写した。写真屋があれば交渉して同行させながら、警察官の先導で出かけた。

監置許可を得るための手順は、形式的には次のように進むことになる。①監護義務者が医師に依頼して、精神病であるという診断書を書いてもらう。②監護義務者が監置許可願いの書類に診断書と監置室の詳細な仕様書と図面を添付して、警察署に届け出る。もちろんこの時点で警察の下見あるいは指導が入るものと思われる。③書類は地方長官、東京では警視総監に回る。④地方長官から、警察に調査の命令が行く。⑤警察が病歴、生活全般から監置室を調査し、報告書と意見を書き書類を行政庁長官に提出する。⑥私宅監置の許可が出る。

基本原則はあるが、これは地域、時代によってずいぶん違いがあった。県によって飲食器は木製にするとか、一時的でも外に出す時は警察に届ける等の細則を付加することが多かった。

監置される患者の多くは、周囲と事件、トラブルを起こしている。だから監置室建設中に本人をどこで保護するか、また監置室が形を成していなければ、警察官が下見に来ても話は進まない等、現場ではさまざまな問題がある。だから警察署に届け出た時点で、既に監置室が建設途中であるか、あるいは完成していなくてはならない。明治、大正の警察力が強い時代、わざわざ調査に来て不適当と報告をするわけもない。監置室に不備な点があれば、その場で規格通りに直させ、書類を提出させたのだろう。

病状が安定した時の開放処遇や監置終了例も意外と多かった。仮監置例もある。警察は法律にのっとり運営していたが、医療は介在しなかった。症状が慢性的になれば警察官の巡回の足も遠のいた。

要するに警察が強い力で主導したことがうかがえる。私宅監置の届け出を提出する上での要件を満たすのも厳しかった。そしてこの本に詳細な寸法、見取り図が載っているのは、監置精神病者台帳に家族の出した書類が添付してあったからだ。警察が重視したのは、規定の居住空間が確保されていることと、逃げられないような耐久構造になっていることの二点だった。視察者は監置精神病者台帳を書き写し、現代までこの本によって伝わることとなった。

第二節——公立の監置室に対する批判

精神病者を監護し、扶養すべき義務者が貧困でその義務を果たせない時、または病者を扶養すべき者がいない場合には、精神病者監護法の定めるところにより市区町村長が代わって病者を監護、扶養する義務を有するとされている。これによって、前節で述べたような貧困者が病者を抱えたために、ますます貧窮に陥るような従来の悪弊をいくぶんかは救済している。

市区町村長に委託された患者は東京府下[9]、大阪府下等においては、府立病院または各私立病院に収容され、各専門家の治療看護を受けられるけれども、府県の多数はほとんど設備を欠き、それがあった場合もなおはなはだ不十分なことを免れない。

このような公立監置室は二種類に分けることができる。

甲　普通の私宅に設けられるような監置室が、別の建物として造られたもの

乙　公立救護所（行路病者収容所、伝染病隔離舎、施療病院[10]の類）内に設けられた精神病室

甲は第百例、第百二例等に見たもので、部屋の堅牢さを期する点は一般私人の監置室と同様だが、はなはだしく不潔なものは見られなかった。かつ一定の看護人を必ず付き添わせていて、一般の私宅監置におけるよりは優れた点が認められた。

乙は第九十三例から第九十九例、第百一例、第百四例のような種類のもので、現在我が国において精

神病に対する公立施設がすこぶる不備な状況の時にこうした施設を見ると、不備な点はもちろんありながらも、なおこれらの例を称賛すべき、気持ちが晴れる現象だと認めないわけにはいかない。

これらの例は今後ますますその設備を整え、その発達を促すべきもので、あるいはいつの日か公立精神病院の基礎となるべきものであろう。[11] しかしながら、甲の中のある一例（前記実例外）の監置室では、鉄板で四面、上下を張り、これに二つの小穴を開けて窓及び食物挿入口とを兼用しているものを見かけた。このようなものは監督官庁の精神病者に対する意向、知識の程度をうかがい知る一材料というべきである。

乙の中にはその管理の方法、衛生上の設備等に見過ごせないほどに不適当なものは認めなかったが、甲の場合も乙の場合も、病者の医薬、療養に関してははなはだおろそかにされていて、薬剤の支給があるものと全くないものとがあった。医師の診察も二カ月に一回くらいの割合のものもあり、私立監置と同様、公立の場合でも医薬が一般に十分でないのを見るのは遺憾である。かつその規模もいずれもすこぶる狭小なもので、到底多数の病者を収容することができない。なお第九十九例[12]のように、市立行路病者収容所の所在地を特殊部落に置いているのは、特殊部落という呼称の存在する限り、病者救護の実際及び将来に対し不快な影響を与えることがないか、考慮を要すると考える。

以上陳述してきたことで、我々は私宅監置及び私宅監置室に関する重要事項について細別に批評し終えた。一言で言えば、現在の私宅監置には「ただ被監置者の監禁のみで、これに対する治療がない」と

9 東京市養育院にあった。精神病者が分かれ、後に府立巣鴨病院となり、さらに発展し現在の都立松沢病院となった。東京市養育院は移転を繰り返し、一九二二年関東大震災で大塚本院が崩壊し板橋に移り、現在は東京都健康長寿医療センターが建っている。

10 施療…貧しい人のために無料で治療をすること。
11 後の歴史を見ると、実際に精神病院になったところがある。
12 第九十九例…齋藤玉男の『群馬県管下精神病者私宅監置状況視察報告』の第七例に当たる。

言うことができる。このような不完全を極め、衛生上の配慮のない私宅監置室はぜひとも速やかに廃止して、これに代わって、治療の道を有し、看護方法を持ち、設備の欠けるところのない病院の病室においてなすべきである。

今日この悲惨な監置室の存在を見ることに関しては、必ず由来するところがあるのである。その直接の原因として有力なものに、次の数種を挙げることができるだろう。その一、患家の資産が乏しい。その二、行政官庁及び各患家に精神病に対する知識が乏しい。その三、法律手続があまりに微細で、その中にはかえって劣悪で有害な規定がある等。だが、主に「治療なき監禁」の根本的な災いの理由は何かと問われれば、ひとえに精神病者監護法の不備に帰せないわけにはいかない。次節でこれについて論及したい。

第三節——精神病者監護法に対する批判

精神病者監護法によって監督されるべきものは二つある。その一つ目は病院[13]で、二つ目は私宅監置である。本法が発布されて精神病者の家庭における待遇は、旧来の状況に比べれば大いにその面目を改め、勝手に病者を監禁、拘束する悪習は後を絶った。また精神病院における設備、待遇もまた改善された面があった。しかし、同法の最も惜しむべき欠陥は、同法が精神病者を法律上監督し保護することだけを眼中に置いて、その医療上の監督保護に関しては何ら特別な条項を制定しなかったことである。そしてまた、同法の規定した手続の条項中には、煩雑で、時に過度に厳密なものがあり、このためにかえって病者の入院、治療、看護を阻害する面があったのも遺憾なことである。

そもそも明治三十三年のこの法律の制定当時の事情を聞くと、同法の主眼としたところは、その時代の社会状況に照らして、従来往々にして見られた不法監禁の悪弊を取り除き、かつ精神病者を監護し、また彼らを扶養する義務者を確定することを目指したもので、病者の治療、医薬に関しては特別に何ら規定を設けず、そうした面は全く除外したものであった。その当時の内務省衛生局において起草した同法の原案は、その内容がほとんど監獄法[14]と違わなかったのだが、その後、中央衛生会議でこれを修正するに当たって、同会委員の医学博士・片山國嘉[15]氏は法案に病者の看護、治療に関して何ら規定がないのを遺憾として、これに関する規定を設けて条文中に明記することを極力主張した。思うに、博士は精神病者の地位を法律的に擁護すると同時に、文明諸外国で実施されている制度にのっとって、法律の中核として精神病院法を制定することが最も緊急かつ重要だと信じていたからである。また、同委員の法

13 精神病院で隔離拘束する場合にも、警察への届けが必要だった。病院で不当監禁をしているのではないかと訴えられた相馬事件の影響だと思われる。
14 監獄法…一九〇八年（明治四十一年）施行。収監の手続、拘禁の形式、作業・教誨（きょうかい）・接見など、自由刑の執行方法や死刑の執行などについて規定した法律。二〇〇七年（平成十九年）に廃止。
15 片山國嘉…一八五五～一九三一年。法医学者、静岡出身。日本で最初の裁判医学講座、現在の法医学講座を開設した。

学博士・故梅謙次郎氏[16]は、同監護法の原案に病者を扶養すべき義務者について全く何らの記載もないため、これを制定することで、当時の民法に扶養義務者に関して明確な規定がない欠陥を同時に補おうとする意見を申し立てた。梅博士の修正は同議会を通過したが、片山博士の主張には一人として耳を傾けるものがなく、全く問題とされずについに否決されてしまったという。

このようにして精神病者監護法は不完全な形で成立した。条文中の監置という文字も主として片山、梅両博士が協議して選択したものである。この二氏の意見によれば、この法律によって精神病者を一定の場所に留置する処置は、犯罪者を監獄に監禁する意味とはおのずから異なるため、監禁と称することはできない。また、同法中に病者の治療、保護に関する条項が少しも明記されていないために、この処置を保護と称することもできない。結局やむを得ず保護と監禁の中間を取って監置という文字を選択したようである。また条文中に見られる監護という文字も同様にして定められたものである。[17]いずれもその中に、保護という意義を包容させようと意図したものである。[18]

以上の理由から、監置という語はこの法律の成立当初よりその意義がはなはだ明晰でないものであったので、実際に監護法を運用するに当たっても、この解釈は人によってそれぞれ異なってしまったのは仕方がないことであった。ある人はこの語を監禁と同義に解釈し、監置とは病者を治療することではなく、一定の場所に監禁し、その自由を奪い、その行為を束縛することであり、これによって社会の安寧、秩序を保つためのものだと言う。またある人はこれを解釈して、病者を一定の場所に留置するのは精神病者自身の幸福を目的とするもので、監置とは保護の意味にほかならないと言う。なおまた、監置を全く保護の意味であると解釈する人の中にも、保護を治療と全く同義にみなす人と、治療を保護の一部とみなす人がいるごとくである。そして、この法律の実地運用に当たる行政官、警察官等には、監置をもって監禁と解釈する人が多くいるがごとくである。

我々からこれを見れば、精神病者の処置については、病者の監督、取り締まりも必須だが、それと同時に治療と看護もまた必須である。精神病者はその行為に社会の安寧、秩序を乱すものがあるので、たとえ病者の意志に反しても、彼らを一定の制限の付いた場所に収容して、その自由を束縛することは認められる。けれども精神病者は健康者ではなく疾病を有するのも当然なのだから、その反社会的行為はひとえにその病の症状であり、病がこれを行わせているというべきである。ゆえに、病者を監置するに際しては、その疾病に治療を加え、個人の不幸を救助すると同時に、それによって公安の維持をはかるべきなのは当然である。現代科学の立場から言えば、たとえ監護法の条文中に治療に関する規定がなくとも、実際の運用に当たっては、精神病の本体を十分顧慮して、病者の監督、取り締まりと、治療、看護とをともに全うし、同様に成し遂げる道を講ずるべきである。

精神病者の看護、治療に対しては病院生活に優るものはなく、病者を病院に収容して治療を加えることが必要な理由については、さらに第七章で論じる。しかしながら、現行の監護法によって精神病者を入院させようとするには、たとえ専門医がいささかも監置する必要がないとする病者でも、必ずまず当局の許可を経て、監置しないわけにはいかなくなる。これは明らかに現代の精神病の処置に逆らうものと言わざるを得ない。精神病というものは多種多様である。その種類にも、病勢にも、その症状にも、

16 梅謙次郎…一八六〇〜一九一〇年。島根県松江市出身、文部省の国費留学生としてフランス留学をし、日本民法典の父と言われている。

17 ちなみに「監護」という言葉は、精神病者と未成年者に対して使われた言葉だ。明治の中頃までは親が子どもを成人になるまで扶養する法律的な義務がなかった。そのため江戸時代には、親が幼い子どもを吉原や宿場の飯盛り女として売り飛ばすことがあった。その問題点から子どもに対する扶養保護と監督義務の法律が形成される。民法八百二十条に「監護」権として、親は親権者として自らの保護する子女の福利、厚生を考えて保護、監督することが義務付けられた。「監護」権は、精神病者監護法で作られた言葉で、未成年者の分野で現在まで残った。

18 精神病者監護法ができるまで、精神病というだけで不法監禁、不法拘束をされていた。呉秀三はそれを正す役割を果たしたこの法律に限定した範囲内だが評価を与えていたことがここからわかる。

種々さまざまなものがある。病気の症状や徴候によっては、監置がかえって治癒を妨げる場合がある。けれども、監置で悪化するそういう患者も、入院・治療が必須であれば、監置せざるを得ない病人と全く同一になる場合があるのだ。現在の監護法の欠点（特に警視庁令第四十一号の規定[19]に見られるように。しかしこれは、あるいは警視庁当局者等の運用上の見解に誤謬があるためなのかもしれない）は、このような病者に対する病院の設立を許していないことである。[20]なぜならば、当局者は精神病院として唯一、監置的病院しか認めていないため、前記のような病者は治療を受けるのに適当な場所（病院）を欠き、また治療による全快を遅延させられ、また治療による全快の機会を奪われてしまうからである。このような点は当局者の誤解もあるのだろうが、監護法の不備もまたこの誤謬を生じさせている主たる原因である。

これは要するに、現行の精神病者監護法はひとえにまれな不法監禁を取り締まろうとすることのみを眼中に置き、精神病者の待遇保護について、衛生上、または社会上の二点から観察して制度を整えることを顧みてこなかったからである。正当な理由もなく精神病者を束縛し、監禁していたような従来の悪弊を取り締まることができたことは、多少はあったであろう。しかし、このために病者の保護の主眼である治療の利益を阻んでいた面が大いにあった。これを別の面から言えば、明らかにその処置は、この法律の命じるところによって、医療を受ける権利が侵犯されていると言うべきである。

精神病者に対する我が国の法律に不備があるのは、監護法だけにとどまらない。我が国の刑法には精神病者の犯罪行為を心神喪失者の行為として処罰しない規定があるが、これによって免訴された精神病の犯罪者については、その後の処置に関し、法律上何の規定もなく、行政上においても何の処置も講じないのは奇怪千万なことである。

我々は、我が国の精神病者に対する法律が社会の進歩に伴って改正され、あるいは新たに立案されることを希望してやまない。

第四節——民間療法に対する批判

（一）神社仏閣における精神病者収容法、または処置に関し批判してみると、時には寺社に医師の顧問を置き、また医師の診察を受けてその同意を経て来た者を収容する所もあるが、一般には医師の監督がないのが大きな欠点である。祈祷禁厭《きとうきんえん》の類は一種の精神療法であり、瀧に打たれる方法も一種の水治療であるとはいえ、それらは疾病の種類、程度または体質のいかんを顧みず、強烈な勢いの水で病者の頭や背中を打たせ、あるいは力で強制的に水の中に押しやるような粗暴な処置を取る場合もある。一般に灌瀧《かんろう》等の処置に対する行政庁の監督はすこぶる寛大で、これを患家、強力《ごうりき》等の自由な行いに任せ、むしろ監督しないことを適切と称しているようなところがある。このため、衛生上の危険と同時に、風習の上からも考慮しなければならない点が少なくない。

神社仏閣等、精神病院ではない場所に精神病者を収容し、また医師でないものが処置を行うことは法律に違反する行為であって、国家の適切な取り締まりが必要なのは当然である。しかし、我々は直ちにこの廃止を言い立てるものではない。これらに医師の監督を置き、あるいは精神病院の組織として医師法に沿う形式の下で、その改善策を講ずることはすこぶる有益で、目的にかなった処置と言うべきである。我々はそれによって、奥深く静寂な閑境で古来治癒すると称されている（宗教的）伝説と、昔から病者を

19　警視庁令第四十一号の規定…一九〇四年（明治三十七年）に出された私宅監置室、精神病院などの構造、管理についての取り締まり規則。一九二八年（昭和三年）、警視庁令十号で精神病院への取り締まり令は廃止になり、病院は監置する場所から、医療をする場所へと考えが変化していった。

20　当時の精神病院は開放病棟を造ることができなかった。

招集していた風習とを善用して、組織的な療養所を設立し、最近欧米において広く行われている村落療法、家庭看護療法等にのっとって、空気療法、水治療等の設備を施すようなことを、政府または公共に向かって勧奨する次第である。

定義《じょうぎ》温泉における精神病者に対する処置は、さらにこれに医学的施設を加えれば、すこぶる良好な保養所にすることができるだろう。

（二）民間薬については特別にこれを論ずるほどの価値があるものはないが、その中には多少とも今日の科学的医学の研究に資するものがないわけではない。芎藭《きゅうきゅう》のようなものはその一例である。迷信に基づいて死体の骨肉を煎じ薬とするようなものは、一部の国民において精神病に対する知識がいかに浅薄で、また哀れむべき程度のものであるかを推測させるものだが、また別の面から見れば、病者に対する家族の同情が時として犯罪をもあえて辞さないほどの決心を生じさせるものであることがうかがい知れるのである。発病の初期には、病者の家族はたいてい皆このような誠意により看護していることは疑いを入れない。しかし、時が移り年月を重ねてゆくに従って、種々の事情によりついには看護に耐えられなくなり、病者のことを顧みなくなるのである。

（三）精神病者の運搬法に醜態を極めるものがあることは、保護、救済の制度や、施設の不備に基づくものであって、これらの改善の道を講ずることもまた、将来設立されるべき精神病者に対する公共救済機関または救助会等の一事業と考える。

❖コラム……病院へ転換した民間施設、そして代用精神病院

呉秀三は、神社仏閣、民間施設でも優良なものは、精神病院に衣替えしていけば良いと述べている。この報告書が世に出た段階で、第四章第二節で紹介された千葉の正中山法華経寺では中山療養院を建設し、始動しようとしていた。呉秀三と樫田五郎は民間施設に対して批判だけをしていたのではなく、精神病院を一刻も早く増やすための、現実的な提案とはたらきかけをしていたことがわかる。呉の盟友で、先輩医師であり政治家である山根正次の協力もあっただろう。

戦前に創設された精神病者民間施設を筆者がフィールドワークしてみると、実際に内務省、警察から病院建設を勧められたという話を聞くことがある。高尾山の旅館、二軒茶屋は典型的な例で、その後精神病院を創設した。この本に書かれていることが現実になった姿を目の当たりにすることができる。創始者のお孫さんに当たる人からは、内務省からはたらきかけがあったことを聞くことができた。そういうところは内務省から優良と認定された施設だろう。もちろん断った寺もあったし、知的障害者施設を造ったところもあった。

もう一例、僧侶の田辺日草は正中山法華経寺で修業し、自分の病気を治した。東京三田の長久寺に戻って、一八九九年（明治三十二年）六月から、精神病者の世話をするようになった。なにぶん都会の真ん中なので、内務省の指導を受け、郊外に精神病院を建設することにした。練馬大根の畑地の真ん中に、定床百四の石神井慈療院を一九二九年（昭和四年）七月に開院した。一九三一年（昭和六年）に至り、開設者の院号を冠し慈雲堂病院と改称した。今も精神科の病院で「堂」の名前が付くものが多いのは、寺から病院になったためだ。

樫田五郎は歴史の中で目立つ存在ではなかった。谷中霊園内の樫田五郎の墓をお参りしてみると、父が樫田雅徳、母立枝、長兄が亀一郎とある。次兄から二郎、三郎で、六郎までいる。次女ハルは墓石に刻んであるが、家族全員が谷中の墓に入っているわけではない。重要なのは樫田亀一郎と五郎に「医学博士」、さらに亀一郎には「侍医」と刻まれていることだ。明治天皇、昭憲皇太后を診察し、東宮侍医となったのだ。

天皇が皇居から外出することを行幸《ぎょうこう》、行く先が複数の場合は巡幸《じゅんこう》という。太平洋戦争終結までこれらは一大イベントであり、多額の予算がついた。天皇行幸その他の行事で、現地に精神病院が建設されることもあった。内務官僚樫田五郎たちの努力もあり、精神病院は少しずつだが増えていった。

さらにもう一つ、精神病院を増やす動きにつながったのが、代用精神病院である。当時は公立精神病院のほうが制度の主流

であり、私立精神病院は、それに匹敵するものと設備が整わないものとに二極化していた。そのため『精神病者私宅監置の実況』本を配布したり、呉らがさまざまなはたらきかけをして、本の発行一年後の一九一九年(大正八年)に精神病院法ができた。

その第七条に「主務大臣必要と認むるときは期間を指定し適当と認むる公私立精神病院をその承諾を得て第一条の規定に依り設置する精神病院に代用することを得」と記してある。この条項に沿って選ばれた私立精神病院が公立病院の代用精神病院となった(一年ずつの更新制)。

一九二〇年(大正九年)二月二十日、内務大臣は東京府下の加命堂脳病院、保養院、井村病院、戸山脳病院、青山脳病院、根岸病院、京都府下の岩倉病院、兵庫県下の須磨精神病院を、当該府県の代用精神病院に指定した。全国で八病院だけだった。船岡病院は申請をしたが認定が取れず、その年の二月二十九日に廃院となっている。次いで三月十一日、王子脳病院が代用病院認定の第一陣に滑り込んだ。

戦争の影響で病院建設と医師養成は、積極的に行われた。だが、精神科の県立病院建設は進まず、その代わりに私立病院による代用病院が少しずつ増えていった。

第七章

意見

以上述べてきたところによって、我々は我が国における私宅監置の現状がすこぶる惨憺たるものであり、行政庁の監督にも行き届かないところがあるのがわかった。我々はここで重ねて言おう。この監置室は速やかに廃止すべきであると。

このような収容室の存在を見るのはまさに博愛の道に反するものであり、実に国家の恥辱である。また一面で我々は民間療法にも何ら見るべきものがなく、かつ時として危険を伴う措置があるのを知った。その他、精神病者の運搬法にははなはだ醜悪な様を呈するものがあるのを見た。これらもまた公共の力を尽くして、ぜひとも改善、改良すべきものである。

このように種々遺憾に堪えない事柄があるのは、この問題の根底にあるものが一、二にとどまらないからである。精神病者監護法の不備がこれにかかわる有力な原因であることは先に述べた。しかしながら、その最大の原因はまさに病者を収容すべき施設が欠けていることにある。冒頭の緒論において既に示したように、今我が国においては官公立精神病院の施設をほとんど全く欠いており、これに代わって補うべき私立精神病院の収容力もまたはなはだ貧弱で、全国およそ十四、五万の精神病者中、約十三万から十四万五千人の同胞は実に聖代《せいだい》[1]の医学の恩恵にあずからず、国家及び社会は彼らを破れた履物のように放棄していささかも顧みていないと言うべきである。

現在の状況と、欧米の文明国の精神病者に対する国家・公共の制度や、施設の整頓・完備とを比べると、実に雲泥の差[2]だと言わざるを得ない。我が国十何万の精神病者は、実にこの病を受けた不幸の他に、この国に生まれた不幸をも二重に背負わされていると言うべきである。[3]精神病者の救済、保護は実に人道問題であり、我が国の目下の急務と言わざるを得ない。

そもそも精神病は良性の疾病ということはできないが、決して世間の多くの人が誤解するようにその予後が不良なものではない。ふさわしい時機に対処し、適切な医療を加えれば、少なからず治癒するべき疾病である。ドイツの、いや世界の精神病学の泰斗《たいと》[4]であるクレペリン氏Kraepelin[5]は、精神病者の全治率を三〇・〇から四〇・〇パーセントだと言うが、ドイツにおける治癒率が高い精神病院においては全治率がたいてい二〇・〇〜六〇・〇パーセントだという。これを我々の東京府巣鴨病院の統計に照らしてみると、全治一二・〇パーセント、軽快二二・三パーセント、不治三七・五パーセント、死亡二八・二パーセント（明治三十八年から大正四年、十一年間の平均数）が挙げられる。

しかも、この病はわずかでも治療の時機を逸し、あるいは不適切な処置を施すと、その予後が不良となり、治るべきものも直ちに癒えず、病状が経久性となってしまうものもまた少なくない。このため、精神病の治療の道は一つだけあって、他にはない。曰く、早期にせよ晩期にせよ、病院に収容して十分な治療を加えることである。およそ疾病の治療に際しては、病院における治療が自宅の療養に優るのは智者でなくとも自明であるが、我々は私宅監置の弊害を見てますますそれが適切であることを自覚した。我々はここに、現行制度に代わる精神病院法を施行することによって、病者並びに国家、社会が受けるべき幸福、利益に関し、その大要を左に列挙したいと思う。

（一）病院は私宅監置室に比べ、その構造及び設備が整っている点ではるかに凌駕している。

現在の私宅監置室は、その構造がはなはだ不完全で、その設備において全くほとんど備わったものがなく、だいたいは室を不健康な場所に設け、採光、換気は不良で、病室と便所とは別の場所に置かれず、ほとんどすべての例において狭い室内に排便口が備わっている。また防寒、防暑に対する装置や洗面所

1 聖代…すぐれた天子の治める世。
2 雲泥の差…この原文は、霄壌月鼈（しょうじょうげつべつ）。霄は「天」、壌は「地」。鼈は「すっぽん」。つまり、天と地、月とすっぽんほど違うという意味。
3 この一文が繰り返し引用され、多くの人が知る部分となった。原文は「我邦十何萬ノ精神病者ハ實ニ此病ヲ受ケタルノ不幸ノ外ニ、此邦ニ生レタルノ不幸ヲ重ヌルモノト云フベシ」。
4 泰斗…その道の大家として尊ばれ、高く評価される人。
5 エミール・クレペリン（*Emil Kraepelin* 一八五六年二月十五日〜一九二六年十月七日）

が設置してあるものはほとんどなく、食物を供与するには食物挿入口から椀等で行うに過ぎず、その最大多数は到底病室と称することができないものである。これらの欠点は、衛生上の注意を根本的要素として建造する病院の病室によって十分取り除くことができるわけで、あえて説明を加えなくとも明らかであろう。

（二）病院における治療、看護は、私宅での行き届かない看護、待遇と比較すべくもない。

監禁あって治療なしの今日の私宅監置の弊害は、病者の病院収容によって初めて取り除くことができる。被監置者に見られるような興奮、不潔症、拒絶症、合併症等への処置は、病院における医薬、治療によって十分に達成することができ、また更衣、寝具、沐浴、理髪、大小便の処置、室内の清潔法等は、病院での周到な看護によって十分に望むことができるのである。食事、戸外運動、気晴らし、娯楽、作業療法等のような、病者の栄養状態を良好にし、治癒を早めるような処置は、病院生活によって十分成し遂げることができる。これら幾多の病院の長所は、決して私宅監置においては達成できない。自宅における療養は、たとえ患家が富裕で家族が看護に非常に力を注いだとしても、病院が治療、看護に最善の方法を尽くした場合に到底かなわない。多くの場合はかえって病勢に害を与え、治癒を妨げるものとなる。

（三）患家は患者を入院させることによって、物質的並びに精神的に大きな利益を得ることができる。

今日の監置室はその構造がはなはだ粗造であるけれども、新たにこれを設けるには相当の費用を要するのはもちろんである。貧困な者にとっては決して軽い負担ではない。患家の負担は単にこれだけでは終わらない。患家は監護法の定めるところに従って、病者の扶養が任される。さらにまた看護に費やす労力と時間によって、家計の資力を減らさないわけにはいかない。それでもなお、患家に室の改良を目的に、便所を増設し、洗面所を設けるような設備の整備を望めるだろうか。思うにこれは、人に難事を求める類と言わざるを得ない。

患家の損害は単にこうした物質面にとどまらず、精神病者を家族内に抱えるがゆえに、世間の風習その他幾多の事情によって、精神上も一大打撃を受け、一家の活動力が衰えてしまう。このことは決して他の疾患の例と比較できるものではない。けれども公立精神病院が隅々まで行き渡り、病者の収容が容易ならば、患家は活動力の消耗を免れ、安心して家業に励み、その家計の状況を向上させることができる。我々の知っている幾多の貧しく衰えた患家は、これによって初めて家の体制を整えることができる。これによって必ずや一国の生産力は増進するであろう。
(四) 国家及び社会は精神病者を病院に収容することで、社会の安寧、秩序を維持し、病者の危険、犯罪行為を防止できる利益がある。
実際の現状に照らしてみると、今日の監置は精神病者に社会的な危険行為の発生があって初めて監置を行うありさまで、精神病者の収容法としては理想的なものではない。時機において既に遅れていると言うべきである。危険または犯罪行為が発生するのに先だって、これを未然に防御したほうが良い。精神病院の普及はこの点に関してもまた社会に利益を与えること大である。およそ精神病者はその症状からいって、十分に看護、見守りをしなければ、いつ突発的に危険行為に及ぶか予想し難いものがあるので、国家は病院施設を普及させるとともに、監護法を改正して、いまだ危険行為の発生がない病者も、早期にかつ容易に入院できる方策を講じ、また他面においては世間一般の人々に早期入院がはなはだ有効であることを知らせなければならない。病院における適切な処置は、病者の危険行為を未然に防いで同胞への危害をなくすものである。

以上だいたい述べてきたことによっても、病院施設の普及は病者自身の幸福を増進し、また社会の福祉を促進することの一端を説明できたと信じる。我々は重ねて主張する。官公立精神病院は速やかに設立されなければならないと。

そもそも精神病の症状は、病者自身の権利、義務、名誉、財産を損害するだけでなく、また一面他人の生命、財産をも危険にさらし、社会的な危険性を伴うものである。犯罪と直接重大な関係を有する点に関しては、いわゆる国民病として挙げられる結核、癩《らい》病と同じように論じることはできない。ゆえに精神病者の処置は人道上、博愛、慈善の旨から見ても、まさにまた司法、行政上、公安の維持、社会の安寧の点から論じても、国家が率先して制度、施設を整え、保護、救済の方策を講ずべき性質のものである。まして我が国の現状にあっては、「罪もなく困窮に陥っていて、医薬が与えられていない」精神病者がはなはだ多いのであるからなおさらである。またさらに精神病者の数は年を追って増加する事実もあるのだから一層そうであろう。

結核、癩に対する国家の措置に目を転じてみると、国家は早くから数回法令を発布して施設を備え、その予防、撲滅に努め、特に結核に関しては最も大きな力を注いできた。この件については、公共団体も政府の事業を助け、民間に設備を施すものが少なくなかった。けれども精神病に関しては、先の明治四十四年第二十七回帝国議会において可決された官公立精神病院設立に関する決議案は、その後そのまま葬られたかのようになり、その制度、施設の発達がすこぶる遅々としたものであるのはなぜであろうか。我々精神科医は自ら省みて、我々の熱心、努力がいまだ足りないことに忸怩《じくじ》たる思いを禁じ得ないのである。

幸い最近の国情は、精神病に関する制度、施設の改善、向上に向かって一筋の光明を見出している。政府当局者も既にこの調査、研究の歩みを進めつつあると聞いている。これは我々がはなはだしく喜んでいる点であり、政府が進んでこれを実施することを希望してやまない。

思うに精神病者の救済、保護に関しては種々の方策が必要だが、つまるところは次の四点が緊急に必要な事項である。なお、ここで精神病と称しているのは広義における精神病を意味するものである。

（一）精神病に関するいろいろな種類の施設を整備すること。

（二）精神病に関する法律を完全なものにすること。

（三）一般人に精神病に関する知識の普及をはかること。

（四）精神病者の治療または監督に当たるものに精神病学的知識の普及をはかること。

これらの実行方法に関する具体的意見はここで詳述する煩《はん》を避けるが、ただ、その大要を述べれば、官公私立精神病院の設立、精神病者監護法の改正、精神病学講習に関する機関の設置、精神病者の救助に関する慈善会の設立等が主要になる。とりわけ全国にわたって公私立精神病院の設立を普及させ、精神病者監護法を改正するのが焦眉の急である。

けれども、これらは一朝一夕に成し遂げられるものではないので、それらの実施、完成を見るまでは、私宅監置の監督方法及び神社仏閣における処置等を改善、誘導するのが目下必須のことであると思う。

以上の計画はただ国家の力によるだけでなく、地方自治団体、民間公共団体、精神病学専門家等もこれに関与し、政府と心と力を合わせて事業の大成を目指すべきものである。このようにして初めて精神病者に関する救済は、その道を得るに至ると我々は信じて疑わない。

第八章

概括及び結論

甲　東京帝国大学医科大学精神病学教室では明治四十三年から大正五年までに助手、副手十五人を東京、神奈川、埼玉、群馬、千葉、茨城、三重、静岡、山梨、岐阜、長野、福島、青森、富山、広島の一府十四県に派遣し、精神病者私宅監置の状況を実地視察させ、監置室三百六十四室、監置者三百六十一人の調査を遂行した。その結果を統計的に概括すれば左記の通りである。

一、被監置者の男女の内訳は男子八〇・六パーセントに対し、女子一九・四パーセントで、おおよそ男子四人に女子一人の割合である。

二、視察時における被監置者の年齢を見ると、三十一歳から三十五歳（一七・四パーセント）、三十六歳から四十歳（一七・〇パーセント）の者が高率であった。すなわち三十歳から四十歳の成年者（三四・四パーセント）が最も多く、二十六歳から三十歳の壮年者（一二・九パーセント）及び四十六歳から五十歳の初老者（一二・五パーセント）がこれに次ぐ。その他の者は少数で、とりわけ六十一歳以上と二十歳未満ははなはだ少ない。最高年齢は八十五歳で、最低年齢は十八歳であった。

三、被監置者の資産の程度は、上等（一一・八パーセント）が少なく、中等（三七・四パーセント）がこれに次ぎ、下等（五〇・八パーセント）が多かった。特に最富裕な者（一・一パーセント）は最も少なく、はなはだ貧窮な者（二六・三パーセント）は最も多く、総数の四分の一強を占める。

四、被監置者の職業（職業のない者は家計の主な職業）は農業（六四・八パーセント）が過半数を占め、庶業（二〇・八パーセント）、商業（八・四パーセント）、工業（六・〇パーセント）と続く。

五、監護義務者を区分すると、公務員（市長、町長）は三・九パーセント、私人は九六・一パーセント。私人の監護義務者の中では、父（二五・八パーセント）が最も多く、妻（一九・五パーセント）と母（一四・四パーセント）がこれに次ぎ、兄（八・九パーセント）、子（六・八パーセント）、弟（五・五パーセント）の順に減っていき、その他はいずれも少数であった。

六、監置の理由は、すべて被監置者は社会的に危険な行為があったという理由に基づく。その最も多いのは家族に対する暴行、家財破棄二七・七パーセントで、次は戸外の徘徊で一六・五パーセントと多い。これに次いで多いのは最も危険性を帯びた行為である殺人、傷害の既遂、未遂を合わせて一三・三パーセント。その他には他人に暴行を加えたもの九・一パーセント、火の気をもてあそんだもの七・七パーセント（このうち放火を実行したもの四・〇パーセント）の順である。最も少ないのは不敬事件の〇・二パーセントである。

七、監置経過に関して述べれば、一般に経過期間が短いほど被監置者数は多く、反対に経過期間が長くなるに従ってその数が減少していく。この概略を述べると、五年以下の者（五八・二パーセント）が最も多く、とりわけ一年未満の者（二四・一パーセント）が最多数であった。六年以上十年以下の者（二三・九パーセント）がこれに次ぎ、十一年以上十五年以下の者（一六・二パーセント）がその次で、十六年以上の者（一・六パーセント）は最も少ない。経過期間が最長の者は二十七年で、最短の者は（警察署の許可を得た上での）仮監置の三十日以内だった。

八、監置室に関する状況は次の通りである。

（イ）監置室は、一般にその所在、構造、衛生上の設備等よりだいたいの評価を下した。良いもの（一・八パーセント）が最も少なく、普通なもの（三〇・三パーセント）は三分の一弱を占め、不良なもの（五八・九パーセント）が過半数であった。とりわけ、はなはだ不良なものは二一・六パーセントであった。

（ロ）監置室の大きさ（建坪）は、一坪半（四・五㎡）（一間［一・八m］に一間半［二・七m］、三一・六パーセント）が最も多く、次に多いのは一坪（三・三㎡）（一間［一・八m］に一間［一・八m］、二〇・六パーセント）である。三坪（九・九㎡）（一間半［二・七m］に二間［三・六m］、一〇・七パーセント）、二坪（六・六㎡）（一間［一・八m］に二間［三・六m］、七・七パーセント）、二坪二合五勺（七・四㎡）（一間半［二・七m］に一間半［二・七m］、七・一パーセント）は少数で、その他もいずれも数が少ない。まれに一坪（三・三㎡）以下のもの（二・六パーセント）も認められた。建坪の最大は五坪（一六・五㎡）（三間［三・六ｍ］に二間半［四・五ｍ］）で、最小は半坪（一・六㎡）（三尺［九〇㎝］に一間［一・八ｍ］）であった。

（ハ）床より天井までの高さは六尺（一・八ｍ）のものが最も多く、九尺（二・七ｍ）のものがこれに次ぎ、その他は少数であった。その最高は一丈（三ｍ）で、最低は四尺（一・二ｍ）未満であった。五尺（一・五ｍ）以下で被監置者が直立できないものも少数認められた。

（ニ）監置室の構造は、三寸（九㎝）から五寸（一五㎝）角の木材をやはり三寸（九㎝）から五寸（一五㎝）のすき間を設けて縦に並べ、これに横に一本から数本の木材または鉄棒を貫いて柵を造ったものが最も多かった。出入口は高さ三尺（九㎝）、幅二尺（六〇㎝）くらいのものが多く、多くの場合、これに鉄の錠と鍵を付けていた。はなはだしい例では出入口を破壊しなければ被監置者を戸外に出すことができないものもあった。食物挿入口は木柵の一部を切り抜いてそれの用にしているものが多かった。便所は特別に設けている例ははなはだまれで、ただ床板に五寸（一五㎝）に八寸（二四㎝）、または一尺（三〇㎝）に一尺五寸（四五㎝）くらいの四角い小穴を開け、対する地上に樽《たる》、甕《かめ》、箱等の受ける器を置くものが最も多かった。防寒、防暑の装置を施しているものはほとんどなかった。

（ホ）監置室の採光、換気の良好なものと普通なもの（いずれも二四・二パーセント）はともに少なく、不良なもの（五一・六パーセント）が最も多かった。

（ヘ）監置室は公立のものが十四個（市立八個、町立五個、三・八パーセント）、私人の建設した三百五十個（九六・二パーセント）を観察したが、一般に公立は私立にまさる点があるのを認めた。

（ト）公立監置室は公立救護所（行路病者収容所、伝染病隔離舎、施療病院の類）内に設けられたものと、普通住宅に設けられたものの二種類があった。

（チ）私人が私宅に監置室を設けていた場所は、母屋の座敷内及び物置内が多数（いずれも二四・六パーセント）であって、その他は監置室用として特別に別棟を造ったもの（一〇・九パーセント）、住宅に隣接して増築したもの（一〇・三パーセント）、土蔵内（六・九パーセント）、母屋と離れた独立家屋の座敷内（四・六パーセント）、上間内（四・〇パーセント）等である。

九、被監置者の栄養状態は不良な者が最も多く、普通な者がこれに次ぎ、良い者は少ない。精神状態は多くは興奮状態、痴呆状態あるいは不潔症を呈している。高度の痴呆に陥っている者十二例（三・三パーセント）、重症身体合併症を有する者十一例（三・〇パーセント）、手かせ足かせで抑制されていた者七例（一・九パーセント）、寛解状態にある者十一例（三・〇パーセント）、作業（縄を綯《な》う、草鞋《わらじ》を作る、藁《わら》細工、糸撚《よ》り等）に従事する者二十例（五・五パーセント）を見た。

十、家族の被監置者に対する待遇は、資産及び生活程度に準拠して見れば、普通なもの（四二・八パーセント）が多く、不良なもの（三〇・四パーセント）がそれに次ぎ、良いもの（二六・八パーセント）は少なかった。けれどもこの良好または普通と称するものも、被監置者を処遇するのに、せいぜい人間扱いするくらいで、見るものが嫌悪の念に顔を曇らせない程度に過ぎない。被監置者に書籍、新聞、雑誌等を支給し（五・八パーセント）、あるいは戸外で散歩をさせるような例（四・二パーセント）は少数認められた。しかし一般的には衣服、寝具、食物等の支給、更衣、洗濯、沐浴、洗面、理髪、室内及び便所の掃除、気晴らし、娯楽等の処置は行き届かないものが多かった。

十一、被監置者中、治療を受けている者（四八・二パーセント）よりも、受けていない者のほう（五一・八パーセント）が多い。

十二、精神病の種別については早発性痴呆が最も多く、麻痺性痴呆、躁うつ病、痴愚、白痴、癲癇性精神病、変質性精神病、中酒性精神病等がこれに次ぐ。

1 市立八個と町立五個を足すと十三個。また第五章第九節第十表でも公立は十三個。しかし、当該箇所の文章に「表外に茨城の市立の例がある」と書いてあるので、十四個で正しいことになる。

十三、警察官の監置室の臨検回数は一カ月に二、三回が最も多く、一カ月に四、五回がこれに次ぐ。これ以上や以下のものは少なかった。

乙

私宅監置の状況の視察の傍ら、未監置の精神病者十五人の家庭における実況と、神社仏閣における精神病者に対する処置、民間療法の状況等を観察した。その結果は次の通りである。[2]

一、未監置の精神病者がその家庭において受ける処置、待遇は、一般に行き届いたものよりも、そうでない場合のほうが多い。

二、神社仏閣における精神病者に対する処置の大多数は不完全で、灌瀧《かんろう》のような例は時として危険を伴うことがある。

三、その他民間療法において見るべき価値のあるものはほとんどない。

丙

現在我が国における病院以外の精神病者に対する処置はこのようなものであり、これを医学的見地から観察すればほとんど論評すべきほどの価値はなく、人道上の観点からも、公安維持の点から論じても、精神病者の治療、保護を全うするのは実に目下の急務というべきである。これに対する方策としては、精神病に関する制度、施設を整え、一般人及び病者の治療または監督に当たる者に精神病学的知識を普及させることが必須であり、[3]とりわけ、全国にわたって官公私立の精神病院の設立を普及し、また精神病者監護法の改正を行うことが最も緊急を要することである。[4]

2　この部分は、法律改正と精神病院建設に重点を置いて書かれたので、本文中に見た多彩で具体的な話とやや異なっている。
3　あくまでも医療的立場を入れる改正を強調している。
4　雑誌版ではこの後ろにドイツ語による抄録があるが、冊子版にはない。

❖コラム……………「精神病者監護法」と「精神病院法」

「精神病院法」ができても、「精神病者監護法」は廃されることなく並行して存在した。しかも法律の解釈は道府県によってまちまちで、医療現場は混乱した。

「第一回全国公立及び代用精神病院主院長会議」が一九三二年（昭和七年）十二月五日、内務省会議室で開催された（院主とは病院経営者を意味した）。その会議の詳報が『精神衛生』第五号、一～二二頁、一九三三年（昭和八年）八月に載っており、当時の臨床現場の様子をよく伝えている。

「京都市では鍵の掛かっている所はすべて監置となっている。福井県などでは一室を監置としている。京都府病院へ入る時は京都府へ願い出ねばならぬ。京都では何人いても鍵があれば監置なので、監置願を出さねばならぬ」

これは岩倉病院、院長土屋栄吉の嘆きである。福井県では病院の保護室に患者を入れるのを監置というが、京都では病院入院自体を監置と解釈し、手続がいる。入院患者全員に監置手続をする面倒さは、想像を絶する。しかもそれは今まで見てきた通り、診断治療という医療面ではなく、部屋の構造等の書類なのだ。

この会議はおそらく初めての精神病院の全国会議であり、主催者側代表は呉の後継者、松沢病院院長三宅鑛一で、議長は内務省衛生局長だ。細かな答弁は内務技師となった樫田五郎である。彼は冒頭はっきりと述べている。「精神病院の管理並びに構造設備は監護法にうたわれています。府県から法制定当時照会があったが内務省では当分定めないという回答があって、従来その規準とすべきものが定められていません」

三宅も「一部の法律家は監護法より、我々は病院法より考えている（一部の法律家は監護法を基準に、我々は病院法を基準に考えている）」と視点、解釈の違いという問題を提起している。他にも雪国ゆえの構造上の問題、不法監禁との異同、信書の検閲、自費と公費患者、民間施設入所者、看護人と看護婦の教育と待遇改善など、さまざまな問題が話し合われた。

そこで要望が出た。「二法を一にしてほしい」。しかしそれはかなわなかった。

ちなみに、精神病院法と精神病者監護法は、一九三五年（昭和十年）、日本統治下の台湾でも、現地に合わせた多少の改変をして施行されている（朝鮮半島では施行されなかった）。

精神病院法と精神病者監護法は、精神衛生法（昭和二十五年五月一日　法律第二十三号）附則第二項により廃止された。

精神病者監護法

［注：精神病者監護法と精神病院法の原文には旧漢字とカタカナが使われているが、ここでは旧漢字を新漢字に、カタカナをひらがなに置き換えて掲載した］

明治三十三年三月九日
法律第三十八号

第一条　精神病者はその後見人配偶者四親等内の親族又は戸主に於て之を監護するの義務を負ふ但し民法第九百八条に依り後見人たることを得さる者はこの限に在らす
監護義務者数人ある場合に於てその義務を履行すへき者の順位は左の如し但し監護義務者相互の同意を以て順位を変更することを得
　第一　後見人
　第二　配偶者
　第三　親権を行う父又は母
　第四　戸主
　第五　前各号に掲けたる者に非さる四親等内の親族中より親族会の選任したる者
第二条　監護義務者に非されは精神病者を監置することを得す
第三条　精神病者を監置せむとするときは行政庁の許可を受くへし但し急迫の事情あるときは仮りに之を監置することを得この場合に於ては二十四時間内に行政庁に届出へし
前項仮監置の期間は七日を超ゆることを得す
行政庁の許可を受けて監置したる精神病者の監置を廃止したる後三箇年内に更に之を監置せむとするとき又は民法第九百二十二条に依り禁治産者を監置せむとするときは行政庁に届出へし
第四条　精神病者の監置の方法又は場所を変更したるときは二十四時間内に行政庁に届出へし
第五条　監置したる精神病者治癒し死亡し若は行方不明と為りたるとき又はその監置を廃止したるときは七日内に行政庁に届出へし
第六条　精神病者を監置するの必要あるも監護義務者なき場合又は監護義務者その義務を履行すること能はさる事由あるときは精神病者の住所地、住所地なきとき又は不明なるときは所在地市区町村長は敕令の定むる所に従ひ之を監護すへし
第七条　行政庁は精神病者の監護に関し必要と認むるときは

監置の許可を取消し監置の廃止を命し又は監置の方法若は場所の変更を命することを得
監置の許可を取消され又はその廃止を命せられたる者監置を廃止せさるときは行政庁は直接に監置を廃止することを得
第八条　精神病者監置の必要あるとき又は監置不適当と認むるときは行政庁は第一条第二項の順位に拘らす監護義務者を指定し之か監置を命することを得但し急迫の事情あるときは行政庁は仮りにその精神病者を監置することを得この場合に於ては第三条第二項の規定を準用す
市区町村長に於て監護する精神病者の監護義務者を発見し又は監護義務者その義務を履行し得るに至りたるときまた前項に同し
本条に依り精神病者の監置を命せられたる監護義務者その命を履行せさるときは第六条の例に依り市区町村長に於て之を監護すへし
本条に依り監護義務者の監置したる精神病者に関しては行政庁の許可を受くるに非されはその監置を廃止し又は監置の方法若は場所を変更することを得す
第九条　私宅監置室、公私立精神病院及公私立病院の精神病室は行政庁の許可を受くるに非されは之を使用することを得す
私宅監置室、公私立精神病院及公私立病院の精神病室の構造設備及管理方法に関する規定は命令を以て之を定む
第十条　監護に要したる費用は被監護者の負担とし被監護者より弁償を得さるときはその扶養義務者の負担とす
市区町村長に於て監護する場合に於て之か為要する費用の支弁方法及その追徴方法は行旅病人及行旅死亡人取扱法の規定を準用す
第十一条　行政庁は必要と認むるときはその指定したる医師をして精神病者の検診を為さしめ又は官吏若は医師をして精神病者に関し必要なる尋問を為さしめ又は精神病者在る家宅病院その他の場所に臨検せしむることを得
第十二条　本法又は本法に基つきて発する命令の執行に関し行政庁の違法処分に由り権利を傷害せられたりとする者は行政裁判所に出訴することを得
第十三条　本法又は本法に基つきて発する命令の執行に関する行政庁の処分に不服ある者は訴願を提起することを得
第十四条　官吏公吏又は行政庁の命を受けて公務を行う医師本法の執行に関し不正の所為を為したる者は三年以下の重禁錮に処し百円以下の罰金を附加す
第十五条　官吏公吏又は行政庁の命を受けて公務を行う医師本法の執行に関し賄賂を収受し又は之を聴許したる者は刑法第二百八十六条の例に照らして処断す
第十六条　左に掲くる者は一年以下の重禁錮に処し百円以下の罰金を附加す
一　詐偽の所為を以て行政庁の許可を受け若は虚偽の届出を為し精神病者を監置し又は拘束の程度を加重したる者
二　医師精神病者の診断書に虚偽の事実を記載し又は自ら診断せすして診断書を授興したる者
前項第一号の場合に於ては監置又は拘束の日数十日を過くる毎に一等を加ふ
第十七条　左に掲くる者は二月以下の重禁錮に処し二十円以

下の罰金を附加し又は百円以下の罰金に処す但し監置又は拘束の日数十日を過くる毎に一等を加ふ
一　許可を受けすして又は届出を為さす若は命を受けすして精神病者として人を監置したる者
二　禁治産の宣告又は監置の許可を取消され又は監置の廃止を命せられ若は仮監置の期間を経過したる後監置を廃止せさる者
三　許可を受け又は届出を為し若は命を受けたる程度を超えて精神病者を拘束したる者
第十八条　左に掲くる者は一月以下の重禁錮に処し十円以下の罰金を附加し又は五十円以下の罰金に処す
一　精神病者の監置に関し虚偽の事実を記載したる願届その他の書類を行政庁に提出したる者
二　監護義務を履行すへき順位に在らさる者にして許可を受けす又は命に依るに非すして監置を廃止し又は監置の方法若は場所を変更したる者
三　官吏又は行政庁の指定したる医師の臨検若は検診を拒み又はその尋問に対し答弁を為さす若は虚偽の答弁を為したる者
第十九条　左に掲くる者は百円以下の罰金に処す
一　監置の方法若は場所の変更を命せられその命を履行せさる者
二　監護義務者精神病者の監置を命せられその命を履行せさる者
三　第八条第四項及第九条第一項に違背したる者
第二十条　第四条及第五条に違背したる者は十円以下の罰金に処す

附　則

第二十一条　本法は明治三十三年七月一日より之を施行す
本法施行前より精神病者を監置したる者にしてなお之を継続せむとするときは本法施行の日より二箇月内に第三条の許可を受け又は届出を為すへし
第三条の許可を受けす又は届出を為さすして前項の期間を経過したる後監置を廃止せさる者は第十七条の例に照して処断す
本法中市区町村長に属する職務は市制区制町村制を施行せさる地に在りては市区町村長に準すへき者之を行ふ
第二十二条　外国人たる精神病者の監護に関し別段の規定を要するものは勅令を以て之を定む
第二十三条　人事訴訟手続法第五十条又は第六十条に依り裁判所に於て精神病者の監護に付必要なる処分を命したる場合に関しては本法の規定を適用せす

精神病院法

大正八年三月二十七日
法律第二十五号

第一条　主務大臣は北海道又は府県に対し精神病院の設置を命することを得

第二条　地方長官は左の各号の一に該当する精神病者を前条の規定に依り設置する精神病院に入院せしむることを得
一　精神病者監護法に依り市区町村長の監護すへき者
二　罪を犯したる者にして司法官庁特に危険の虞（おそれ）ありと認むるもの
三　療養の途なき者
四　前各号に掲くる者の外地方長官特に入院を必要と認むる者

前項の規定に依り精神病者を入院せしむるには命令の定むる所に依り医師の診断あることを要す

第三条　国庫は勅令の定むる所に従ひ第一条の規定に依り設置する精神病院の経費に対し六分の一乃至二分の一を補助す

第四条　第一条の規定に依り設置する精神病院の長は主務大臣の定むる所に依り入院者に対し監護上必要なる処置を行うことを得

第五条　地方長官は入院者より入院費の全部又は一部を徴収することを得地方長官入院者より徴収することを得すと認むるときはその扶養義務者より之を徴収することを得
前項費用の徴収方法は勅令を以て之を定む

第六条　道府県に於て設置する精神病院にして地方長官の具申に依り主務大臣に於て適当と認むるものは第一条の規定に依り設置するものと看做す

第七条　主務大臣必要と認むるときは期間を指定し適当と認むる公私立精神病院をその承諾を得て第一条の規定に依り設置する精神病院に代用することを得この場合に於ては第二条乃至第五条の規定を準用す

第八条　本法又は本法に基きて発する命令の執行に関し行政官庁の処分に不服あるものは訴願することを得行政官庁の違法処分に依り権利を傷害せられたりとする者は行政裁判所に出訴することを得

附則　本法施行の期日は勅令の定むる所に依り各条に付之を定む

金川英雄（かねかわ・ひでお）

精神科医。横須賀市立うわまち病院・精神科部長、昭和大学精神医学教室客員教授。

1980年昭和大学医学部卒業。1984年昭和大学大学院医学研究科博士課程修了。昭和大学付属烏山病院、昭和大学医学部助手を経て、1993年10月から東京武蔵野病院、2013年4月から現職。2002年慶應義塾大学文学部卒業。精神保健指定医、医学博士、日本病跡学会理事など。

著書に『精神病院の社会史』（2009年）、『日本の精神医療史』（2012年）（共に青弓社）。

「日本の精神医療史という未開の荒野がある。この本は百年近く前に、日本各地の私宅監置、いわゆる座敷牢の現地調査をした記録であり、民俗学、社会学的にも価値が高い一次資料である。復刻版は二度出版されたが、旧漢字カタカナ文の難解な文章のため、長い間内容が知られないままだった。行間には当時の多数の人々の息遣いとドラマがあふれている。この本が今後の研究や論文の出発点となることを期待している」

［現代語訳］呉秀三・樫田五郎
精神病者私宅監置の実況

発　　行　2012年9月15日　第1版第1刷©
　　　　　2021年6月1日　第1版第5刷

訳・解説　金川英雄《かねかわひでお》

発 行 者　株式会社　医学書院
　　　　　代表取締役　金原　俊
　　　　　〒113-8719　東京都文京区本郷1-28-23
　　　　　電話　03-3817-5600（社内案内）

ブックデザイン　緒方修一

印刷・製本　アイワード

ISBN978-4-260-01664-3